Nissen · Trott: Psychische Störungen

Springer
Berlin
Heidelberg
New York
Barcelona
Budapest
Hong Kong
London
Mailand
Paris
Tokyo

G. Nissen · G.-E. Trott

Psychische Störungen im Kindes- und Jugendalter

3., vollständig überarbeitete
und erheblich erweiterte Auflage

Mit 61 Abbildungen und 46 Tabellen
und zahlreichen Fallbeispielen

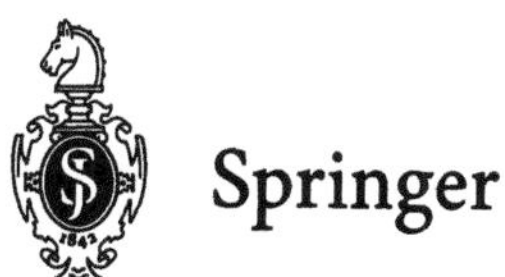

Springer

Prof. Dr. med. GERHARDT NISSEN
Direktor em. der Klinik und Poliklinik
für Kinder- und Jugendpsychiatrie
der Universität Würzburg
c/o Anne-Frank-Straße 9, D-97082 Würzburg

Prof. Dr. med. GÖTZ-ERIK TROTT
Klinik- und Poliklinik
für Kinder- und Jugendpsychiatrie
der Universität Würzburg
Füchsleinstraße 15, D-97080 Würzburg

Die 1. Auflage erschien 1977 unter dem Titel
„Psychopathologie des Kindesalters"
in der Wissenschaftlichen Buchgesellschaft, Darmstadt, ISBN-13:978-3-642-79569-5
Die 2. erweiterte Auflage erschien 1986 unter dem Titel
„Psychische Störungen im Kindes- und Jugendalter"
in der Wissenschaftlichen Buchgesellschaft Darmstadt, in Lizenzausgabe im Springer-Verlag,
Berlin Heidelberg New York Tokyo, ISBN-13:978-3-642-79569-5
und
in spanischer Sprache mit dem Titel
„Trastornos psíquicos en la infancia y juventud"
im Herder-Verlag, Barcelona, ISBN-13:978-3-642-79569-5

ISBN-13:978-3-642-79569-5

Die Deutsche Bibliothek – CIP-Einheitsaufnahme
Nissen, Gerhardt: Psychische Störungen im Kindes- und Jugendalter: mit 46 Tabellen
und zahlreichen Fallbeispielen / G. Nissen ; G.-E. Trott. – 3., vollst. überarb. u. erheblich erw. Aufl. –
Berlin ; Heidelberg ; New York ; Barcelona ; Budapest ; Hong Kong ; London ; Mailand ;
Paris ; Tokyo ; Springer, 1995
ISBN-13:978-3-642-79569-5   e-ISBN-13:978-3-642-79568-8
DOI: 10.1007/978-3-642-79568-8

NE: Trott, Götz-Erik:

Herstellung: Bernd Stoll, Heidelberg; Einbandgestaltung: Erich Kirchner, Heidelberg

SPIN: 10076273   25/3134 - 5 4 3 2 1 0 - Gedruckt auf säurefreiem Papier

Vorwort zur 3. Auflage

Vor über 25 Jahren, 1968, wurde in der damaligen Bundesrepublik Deutschland der „Facharzt für Kinder- und Jugendpsychiatrie" eingeführt. Dadurch wurde nach einer über 100jährigen Vorgeschichte ein Fachgebiet legitimiert, das den Anspruch erhebt, für alle psychischen Störungen und Erkrankungen dieses Lebensabschnittes zuständig zu sein. Einige Jahre später erschien unter dem Titel *Psychopathologie des Kindesalters* ein Vorläufer dieses Buches, das eine weite Verbreitung fand und unter Einbeziehung des Jugendalters 1986 im Springer-Verlag als *Psychische Störungen im Kindes- und Jugendalter* und 1991 in spanischer Sprache bei Herder, Barcelona erschien. Mit diesem Buch sollte ein komprimierter, dennoch aber umfassender Überblick über alle Bereiche des Fachgebietes gegeben werden; in erster Linie für Kinder- und Jugendpsychiater und für Kinder-, Nerven- und Allgemeinärzte, aber auch für Diplompsychologen und Studenten der Medizin, der Sonderpädagogik und Psychologie, ebenso aber auch für die zahlreichen therapeutischen Mitarbeiter in der Klinik und Praxis und für interessierte Eltern.

Inzwischen sind nicht nur im Bereich der Erkennung, sondern auch in dem der Behandlung psychischer Störungen im Kindes- und Jugendalter bedeutsame Fortschritte erzielt worden. Die Zeiten, in denen psychische Erkrankungen überwiegend als Schul- und Erziehungsschwierigkeiten registriert und dementsprechend fast ausschließlich pädagogisch angegangen und behandelt wurden, sind Vergangenheit. Anstelle von Hoffnung und Resignation sind für fast alle psychischen Störungen auch im Kindes- und Jugendalter neue und aussichtsreiche Behandlungskonzepte entwickelt worden.

Diese Entwicklung hat wesentlich dazu beigetragen, daß einerseits tradierte, auf Vorurteilen beruhende stereotypisierte Ängste vor psychisch kranken Menschen und andererseits auch das Mißtrauen gegenüber ihren Ärzten und Therapeuten durch eine realitätsgerechte Beurteilung ersetzt wurden. Dazu haben die Medien – überwiegend unbeabsichtigt – dadurch beigetragen, daß sie ständig und ausführlich über aktuelle Probleme unseres Fachgebietes, etwa über Kinderselbstmorde und Kindesmißhandlungen und über Drogenmißbrauch und Jugendkriminalität berichten, ebenso aber auch über schwere psychische Erkrankungen, etwa über Autismus, Bulimie und Magersucht und über affektive und schizophrene Psychosen. Angeregt durch diese Informationen werden in der Öffentlichkeit verstärkt Fragen nach den Ursachen dieser unerklärlich scheinenden Phänomene gestellt und Forderungen nach einer verbesserten Prognose und Therapie und damit nach Intensivierung der Forschung erhoben.

Die zunehmende Verbreiterung, Auffächerung und Vertiefung des Wissensstoffes, insbesondere der Diagnostik, aber auch der psychodynamischen und der pharmakologischen Behandlungsmethoden, haben den Erstautor veranlaßt, seinen langjährigen und erfahrenen früheren Mitarbeiter, Herrn Prof. Dr. G.-E. Trott, als Mitautor zu gewinnen. Er erfüllt alle Voraussetzungen dafür, daß auch die 3. erweiterte Auflage wie aus einem Guß präsentiert werden kann. G.-E. Trott hat neben einer gemeinsamen Durchsicht, Ergänzung und Korrektur sämtlicher Kapitel die Bearbeitung der Themen „Sprech- und Sprachentwicklungsstörungen", „Appetit- und Eßstörungen", „Ausscheidungsstörungen" und „Hyperkinetische Störungen" übernommen. Der Erstautor verfaßte die neuen Kapitel „Neuropathie und Neurastenie", „Persönlichkeitsstörungen" und „Mißhandlung und Mißbrauch", fügte in alle Kapitel informative Fallbeispiele, Abbildungen und Tabellen ein und bearbeitete und ergänzte sämtliche Kapitel. Dabei wurde dem alters- und entwicklungsspezifischen Wandel der Symptome besondere Aufmerksamkeit gewidmet und in entwicklungspsychopathologischen Tabellen anschaulich gemacht. Die Daten der in der Kasuistik dargestellten Patienten wurden so verändert, daß ihre Identifizierung nicht möglich ist, die ursächliche und biographische Dynamik aber erhalten blieb.

Dem Springer-Verlag, insbesondere Herrn Dr. Thiekötter und Herrn Stoll, danken wir dafür, daß sie uns mit der Möglichkeit, die Texte zu erweitern und mit zusätzlichen informativen Tabellen und Abbildungen zu versehen, unseren im Interesse der Leser gestellten didaktischen Wünschen sehr weit entgegengekommen sind.

Würzburg, im Frühjahr 1995

GERHARDT NISSEN
GÖTZ-ERIK TROTT

Vorwort zur 2. Auflage

Die Psychiatrie muß die Medizin versöhnen,
ihr die Idee einer höheren Einheit geben.

Feuchtersleben (1845)

Psychische Störungen bei Kindern und Jugendlichen finden nicht nur bei Ärzten, Psychologen und Pädagogen verstärkte Aufmerksamkeit. Sie sind ähnlich wie andere frühere Randgebiete der Medizin, die psychiatrischen oder psychosomatischen Krankheiten, in das Zentrum des öffentlichen Interesses geraten. Das drückt sich nicht nur in dem breiten Spektrum und den hohen Auflagenzahlen psychologischer und psychiatrischer Populärliteratur aus, sondern auch in dem wachsenden Engagement der Gesellschaft für psychisch gestörte oder behinderte Menschen; in der Gesetzgebung ebenso wie in der Entscheidung für heil-, sonder- und sozialpädagogische Berufe oder für psychotherapeutische oder verhaltenstherapeutische Aus- oder Weiterbildung von Ärzten und Psychologen.

Das Bedürfnis, sich über die Psychologie und Psychopathologie von Kindern und Jugendlichen eingehender zu informieren, hat aber auch praktische und konkrete Ursachen. Die Anforderungen der modernen Gesellschaft an die emotionale Stabilität und die kognitive Potenz erfordern es, leichte Hirnfunktionsstörungen oder emotionale Störungen frühzeitig zu erkennen und zu behandeln. Die Tatsache, daß mehr Kinder als früher mit Lern- und Teilleistungsschwächen auffällig werden, spricht nicht unbedingt dafür, daß sich ihre absolute Zahl erhöht hat. Viel wahrscheinlicher ist es, daß latente emotionale oder intellektuelle Störungen unter dem Druck gesteigerter Anforderungen häufiger manifest und verläßlicher erkannt werden. Hinzu tritt die Erwartung, daß die moderne Kinder- und Jugendpsychiatrie über therapeutische Modelle verfügt, mit denen zuverlässig psychische Störungen gebessert oder geheilt werden können.

Bei Kindern und Jugendlichen treten häufig einzelne, manchmal mehrere psychische Symptome gleichzeitig auf, die nicht selten scheinbar eindeutig für eine emotionale Störung oder eine beginnende Psychose sprechen. Langfristige Nachuntersuchungen haben jedoch erwiesen, daß sich besonders im Kindes- und Jugendalter primäre nosologische Zuordnungen häufig nicht aufrechterhalten lassen. Nicht selten kommt es in diesem Lebensabschnitt innerhalb relativ kurzer Zeit zu einer manchmal dramatischen alters- und entwicklungsbedingten Metamorphose der Symptome und Krankheitsbilder. Für die vorliegende Darstellung wurde deshalb sowohl aus didaktischen Gründen als auch zur Vermeidung falscher diagnostischer Etikettierungen der neutrale Begriff der psychischen Störung verwendet.

Psychopathologie im engeren Sinne versteht sich als eine wissenschaftliche Methodenlehre zur Erfassung und Einordnung psychischer Krankheiten aus den psychischen Veränderungen. Sie registriert psychische Symptome, die sie bestimmten deskriptiven Syndromen zuordnet, die aber nur mit Einschränkungen eine nosologische Klassifikation ermöglichen. Mit dem deskriptiven Syndrom wird ein Querschnittsbild so geschildert, wie es sich bei der Untersuchung zeigt. Die subtile phänomenologische Erfassung psychischer Erscheinungen erwies sich zwar als ein großer Fortschritt, sie ist aber nicht unbedingt zuverlässig, da Längsschnittuntersuchungen zeigten, daß sie fast immer ergänzungs- und revisionsbedürftig ist. Sie hat sich in der Psychiatrie des Erwachsenenalters dennoch bewährt; schon deshalb, weil oft objektivere Parameter fehlen.

Prinzipiell kann jedes psychische Symptom psychogen, erbgenetisch oder hirnorganisch bedingt sein; oft handelt es sich jedoch um polyätiologisch bedingte Störungen. Keine diagnostische Methode ist für sich allein in der Lage, zuverlässige Rückschlüsse auf ihre Ursachen und ihre Entstehung zu geben. Dazu bedarf es regelmäßig neben der körperlichen, neurologischen und neurophysiologischen Untersuchung immer einer gründlichen psychopathologischen, psychodynamischen und psychologischen Befunderhebung, um die Indikation für eine psycho- oder verhaltenstherapeutische, heilpädagogische oder psychopharmakologische Behandlung zu ermitteln.

Die vorliegende Einführung hat eine begrenzte Zielsetzung. Sie soll mit einigen ausgewählten Kapiteln typischer und häufiger psychischer Störungen bei Kindern und Jugendlichen dem Leser spezielles Wissen vermitteln, besonders aber das Verständnis für die komplexe Entstehung der meisten psychischen Störungsbilder des Kindes- und Jugendalters fördern. Keine Psychopathologie ist nach Jaspers (1953) reine Psychopathologie; sie läßt sich nur mit der somatischen Medizin darstellen, denn es ist „eine Einsicht in die Ursachen der Seelenvorgänge ohne Kenntnis der körperlichen Funktion, insbesondere der Physiologie des Nervensystems, nicht zu gewinnen ".

Würzburg, im Februar 1986   GERHARDT NISSEN

Inhaltsverzeichnis

I. Einführung 1
   1. Normale psychische Entwicklung 3
   2. Ursachen psychischer Störungen 10
   3. Erkennung psychischer Störungen 17
   4. Behandlung psychischer Störungen 23

II. Konstitutionelle Störungen 37
   1. Neuropathie und Neurasthenie 38
   2. Retardierung und Akzeleration 45
   3. Reaktion und abnorme Reaktion 54
   4. Persönlichkeitsstörungen und Borderline 62

III. Sozialisationsstörungen 71
   1. Deprivation und Vernachlässigung 73
   2. Dissozialität und Verwahrlosung 79
   3. Mißhandlungen und Mißbrauch 84
   4. Krisen in der Pubertät und Adoleszenz 93
   5. Abhängigkeit und Sucht 102

IV. Emotionale Störungen 115
   1. Aggressivität 118
   2. Angst und Phobie 125
   3. Depression 135
   4. Zwang 145
   5. Hysterie 151
   6. Suizidalität 157

V. Psychosomatische Störungen 165
   1. Funktionelle Störungen 167
   2. Appetit- und Eßstörungen 175
   3. Ausscheidungsstörungen 185
   4. Psychosexuelle Störungen 191

VI.	**Intelligenzstörungen**	199
	1. Spiel- und Lernstörungen	202
	2. Lernbehinderungen	210
	3. Teilleistungsstörungen	216
	4. Geistige Behinderungen	220
VII.	**Zerebrale Störungen**	229
	1. Leichte Hirnfunktionsstörungen	231
	2. Hyperkinetische Störung	239
	3. Schwere Hirnfunktionsstörungen	244
	4. Psychische Störungen bei Epilepsie	250
VIII.	**Psychotische Störungen**	259
	1. Autismus im Kindesalter	261
	2. Psychosen und „Grenzfälle" im Kindesalter	267
	3. Affektive Psychosen bei Kindern und Jugendlichen	276
	4. Schizophrene Psychosen bei Jugendlichen	282
IX.	**Geschichte der Kinder- und Jugendpsychiatrie**	289
	Literaturverzeichnis	297
	Sachverzeichnis	315

I. Einführung

GOETHE

Ebenso wie die leibliche, ist auch die *psychische Existenz*, sind alle ihre kognitiven und emotionalen Leistungen, an ein somatisches Substrat gebunden und von der Existenz des Zentralnervensystems und damit von *biologischen Grundlagen* abhängig. In unserem irdischen Leben schwebt der Geist nicht über den Wassern. Fast alles, was die Menschen von den Primaten, den Affen, trennt, ist genetisch kodiert, seine Entwicklungspotenzen sind limitiert. Mißbildungen und Schädigungen des Gehirns gehen regelmäßig mit Veränderungen der psychischen Leistungsfähigkeit einher. Die Nachteile einer auch nur leichten Hirnfunktionsstörung für die Entwicklung eines Kindes sind nicht zu bestreiten. Andererseits wurde die enorme *Bedeutung des Milieus*, insbesondere der Familie und der Schule, für die normale oder eine gestörte psychische Entwicklung in den letzten 100 Jahren besonders überzeugend von Freud und von seinen Schülern und in jüngster Zeit ebenso von Lern- und Verhaltensforschern (Skinner, Lorenz) deutlich herausgestellt. Der *alte Streit* zwischen „*Psychikern*" und „*Somatikern*", der zu Beginn des 19. Jahrhunderts neu entflammte und mit Namen wie Heinroth, Ideler oder Griesinger verknüpft ist, wird nie in diesem oder jenem Sinne entschieden werden können. Alle monokausalen Entwicklungshypothesen sind ebenso falsch wie schädlich. Beide, Anlage *und* Umwelt, sind aufs innigste miteinander verknüpft. Sicher ist, daß genetisch kodierte Sequenzen, die die Morphologie und die Physiologie des Gehirns bestimmen, nicht *allein* für die psychische Entwicklung verantwortlich sind. Das Gehirn ist nach den Worten des französischen Psychiaters Henri Ey (1970) das einzige Körperorgan, das seine Entwicklung innerhalb festgelegter Grenzen selbst beeinflussen kann. Aus der Sicht der Ethologen könnte man sagen, daß primär vorhandene „perio*labile*" Faktoren, um „perio*stabil*" und damit entwicklungsbestimmend zu werden, eine bestimmte Milieueinwirkung benötigen: „*Geprägte Form, die lebend sich entwickelt*".

Das *Elternpaar* und die *Art der Erziehung* sind für die psychische Entwicklung des Kindes entscheidende Faktoren. Das gehört über jede epochale biologische oder soziologische Modeanschauung hinaus zum bleibenden Grundwissen aller Menschen. „Vom Vater hab ich die Statur, des Lebens ernstes Führen. Vom Mütterchen die Frohnatur und Lust zu fabulieren" (Goethe, Ausg. 1953). Der Mythos von der Begabung, die in die Wiege gelegt wurde oder nicht, entstammt der *Märchenwelt*. Er wurde auch dazu verwendet, Hoch- oder Schwachbegabungen zu erklären und den Bestand der bürgerlichen Ordnung und Hierarchie zu garantieren. Inzwischen ist allgemein bekannt, daß es *hochintelligente*, wenn auch nur *wenig gebildete* Menschen ebenso gibt wie *dumme*, wenn auch *relativ gebildete* Menschen. Sicher ist, daß alle Menschen und so auch ihre Gehirne von Anfang an *ungleich* sind und daß die primäre biologische Ungleichheit noch dadurch verstärkt wird, daß sie zusätzlich in ein sehr unterschiedliches Milieu hineingeboren werden.

Für das Verständnis und für die *Beurteilung eines Kindes* und Jugendlichen sind Kenntnisse seiner normalen psychischen und physischen Entwicklung von großer Bedeutung. Nur vor dem Hintergrund einer, wenn auch fiktiven, „normalen" seelischen oder geistigen Entwicklung wird eine emotionale Störung, eine intellektuelle Behinderung oder eine psychotische Erkrankung erkennbar. Anders als Körperlänge oder Körpergewicht sind Parameter der *psychischen* Entwicklung ungleich *schwieriger* herzustellen und zu handhaben; auch deshalb, weil die Objekte der Untersuchung, das Kind und der Jugendliche, selbst daran beteiligt werden müssen.

Wesentlich stärker als in der *somatischen Medizin* sind für die Kinder- und Jugendpsychiatrie Erkenntnisse und Methoden nichtmedizinischer Wissenschaftsdisziplinen *unentbehrlich.* Das drückt sich auch darin aus, daß Psychologen, Psychotherapeuten, Sonder- und Sozialpädagogen, Bewegungs-, Beschäftigungs- und Musiktherapeuten mit Kinder- und Jugendpsychiatern ein diagnostisches und therapeutisches *Team* bilden.

Das Kind ist natürlich ein unteilbares Wesen. Aber die Aufgabe von Spezialisten ist es nicht nur, ihren Beitrag zur Diagnose und zur Therapie zu leisten, sondern bestimmte Gesetzmäßigkeiten zu erforschen und zu beschreiben, die uns seine Entwicklung besser verständlich werden lassen und die vielleicht dazu dienen, beginnende psychische Störungen frühzeitiger zu erkennen und besser zu behandeln.

1. Normale psychische Entwicklung

Ein Baum treibt alle Hauptäste, die er haben soll,
gleich in den ersten Jahren aus seinem Stamm hervor,
so daß sie hernach nur noch zu wachsen brauchen.
So wird man also all das, womit man den Menschen
für den Bedarf seines ganzen Lebens ausrüsten will,
ihm hier einpflanzen müssen.

Comenius (1592–1670)

Die *körperliche* Entwicklung des Menschen, sein Wachstum und seine Reifung werden von *endogenen* Faktoren gesteuert, die durch Klima, Ernährung und andere *exogene* Einflüsse (Krankheiten) verändert werden können. Die prä- und postnatale Entwicklung des Menschen wird eingeteilt in die *Blastemzeit* (die ersten 3 Schwangerschaftswochen), die *Embryonalzeit* (die ersten 3 Schwangerschaftsmonate), daran anschließend bis zur Geburt die *Fetalzeit*. Nach der Geburt beginnt die *Neugeborenenzeit* (die ersten 2 bzw. 4 Lebenswochen), bis zum Ende des ersten Lebensjahres spricht man vom *Säuglingsalter*. Als *Kleinkind-* und *Vorschulalter* werden die ersten 6 Lebensjahre bezeichnet, danach spricht man vom *Schulalter* (etwa bis 10./11. Lebensjahr), von der *Vorpubertät* und der *Pubertät*. Die Beschreibung der psychischen Entwicklung und ihrer krisenhaft-physiologischen Zuspitzungen (Trotzalter, Schwatz- und Zappelalter, Flegel- und Backfischjahre) orientiert sich weitgehend an diesen durch das Lebens- und Entwicklungsalter bestimmten körperlichen Erscheinungsbildern.

Die *psychische* Entwicklung ist weitgehend an somatische Voraussetzungen gebunden, besonders an die Hirnreifung. Beim Neugeborenen, das im Vergleich zu anderen Säugerjungen eine *„physiologische Frühgeburt"* (Portmann 1951) darstellt, ist das Gehirn das größte Körperorgan (Abb. I-1). Es ist noch weitgehend „unreif". Bis zum Ende des ersten Lebensjahres findet ein besonders stürmischer Prozeß der Ausdifferenzierung der nervösen Substanz statt, der erst mit dem Beginn des Schulalters einen vorläufigen Abschluß erreicht. Die endgültige Hirnreifung, besonders der phylogenetisch jüngsten Hirnanteile (Endhirn) erstreckt sich bis ins frühe Erwachsenenalter. Dabei ist noch ungeklärt, ob die

Markscheidenausbildung tatsächlich allein für den Hirnreifungsgrad verantwortlich ist. Neuere Untersuchungen sprechen dafür, daß die volle Funktionsfähigkeit des Gehirns nicht unbedingt davon abhängig ist. Von wesentlich größerer Bedeutung ist es, daß zum Zeitpunkt der Geburt die Zahl der Nervenzellen zwar weitgehend festliegt, daß von der Umwelt des Kindes jedoch starke hemmende oder fördernde Impulse ausgehen können, welche die Größe der Zellen, die Dicke der Hirnrinde und den Grad ihrer Durchblutung nachhaltig beeinflussen können. Es hat den Anschein, daß die „endogene" Disposition zu einer optimalen Hirnentwicklung nur durch günstige „exogene" Faktoren realisiert werden kann.

Das Prinzip dieser anlagebedingten *biologischen* Konstanten ist noch weitgehend unbekannt, wenngleich die Wirkprozedur und die Struktur zahlreicher biochemischer Abläufe aufgeklärt sind und teilweise simuliert und damit therapeutisch

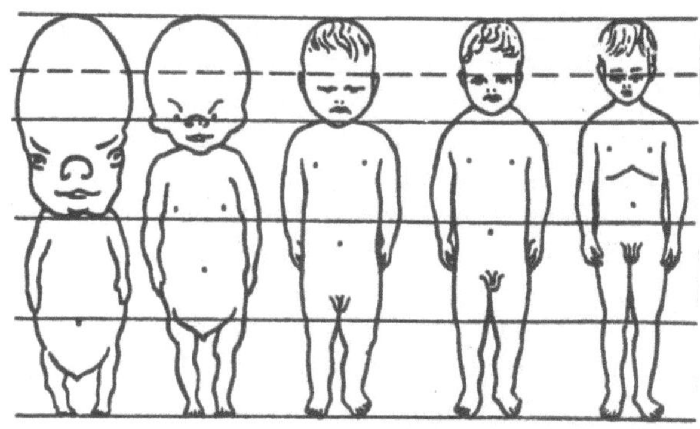

Abb. I-1. Prä- und postnataler Wandel der Gestalt und Proportionen. (Nach Thomas 1985)

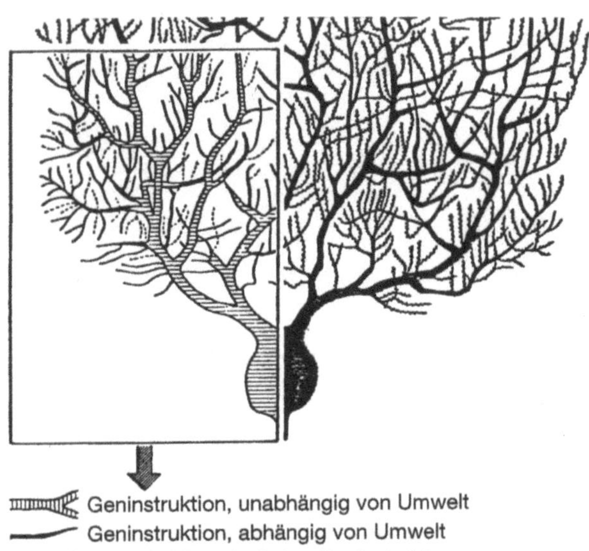

Abb. I-2. Schematische Darstellung der Entwicklung einer menschlichen Nervenzelle; diese ist überwiegend genetisch kodiert, jedoch in wesentlichen Anteilen von Umwelteinflüssen abhängig. (Nach Akert 1979)

nutzbar gemacht werden können. Besonders durch die *Zwillingsforschung* konnte exakt belegt werden, daß die Sequenzen des Wachstums und körperlichen Reifungsprozesse (Dentition, Knochenreifung, Pubertät) durch eine „innere Uhr" vorprogrammiert sind. Sie können durch unterschiedliche soziale Bedingungen zwar zeitlich variiert, aber nicht definitiv verändert werden. So können durch Mangelernährung in der Kindheit das Wachstum und der puberale Entwicklungsschub verzögert werden, ebenfalls durch schwere Erkrankungen; in der Nachholphase steigt dann allerdings die Reifungs- und Wachstumsgeschwindigkeit meistens erheblich an (Abb. I-2).

Im Hinblick auf die *psychische* Entwicklung sind *erbgenetische* Faktoren weitaus schwieriger nachzuweisen; sie sind jedoch zweifellos vorhanden. Die moderne Anthropologie hat keine Beweise für die Behauptung einer von der phylo- und ontogenetischen Entwicklung der Tiere *isolierten menschlichen Existenz* gefunden. Deshalb kann an der Tatsache, daß prinzipiell auch psychische Eigenschaften des Menschen erbgenetisch kodiert sein können, nur zweifeln, wer die *Evolution* des Menschen bezweifelt. Bei Tieren ist die Vererbung psychischer Eigenschaften durch die Tierzüchtung absolut gesichert. Der Mensch aber ist nur durch seine Kultur,

nicht seiner Natur nach der Biologie entwachsen. Die Hypothese von der primären morphologischen und funktionellen Gleichheit aller Neugeborenengehirne ist eine *Utopie*. Das gleiche gilt für die These, daß die Erbfaktoen allein definitiv die psychische Entwicklung bestimmen und daß die Persönlichkeitsstruktur eines Menschen mit der Verschmelzung von Ei- und Samenzelle schicksalsmäßig festgelegt sei. Die Konstitution eines Kindes und seine Peristase stehen in einem Verhältnis wechselseitiger Durchdringung zueinander, das manchmal schwer überschaubar ist, in weiten Bereichen jedoch transparent gemacht werden kann, wenn die Voraussetzungen einer wissenschaftlichen, d.h. ideologiefreien Forschung und Analyse gegeben sind.

Durch *tierexperimentelle* Untersuchungen konnte die allgemeine Hypothese bestätigt werden, daß Erfahrungen in der *frühen Kindheit* die Persönlichkeits- und Charakterstruktur eines Menschen nachhaltig beeinflussen und bestimmen. Darüber hinaus kann durch ein ungünstiges oder günstiges Milieu aber auch die morphologische Hirnstruktur beeinflußt werden, das heißt: anhaltende psychische Erfahrungen sind an der Ausformung von biologischen Strukturen maßgeblich mitbeteiligt. So konnte an Rattenpopulationen, die nach der Geburt in zwei Gruppen mit unterschiedlichen Lebensbedingungen eingeteilt wurden, unterschiedliche Hirnentwicklungen nachgewiesen werden. Ratten, denen nach der Geburt massive psychische Reize angeboten wurden, unterschieden sich im Hinblick auf die Dicke der Hirnrinde, die Entwicklung des Gefäßnetzes, das Verhältnis zwischen Gliazellen und Neuronen bis auf das 3fache im Vergleich zu postnatal im reizarmen Milieu aufgewachsenen Ratten. Außerdem lagen deutliche Korrelationen zwischen den biologischen Unterschieden und der psychischen Entwicklung vor. Diese Untersuchungen weisen auf die große Bedeutung des familiären und sozialen Umfelds für die körperliche und psychische Entwicklung des Kindes hin.

Aus biologisch-psychiatrischer wie psychologisch-psychoanalytischer Sicht ergaben repräsentative Untersuchungen eine weitreichende Übereinstimmung über die individuell unterschiedliche psychophysische Determiniertheit psychischer Abläufe. Schon Kurt Schneider (1959) wies darauf hin, daß *Anlage* nicht ohne weiteres mit erblicher Anlage gleichzusetzen sei. Exogene intrauterine, praktisch sogar frühkindliche Faktoren könnten darin einflie-

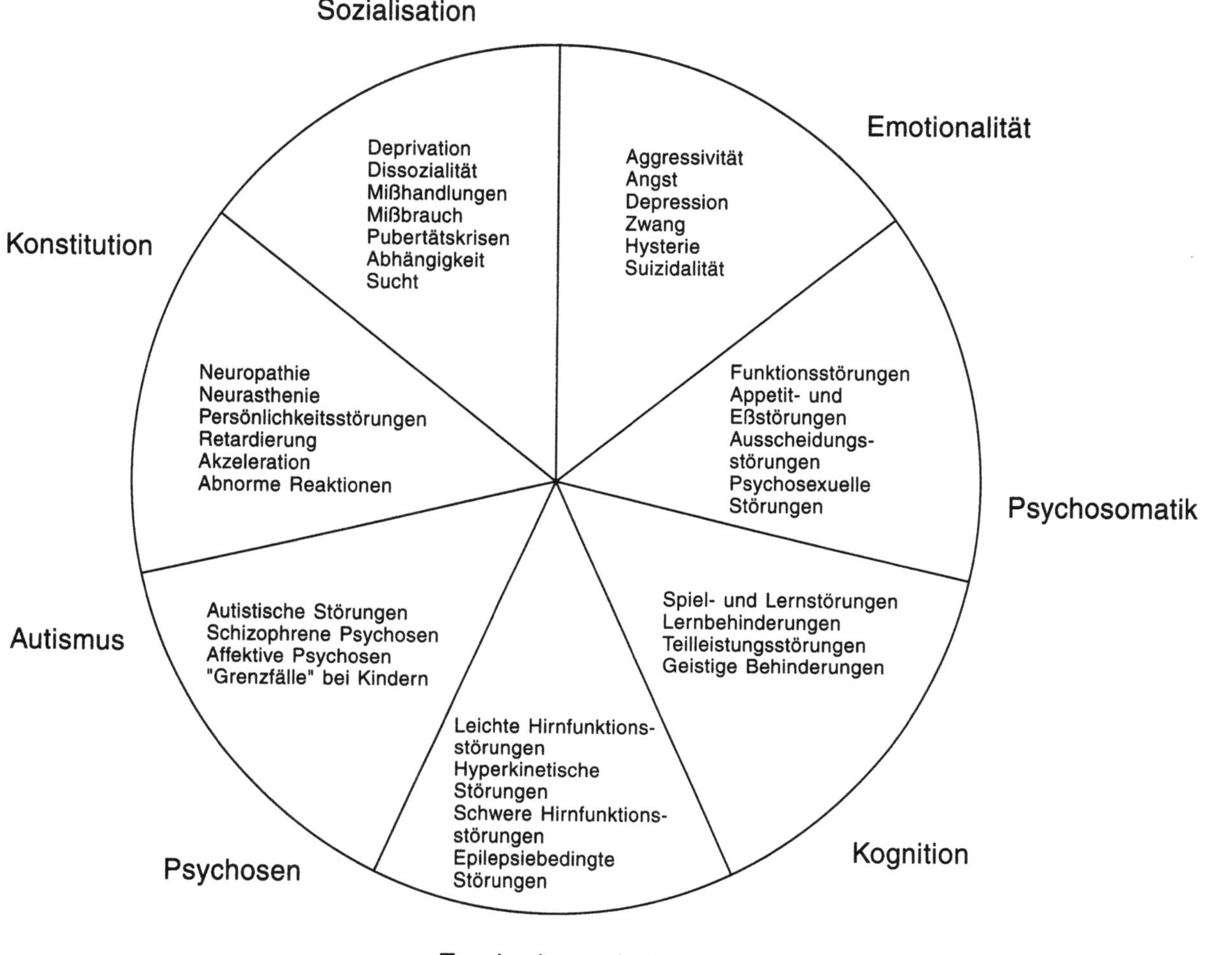

Abb. I-3. Schematische Darstellung der wichtigsten psychischen Störungen im Kindes- und Jugendalter, gegliedert nach Disposition, Lokalisation und Symptomatik

ßen (Abb. I-3). Andererseits bekannte sich S. Freud, der Begründer der Psychoanalyse, in seinen „Drei Abhandlungen zur Sexualtheorie" (Freud, Ausg. 1972) nachdrücklich zur wechselnden Bedeutung konstitutioneller und akzidenteller (milieureaktiver) Faktoren für die Genese von Neurosen und führte weiter aus:

„In der Theorie neigt man immer zur Überschätzung der ersteren; die therapeutische Praxis hebt die Bedeutsamkeit der letzteren hervor. Man sollte auf keinen Fall vergessen, daß zwischen den beiden ein Verhältnis von Kooperation und nicht von Ausschließung besteht. Das konstitutionelle Moment muß auf Erlebnisse warten, die es zur Geltung bringen, das akzidentelle bedarf einer Anlehnung an die Konstitution, um zur Wirkung zu kommen. Man kann sich für die Mehrzahl der Fälle eine sogenannte „*Ergänzungsreihe*" vorstellen, in welcher die fallenden Intensitäten des einen Faktors durch die steigenden des anderen ausgeglichen werden, hat aber keinen Grund, die Existenz extremer Fälle an den Enden der Reihe zu leugnen."

Im Hinblick auf die Therapie und Prognose ist es eine sehr wesentliche Aufgabe der Kinder- und Jugendpsychiatrie, den jeweiligen konstitutionellen (erbgenetischen bzw. exogen-somatischen) bzw. psychogenen (milieureaktiven) Anteil einer psychischen Störung und Erkrankung zu eruieren oder doch zu schätzen.

Es gibt zahlreiche Versuche, die psychische Entwicklung des Kindes in Etappen, Phasen oder

Tabelle I-1. Modelle der psychischen Entwicklung aus psychoanalytischer (Freud, Erikson) und interaktioneller (Piaget) Sicht

Konventionell	Freud	Erikson	Piaget
Kleinkindalter (Geburt bis 2½ Jahre	Orale/Anale Phase	Vertrauen vs. Mißtrauen Autonomie vs. Schamgefühl	Sensomotorisches Stadium
Vorschulater (2½ bis 6 Jahre)	Phallische Phase	Initiative vs. Schuld	Präoperantes Stadium
Schulalter (6 bis 12 Jahre)	Latenz-Phase	Werksinn vs. Unterlegenheit	Stadium der konkreten Operation
Adoleszenz (13 bis 19 Jahre)	Genitale Phase	Identität vs. Rollenkonfusion Intimität vs. Isolation	Stadium der formalen Operation

Stadien einzuteilen und ihre speziellen Eigentümlichkeiten und *Gesetzmäßigkeiten* darzustellen (Tabelle I-1). Es ist deshalb nicht erstaunlich, daß fast jedem Lebensalter eine besondere oder entscheidende Bedeutung für die normale oder pathologische Entwicklung zugeschrieben wurde. Natürlich erfüllen diese Einteilungsversuche vornehmlich didaktische Aufgaben. Andererseits aber finden sich zwischen den verschiedenen Entwicklungstheorien weitgehende Entsprechungen und Übereinstimmungen im Hinblick auf die Bedeutung der frühesten und frühen Kindheit für die Entstehung von psychischen Störungen. Es ist deshalb notwendig, eine Darstellung der normalen psychischen Entwicklung der Abhandlung psychischer Störungen voranzustellen.

Die Frage, ob man von einer psychischen Existenz *vor der Geburt* sprechen kann, ist umstritten, vorwiegend jedoch ein definitorisches und terminologisches Problem. Bei einem Fetus sind einige Tage vor der Geburt die morphologischen und funktionellen Voraussetzungen in ähnlicher Weise gegeben wie kurz nach der Geburt. Tatsächlich gibt es eine Reihe von Beobachtungen, die für eine eigenständige psychische Existenz vor der Geburt sprechen, die Hufeland (1827) als so sicher voraussetzte, daß er von einer „vorgeburtlichen Erziehung" sprach. Kruse (o.J.) spricht von „operanten Erinnerungen", zu denen passive Erfahrungen des ungeborenen Kindes gehören, die „pathoplastische Engramme" bilden können. Bei Neugeborenen, denen elektroakustisch die Herztöne der Mütter übermittelt wurden, traten z. B. panische Angstreaktionen auf, wenn die Übermittlung der Schlagfolge unterbrochen wurde. Christoffel (1965) berichtete, daß neugeborene Kinder ihre im Wochenbett befindlichen Mütter durch Schreiparoxysmen zu jenen Zeiten weckten, zu denen sie während der Schwangerschaft aufstehen mußten. Ando u. Hattori (1970) beobachteten, daß die meisten Säuglinge, deren Mütter während der letzten Schwangerschaftsmonate in der Nähe eines Fluglatzes gewohnt hatten, beim Lärm der Düsenflugzeuge weiterschliefen. Dagegen schreckten fast alle Säuglinge, die diese akustischen Informationen während der Gravidität nicht empfangen hatten, heftig schreiend aus dem Schlaf auf. Generell läßt sich nicht klären, ob es sich bei solchen Reaktionen ungeborener Kinder auf äußere Reize um direkte oder indirekte (biochemisch von der Mutter übermittelte) Reaktionen handelt. Auch die These von dem Urtrauma der „Geburtsangst", von einigen psychoanalytischen Autoren vor Jahrzehnten nachdrücklich vertreten, bleibt unbeweisbar; sie wurde wissenschaftlich nicht akzeptiert.

Nach der Geburt wird das *Neugeborene*, das schreiend und weinend mit allen Zeichen der Unlust zur Welt kam, von heftigen und kontrastierenden Reizen, von Dunkel und Licht, Stille und Lärm, von Wärme und Kälte, Hunger und Durst überflutet, nachdem es vorher ein gleichförmiges und gesichertes intrauterines Dasein geführt hatte. Wollte man es nach dem Grad seiner Gehirnentwicklung mit der der höchsten Säugetiere vergleichen, müßte die biologische Schwangerschaft mindestens 20 Monate dauern. Erst nach einer solchen Dauer würde das menschliche Kind den gleichen Reifegrad aufweisen, den diese Säugetierjungen mit zur Welt bringen. Dieser biologische Mangel trägt besondere Probleme in sich. Der menschliche Säugling ist während des ersten Lebensjahres auf einen ganz besonders engen Kontakt mit der Mutter angewiesen, mit der er im „sozialen Mutterschoß" gleichsam noch eine biologische Einheit bildet. Er bedarf einer ganz besonders schützenden Pflege, Fürsorge und einer stetigen körperlich-seelischen Verbundenheit. Trennung von Mutter und Kind auf dieser Entwicklungsstufe ist eine Naturwidrigkeit und kann eine mehr oder weniger große psychische und somatische Schädigung des Kindes zur Folge haben. Die moderne Rhythmusforschung zeigte, daß endogen-periodisch bestimmte zeitliche Strukturen lange Zeit fälschlich als von der Umwelt geprägt angesehen wurden. Bei dem Neugeborenen ist die Zirkadianperiodik mit einer Schwingungsdauer von 24 h noch nicht perfekt, es besteht noch eine „physiologische Desynchronisation". Das neugeborene Kind wacht und schläft in der Nacht genauso häufig wie am Tage. Es pendelt sich erst langsam durch die Zeit- und Zeichengebung der Mutter in den familiären Rhythmus ein. Nun vielleicht aber mit einer nicht gewollten Präzision, die konstitutionell oder durch eine unzweckmäßige Zeitvorgabe der Eltern bedingt sein kann. Von besonderem Interesse ist es, daß nicht etwa der Hell/Dunkel-Wechsel oder akustische Pegelunterschiede die Dominanten für die Rhythmisierung abgeben, sondern die Häufigkeit und Intensität der Haut- und Berührungsempfindungen des Säuglings, die vorwiegend von der Mutter gesetzt werden.

Das *Säuglingsalter* mit seiner zunehmenden Hirndifferenzierung ist gekennzeichnet von einer allmählichen qualitativen Verbesserung der Tätigkeit seiner Sinnesorgane, insbesondere der Aufnahme, der Speicherung und der Abrufbarkeit von Sinneseindrücken. Während beim Negeborenen das emotionale Leben vorwiegend von Kategorien der Lust und Unlust charakterisiert scheint, bilden sich beim Säugling langsam differenziertere Gefühlsregungen aus, die als reaktives Lächeln, Weinen oder Schreien eine wichtige soziale Funktion erfüllen. Schon der junge Säugling ist in der Lage, im Sinne von Habituation und Konditionierung zu lernen und höhere Leistungen zu vollbringen als bei Tieren je objektiviert werden konnte. Die ersten unkoordinierten Massenbewegungen der Gliedmaßen dienen insofern der Exploration der Umwelt, als sie durch zunächst zufällige Berührungen Gegenstände wahrnehmen und damit einen Lernprozeß einleiten.

Kognitive Prozesse sind bei Säuglingen schwer faßbar, aber schon im vorsprachlichen Alter vorhanden: sie ermöglichen erst die Sprachentwicklung. Lernversuche an Säuglingen zeigten im Ablauf des Lernprozesses, in der Geschwindigkeit, in der Form der Lernkurve, in den Latenzzeiten und in der Intensität bereits deutliche individuelle Unterschiede. In diesem *Stadium der Kontaktaufnahme*, in dem der Säugling sich langsam aus der Dualunion mit der Mutter zu lösen beginnt, liegt eine besondere Vulnerabilität gegenüber häufigen kurzen oder einem langanhaltenden Wechsel der Beziehungspersonen vor. Nach der psychoanalytischen Metapsychologie ist in der „oralen" Phase die Mundschleimhaut und die Haut der Körperoberfläche die dominierende Körperregion. Stillen, Trockenlegen und Baden sind von Lust oder Unlust begleitet, die Koppelung von Schreien – Stillen ist zugleich eine Kombination von Forderung und Befriedigung. Störungen in der *oralen Phase* können zu angst- und aggressionsneurotischen Fehlentwicklungen führen.

Das frühe *Kleinkindalter* ist durch eine motorische Expansion, eine sprachliche und handelnde erste Welteroberung charakterisiert, in deren Mittelpunkt das Kind sich selbst erlebt. Die überwiegende Anzahl der Kinder lernt im ersten Vierteljahr des 2. Lebensjahres frei zu gehen. Die Sprache hat sich soweit entwickelt, daß das Kind sich zu verständigen vermag. Es entwickelt dadurch ein Bewußtsein dafür, daß es durch eigene Handlungen, durch Ansprüche und Forderungen seine Umwelt gestalten und verändern kann. Ein konkretes Beispiel dafür ist die Sauberkeitsgewöhnung. Das Kleinkind erfährt, daß es durch Abgabe oder Festhalten des Stuhls Freude, Unruhe oder Ärger hervorrufen kann. Dieses Erleben kann mit Macht- und Besitzstreben so stark verbunden sein, daß es zu heftigen Auseinandersetzungen mit der Umwelt kommt, die in die „Trotzphase" münden. Das Kind wird in diesem *Stadium der motorischen Integration* (Tabelle I-2) durch die Haltung der Eltern in seinem aktiv-aggressiven oder passiv-resignierenden Verhalten bestärkt oder behindert. Es erlebt in seiner expansiven Welteroberung erste Siege oder Niederlagen, die sich einprägen und seine weitere Entwicklung mitbestimmen. Dabei können Schlüsselerlebnisse eine symbolische Bedeutung für das emotionale Leben des Kindes erhalten; aber nur dann, wenn es typisch für die Haltung und Einstellung der nächsten Bezugspersonen ist. Nicht das *singuläre*, wenn auch dramatische und traumatisierende Ereignis ist es, das die Persönlichkeitsentwicklung mitbestimmt, sondern der alltägliche Stimmungshintergrund, dumpfe Gleichgültigkeit oder wache Zugewandtheit sind

Tabelle I-2. Der Verlauf der normalen psychischen Entwicklung erfolgt in Stadien, deren Beginn, Ablauf und Dauer einerseits biologischen Gesetzmäßigkeiten (genetische und konstitutionelle Varianten) unterliegen, andererseits von peristatischen Einflüssen (Eltern, Kindergarten, Schule, Gesellschaft) gestaltet und festgelegt werden

Lebensalter (Jahre)	Entwicklungsstadien
21	
20	
19	
18	
17	
16	
15	
14	Stadium der Neuorientierung
13	
12	
11	
10	Stadium der sozialen Integration
9	
8	
7	
6	
5	Stadium der kritischen Realitätsprüfung
4	
3	Stadium der motorischen Integration
2	
1	Stadium der Kontaktaufnahme

Verstärker oder Stimuli, die umweltlabile als umweltstabile Merkmale bestätigen können.

Die psychoanalytische Libidotheorie hat der *analen Phase* eine besondere Bedeutung für die aggressive und destruktive, sadistische und masochistische Entwicklung und für die Entstehung von Zwangsneurosen eingeräumt.

Im *Vorschulalter* beginnt sich das Kind kritischer mit seiner Umgebung auseinanderzusetzen, die „Allmacht der Gedanken", das narzißtische „Gefühl der Macht" beginnt einem *Stadium der kritischen Realitätsprüfung*" Platz zu machen. Das Kind sieht Probleme und beginnt erneut, nach „woher" und „wohin", besonders aber nach dem „*warum*" zu fragen. Es erlebt sich als selbständiges Wesen, das sich nicht mehr mit seinem Vornamen, sondern als „Ich" bezeichnet. Das Kind will selbständig und frei handeln. Es lehnt sich gegen Fürsorge und Bevormundung auf. Es will nicht mehr nur entdecken, sondern erfinden. Durch seinen erweiterten Wortschatz kann es sich differenzierter sprachlich artikulieren; die motorische Expansion wird durch eine denkerische

Durchdringung der Umwelt ergänzt und abgelöst. Neben das konkrete ist das *abstrakte Denken* getreten, das eine kritische Realitätsprüfung ermöglicht.

Nach den *psychoanalytischen* Denkkategorien löst etwa im 3. Lebensjahr das Genitale den Enddarm als führende erogene Zone ab. In dieser phallisch-narzißtischen *(genitalen)* Phase verlieren die prägenitalen Partialtriebe an Bedeutung. Dem „Penisneid", der „phallischen Rivalität" der Mädchen, kam um die Jahrhundertwende, dem Gründungszeitalter der Psychoanalyse, sicher eine besonders große, aus heutiger Sicht voremanzipatorische Bedeutung zu. In der Dreiecksbeziehung des Kindes zur Mutter und zum Vater kann es durch Liebe oder Haß zu dem gleich- oder gegengeschlechtlichen Elternteil, zum positiven oder negativen *Ödipuskomplex* kommen, wodurch eine hetero- oder homosexuelle Entwicklung eingeleitet und festgelegt werden kann.

Im Verlauf des kontinuierlichen „*1. Gestaltwandels*", werden erste genitale Sensationen erlebt, die jedoch nicht überinterpretiert werden sollten. Sie sind zu dieser Zeit nicht auf einen phantasierten Partner gerichtet. Sexuelle Betätigungen sollten in diesem Lebensabschnitt deshalb nicht als Onanie, sondern als „genitale Manipulationen" bezeichnet werden, da es sich um ungezielte körperliche Stimulationen handelt.

Das *erste Schulalter*, die Zeit der Integration, läßt sich als „*Stadium der sozialen Einordnung*" (Harbauer et al. 1980) bezeichnen. Das Kind hat einen Kindergarten oder die Vorschulklasse absolviert und ist schulreif geworden. Es kann weitgehend reale von irrealen Vorstellungen trennen und verfügt damit über die Voraussetzungen zu einer objektiven Wissensaneignung. Die Gewissensbildung ist so weit fortgeschritten, daß Schuldgefühle entstehen, wenn eine notwendige Triebunterdrückung nicht erreicht wurde und das Lustprinzip sich durchsetzte. Die in diesen Jahren zu leistende *Sozialisation* ist jedoch schweren Belastungen ausgesetzt, die sich in Verhaltensauffälligkeiten manifestieren können. In der *Schule* muß das Kind sich nicht nur in die Gruppe der Gleichaltrigen integrieren, um damit eine Voraussetzung des Lernens zu erfüllen. Es muß sich bemühen, sich sowohl dem *Lehrer* als auch den Mitschülern so zu präsentieren, daß es einen akzeptablen Platz in der Leistungs- und Beliebtheitshierarchie erlangt. Das Gelingen dieser Anstrengungen bildet in vielen Fällen eine wichtige Voraussetzung dafür, daß es von den Eltern weiterhin geliebt wird. Im Wettstreit mit den *Mitschülern* kommt es darauf an, sich intellektuell zu behaupten, emotional anerkannt zu werden und sich körperlich durchzusetzen. Durch die tägliche Begegnug mit den Altersgenossen und ersten Begegnungen mit deren Eltern, ihren unterschiedlichen pädagogischen Vorstellungen und ihrer materiellen Umwelt kommt es zu ersten Auseinandersetzungen mit sich selbst, seiner Familie und seiner sozialen Rolle, die mit narzißtischer Kränkung oder Bestätigung verbunden sein kann. Diese „*Latenzphase*", in der nach der *psychoanalytischen* Theorie die genitalen und aggressiven Triebenergien in verstärktem Maße den Zwecken des Ich dienstbar gemacht werden, trägt zahlreiche Konflikte in sich. Es ist das Lebensalter, in dem die Abwehrmechanismen entwickelt und ausgebildet werden, die im Dienste des Gewissens, des Über-Ich stehen.

Das *Pubertätsalter*, das Ende der Kindheit und die beginnende Jugendzeit, läßt sich als ein Lebensabschnitt der seelischen und körperlichen *Neuorientierung* verstehen, in dem die biologische und psychische Reifung die entscheidende Rolle spielt. Die Elternbilder, mit denen sich das Kind bei der Bildung des Gewissens täglich auseinandergesetzt hat, werden überprüft und korrigiert. Neue Vor- und Leitbilder, Lehrer oder bewunderte Persönlichkeiten, die ein neues und starkes Lebensgefühl bewirken, treten an ihre Stelle.

Kinder und Jugendliche geraten in der Adoleszenz in Ambivalenzkrisen, in denen sie sich mit ihren Wünschen und mit der Wirklichkeit auseinandersetzen müssen. Das führt zu ständigen Konfrontationen, nicht nur mit den abgelösten Autoritäten der Vergangenheit, die sich weiterhin für das Kind verantwortlich fühlen, sondern auch mit sich selbst, zur Auseinandersetzung mit seinem Ideal-Ich und seiner Ich-Identität. Der Jugendliche befindet sich über Jahre hinaus in Rollen- und Identitätskonflikten, die mit der Gesellschaftsstruktur zusammenhängen, in der er lebt. Die abgeschlossene körperliche Reifung allein ist nicht ausreichend, als Erwachsener anerkannt zu werden. Es gibt in unserer Kultur keine „*Initiationsriten*", durch die das Kind mit einem Schlag in die Welt der Erwachsenen übersteigen kann. Aber auch seine neugewonnene Kompetenz erlöst den Jugendlichen nicht aus der oft als lästig empfundenen Fürsorge der Eltern; in unserem Aus- und Weiterbildungszeitalter bleibt seine materielle Abhängigkeit noch über Jahre bestehen.

Die *biologische* Reifung führt zu einer Veränderung seiner Körperformen, der er abwartend und kritisch gegenübersteht, manchmal mit einem Gefühl passiven Ausgeliefertseins. Schließlich tritt mit der ansteigenden *genitalen Sexualität* ein Triebfaktor hinzu, der zugleich Bewältigung, Abfuhr und Verdrängung fordert. Dieser Abschnitt der körperlichen und psychischen Reifung erfordert eine zusätzliche Neuorientierung im Bereich der Autoritäten, im Hinblick auf die Ich-Identität und auf die genitale Sexualität.

Vom *psychoanalytischen* Aspekt ist die Pubertät gekennzeichnet durch Realangst, Gewissensangst und Angst vor der sexuellen Triebstärke, die zur Mobilisierung von früher erworbenen Abwehrmechanismen führt, um den Ansturm des Es zu überstehen.

2. Ursachen psychischer Störungen

Die „Qualität der Bewußtheit" ist das einzige Licht,
das uns im Dunkel des Seelenlebens leuchtet und leitet.

S. Freud

Der Mensch wurde durch Kopernikus, Darwin und Freud, durch ihre Entdeckungen, Erkenntnisse und Interpretationen, in seiner Existenz und seiner Identität so tief erschüttert, daß er die *„prästabilierte Harmonie"* (Leibniz (1923 ff.), wenn er sie überhaupt je besessen hat, nicht wiederfand.

Die Entdeckung des nicht erd-, sondern sonnenzentrierten *Universums* steigerte die Nichtigkeit seiner Existenz ins Unvorstellbare; sie wurde durch die Erforschung des *Mikrokosmos*, der Welt der Moleküle, Atome und ihrer Bestandteile, noch verstärkt.

Die naturwissenschaftlichen Erkenntnisse über die *Phylogenese* und *Ontogenese* des Menschen, diesen über unvorstellbare Zeiträume sich hinziehenden Selektions- und Evolutionsprozeß, konfrontierte ihn mit der Einsicht, daß er sich nicht so sehr biologisch, in seiner Anatomie und Physiologie, sondern vor allem durch seine Psyche, seine Kultur, von anderen Lebewesen unterscheidet. Die von Leibniz, Carus, Schopenhauer und Nietzsche vorbereitete und von Freud formulierte Skepsis, daß der Mensch nicht *„Herr im eigenen Hause"* sei, sondern daß sein Wollen und Handeln durch chthonische Mächte des Unbewußten gesteuert oder doch mitgesteuert werde, erschütterte erneut sein Selbstvertrauen. Das *Ich*, das Bewußtsein, gleicht danach einem Reiter, der sich zeitlebens bemüht, sein Pferd, das *Unbewußte* (das *Es*), zu bändigen und zu zähmen. Die genetischen und ethologischen Forschungen der letzten Jahrzehnte sprechen dafür, daß vieles an dieser einfachen These richtig gesehen wurde. Diese Entdeckungen, die durch die modernen Erkenntnisse der Genetik, der Ethologie und der Psychiatrie einerseits und andererseits durch die der Psychologie, Psychodynamik und Psychopathologie ergänzt und erweitert wurden, haben aber noch nicht zu einer

synoptischen Anthropologie geführt. Das gilt auch für die Entwicklungsneurologie, die Entwicklungspsychologie, die Entwicklungspsychiatrie und für zahlreiche *psychodynamische Schulen*, die ohne Ausnahme die physiologischen und pathogenetischen Akzente in die Kindheit, überwiegend in die frühe Kindheit, gesetzt haben.

„Das eigentliche Studium des Menschen ist der Mensch!": Jede wissenschaftliche Disziplin trägt direkt oder indirekt dazu bei. Aber: „Hypothesen sind Wiegenlieder". Je lieblicher und vertrauter der Gesang, desto rascher und zuverlässiger erfolgt die hypnotische Einengung, das heißt Wissenschaftsgläubigkeit, woraus besonders bei uns rasch „Weltanschauung" wird. *Richtungskämpfe* zwischen biologischen und psychodynamischen Entwicklungskonzepten sind spätestens seit der Antike bekannt; nicht nur im Hinblick auf die normale psychische und physische Entwicklung, auf die Persönlichkeits- und Charakterbildung, sondern auch auf die von Neurosen und Psychosen. Die klassische Psychoanalyse (Freud) hat die Bedeutung beider, „konstitutioneller" wie „akzidenteller" Faktoren nicht geleugnet. In den *Entwicklungstheorien der Gegenwart* bekämpfen sich jedoch unverändert einerseits milieu- und lerntheoretisch und andererseits genetisch beziehungsweise biologisch orientierte Forschungsrichtungen. Abgesehen von extremen Positionen einer „tabula rasa" der Neugeborenengehirne einerseits, nach dem Motto: „Alle Menschen und alle Gehirne sind absolut gleich", und eines absoluten genetischen Determinismus andererseits, nach dem Motto: „Alles ist genetisch kodiert, alles ist Fatum", versichern sich beide ihre gegenseitige Existenzberechtigung; jedoch mit gewissen, besonders feinen Unterschieden.

Die politische Ideologie des Kapitalismus und Marxismus haben *eines* gemeinsam: ihre Vorliebe für *Umwelt-, Reflex- und Lerntheorien;* bei grober Vereinfachung: Marxismus und Pawlowerismus einerseits und Behaviourismus und Skinnerismus andererseits. Inzwischen ist in den *USA* schon lange der Rausch des „Headstart-Projektes" verflogen, und die Dominanz der Psychoanalyse in der Psychiatrie ging für lange Zeit zugunsten biologischer Entwicklungsmodelle verloren. Aber schon in *Rußland* vor seiner Erneuerung wurde der Zusammenhang zwischen genetischer Kodierung und normaler Entwicklung, auch im Hinblick auf die Entstehung psychischer Störungen und psychiatrischer Krankheiten, schon lange nicht mehr geleugnet, er steht heute sogar im Mittelpunkt staatlicher Forschungsprogramme.

Nach der weltweiten, besonders aber in den deutschsprachigen Ländern in den 20er und 30er Jahren vorherrschenden *Überbewertung der Erblichkeit* kam mit Kriegsende ein ebenso simpler *Psychologismus,* teilweise mit dem „child-guidance-movement" nach Europa, der noch nicht völlig überwunden ist. Wie wirksam solche monomanen Denkmodelle sein können, zeigt sich einerseits in der stupiden Erbmythologie des Dritten Reiches und andererseits in den utopischen Erziehungs- und Bildungsreformen der 70er Jahre, die sich gerade durch die Forderung nach Chancengleichheit ungewollt als inhuman erwiesen. *Chancengleichheit* kann nur dort gefordert werden, wo gleiche Möglichkeiten zur Verwirklichung vorhanden sind; das aber ist in der Biologie nirgendwo der Fall!

Bei einer groben, nach didaktischen Gesichtspunkten vorgenommenen Untergliederung lassen sich für die psychische Entwicklung des Kindes *primäre, sekundäre* und *tertiäre* Faktoren erkennen (Abb. I-4):

1. Primäre *stammesgeschichtliche* (phylogenetische) Faktoren (von diesen werden hier nur diejenigen angeführt, die die Hirnentwicklung bestimmen): Phylogenetisch alte, subkortikale Systeme, nach dem Hirnforscher McLean (zit. bei Valzelli 1970) zuerst als „reptilisches Gehirn", jetzt als *„limbisches System"* (Abb. I-5) bezeichnet, reagieren nach archaischen Programmen. Nach der Darstellung von Valzelli (1980) ist das *reptilische Gehirn* für das primitive Sozialverhalten, für die Territoriumswahl und -verteidigung, für den Kampf um soziale Ränge und für die Erkennung von Artgenossen ver-

antwortlich. Von großer Bedeutung für das Verständnis menschlichen Verhaltens ist, daß die viszeralen Informationen in das limbische System einmünden und dieses für die Vermittlung der affektiv-emotionalen Dimensionen zuständig ist. Unser Bewußtsein, von dem Freud meinte, daß es „das einzige Licht" sei, „das uns im Dunkel des Seelenlebens leuchtet und leitet", schenkt uns keinen „reinen Wein" ein, sondern wird von *zwei* Agenturen redigiert (vgl. Wolfensberger-Haessig 1983). Besonders die soziale Dimension wird mit vorgegebener, aprioristischer Stimmungsfärbung und entsprechend aktivierten Verhaltensbereitschaften weitergegeben. Lorenz (1968) führte aus, daß ein mit gesenkten Hörnern heranrasender Kampfstier, in dessen Caput nuclei caudati eine feine Elektrode eingesetzt ist, augenblicklich von seinem Angriff abläßt und völlig friedlich wird, wenn ferngesteuert einige mV Strom angelegt werden. Ein aggressiver α-Schimpanse verliert seine Dominanzhaltung und -stellung in der Gruppe, wenn diese anatomische Region intermittierend gereizt wird; die Gruppe muß sich hierarchisch neu organisieren.

Die *Ethologie* hat eine ganze Reihe genetischer Kodierungssequenzen und Erbkoordinationen festgestellt, die sich schon bei neugeborenen Tieren, aber auch bei Menschen manifestieren. Die angeborenen Auslösermechanismen (AAM) setzen sich zusammen aus

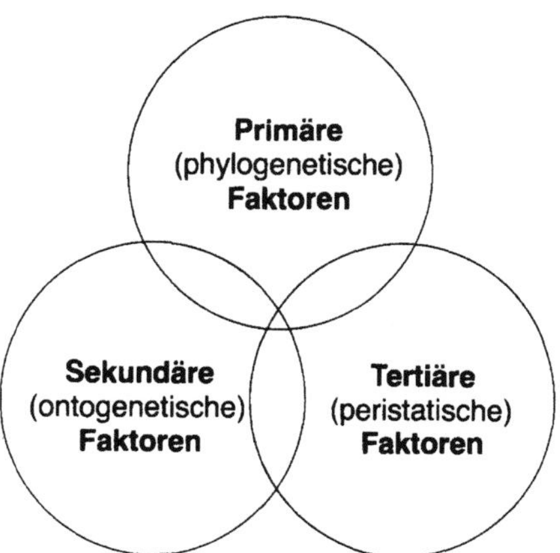

Abb. I-4. Für die psychische und physische Entwicklung sind neben *genetisch* kodierten phylo- und ontogenetischen besonders die *peristatischen* Faktoren von Bedeutung; psychische Störungen können außerdem durch *zerebrale* Schädigung verursacht werden

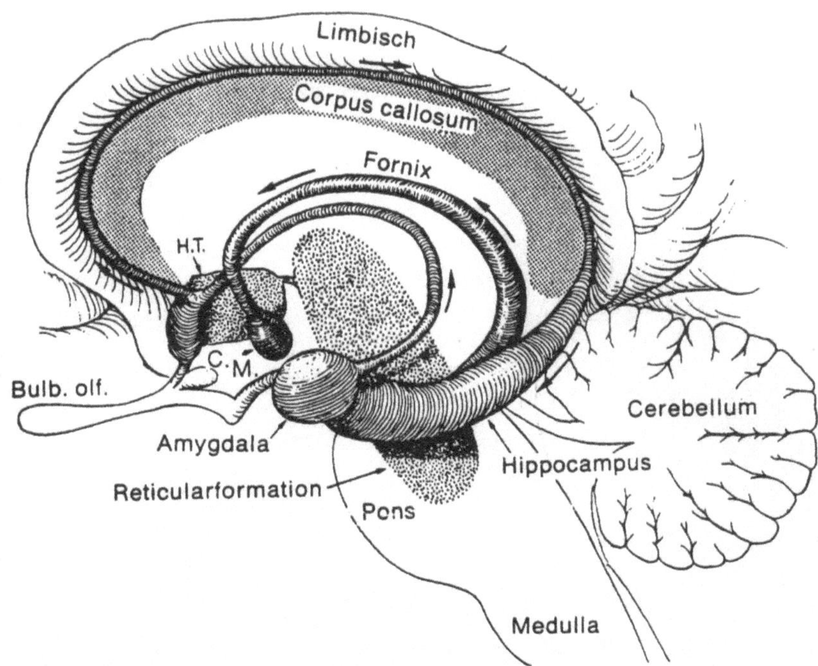

Abb. I-5. Im limbischen System, das die phylogenetisch ältesten Teile des Hypothalamus umfaßt, findet die *Kontrolle der Emotionen* und der Affekte statt; es können nur Inhalte im Rahmen ererbter Verhaltensweisen erlernt werden; *C.M.* Corpus mamillare, *H.T.* Hypothalamus. (Nach Tarnopol 1981)

1) Erkennen von Reizen, die für die Auslösung eines bestimmten Verhaltens relevant sind,
2) Auslösen einer bestimmten Verhaltensweise selbst.

Der einfachste Typ AAM ist der Reflex (z. B. Bestreichen des Mundwinkels beim Neugeborenen: „Lächelreaktion"); so auch der Klammerreflex von Tier- und Menschenjungen, ausgelöst durch Berühren der Handinnenfläche. Bei jungen Tieren sind solche Erbkoordinationen so hervorragend entwickelt, daß Portmann (1951) im Hinblick auf den menschlichen Säugling von einem *extrauterinen Frühjahr* sprach, da er noch nicht über gleiche Kompetenzen wie ein Säugetierjunges verfügt.

„Ein frischgeschlüpftes Entlein kann laufen, schwimmen, sein Gefieder einfetten und mit Seihbewegungen im Schlamm Futter suchen, ohne es gelernt zu haben. Selbst wenn es von einer Hühnerglucke erbrütet wird, wird es Entenverhalten zeigen und nicht nach dem Vorbild der Ziehmutter Körner picken. Bei anderen Tierjungen reifen Verhaltensweisen ohne einen Lernprozeß nach, wie man an Isolierexperimenten nachweisen kann, wo eine Dressur ausgeschlossen ist. So entwickeln Eichhörnchen unter abslut isolierter Aufzucht typische hoch-

komplexe Futterversteckhandlungen, die sie niemals gesehen haben. Vögel, die in schalldichten Boxen künstlich ausgebrütet werden, bringen artspezifische Lockrufe und Melodienfolgen hervor. Sie singen das gleiche Lied wie ihre Eltern, ohne sie jemals gesehen oder gehört zu haben. Das gilt aber nicht für alle Vogelarten. Neugeborene Häschen reagieren regelmäßig auf über ihren Köpfen hinweggezogene Pappsilhouetten eines Raubvogels mit Panik und Weglaufen, während Taubenattrappen nicht beachtet werden. Es gibt eine Fülle solcher Untersuchungen, die bestätigen, daß angeborene Auslöserreaktionen das Primärverhalten von Tieren entscheidend bestimmen (Ploog 1964)."

Das *menschliche Gehirn* unterscheidet sich zwar von dem der Tiere, es weist aber keine Teile auf, die nicht auch bei diesen vorhanden sind. Auch beim Menschen gibt es eine Reihe von angeborenen Verhaltensdispositionen, die wir bei Sinnesdefekten oder durch transkulturelle Untersuchungen nachweisen können; etwa an taubblind- oder an blindgeborenen Kindern, die in Dunkelheit und Stille von Anfang an aufgewachsen sind und sich sozusagen in einer Dauerisolierung befinden. Sie können das Weinen und Lachen ihrer Mitmenschen nicht hören und nicht sehen. Aber auch taubblindgeborene Kinder weinen, wenn sie sich stoßen, sie lachen, wenn man sie kitzelt, und lächeln, wenn man sie streichelt. Wenn sie sich ärgern, runzeln sie die Stirn, wenden sich ab und stampfen mit den Füßen. Der Einwand, diese Kinder könnten vielleicht die Mimik ihrer Mütter ertastet haben, wird durch die Tatsache widerlegt, daß auch schwer hirngeschädigte, geistig behinderte Kinder weinen, lachen und lächeln können. Wir sehen es auch aus der sozialen Entwicklung taubblinder, geistig normaler Kleinkinder, die wie gesunde Kinder Ängste vor fremden Personen zeigen, die sie an ihrem Geruch erkennen.

Eibl-Eibesfeldt (1983) konnte durch *kulturvergleichende Untersuchungen* bei nichtzivilisierten Volksstämmen feststellen, daß bestimmte mimische und physiognomische Sequenzen, etwa der Verlegenheit oder des Verliebtseins, zu einem offenbar bei allen Menschen gleich angelegten psychomotorischen Repertoire gehören. Im physiognomischen Ausdruck ihrer Freude und Trauer unterscheiden sich die Menschen nicht.

2. Sekundäre, *ontogenetische* Faktoren, die auch entwicklungspsychologisch bedeutsam sind:

„Die Ontogenese ist die Dekodierung einer programmierten Information, d.h. die Übersetzung des *Erbprogramms* in den sich entwickelnden Organismus, wobei sich das Programm selbst nicht ändert, so daß kein echter Wandel stattfindet; hingegen ist die Phylogenese – die Evolution in der eigentlichen Bedeutung des Wortes – die Schaffung immer neuer (genetischer) Informationsprogramme (vgl. Wuketis 1982).“

Der Mensch verfügt über 46 Chromosomen, die je zur Hälfte von seinem Vater und seiner Mutter stammen. Mit diesen 23 Chromosomenpaaren kann er mindestens 2^{23} = 8 388 608 verschiedene Arten von Gameten bilden, die sich mit den Gameten des anderen Elternteiles im neuen Individuum zu einer Zelle mit 246 Möglichkeiten vereinigen können. Dabei ist zu berücksichtigen, daß ein Kind nicht nur das Produkt seiner Eltern ist, sondern seiner Aszendenz. Es hat in seiner 8. Generation bereits 256 und in der 16. Generation 35 136 direkte Vorfahren.

Dadurch wird ein in Zahlen nicht vorstellbarer Grad der *Vermischung* elterlicher Erbanlagen gewährleistet. Das „genetische Grundgesetz" wird durch die Erhaltung der Individualität während der Entwicklung durch die Konstanz eines individuellen Stoffwechsels gewährleistet. Diese streng stofflichen

Vorgänge müssen auch für die Vererbung psychischer Eigenschaften zugrundegelegt werden. Was vererbt wird, ist teilweise nur eine vorgeprägte Reaktionsbereitschaft bzw. *Disposition,* die zumindest teilweise des auslösenden und prägenden Milieus für ihre Manifestation bedarf, das heißt „periolabile" Merkmale werden erst durch bestimmte Umwelteinflüsse „periostabil". Vererbung ist teilweise *kein* unabänderliches Faktum, sondern eine Übertragung von Bereitschaften und Anlagen. Nicht jedes Gen wird wirksam, sondern es bedarf zu seiner Aktivierung eines ganzen Systems komplementärer Faktoren und konstellativer *Umweltbedingungen* (Tabelle I-3).

Die Entwicklung des Kindes wird regelmäßig durch seine *Geschlechtszugehörigkeit* mitgeprägt: sowohl durch biologische Faktoren, die nicht nur für die genitale und körperliche Reifung zuständig sind, sondern auch maßgeblich die psychische und psychosexuelle Entwicklung strukturieren und durch soziale Einflüsse, vor allem durch die Einstellung der Eltern zum eigenen Geschlecht und zur Geschlechtsrolle ihrer Kinder. Geschlechtsunterschiede sind auf prä- und postnatale Effekte von Androgenen auf das Gehirn und hormonelle Faktoren zurückzuführen, die mit geschlechtschromosomalen Abweichungen verbunden sind (Earls 1987).

Die wissenschaftlichen Untersuchungen der letzten 20 Jahre ergaben, daß herkömmliche Geschlechterstereotypien zu einem wesentlichen Teil der Realität entsprechen. Sie sind durch Aufklärung und Erziehung nur teilweise zu beeinflussen. Auch die psychischen Störungen des männlichen und weiblichen Geschlechts weisen eine unterschiedliche Häufigkeit auf; sie sind insgesamt mit einer Relation

Tabelle I-3. Die hohen Konkordanzen psychischer Störungen bei EZ (aber auch bei ZZ) weisen auf unterschiedlich hohe genetische Dispositionen hin. (Befunde von Bakin nach Shields, aus Zerbin-Rüdin 1978 und Propping 1989)

Art der Störung	Konkordanz [%]	
	EZ	ZZ
Enuresis	80,9	52,6
Stottern	77,0	60,3
Legasthenie	84,0	29,0
Touretta-Syndrom	53,3	7,7
Anorexia nervosa	66,0	25
Angstsyndrome	34	17
Manisch-depressive Erkrankung	73	14

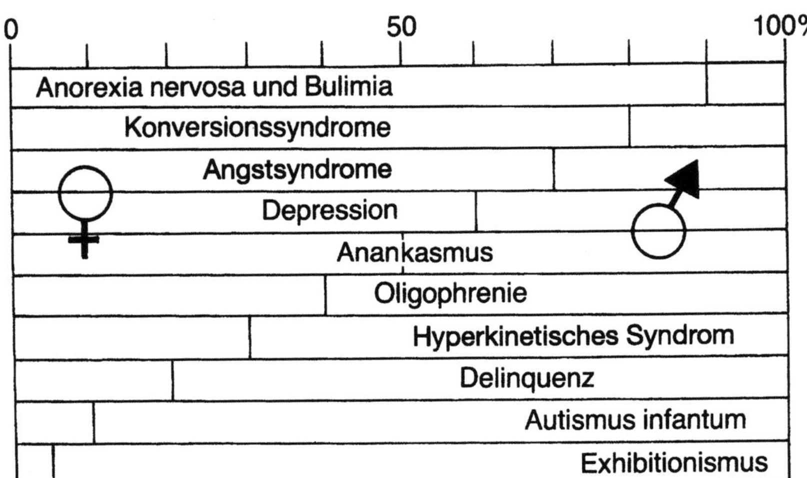

Abb. I-6. Neben den alters-, entwicklungs- und intelligenzabhängigen Formen und Inhalten psychischer Störungen werden *geschlechtsabhängige psychische Abweichungen* (mod. nach v. Zerssen 1980) bei Kindern, Jugendlichen und ebenso auch bei Erwachsenen registriert, deren Verteilungsdifferenzen ätiologisch nur teilweise erklärbar und wahrscheinlich mehrfach determiniert sind

von 1:2 bei Mädchen bedeutend seltener als bei Jungen. Zu den mädchenwendigen psychischen Erkrankungen gehören die Anorexia nervosa, das Konversionssyndrom und die Depression, denen jungenwendige psychopathologische Manifestationen wie Exhibitionismus, Delinquenz und Oligophrenie gegenüberstehen (Abb. I-6).

3. Der tertiäre, der *milieureaktive* (peristatische) Faktor: Es gibt zahlreiche Versuche, die psychische Entwicklung des Kindes in Etappen, Phasen oder Stadien einzuteilen. Dennoch finden sich zwischen den verschiedenen Entwicklungstheorien weitgehende Entsprechungen und Übereinstimmungen bezüglich ihrer Resultate, besonders im Hinblick auf die Entstehung von psychischen Störungen. Die *psychoanalytische Metapsychologie* geht davon aus, daß jedes Kind mit einer biologischen Energie, der Libido, ausgestattet ist, mit der bestimmte Entwicklungsqualitäten gesteuert werden und die seine Beziehungen zur Umwelt bestimmen. Das Neugeborene verfügt über eine amorphes *„Es"*, das Triebbefriedigung fordert. Im Laufe der Entwicklung wird durch die Realität dem *„Lustprinzip"* das *„Realitätsprinzip"* gegenübergestellt, das die Entwicklung des *„Ich"* fördert. In der täglichen Auseinandersetzung mit den Eltern konstituiert sich schließlich ein *„Über-Ich"*, das Bestrebungen des *„Ich"* und Forderungen des *„Es"* zu kontrollieren sucht.

Für die Entstehung der *Neurosen* sind aus psychoanalytischer Sicht *chronisch ungünstige* Milieuverhältnisse und spezielle „Abwehrmechanismen" von entscheidender Bedeutung. Bekanntlich entdeckte Nietzsche (Ausg. 1954) als erster den Vorgang der *Verdrängung* mit der klassischen Formulierung: „Das habe ich getan – sagt mein Gedächtnis. Das kann ich nicht getan haben – sagt mein Stolz und bleibt unerbittlich. Endlich – gibt das Gedächtnis nach."

Seitdem Freud das psychoanalytische Konzept der *infantilen Libidoentwicklung* aufstellte, hat es zahlreiche Ansätze zu einer allgemeingültigen Entwicklungspsychologie gegeben. Es sei hier nur an die Gesichtspunkte der *Stufenlehre* und des *Gestaltwandels,* der *spiraligen Entwicklung* in Intervallen, der *Differenzierung* und *Strukturierung,* der *Schichtung* oder des *Signalsystems* erinnert. In den letzten Jahren hat auch im deutschsprachigen Kulturkreis Piaget, ein Vertreter des *Interaktionismmus,* an Bedeutung gewonnen. Im Gegensatz zum Entwicklungspostulat der psychodynamischen Schulen, daß vorwiegend das Milieu den Menschen formt, könnte man mit Piaget davon sprechen, daß das Kind sich *trotz* der Widerstände der Umwelt auf seine Identität hin entwickelt. Freud hatte festgestellt, daß man den Erlebnissen der frühen Kindheit unter den akzidentellen Momenten eine Vorzugsstellung einzuräumen habe und kein Einsichtiger bestreiten werde, daß neben der angeborenen Konstitution Raum für die modifizierenden Einflüsse des akzidentell in der Kindheit und des später Erlebten bleibe.

An anderer Stelle hat Freud darauf hingewiesen, daß nicht nur die Triebe, sondern auch das Ich einen *hereditären Kern* haben. „Es besteht kein Grund, die Existenz und Bedeutung ursprünglicher mitgeborener Ich-Verschiedenheiten zu bestreiten." Sein

Schüler Hartmann (1960/61), einer der führenden Vertreter der Ich-Psychologie, definierte später die „autonomen Ich-Anteile", zu denen er maßgebliche Anteile des *Temperaments,* des *Antriebs* und der *Motorik* rechnete. Sie stellen eine Basis für die Beziehungen zur äußeren Realität dar. Andererseits besteht kein Zweifel daran, daß *frühe Lebenserfahrungen* bedeutsam für die Persönlichkeits- und Charakterentwicklung sind. Darüber hinaus können Erfahrungen aber auch die Ausformung materieller Strukturen beeinflussen, das heißt psychische Phänomene werden nicht nur durch morphologische Strukturen bedingt, sondern formen fortwährend die biologischen Strukturen selbst mit. Benedetti (1973) resümierte: „Informationen scheinen für den Haushalt und die Erhaltung von spezifischen nervösen Strukturen ebenso wichtig zu sein, wie Vitamine oder Energiezufuhr für andere Organe."

Dieses von humangenetischen, entwicklungspsychologischen und psychodynamischen Disziplinen erarbeitete, weitgestreute Wissens- und Erfahrungsgut über die Entwicklung des Menschen befindet sich immer noch in einem Stadium, in dem zwar Nähte, Verzahnungen und Überlagerungen vorhanden sind, das jedoch noch nicht ausreicht, um zu einer überzeugenden Synopsis zu gelangen. Freud als Neurologe würde, wenn ihm die Funktion des *„limbischen Systems"* bekannt gewesen wäre, Experimente und Spekulationen im Hinblick auf das Unbewußte anstellen können. Ebenso der Psychiater Jung mit seiner Welt der *Archetypen* und des *„kollektiven Unbewußten".* Abgesehen davon gibt es, etwa im Hinblick auf die Bedeutung der frühen Kindheit, die Rolle der Aggressivität oder über die Entstehung von Neurosen, eine breite Zone des Einverständnisses zwischen Psychoanalytikern und Ethologen, worauf besonders Lorenz immer wieder hingewiesen hat. Freud selbst hat mehrfach die Hoffnung geäußert, daß sein Werk eines Tages auf einen naturwissenschaftlich-*biologischen Grund* aufgesetzt werden möge.

Die Bedingungen, die *psychische Störungen* und Erkrankungen im Kindes- und Jugendalter entstehen lassen, unterliegen vergleichbaren Gesetzmäßigkeiten. Die kausalen endogen-genetischen und exogen-peristatischen Faktoren werden durch einen dritten, den organischen, meistens den *hirnorganischen Faktor,* komplettiert. Diese *pathogenetische Trinität:* genetisch, peristatisch oder zerebral bedingt, spielt ei-

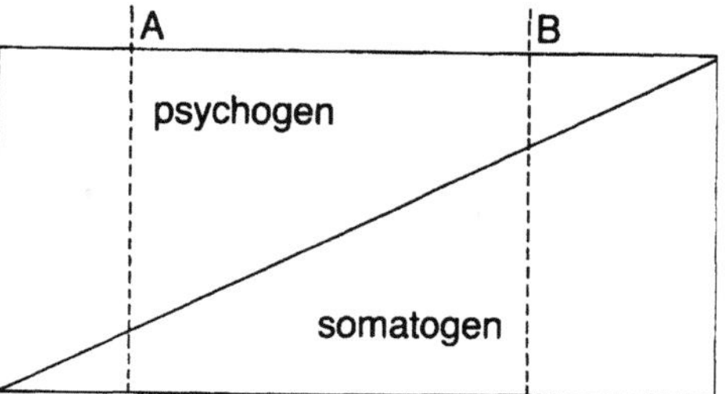

Abb. I-7. Für die Entwicklung einer psychischen Störung spielen *psychogene* („akzidentelle", peristatische, milieureaktive) und *somatogene* („konstitutionelle", genetisch bedingte und früh erworbene hirnorganische) Faktoren eine individuell unterschiedliche ursächliche Rolle; „Ergänzungsreihe". (Nach S. Freud, Ausg. 1972)

ne entscheidende Rolle für die Diagnostik als Voraussetzung einer gezielten Therapie. Sie bestätigt indirekt immer erneut die Bedeutung primärer, sekundärer und tertiärer Bedingungsfaktoren für die normale und abnorme psychische Entwicklung (Abb. I-7).

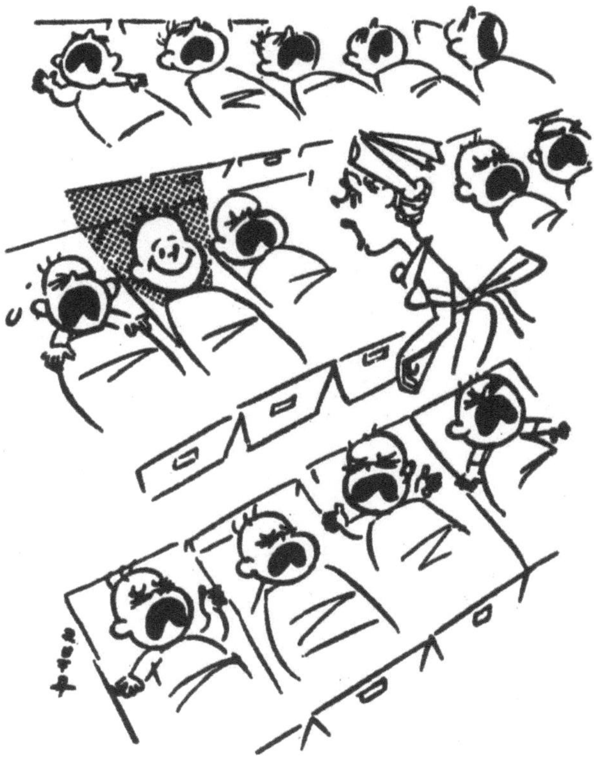

Abb. I-8. Schon bei Neugeborenen und Säuglingen lassen sich „primäre Differenzen" erkennen, die an der Gestimmtheit des familiären Umfelds mitbeteiligt sind

Dem *psychischen Symptom,* der gestörten Entwicklung wie der psychiatrischen Krankheit ist es nicht anzusehen, ob es sich um eine *erbliche, milieubedingte* oder *hirnorganische Erkrankung* handelt. Keine Psychologie und keine Psychopathologie ist in der Lage, vom psychischen Symptom aus Rückschlüsse zu ziehen auf ihre Pathogenese, ihre Therapie und Prognose. Fast immer handelt es sich bei der normalen wie bei der gestörten psychischen Entwicklung und bei psychiatrischen Krankheiten um hochkomplexe, *multidimensionale* Ursachenbündel.

3. Erkennung psychischer Störungen

Eine Krankheit ist kein scharf definierter Begriff.
Ihre Definition richtet sich nach den gewählten Kriterien.
FANCONI

Eine psychische Störung ist nach den Grundsätzen einer *multiaxialen Diagnostik* nur dann hinreichend dokumentiert, wenn sie sich auf mindestens 5 Achsen kategorisieren läßt (Abb. I-9):

1. das klinisch-psychiatrische *Syndrom* (psychotische, neurotische und emotionale Störungen, Anpassungsreaktionen und Hyperkinese sowie anderweitige Syndrome),
2. umschriebene *Entwicklungsrückstände* (Retardierungen und Teilleistungsstörungen, Sprech- und Sprachentwicklungsstörungen),
3. das *Intelligenzniveau* (sehr hohe, hohe, normale, niedrige Intelligenz; leichte, mäßige, schwere und schwerste intellektuelle Behinderung),
4. die *körperliche* Symptomatik (entzündliche, erbliche, degenerative und sonstige Erkrankung des zentralen oder peripheren Nervensystems),
5. abnorme *psychosoziale* Rückstände (psychische Störungen bei anderen Familienmitgliedern, familiäre Disharmonie, abnorme familiäre Beziehungen, unzureichende Erziehung oder Lebensbedingungen, psychosoziale Belastungen, Diskriminierung u.a.).

Eine derartige Klassifikation ermöglicht nicht nur eine standardisierte Niederlegung von Daten, eine *Dokumentation,* sie erlaubt eine bessere Verständigung zwischen Wissenschaftlern und Kliniken und bildet eine Barriere gegen den babylonischen Sprachzerfall in der Psychiatrie, Psychologie und anderen Wissenschaftsdisziplinen, die sich mit der Psyche des Menschen beschäftigen.

Für die *Erkennung* psychischer Störungen stehen der *Kinder- und Jugendpsychiatrie* sowohl *biologische* (neurologische, neurochemische, neurophysiologische, reifungsbiologische, humangenetische)

als auch *psychologische* (entwicklungs-, test- und lernpsychologische) sowie *psychodynamische* (psychoanalytische, lerntheoretische) Untersuchungsmethoden zur Verfügung. Das Fachgebiet Kinder- und Jugendpsychiatrie steht in enger Beziehung zu den *Nachbarfächern* Psychiatrie und Pädiatrie, zur Psychologie, Heil- und Sonderpädagogik, zur Soziologie und Kriminalistik. Eine enge Zusammenarbeit besteht mit Erziehungs- und Familienberatungsstellen, Jugend- und Sozialämtern und mit niedergelassenen Kinder- und Nervenärzten.

Befunderhebung

Bei der *körperlichen Untersuchung* werden somatische Erkrankungen und Dysmorphiezeichen erfaßt. Besondere Schädelformen und -größen, besondere Gaumenbildungen, Augenstellungen, Gesichtsfalten und Ohrmuschelbildungen können ebenso auf neurologische Erkrankungen hinweisen wie besondere

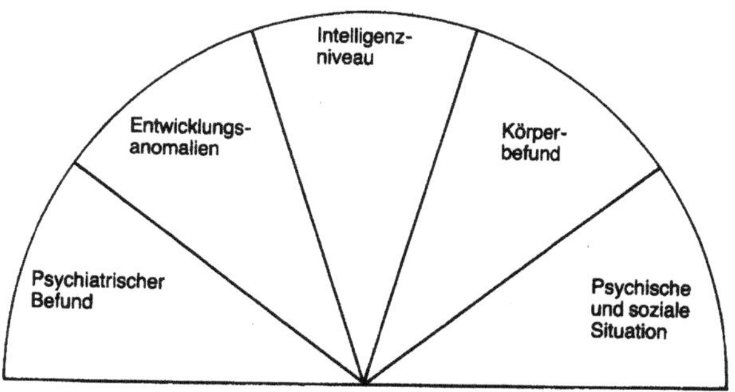

Abb. I-9. Fünfachsige Grundlage für eine Dokumentation psychischer Störungen bei Kindern und Jugendlichen

Hautpigmentierungen. Auch eine auffällige Gestaltung der Extremitäten (Finger, Handteller, Zehen) können oft Fernzeichen für Erkrankungen darstellen, die mit psychischen Störungen einhergehen.

Bei den *Laboruntersuchungen* ist in der Kinderund Jugendpsychiatrie neben der Bestimmung einiger Parameter in Blut und Urin nicht selten auch eine Untersuchung des Liquors von großer Wichtigkeit, wobei Zellzahl, Eiweiß- und Glukosegehalt, Viren, Bakterien und die Immunglobuline untersucht werden.

Die *neurologische Untersuchung* braucht bei Kindern Zeit und Geduld. Dabei werden nicht nur Reflexe geprüft, sondern auch Funktionen und die Koordination der Bewegung erfaßt. Die motorischen und koordinativen Leistungen müssen natürlich im Altersmaßstab beurteilt werden.

Eine ganze Reihe von medizinisch-technischen Untersuchungen sind für die Kinder- und Jugendpsychiatrie von großer Wichtigkeit. Auf die Ableitung eines *Elektroenzephalogramms*, mit dem rindennahe bioelektrische Vorgänge, die alle Hirnprozesse begleiten, registriert werden, sollte nicht verzichtet werden (Tabelle I-4). In den letzten Jahren hat die EEG-Registrierung mit Hilfe der Computertechnik („brain-mapping") eine größere Bedeutung erhalten. Ebenfalls nicht invasiv ist die Ableitung der *evozierten Potentiale,* mit der die durch äußere Reize hervorgerufenen Reaktionen des Gehirns registriert werden. Je nach der verwendeten Reizqualität kann man visuell evozierte Potentiale (VEP), akustisch evozierte Potentiale (AEP) und somatosensorisch evozierte Potentiale (SEP) unterscheiden.

Tabelle I-4. Elektroenzephalographische Befunde bei psychischen Störungen von Kindern und Jugendlichen. (Nach Neuhäuser 1981)

Autoren	Anzahl der untersuchten Kinder	Abnorme EEG-Befunde [%]
Lindsley u. Bradley (1939)	5	100
Schwade u. Geiger (1956)	623	72
Hughes et al. (1965)	135	63
Bayrakal (1965)	200	50
Spilimbergo u. Nissen (1971)	300	49
Heuyer et al. (1957)	600	30
Dober (1966)	684	26
Richter u. Jachnik (1961)	96	19
Christiani et al. (1977)	250	18

Auch *neuroradiologische Untersuchungen* können eine große Hilfe im diagnostischen Prozeß sein. Eine *Röntgenaufnahme der Handwurzel* ist für die Reifungsdiagnostik unabdingbar. Mit der *Computertomographie* des Schädels werden hirnstrukturelle Veränderungen nachgewiesen. Noch aussagekräftiger ist die *Kernspintomographie,* die nicht auf Röntgenstrahlen, sondern auf dem Prinzip der kernmagnetischen Resonanz beruht. Bislang nur für wissenschaftliche Fragestellungen und weniger für die Routinediagnostik eingesetzt ist die *Emissionstomographie,* mit deren Hilfe auch eine Abbildung von Stoffwechselprozessen im Gehirn möglich ist. Bei der *Single-Photon-Emissions-Computertomographie* (SPECT) wird die regionale Verteilung eines γ-Strahls erfaßt. Bei der *Positronenemissionstomographie* (PET) werden die beim Zerfall eines Kerns austretenden Positronen, die sich mit einem Elektron vereinigen, in Strahlenenergie zerlegt, die mit Hilfe von Detektoren nachgewiesen wird, welche dreidimensionale Bilder von hoher Qualität ermöglichen.

Die *Tiefenpsychologie* und die *Humangenetik* haben in den letzten Jahrzehnten das Wissen um die Entstehung seelischer und geistiger Störungen bei Kindern und Jugendlichen erweitert und vertieft. Kinderärzte, Kinderneurologen, Kinder- und Jugendpsychiater haben sich unter anderem um die Diagnostik leichter Hirnfunktionsstörungen, von Teilleistungs- und Werkzeugstörungen, endogener und exogener Psychosen, Stoffwechselstörungen und zerebraler Anfallskrankheiten bemüht und Fortschritte erzielt. Wesentlich beigetragen hat dazu auch eine verfeinerte kinder- und jugendpsychiatrische Anamnesen- und Katamnesentechnik, die zu neuen Ansichten über die Wertigkeit alters- und entwicklungsabhängiger psychischer Störungen im Hinblick auf die Prognose und Therapie führte. Die zeitweilig im Vordergrund stehende Diagnostik und Behandlung von schweren Hirnfunktionsstörungen ist zurückgetreten; die Erkennung von Lernstörungen und geistigen Behinderungen wurde durch die Einführung neuer psychometrischer Testverfahren verbessert.

Das *polyätiologische* Konzept der kinder- und jugendpsychiatrischen Diagnostik wurde nicht programmatisch festgelegt, es hat sich *pragmatisch* entwickelt. Es entstand aus der Erfahrung, daß sich *gleichartige* Krankheitsmerkmale (Symptome) auf *verschiedene,* häufig auf mehrere, meistens allerdings *unterschiedlich* akzentuierte (genetische, konstitutionelle, somatische, psychische) Noxen zurückführen lassen (Abb. I-10). Das gilt in noch stärkerem Maße für *komplexe,* sich einander ähnelnde psychische Störungen unterschiedlicher Herkunft, die sich manchmal aus Symptomen typisieren lassen. Die persönliche und die familiäre *Vorgeschichte* psychisch gestörter Kinder und Jugendlicher weist nicht nur häufig pathologische Schwangerschafts- und Geburtsverläufe auf, sondern auch vermehrt *abnorme* Persönlichkeiten in der Familie. In den Familien von Kindern mit *emotionalen* Störungen läßt sich neben einem chronisch-disharmonischen Milieu häufig eine offenbar familiäre abnorme Reaktionsbereitschaft nachweisen; bei *psychosomatischen* Erkrankungen finden sich nicht selten bestimmte Organdispositionen. Besonders bei den im Kindes- und Jugendalter sich manifestierenden *endogenen* Psychosen ist eine massive erbgenetische Penetranz nicht zu übersehen, die vielleicht deshalb zu einer besonders frühen ersten Manifestation führte.

Die Erkennung psychischer Störungen im Kindes- und Jugendalter ist auf *alle* Formen psychischen Krankseins ausgerichtet, auf Störungen der Entwicklung und Sozialisation ebenso wie auf emotionale, psychosomatische, zerebrale, psychotische und Intelligenzstörungen.

Das *normale* psychische Verhalten eines Kindes oder eines Jugendlichen läßt sich mit beschreibenden (deskriptiven, phänomenologischen), mit verstehens- und tiefenpsychologischen, ethologischen und anthropologischen Methoden erfassen, ableiten und verstehen. Die *Psychopathologie* des Kindes- und Jugendalters steht jedoch im Vergleich zu der des Erwachsenenalters vor zusätzlichen Schwierigkeiten. Sie ist im Säuglings- und Kleinkindalter vorwiegend auf die Beobachtung der Affekte, der Mimik, Gestik und Psychomotorik und somit auf eine *interpretierende* Befunderhebung angewiesen. Für die Entwicklung einer *Säuglingspsychologie* fehlen vergleichende introspektive Parameter. Im Vorschul- und frühen Schulalter lassen sich zwar bereits *verbale* Methoden anwenden. Ihre diagnostische Bedeutung ist jedoch begrenzt, weil das Kind in diesem Entwicklungsabschnitt nur bedingt zu einer *intrapsychischen* Analyse und abwägenden Interpretation fähig ist. Bei wertenden Untersuchungsmethoden besteht außerdem die Gefahr, daß bei verbalen Äußerungen oder vom Ausdrucksverhalten des Kindes her *symbolische* Inhalte übersehen oder mißdeu-

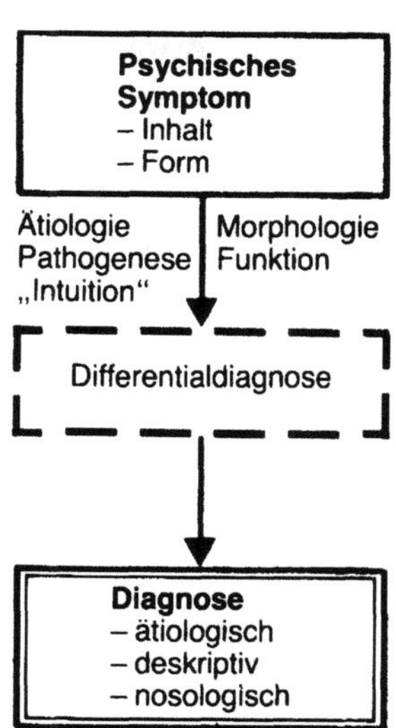

Abb. I-10. Für die psychopathologische Beurteilung eines Symptoms sind *„Form"* und *„Inhalt"* (Jaspers 1953) von Bedeutung, ebenso werden eine „deskriptive" und eine „ätiologische" Diagnose unterschieden

tet werden, besonders dann, wenn die alters- und entwicklungspsychologische Relevanz zusätzlich subjektiv gefärbter psychischer Phänomene nicht bekannt ist. Eine wesentliche Aufgabe der Psychiatrie des Kindes- und Jugendalters ist es, die *Metamorphose psychischer Störungen* nicht retrograd aus der Sicht des Erwachsenenalters zu rekonstruieren, sondern sie primär-beschreibend zu *erfassen* und darzustellen. Eine solche psychopathologische Grundlagenforschung geht dabei von psychiatrisch dokumentierten Störungen bei Kindern und Jugendlichen aus, die nach längeren Zeiträumen *nachuntersucht* werden.

Aus einer *Gegenüberstellung* der primär und der katamnestisch erhobenen Untersuchungsbefunde lassen sich statistisch ungünstige oder günstige Symptome ermitteln, die für die Diagnose und insbesondere die *Prognose,* damit aber auch für die Therapie von großer Bedeutung sind.

Ursprünglich war die Psychopathologie des Kindes- und Jugendalters dadurch charakterisiert, daß zunächst die Methoden, die Terminologie und die Erfahrungen der Psychiatrie des Erwachsenenalters übernommen wurden. Während die Pädiater schon früh darauf hinwiesen, daß das Kind körperlich keine *„Miniaturausgabe* des Erwachsenen" sei, wurden analoge Einsichten für den psychischen Bereich erst sehr viel später gewonnen. Die Psychiater waren vorwiegend an der Psychopathologie Erwachsener interessiert, Pädiater an der Pathophysiologie von Kindern. Die Entdeckung der *pathogenetischen* Bedeutsamkeit der Kindheit und Jugend für die Entwicklung psychiatrischer Krankheiten führte zwar zu einer Intensivierung der entwicklungschronologischen Forschung, aber erst allmählich zu Ansätzen einer *eigenständigen* Entwicklungspsychopathologie.

Die Wissenschaftsgeschichte stellt für die Psychiatrie des Kindes- und Jugendalters besonders deutlich auch immer *wissenschaftliche Problemgeschichte* (Nissen 1974; Stutte 1974) dar. Psychische Störungen und Behinderungen bei Kindern existieren, seitdem es Menschen gibt. In den vor- und auch in den ersten nachchristlichen Jahrhunderten wurden geistesschwache oder kranke Kinder ausgesetzt, getötet oder als Incubus, Wechselbälger, beseitigt und verbrannt. Erst in den letzten beiden Jahrhunderten setzte eine zunehmend intensiver werdende Erforschung psychischer Störungen bei Kindern und Jugendlichen ein.

Die *psychopathologische Untersuchung* von Kindern und Jugendlichen ist einerseits auf die Erhebung entwicklungs- und altersspezifischer Befunde durch *Beobachtung, Spiel* und *Exploration* ausgerichtet. Sie umschließt andererseits aber regelmäßig das soziale Feld und den sozialen Raum. Die *Eltern* sind aus ärztlicher Sicht nicht nur Träger des genetischen Codes, sie sind als *Milieugestalter* schon bei Neugeborenen entscheidend daran beteiligt, welche angeborenen umweltlabilen Merkmale zu umweltstabilen werden. Aus Beobachtungen an Kindern, die in einem unterschiedlichen sozialen Milieu aufwuchsen, und von solchen Kindern, die unmittelbar nach der Geburt von ihren leiblichen Eltern getrennt wurden und in Adoptivfamilien kamen, entstand manchmal der Eindruck, daß allein das *Milieu* für die intellektuelle und emotionale Entwicklung und damit auch für die Struktur und die Funktion des Gehirns verantwortlich sei. Diese Annahme trifft aber nur im Rahmen ihrer biologischen Limitierung zu. Die *Mobilmachung* ungenutzter latenter Dispositionen ist im Interesse eines jeden Kindes notwendig, soweit eine vorhandene, bisher brachliegende Kapazität ausgefüllt werden kann. Eine Ausweitung über eine gewisse Grenze hinaus ist jedoch nicht möglich. Glanz und Elend der Bildungsreformen finden hier ihre Erklärung; einerseits in einer bislang nicht ausgenutzten „*Begabungsreserve*", ande-

rerseits darin, daß „*Chancengleichheit*" nur bedeuten kann, daß kein gleiches, sondern ein hierarchisch abgestuftes Bildungsangebot zur Verfügung gestellt werden muß.

Unterschiede zwischen der Psychiatrie des Kindes- und Jugendalters und der des Erwachsenenalters

- In der Psychiatrie des Kindes- und Jugendalters stehen nicht die endogenen und exogenen *Psychosen* und auch nicht die Persönlichkeitsstörungen im *Brennpunkt* ihres Interesses, sondern emotionale, kognitive, soziale, zerebrale und entwicklungsbedingte Störungen und erst im Jugendalter auch Psychosen.
- Anders als bei psychisch kranken Erwachsenen besteht die Möglichkeit, mit den Erzeugern und Erziehern, den Eltern, Sozialpädagogen und Lehrern zur Erstellung der biologischen und entwicklungspsychologischen Biographie in Kontakt zu treten und *direkte* Einblicke in das pathogene familiäre Feld zu gewinnen.
- Schließlich ist die Psychologie und Psychopathologie des Kindes- und Jugendalters in viel stärkerem Maße als die späterer Lebensabschnitte in sich selbst inhomogen. Es finden permanent diskontinuierliche biologische, psychologische und soziale *Metamorphosen* von Inhalten und Formen psychischer Störungen statt, die von der Geburt bis zum Jugendalter reichen und spezielle Untersuchungstechniken und Einordnungskategorien erfordern.
- Darüber hinaus können Eindrücke über die *Kindheitsentwicklung* der *Mutter* und des *Vaters,* über ihre jeweils eigene Schwangerschafts- und Geburtsanamnese, ihre Krankheiten, über die Ehe und den Tod ihrer Eltern, über ihre gesamte „innere Biographie" gewonnen werden.

Der Arzt, der ein psychisch auffälliges Kind diagnostizieren und behandeln will, muß sich zunächst intensiv mit den *Eltern,* manchmal mit den Geschwistern und gelegentlich auch mit den Großeltern auseinandersetzen. Der Arzt erfährt von der Mutter oder von dem Vater, ob es sich um ein primär erwünschtes oder unerwünschtes, um ein danach oder nie von ihr oder ihm akzeptiertes Kind handelt, das ihr oder sein Leben, ihre Partnerschafts- oder Berufswünsche positiv oder negativ beeinflußte. Sie sind die einzigen Informanten über die Hoffnungen und Erwartungen, die während der Schwangerschaft oder nach der Geburt auf das Kind gerichtet waren. Den Eltern stehen *biologische Daten* über die Motorik und das Temperament des neugeborenen Kindes, über sein passives, normales oder aggressives Trinkverhalten ebenso zur Verfügung wie Angaben über Geburtskomplikationen, die vielleicht mit Sauerstoffmangelerscheinungen beim Kind einhergingen; über hypoxämische Zustände, die möglicherweise zu leichten oder schweren *Hirnfunktionsstörungen* führten oder sich in sensoriellen, *emotionalen* oder *motorischen* Abweichungen auswirkten. Wichtig sind ferner auch Angaben über Infektionen oder Intoxikationen, über Heim- und Krankenhausaufenthalte, über Unterbringungen in Kindertagesstätten und Kindergärten oder bei Pflege- oder Großeltern. Diese können im Einzelfall von großer Bedeutung für die weitere psychische und soziale Entwicklung des Kindes sein, wenn sie auch keineswegs regelmäßig zu Beeinträchtigungen führen. Diese und andere Informationen, die dem psychisch kranken Erwachsenen nicht mehr oder nur unvollständig zur Verfügung stehen, lassen sich bei Kindern durch Befragung der Eltern oder der Großeltern meistens beibringen und, soweit Zeit und Ort von Heim- und Krankenhausaufenthalten bekannt sind, durch Berichte oder Krankengeschichten ergänzen und belegen.

Die Exploration der *Eltern* und ihre Stellungnahme zu der Symptomatik des Kindes lassen nicht nur ihre berechtigten Sorgen und ihre Hoffnungen erkennen. Neben Schuldgefühlen und Selbstvorwürfen, Klagen über ihr eigenes Schicksal oder Anklagen gegen das Kind oder den Ehepartner erhält der Arzt aus der Kommunikation mit ihnen regelmäßig Informationen über ihre Persönlichkeitsstruktur. Viele Mütter berichten offen über eigene psychische Störungen, über ihre gestörte Ehe oder ungünstige soziale Bedingungen.

Im *Erwachsenenalter* sind die an der Betreuung oder *Erziehung* des Kindes beteiligten Personen oft nicht mehr präsent. Berichte über das Verhalten im Kindesalter und in der Schule, Schulzeugnisse und Berichte über Aufenthalte in Kinderkliniken werden schwerer zugänglich oder sind nicht mehr vorhanden. Psychiatrisch kranke Erwachsene sind außerdem an einem Gespräch dieser Informanten mit dem Arzt oft wenig interessiert, manche lehnen es sogar strikt ab. Die Ehepartner können oft nur für einen bestimmten Zeitraum konkrete Angaben machen. Gefährten aus der Kindheit, Mitschüler oder Berufskollegen kommen als Informanten kaum in Betracht. Schon daraus ergibt sich, daß das Kindes- und Jugendalter für die Erhebung einer umfassenden biographischen, psychologischen und psychopathologischen Anamnese besonders geeignet ist. In einer Zeit, in der psychiatrische Störungen und Krankheiten bei Kindern, Jugendlichen und Erwachsenen zunehmend die Bedeutung und die Stellung von Seuchen und bakterieller Erkrankungen früherer Zeitalter einnehmen, ist es absehbar, daß psychopathologische Längsschnittuntersuchungen unter Einbeziehung der biologischen und psychischen Anamnese in Zukunft einen ähnlichen Rang einnehmen werden, wie es heute für eine routinemäßige körperliche und neurologische Untersuchung von Säuglingen und Kleinkindern bereits selbstverständlich ist.

Das Ziel eines vollständigen nosologischen *Systems* psychischer Störungen bleibt nicht nur in der Kinder- und Jugendpsychiatrie, sondern in vielen Gebieten der Medizin eine Fiktion. Eine stimmige Nosologie hängt weitgehend davon ab, wie weit es gelingt, die *Ätiologie* einer Krankheit zu ergründen. Eine *Nosologie* umfaßt zunächst die Nosographie, die Herausarbeitung und Beschreibung einzelner Störungen und Krankheiten, dann die Klassifikation, die nosologische Gliederung in Unterformen

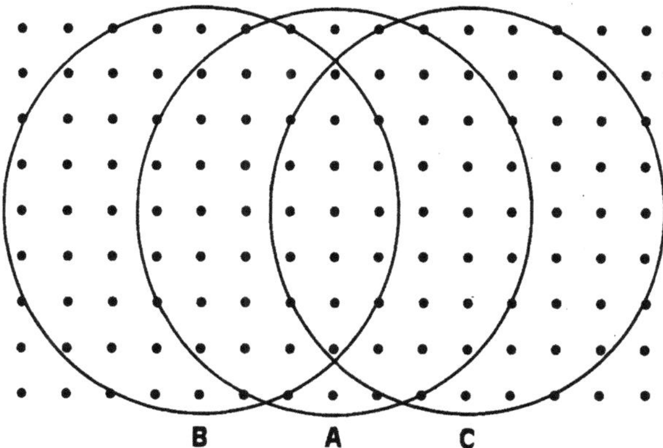

Abb. I-11. *Deskriptive* psychopathologische Syndrome A–C) bestehen aus Symptomen, die eine mehr oder weniger typische Gruppierung aufweisen. Differentialdiagnostisch ergeben sich nicht selten Probleme dadurch, daß die Symptomenkomplexe sich partiell überlagern (A mit B oder A mit C); für die *Diagnose* sind regelmäßig eingehende weitere Untersuchungen erforderlich

bzw. die Zusammenfassung in Krankheitsgruppen und Aufstellung eines nosologischen Systems, das schließlich in die nosologische Systematik mündet. Es wurde häufig darauf hingewiesen, daß die Nosologie in der Kinder- und Jugendpsychiatrie sich noch in einer Ära vor Kraepelin befinde. Das trifft für einzelne Bereiche tatsächlich noch zu. Die Symptom- und Syndrombenennungen vieler Krankheitsbilder haben bei Kindern und Jugendlichen, auch wenn die Beschreibungen scheinbar neutral sind, manchmal noch zusätzlich einen pädagogischen *Zeigefingercharakter*. Niemand würde bei einem Blasen- oder Darmleiden eines Erwachsenen primär Urin und Kot assoziieren, wie das bei den einnässenden oder einkotenden *Kindern* geschieht; worauf sich sogleich Assoziationen von Schmutz und Geruch einstellen und nach pädagogischen Hinweisen und Bestrafung rufen. Auch wird niemand einen Erwachsenen mit einer Tic-Krankheit bedrohen, beschimpfen oder gar schlagen, wie dies bei Kindern heute zwar seltener als früher, aber immer noch vorkommt. Das hängt sicher damit zusammen, daß es erst seit knapp 100 Jahren Ansätze zu einer Psychopathologie des Kindes- und Jugendalters gibt. Vorher beschäftigten sich nur wenige Ärzte mit der Psyche des Kindes. Das Leben von Kindern, insbesondere von psychisch abnormen oder psychiatrisch kranken Kindern galt nicht viel in einer Zeit, in der eine gesunde Frau durchschnittlich 10 bis 12 Kinder zur Welt brachte, von denen manchmal nur die Hälfte das Kleinkindalter erreichte. Es lag bei den Kindern, ihre Kindheit und ihre Krankheiten zu überstehen, um erwachsen zu werden.

In der Erwachsenenpsychiatrie spielt das fiktive homogene *mittlere Lebensalter*, das den Hintergrund für die Klassifikation im nosologischen System bildet, eine bestimmende Rolle. Ein fiktives mittleres Kindesalter gibt es dagegen nicht, weil Lebens- und Entwicklungsalter auch in der mittleren *Kindheit*, also etwa zwischen dem 8. und 12. Lebensjahr, oft weit auseinanderfallen. Auch das psychische *Symptom* und komplexe psychische Störungen ändern sich in Abhängigkeit vom Lebens- und Entwicklungsalter. Diese Metamorphose der Symptome findet erst in der Adoleszenz einen vorläufigen Abschluß. Außerdem bestehen in der Entwicklung des Kindes und des Jugendlichen überall *fließende* Übergänge zwischen Normalität und Abnormität und ihren verschiedenen Erscheinungsformen. In dem ersten Lebensabschnitt des Menschen, der Kindheit und Jugend, findet ein beständiger Wechsel normaler und pathologischer Erscheinungen statt, der spezielle Untersuchungstechniken erfordert. Die Bedeutung einer möglichst frühzeitigen psychologischen und psychopathologischen Befunderhebung bei Kindern wird sich erst in einigen Jahrzehnten erweisen. Dann nämlich, wenn diese Kinder erwachsen sind und wegen psychiatrischer Erkrankungen ambulant oder stationär behandelt werden müssen. Dann werden erstmalig gut dokumentierte kinder- und jugendpsychiatrische Unterlagen vorliegen, die in ausreichender Zahl eine vergleichende *Gegenüberstellung* mit aktuellen psychiatrischen Störungen oder Erkrankungen ermöglichen werden. Vielleicht ergeben sich daraus neue Wege für eine effektivere frühkindliche *Prävention* und Therapie.

4. Behandlung psychischer Störungen

*Der Mensch hat verschiedene Stufen, die er durchlaufen muß
und jede Stufe führt ihre besonderen Fehler und Tugenden in sich.
Auf der folgenden Stufe ist er wieder ein anderer, von den
früheren Tugenden und Fehlern ist keine Spur mehr,
aber andere Arten und Unarten sind an deren Stelle getreten.*

GOETHE

*... nicht dasjenige Verfahren das humane ist, welches den
individuellen Gefühlen des Arztes oder des Kranken wohltut,
sondern das, welches ihn heilt!*

GRIESINGER

Wenn in der Psychiatrie *Gespräche und Tabletten* im Mittelpunkt der Therapie stehen, dann sind es in der Kinder- und Jugendpsychiatrie in erster Linie Gespräche, Gespräche mit den Eltern und den Kindern. Im Vergleich dazu treten Tabletten ganz zurück. Das liegt nicht an einer prinzipiellen Aversion gegenüber Psychopharmaka, denn es hängt nicht davon ab, ob jemand eine therapeutische Methode mag oder ob er sie ablehnt. Entscheidend ist, daß sie bessern oder heilen kann und möglichst wenig Nebenwirkungen zeigt. Aber nicht nur medikamentöse, auch pädagogische und heilpädagogische, auch psychotherapeutische Maßnahmen weisen Nebenwirkungen auf, die beachtet werden müssen (s. auch Abb. I-12).

Dem Verfasser des *„Struwwelpeter"*, dem Psychiater Dr. med. Heinrich Hoffmann (Lit. 1844), der um die Mitte des 19. Jahrhunderts eine Kinderabteilung in der von ihm geleiteten Frankfurter Psychiatrischen Klinik eingerichtet hat, würden, wenn er die in seinem Bilderbuch geschilderten psychischen Störungen heute diagnostizieren müßte, mehr erfolgversprechende Behandlungsmöglichkeiten zur Verfügung stehen als damals. Wenn beim *„Hans-Guck-in-die-Luft"* durch das EEG die Annahme einer Retropulsiv-Petit-Mal-Epilepsie bestätigt werden sollte, könnte eine ambulante antikonvulsive Therapie durchgeführt werden. Beim *„Zappelphilipp"* handelt es sich aus heutiger Sicht um ein hyperkinetisches Kind mit Aufmerksamkeitsdefiziten. Den Eltern kann man mitteilen, daß die motorische Unruhe sich zum großen Teil im Laufe der Jahre zurückbilden wird. Das Mädchen mit den Zündhölzern, die Pyromanikerin *Paulinchen*, würde ebenso wie der sadistische Quäler *Friederich* eine psycho- oder verhaltenstherapeutische Behandlung benötigen. Der *„Suppenkaspar"* stirbt an seiner chronischen Nahrungsverweigerung, einer Anorexia mentalis, von der man noch vor einigen Jahrzehnten glaubte, sie sei durch eine Hormonstörung verursacht. Heute würde man eine stationäre Behandlung mit initialer Sondenfütterung und konsequenter Einzel- und

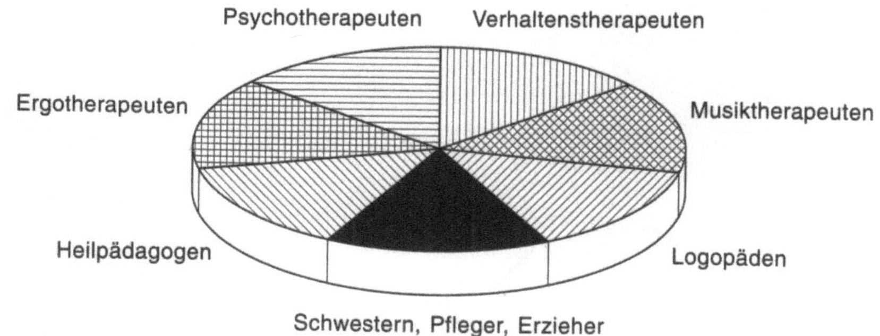

Abb. I-12. Für die klinische Behandlung psychisch gestörter Kinder und Jugendlicher sind neben Schwestern, Pflegern, Erziehern und Ärzten speziell ausgebildete Therapeuten zuständig

Gruppentherapie durchführen und damit den letalen Verlauf verhindern. Der „*Struwwelpeter*" selbst protestiert mit Fingernägeln und Haaren gegen Sauberkeit und Ordnung. Wahrscheinlich befindet er sich in einer Pubertätskrise, die wohl in eine normale Weiterentwicklung einmünden wird. Sein auffälliges Verhalten kann aber auch das erste Wetterleuchten einer Psychose darstellen, deshalb ist eine Verlaufskontrolle dringend anzuraten.

Im Hinblick auf die *Behandlung* psychischer Störungen bei Kindern und Jugendlichen befindet sich der Arzt in einer relativ günstigen Ausgangssituation, da die Störung sich oft quasi in *statu nascendi* präsentiert und er sich im Gespräch mit den Eltern bereits im pathogenen Feld bewegt.

Nosologische *Diagnosenschemata* eignen sich nur bedingt für eine zuverlässige Prognostik. Die früher absolut resignierende *Prognose* im Hinblick auf hirnorganische Schädigungen läßt sich heute nicht mehr vertreten, wenn auch nicht immer eine Besserung oder gar eine Heilung erzielt werden kann; hier ist nur an die hohe Erfolgsquote bei Epilepsien zu erinnern. Als *therapeutische Grundregel* gilt zwar, daß psychogene Störungen möglichst psychotherapeutisch und vorwiegend genetisch oder hirnorganisch bedingte Störungen mit heilpädagogischen Methoden behandelt werden sollen; das schließt jedoch nicht aus, daß Störungen, die sich gegenüber einer Psychotherapie als widerstandsfähig erweisen, sich rasch und nachhaltig durch eine medikamentöse Behandlung beeinflussen lassen oder hirnorganisch fundierte Psychosyndrome sich

unter psychotherapeutischen Maßnahmen überzeugend bessern.

Es ist bemerkenswert, daß in der *Öffentlichkeit,* manchmal aber auch von Ärzten, *psychotherapeutische* im Vergleich zu manuellen, apparativ-operativen Behandlungsverfahren *geringer* eingeschätzt und in ihrer therapeutischen Auswirkung unterbewertet werden. Das hängt einmal mit der generell hohen Einschätzung technischer Verrichtungen in der modernen Medizin zusammen, die aufgrund ihrer Erfolge berechtigt ist; zum anderen liegt es aber auch daran, daß man bei gestörten Körperfunktionen die Erfolge exakter messen und prüfen kann, während man bei psychotherapeutischen Heilverfahren geneigt ist, zumindest einen Teil der eingetretenen Besserung einer Tendenz zur Selbstheilung, bzw. einer Veränderung in der Umgebung zuzuschreiben. Entschieden nachteilig wirkt sich diese Einstellung dann aus, wenn bei prinzipiell besserungs- bzw. heilungsfähigen Störungen eine solche Therapie unterbleibt und sich progrediente und zunehmend therapieresistente Persönlichkeits- und Charakterstörungen entwickeln.

Präventive Maßnahmen müssen bereits vor der Geburt beginnen und während der Betreuung des Neugeborenen und Säuglings fortgesetzt werden; sie sollen seine Erziehung in der Familie und in der Schule einschließen und überhaupt in allen Lebensbereichen des Kindes seinen physiologischen Bedürfnissen entsprechen.

Primäre, sekundäre und tertiäre Prävention von psychischen Störungen (s. Tabelle I-5) heißt aus kinder- und jugendpsychiatrischer Sicht

Tabelle I-5. Eine wirkungsvolle Prävention psychischer Störungen muß möglichst früh, bei erblich mitbedingten bereits vor der Zeugung, sonst während und nach der Geburt (z. B. prä-, peri-, postnatale Hirnfunktionsstörung) einsetzen. Für die tertiäre Prävention wurden spezielle psychodynamische Behandlungsmethoden entwickelt

Primäre Prävention	Sekundäre Prävention	Teriäre Prävention
Genetische Beratung	Elternberatung Elterntherapie	Milieutherapie Familientherapie
Schwangerschafts- und Geburtsüberwachung	„Ich-Stärkung"	Pflegefamilie Heim Internat
Harmonisches familiäres Milieu	Einzel- und Gruppentherapie Psychopharmaka	Stütztherapie Psychopharmaka
Vorsorgeuntersuchungen (U 1–8)	kjp-Kontrolluntersuchung im Kindesalter	Schul- und Berufsbegleitung

- *genetische Beratung* (Information, Aufklärung) potentieller Eltern, besonders im Hinblick auf psychische Erkrankungen, die eine erbgenetische Komponente aufweisen (z. B. Affektpsychosen),
- *Schwangerschafts-* und *Geburtsüberwachung* zur Vermeidung prä-, peri- und postnataler Hirnfunktionsstörungen (spastische Lähmungen, Intelligenzstörungen, zerebrale Anfallsleiden, Teilleistungsstörungen u.a.) und
- ärztliche Überwachung der somatischen und psychischen Entwicklung des *Kleinkindes* (Familie, Kindergarten, Schule).

Für die Verhütung psychogener Störungen spielen die Eltern und Erzieher die wichtigste Rolle, aber auch die Lehrer und das herrschende Schulsystem sind von Bedeutung. Die „unerwünschte" Geburt ist eines der wenigen „harten" psychologischen Daten (David et al. 1988). Ungünstige Fakten sind ferner häufig:

- uneheliche Geburt,
- früher Tod eines Elternteiles,
- Trennung oder Scheidung der Eltern.

Erziehungstechniken lassen sich nicht exakt kontrollieren. Zwischen vorgeblichen und praktizierten *Erziehungsmethoden* bestehen große Differenzen. Es gibt aber auch, abgesehen von Extremformen, keine präzisen Erkenntnisse über schädliche oder günstige Erziehungsmethoden. Autoritäre Erziehungspraktiken können zum „*autoritären Syndrom*" führen; demokratische und superliberale Erziehungsmethoden begünstigen manchmal „*dissoziale Syndrome*". Bei Extremformen lassen sich in beiden Fällen überdurchschnittlich häufig psychische Störungen im Kindes- und Jugendalter ermitteln.

Entscheidend für eine relativ ungestörte psychische Kindheitsentwicklung sind bei grober Vereinfachung offenbar Kriterien, die sich mit Anteilnahme, Zuwendung, Sorge und Fürsorge, Wärme, Betroffenheit und Kontinuität in der Eltern-Kind-Beziehung beschreiben lassen.

Die *Rolle der Lehrer* und aktueller Schulsysteme als Risikofaktoren für die Genese psychischer Störungen wurde noch nicht speziell untersucht. Die Erfahrungen der letzten 20 Jahre zeigen jedoch, daß schulreformerische Massenexperimente ohne vorausgehende Pilot- und Doppelblindstudien psychische Störungen zumindest provozieren und unterhalten können. Dabei dürfen Ursache und Wirkung nicht verwechselt werden. Robins (1972) kam nach Überprüfung unterschiedlicher Schulsysteme zu dem Ergebnis, daß traditionelle Schulformen aus psychiatrischer Sicht unserem heutigen „Laisser-faire-Konzept" überlegen sind.

Die wichtigsten *Behandlungsmethoden* (Abb. I-13) *psychischer Störungen* sind

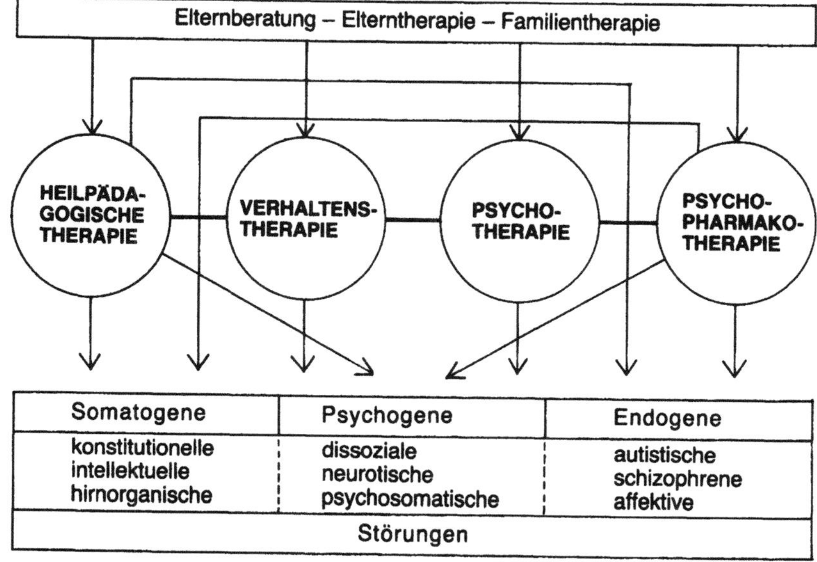

Abb. I-13. Die wichtigsten *Behandlungsmethoden* in der Kinder- und Jugendpsychiatrie

1. die *Elternberatung*, die regelmäßig eine *Erziehungs-* und häufig auch eine *Eheberatung* einschließt,
2. *Milieutherapie*,
3. *Verhaltenstherapie*,
4. tiefenpsychologisch orientierte *Psychotherapie*, im wesentlichen Einzel- und Gruppentherapie des Kindes oder Psychotherapie eines oder beider Elternteile,
5. *Familientherapie*,
6. *Heilpädagogik*, vorwiegend bei behinderten Kindern und Jugendlichen,
7. in besonders ausgewählten Fällen eine *Psychopharmakotherapie*.

1. Die *Elternberatung* und -therapie bildet das *Fundament* einer jeden Behandlung von psychischen Störungen bei Kindern und Jugendlichen; es gibt keine psychotherapeutische, heilpädagogische oder psychopharmakologische Therapie, die auf sie verzichten könnte. Jeder Kinder- und Jugendpsychiater kann mit zahlreichen Beispielen belegen, daß nicht selten schon wenige, manchmal nur eine einzige ausführliche Beratung und Behandlung ausreichte, um eine scheinbar unkorrigierbare psychische Anomalie des Kindes zu beseitigen. Diese oft eindrucksvollen anekdotischen Fälle sind insgesamt leider selten. Mit großer Regelmäßigkeit lassen sich aber durch fortgesetzte Elterngespräche psychische Störungen bei Kindern bessern; besonders dort natürlich, wo sie im Zusammenhang mit elterlichen Fehleinstellungen stehen.

Viele psychische Störungen ließen sich vermeiden, wenn das Wohl des Kindes in seiner frühen Entwicklung Vorrang vor entwicklungsschädlichen Haltungen der Eltern hätte. In erster Linie muß dabei auf prinzipiell vermeidbare psychische Frustrationssyndrome infolge langfristiger oder häufiger kurzzeitiger Abwesenheiten an sich präsenter Mütter oder Väter hingewiesen werden, die nicht ausgeglichen werden konnten. Die Verhütung des Massenphänomens der *blanden* Deprivation und dissozialen Entwicklung ist jedoch keine primär medizinische, sondern eine sozialpolitische Aufgabe. Nur durch ein generelles Präventionsprogramm könnten die wesentlichen pathogenetischen Faktoren beseitigt werden, in erster Linie durch eine Verbesserung der sozialen und der ökonomischen Situation dieser Familien.

Die Elternberatung erfordert nicht nur Kenntnisse der *Entwicklungspsychologie* und *Psychopathologie* des *Kindes- und des Jugend-*, sondern auch des *Erwachsenenalters*, um larvierte oder manifeste psychische Störungen bei den Eltern und Kindern zu erkennen. Bei vielen Kleinkindern stellt die Elternberatung oder ihre psychotherapeutische Behandlung die einzige Möglichkeit der Behandlung des Kindes dar. Bei Jugendlichen tritt sie eher zurück, hier stehen praktische und technische Probleme in der Familie oft im Vordergrund. Die Elternberatung als Teil der Therapie des Kindes und des Jugendlichen ist ein eigenständiges Gebiet, das über zahlreiche Techniken und über eine eigene Nomenklatur verfügt.

Eine wesentliche Grundlage für den *Behandlungserfolg* ist es, den Eltern das Gefühl zu geben, daß sie verstanden und akzeptiert werden, und daß ausreichend, wenn auch nicht unbegrenzte Zeit für die Erörterung ihrer Probleme und Konflikte zur Verfügung steht. Der Therapeut muß ihre Sprache verstehen und das, was dahinterliegt, ohne sich unbedingt auf ihre Plattform zu begeben. Viele Eltern erwarten auch heute noch eine ruhige und feste Führung durch ihn als Voraussetzung für den Therapieerfolg. Nur Anfänger stellen sich gleich zu Beginn der Therapie auf die Seite des Kindes. Die Erzeugung von Schuldgefühlen bei den Eltern ist ebenfalls ein schlechter Weg, um kranke Eltern und kranke Kinder wieder gesund zu machen. Diese Schuldgefühle sind ihnen schon zu lange vertraut, als daß sie noch eine positive Wirkung erzielen könnten. Die Einbeziehung der Eltern als „Kotherapeuten" (Innerhofer u. Warnke 1983) hat sich als günstig erwiesen.

In den Beratungen sind *pädagogische Fehlhaltungen*, etwa ständige Drohungen und Bestrafungen, überhöhte Belohnungen und spezielle Probleme in der Familie soweit wie möglich zu klären und zu korrigieren. Die meisten Eltern sind auf schädliche Folgen einer intellektuellen Überforderung genauso hinzuweisen wie auf *negative Suggestionen* oder kategorische Feststellungen wie „du bist dumm" oder „aus dir wird sowieso nichts". Auszuschließen sind ferner akute und chronische Ehe- und Kind-Eltern-Konflikte, durch die die emotionale Entwicklung des Kindes belastet wird. Das gilt auch für psychische Störungen, die sich auf chronische Belastungen in der Schule zurückführen lassen. Hier handelt es sich nicht allein um Auswirkungen einer fehlerhaften Didaktik, sondern manchmal auch um Ausstrahlungen einer pathogenen Lehrerpersönlichkeit selbst, um *didaskalogene* Störungen. Sie sind weit verbreitet; sicher auch deshalb, weil die wissenschaftliche Pädagogik die Bedeutung der Lehrerpersönlichkeit zeitweilig zugunsten ihrer Rolle als intellektuelle „*Multiplikatoren*" unterbewertete. Betroffen sind davon in erster Linie labile, sensible, emotional-defizitäre Kinder, deren primäre Chancenungleichheit dadurch noch verstärkt wurde. Eine *Umschulung* des Kindes auf den seiner Begabung entsprechenden Schultyp oder eine Wiederholung des Klassenpensums gibt ihm oft eine große Erleichterung und Möglichkeiten zu einer psychischen Nachreifung. Allerdings setzen die Eltern solchen Maßnahmen oft erheblichen Widerstand entgegen. Sie sollten aber immer dann erwogen werden, wenn dem Kind neben Schule, Hausaufgaben und Schlaf kein Tagesdrittel für Spiel, Sport und Freizeit zur Verfügung bleibt.

Für die Lernmotivation des Kindes sind das Familienmilieu und die Einstellung der Eltern zum Lernen bedeutsam. Auch gut begabte Kinder können auf die Dauer keine durchschnittlichen Leistungen erbringen, wenn sie aus räumlichen oder zeitlichen Gründen ihre Hausaufgaben nicht störungsfrei ausführen können. Die problemreiche Beratung der Eltern zielt auf eine verbesserte Lernkontrolle des Kindes durch die Eltern oder den Lehrer hin, auf die Einteilung und Abwechslung von Stoffgebieten und einen Einbau von Lernpausen zur Vermeidung von Lerntorturen.

Die *Bedeutung der Erziehung* für die psychische Entwicklung des Kindes wird unterschiedlich beurteilt. Die Positionen reichen von der Sentenz von Menander „Was erzogen werden will, muß geschunden werden" bis zu Rousseau mit seinem „Emile" (Ausg. 1980), der die neuzeitlichen Erziehungstheorien von Neills „Summerhill" (o.J.) stark beeinflußte. Daraus sind Mißverständnisse und Irrlehren entstanden, deren pädagogische Bilderstürmerei überstanden wurde, unter deren Folgen aber nicht wenige immer noch leiden.

Konsequent praktizierte absolute *antiautoritäre Erziehungspraktiken* haben die Tendenz, das Selbstbewußtsein der Kinder zu stärken, ihre Selbstkritik und Integrationsbereitschaft aber zu schwächen. Besonders dort, wo *pseudo*antiautoritäre Erziehungsstile von primär gleichgültigen oder latent verwahrlosungsbereiten Eltern praktiziert werden, kommt es zu schwer korrigierbaren dissozialen Fehlentwicklungen. Kinder, denen keine *Grenzen* gesetzt und schon früh alle Wünsche erfüllt werden, entwickeln häufig Ängste, Phobien und Neurosen. Sie sind nicht wunschlos glücklich, weil sie schon eine freiwillige oder erzwungene Abstinenz, wie sie bereits eine Einordnung in die Gruppe oder Klasse darstellt, infolge ihrer übersteigerten Egozentrizität nicht ertragen. Wenn ihnen nicht die geforderte Bewunderung und Achtung gezollt wird, suchen sie Zuflucht in irrationalen Scheinwelten, in denen sie wähnen können, sie seien groß und kreativ, ohne dafür Schweiß und Anstrengung zollen zu müssen. Sie geraten leicht in Abhängigkeit von Menschen, Drogen und Alkohol.

Die *autoritäre Erziehung*, eine weitere bequeme Erziehungsform, ist zu Recht verpönt, weil sie devote, demütige, autoritätsgläubige Menschen formt, die sich als abhängig nach oben und autoritär nach unten erweisen und gewohnt sind, in althergebrachten Schablonen zu denken. Sie sind militante Verteidiger überlieferter Gesellschaftsformen, rigide und wenig kreativ. Ihre Phantasie wurde frühzeitig durch starre Regeln und Gesetze, durch ein kategorisches Belohnungs- und Bestrafungssystem festgelegt. Gerade diese Erziehungsform wird aus naheliegenden Gründen aber auch heute noch häufig praktiziert.

Es ist töricht zu glauben, daß *ein* Erziehungssystem, sei es ein superliberales, ein autoritäres, ein antiautoritäres oder ein verwöhnendes, einmal erkannt und praktiziert, der *Stein der Weisen* wäre. Es gibt aber auch keine Erziehungsform, die sich nur ungünstig auf die psychische Entwicklung eines Kindes auswirken könnte. So, wie eine behutsam lenkende, freie, *antiautoritäre* Erziehung Kreativität, Selbstbewußtsein und Freiheitsgefühl stärken kann, so können *asketische* Erziehungsstile, wie sie in Kadettenanstalten, Klöstern und Internaten praktiziert wurden, die Entwicklung der Härte, des Willens, der Durchhaltefähigkeit und des Altruismus fördern. Letztlich aber kann nur eine *verantwortungsvolle*, eine sorgende und bestimmende, ebenso aber auch duldende und erduldende Erziehungsform, die sich nicht einem pädagogischen Zeitgeist verpflichtet fühlt, kritische und verantwortungsvolle Menschen heranziehen, die Entbehrungen ertragen, aber auch ohne Schuldgefühle genießen können.

Die *Aufklärung* der Öffentlichkeit über bestimmte Gesetzmäßigkeiten der psychischen Entwicklung des Kindes hat neben einigen Vorteilen auch *Nachteile* mit sich gebracht. Durch sie wurde nicht nur das Selbstverständnis vieler *Eltern* erschüttert, was in manchen Fällen zum Nachdenken und zur Neuorientierung führte; auch die traditionelle Rolle des *Lehrers* als Erzieher wurde in Frage gestellt. Viele Pädagogen verstehen sich auch heute immer noch in erster Linie als *Wissensvermittler*, als „Multiplikatoren", weniger als Erzieher; allenfalls als „Therapeuten", als Mentoren „verhaltensgestörter" Kinder in der Klasse. Die Verunsicherung mancher Eltern erreichte mit der Propagierung einer *antiautoritären* Erziehung Anfang der 70er Jahre einen gewissen Höhepunkt. Sie blieb jedoch überwiegend *ohne* Konsequenzen, weil Erwachsene für Kinder *natürliche* Autoritäten sind und Kinder sich Vorbilder wünschen und benötigen. Die pädagogische *Ratlosigkeit* vieler Eltern, vorwiegend bedingt durch die öffentliche Anprangerung des traditionellen Erziehungsstils führte dazu, daß sich eine nicht mehr übersehbare pädagogische und psychologische *Ratgeberliteratur* entwickelte. Diese Elternratgeber, die vom ersten Lebenstag bis zum Schulabschluß den Eltern helfen wollen, alles richtig zu machen, oder Erziehungslexika, in denen die Symptome, ihre Entstehung und Therapie von A bis Z aufgelistet werden, sind gut gemeint. Ihre konsequente Befolgung kann jedoch ihrerseits zu „*literagenen*" *Fehlentwicklungen* führen. Etwa dann, wenn die Mutter eines 4jährigen Jungen mit einem Pavor nocturnus dessen Wunsch, zu ihr ins Bett zu kommen, deshalb verweigert, weil sie die Entwicklung eines „Ödipus-Komplexes" vermeiden will. Die alte Erfahrung, daß jedes Kind *ab ovo* ein besonderes Kind ist und eine ihm angepaßte besondere Erziehung benötigt, droht *verloren* zu gehen, wenn anstelle *emotionaler* Reaktionen *intellektuelle* Entscheidungen treten. Deshalb ist es auch fraglich, ob ein gelegentlich geforderter „*Elternführerschein*" wirklich erstrebenswert ist; er ist schon deshalb fraglich, weil jedes Kind nur innerhalb seiner individuellen Grenzen erziehbar ist.

Es wird kein *pädagogisches Rezeptbuch* geben, weil kein typisierender Katalog von Erziehern und Erzogenen existiert, er wird auch nie existieren. Abgesehen davon ist die Wirksamkeit einer Erziehung in der Familie heute durch mehrere Faktoren entscheidend eingeschränkt. Die Familie selbst ist *keine* geschlossene, sich nach eigenen moralischen und religiösen Grundsätzen ausrichtende Gruppe mehr. Das *Vateridol* und das patriarchalische Prinzip sind verblaßt. Die Auswirkungen dieses familiären Strukturwandels, die auch das psychoanalytische Konzept, etwa das des „Ödipus-Komplexes" umge-

stalten und verändern werden, sind noch nicht ausreichend bekannt.

Die meisten Eltern können von ihren Kindern die Anerkennung stabiler *Kardinaltugenden* nicht mehr erwarten, weil die Wahl zwischen mehreren Maximen möglich geworden ist. Zum anderen sind selbst solche Eltern, die intellektuell konsequent eine bestimmte Erziehungsform vertreten, dazu oft emotional nicht imstande. Sie sind durch ihre eigene Erziehung und Fehlerziehung in ihrer Entscheidungsfreiheit emotional beeinträchtigt und haben in der aktuellen Situation gar nicht die Wahl zwischen mehreren pädagogischen Mitteln, weil die unbewußte emotionale Prägung stärker ist als ihre intellektuelle Einsicht. So kommt es, daß sich Autorität und Gewalt in der Kindererziehung über Generationen hinschleppen, als Niederlagen empfunden und von Schuldgefühlen begleitet werden.

Neben der *körperlichen Züchtigung* und Mißhandlung existieren nicht minder, sondern wegen ihrer weiten Verbreitung vielleicht noch stärker ungünstig einwirkende, zu verurteilende, aber nicht aburteilbare *seelische Mißhandlungsformen*, die zu dauernden psychischen Störungen führen können, etwa durch eine sadistische „*Erziehung durch Nadelstiche*", die als intellektuelle Daumenschraube Kinder zu wehrlosen Objekten psychisch gestörter Eltern macht, die sie lautlos und unauffällig zu masochistischen, depressiven oder aggressiven Neurotikern erziehen oder von Eltern, die ihre Kinder ständig durch herabsetzende Bemerkungen und repressive Verhaltensweisen von sich abhängig und damit unselbständig, ängstlich und lebensuntüchtig machen.

2. Der *Milieutherapie*, der *sozialen* und *familiären Feldbereinigung*, kommt bei allen jenen psychischen Störungen eine entscheidende Rolle zu, die durch ein abnormes (überängstliches, pedantisches, hypochondrisches, hypersexuelles, chaotisches, ungeordnetes u.a.) Milieu entstanden sind. In erster Linie handelt es sich um chronische Frustrations- und Verwöhnungssituationen verschiedener Schattierungen, um eine vernachlässigende, luxurierende oder verwahrlosende Erziehung. Säuglinge und Kleinkinder, die sich während der ersten 3 bis 4 Lebensjahre über längere Zeit in Heimen oder bei wechselnden Pflegeeltern befanden, zeigen neben psychischen und physischen Retardierungen häufig psychische Abweichungen. Solche langdauernden

Separationen sind heute durch ein verbessertes Adoptions- und Pflegefamiliensystem seltener geworden, dafür finden sich vermehrt blande Deprivationsstörungen in Familien, die keine Zeit für ihre Kinder haben.

Solche Kinder mit einer inkonstanten Erziehung und diskontinuierlichen Liebeszuwendungen finden keine Möglichkeit zum Aufbau harmonisch aufeinander abgestimmter Es-, Ich- und Über-Ich-Funktionen. Sie lernen nur schwer, sich realitätsgerecht zu verhalten. Sie handeln nach dem Lustprinzip und ziehen eine rasche Triebbefriedigung vor, weil sie konstante Relationen zwischen Triebverzicht und Belohnung nicht entwickeln konnten.

Durch *Familientherapie* oder, wenn diese nicht möglich ist, durch eine fortlaufende sozialpädagogische Beratung und Kontrolle, in Extremfällen durch eine Transplantation des Kindes in eine gesunde Umgebung, kann eine Verbesserung des Entwicklungsprozesses erzielt werden, wenn sie frühzeitig erfolgt. Bei Jugendlichen sind solche Maßnahmen meistens unwirksam, weil bei ihnen bereits Ich- bzw. Über-Ich-Defekte bestehen, die adäquate Reaktionen beeinträchtigen oder ausschließen.

Eine *Herauslösung des Kindes* aus der Familie kommt nur in den Fällen in Betracht, wo es von der Familie *abgelehnt* wird, das Kind seine Familie *ablehnt* oder sich so aggressiv und destruktiv verhält, daß dadurch die Entwicklung der Geschwister *gefährdet* wird oder eine existentielle Bedrohung der Eltern besteht. In solchen Fällen verliert der vielzitierte, im Prinzip richtige, aber nicht allgemeingültige Ausspruch „better a bad family than a good institution" an Bedeutung. Ein gutes Heim mit gut ausgebildeten Erziehern ist hier zweifellos besser als eine dekompensierte, erziehungsunfähige oder vernachlässigende Familie.

3. Das ursprüngliche Ziel der *Verhaltenstherapie,* Schritt für Schritt das psychisch gestörte Verhalten eines Menschen direkt zu behandeln, ist unter dem Eindruck gewonnener Erfahrungen zu einem mehr und mehr kausal orientierten Behandlungsverfahren geworden. Es wurde angenommen, daß gestörtes Verhalten in der Auseinandersetzung mit der Umwelt erworben, fortgesetzt oder verstärkt werden kann; deswegen werden in dem Behandlungsprozeß nicht nur der Symptomträger, sondern auch die an der Symptomentstehung beteiligten Personen seiner Umgebung einbezogen. Die Behandlungsmaßnahmen haben das Ziel, behandlungsbedürftige Symptome zu lindern oder zu beseitigen.

Die Verhaltenstherapie wurde auf den Grundlagen der *Lerntheorie* von Eysenck und Rachman (1972) entwickelt. Er ging davon aus, daß bestimmte Symptome in komplexen Situationen entstehen und sich als ein Resultat der pathogen wirkenden Abläufe verstehen lassen. Wünsche und Konflikte, Verdrängungen und Motivationen werden im Gegensatz zu den tiefenpsychologischen Theorien nicht berücksichtigt. Alle Verhaltensweisen gelten als durch Lernprozesse erworben; es sei denn, daß diese auf angeborenen Reaktionstendenzen beruhen. Es werden 3 Grundformen menschlichen Verhaltens unterschieden, die positive oder negative Folgen nach sich ziehen können:

- das *respondente* (reaktive),
- das *operante* (instrumentelle) und
- das *imitative* Verhalten.

Jede Verhaltensform unterliegt Generalisierungs-, Diskriminations- und Extinktionsprozessen.

● Das *respondente* (reaktive) Verhalten umfaßt alle Verhaltensweisen, die durch angenehme (positive) oder unangenehme (aversive) Reize ausgelöst werden; diese werden auch als „unkonditionierte Reaktionen" bezeichnet. Als "konditionierte Reaktionen" bezeichnet man Verhaltensweisen, die im Zusammenhang mit scheinbar neutralen Reizen („klassische Konditionierung" nach Pawlow) auftreten können.

● Wenn ein Kind sich Verhaltensweisen aneignet, die zum Erfolg geführt haben, spricht man von einem *operanten* Verhalten. Eine „*positive* Verstärkung" kann durch Lob und Anerkennung, eine „*negative* Verstärkung" durch unangenehme Erfahrungen (Strafen, Ängste) bewirkt werden. Wenn auf ein Verhalten neutrale Reaktionen folgen, kann dies zu einer „*Löschung*" führen. Die meisten Verhaltensweisen eines Kindes werden operant erlernt. Bestrafungen durch ständige Bemängelungen, Kritik bzw. andere unangenehme Reize führen zu „*aversivem* Verhalten": Das kritisierte Verhalten wird zeitlich befristet unterdrückt, aber nicht gelöscht. Wurde ein Verhalten vorher positiv verstärkt, die erwartete Verstärkung dann jedoch entzogen, kann dies ebenfalls „aversiv" wirken; meistens jedoch auch nur zeitlich befristet.

● Wenn Kinder „am *Modell lernen*", sich etwa am Vorbild der Eltern orientieren, spricht man vom „imitativen Verhalten". Ein Kind kann Verhalten lernen, ohne es selbst anzuwenden und zum Ausdruck zu bringen. Erst spätere Verstärkungen führen dann gelegentlich zur Manifestation.

Die Verhaltenstherapie sieht in einer Aufhellung des Entstehungsmodus und einer Beschreibung des auffälligen Verhaltens die Grundlage für den Entwurf der *Baseline*, die auch als Therapie- und Verlaufsparameter dient. Die Entscheidung darüber, ob und welche Verhaltensstörungen womit und wodurch behandelt werden sollen, trifft der Therapeut (Trott et al. 1992) gemeinsam mit dem Kind und seinen Beziehungspersonen.

Von den wichtigsten verhaltenstherapeutischen Maßnahmen sollen hier nur einige kurz angeführt werden:

1. Zur Behandlung respondent erworbener Verhaltensauffälligkeiten (z. B. Phobien) kommen Methoden der „*Reizüberflutung*" oder der „*Gegenkonditionierung*" in Betracht. Bei der Reizüberflutung wird das Kind verstärkt Reizen ausgesetzt, die die Störung verursachten, jetzt aber keine pathogene Bedeutung mehr haben. Bei der Gegenkonditionierung werden neben der primären Einstellung kontroverse Reaktionen erzeugt, die sich gegenseitig hemmen; dabei können *Entspannungsmethoden* (autogenes Training, Biofeedback) hilfreich sein.

2. Die Behandlung operant erworbener Verhaltensauffälligkeiten kann durch *positive* oder *negative Verstärkung*, durch eine Reduktion inkompatibler Verhaltensauffälligkeiten, durch *Extinktion* oder durch *kontingenten Entzug* positiver Verstärker („time-out"), durch *Aversion* oder durch *Verstärkung inkompatibler Verhaltensauffälligkeiten* durchgeführt werden. Die positive Verstärkung bezweckt, dem Kind Verhaltensweisen zu ermöglichen, die nur schwach entwickelt oder nicht vorhanden sind, um zum Beispiel sein Selbstwertgefühl zu entwickeln oder zu stärken. Eine *negative Verstärkung* wird eingesetzt, wenn ein defizitäres Verhalten beseitigt werden soll. Störendes Verhalten kann manchmal nur beseitigt werden, wenn andere (inkompatible) Verhaltenszüge durch spezielle Trainingsmethoden reduziert werden können. Situationsadäquates Verhalten kann durch „Extinktion" oder durch einen kontingenten Entzug positiver Verstärker verbessert

werden, zum Beispiel durch Nichtbeachtung oder Ausschluß von Sozialkontakten. Mit *aversiven Methoden* versuchen viele Eltern, unerwünschtes Verhalten zu unterdrücken; sie wirken zwar oft rasch, halten aber nicht vor. Manchmal lassen sich Verhaltensauffälligkeiten nur durch eine *Verstärkung inkompatibler Verhaltensweisen bessern*. „Lernen am Modell" wird in der pädagogischen Praxis durch Beobachtung realer (Eltern) oder symbolischer Modelle (Kasperlepuppen) häufig angewendet; es hat sich bei Verhaltensauffälligkeiten im Kindes- und Jugendalter sehr bewährt. Voraussetzung für den Erfolg verhaltenstherapeutischer Maßnahmen ist besonders bei Kindern und Jugendlichen eine tragfähige Beziehung zwischen dem Therapeuten und dem Patienten und seiner Familie.

4. Als *Psychotherapie* wird eine Behandlungsmethode bezeichnet, in deren Mittelpunkt eine auf Besserung oder Heilung zielende Patient-Arzt-Beziehung („Übertragung") steht. Psychotherapie ist eine Sammelbezeichnung für zahlreiche Methoden psychischer Einflußnahme: Persuasion, Suggestion, Hypnose, Gruppenpsychotherapie, Psychodrama, Gesprächspsychotherapie, Familientherapie u.a. Psychotherapie ist nicht mit Psychoanalyse identisch. Die Psychoanalyse bedient sich ausschließlich analytischer Methoden, insbesondere denen der freien Assoziation, der Traumanalyse und der Bewußtmachung und Deutung unbewußter Vorgänge und Konflikte. Im Kindes- und Jugendalter kommen vorwiegend Methoden der „kleinen" Psychotherapie (Spieltherapie, autogenes Training, nichtdirektive Psychotherapie, Gruppentherapie) in Betracht. Eine psychoanalytische Behandlung ist im Kindes- und Jugendalter nur selten indiziert.

Die Psychotherapie ist eine Behandlungsmethode, die eine besondere *Weiterbildung* des Arztes oder Psychologen erfordert. Kein Arzt, der psychisch gestörte Kinder betreut, sollte jedoch auf ein Gespräch oder ein Spiel mit dem Kind verzichten. Es dient wie die körperliche und neurologische Untersuchung der *Sondierung des Terrains*. Manches Kind kommt mit erheblichen Ängsten in die Sprechstunde. Man sollte es mit einem „warming up" beruhigen und, wenn z. B. schmerzhafte Eingriffe geplant oder nicht geplant sind, ihm dies sagen. Wenn im Gespräch mit dem Kind oder dem Jugendlichen Äußerungen, die die Eltern betreffen, erwartet werden, sollte man die Angstschwelle durch Hinweise auf die ärztliche Schweigepflicht oder durch eine Geschichte über ein Kind, das sich in einer ähnlichen Lage befunden hat, überbrücken.

Direktes Ausfragen, wie es die Zeitnot vielleicht zu erfordern scheint, sollte immer unterlassen werden. Man gefährdet damit die Basis der weiteren Behandlung, denn die wichtigste emotionale Beziehung des Kindes ist und bleibt die zu seinen Eltern. Auch der beste Therapeut kann sie nicht ersetzen. Dem kommt entgegen, daß die Beziehung des Kindes zum Therapeuten, seine *„Übertragung"*, meistens wesentlich nüchterner und realer ist als die des Erwachsenen.

Der Kindertherapeut muß aus verschiedenen Gründen eine besondere Bereitschaft zur *Improvisation* zeigen, da er es nicht mit dem Kind allein, sondern zusätzlich mit den Eltern, häufig auch mit Großeltern und Verwandten zu tun hat, die den Therapieverlauf beeinflussen und die Behandlung beenden können. Der Kindertherapeut wird niemals einseitig den Standpunkt des Kindes vertreten, weil nur das Vertrauen der Eltern zum Therapeuten die Situation des Kindes in der Familie verbessern kann.

Die Psychotherapie von Kindern und Jugendlichen entwickelte sich aus der Psychoanalyse. Ihre Behandlungstechnik wurde dem Lebens- und Entwicklungsalter der Kinder entsprechend modifiziert. Die *Therapieformen* lassen sich unterscheiden in

1. Spieltherapie,
2. Einzeltherapie,
3. deutungsfreie und
4. nichtdirektive Kinderpsychotherapie,
5. Gruppentherapie.

Für die Psychotherapie von Kindern und Jugendlichen gibt es einige wichtige *Grundsätze:*

a) Die *Spieltherapie* ist besonders für die Behandlung von kleineren Kindern geeignet. Die Frage, ob das Kind wirklich nur seine eigenen Konflikte im Spiel zum Ausdruck bringt, ist nicht entscheidend. Niemand zweifelt daran, daß dies oft der Fall ist. Denn es kann nur darstellen, was es kennt. Der Zweck der Spieltherapie liegt im Aufdecken krankmachender Konflikte und ihrer therapeutischen Bearbeitung.

b) Die *Einstellung des Kindes* zum Therapeuten wird vom Muster der Eltern-Kind-Beziehung bestimmt. Die Verhaltensweisen des Kindes zeigen erlernte und übernommene Einstellungen,

die sich im therapeutischen Umgang wiederholten. Diese Verhaltensweisen müssen erkannt und abgebaut werden, wenn sie eine pathogene Bedeutung haben.

c) Das therapeutische Element der *„Übertragungsneurose"* kann bei Kindern meistens nicht angewendet werden, weil sie auf ihre Eltern fixiert bleiben.

d) Ob direkte oder indirekte *Deutungen* gegeben werden sollen oder nicht, wird unterschiedlich beurteilt. Wahrscheinlich haben beide Methoden in bestimmten Abschnitten der Behandlung ihren Platz.

e) Der Psychotherapeut sollte sich bei Kindern und Jugendlichen *nicht* den Grundsätzen einer bestimmten therapeutischen Schule unterwerfen, sondern Mut zur Improvisation haben mit der Einschränkung, daß er weiß, was und weshalb er etwas tut. Nicht *die Theorie*, sondern *das Kind* bestimmt die Behandlungsform.

Die optimistische Vorstellung, daß Psychotherapie in einem *pädagogikfreien Raum* erfolgreich durchgeführt werden könne, wurde bereits in den 20er Jahren von erfahrenen Psychoanalytikern ad acta gelegt. Diese Einsicht drückte sich auch in der früheren Berufsbezeichnung der kindertherapeutisch tätigen *„Psychagogen"* aus. Autoritäten im guten Sinne sind entwicklungspsychologische Notwendigkeiten für die Ausbildung der psychischen Instanzen des Kindes, die allein eine verläßliche Selbststeuerung ermöglichen. Für Kinder und Jugendliche mit psychosomatischen Erkrankungen, für verwahrloste Kinder und Jugendliche u.a. gibt es spezielle Behandlungstechniken.

In den letzten beiden Jahrzehnten hat die *Verhaltenstherapie* gerade auch bei der Behandlung von Kindern und Jugendlichen stark an Terrain gewonnen. Für die psycho- oder verhaltenstherapeutische Behandlung von Lernstörungen ist zu berücksichtigen, daß der Arzt primär nicht für die Steigerung der intellektuellen *Leistung* eines Kindes, sondern für die Erhaltung seiner psychischen und physischen *Gesundheit* zuständig ist. Diese kann manchmal nur unter Verzicht auf eine intellektuelle Leistungssteigerung erhalten werden. Bei psychogenen *Lernstörungen* kommen in erster Linie psychotherapeutische Behandlungsverfahren in Betracht. *Lernbehinderungen* sind nicht oder doch nur sehr bedingt psychotherapeutischen Maßnahmen zugänglich. Teilleistungsstörungen erfordern eine intensive und systematische Behandlung mit speziellen Therapieprogrammen.

5. *Familientherapie.* Wissenschaftliche Hypothesen verändern sich weniger allmählich durch neugewonnene Einsichten, sondern durch einen Wandel von Modellen, einen *„Paradigmawechsel"* (Kuhn 1963), der nicht nur durch die jeweilige Fachwissenschaft, sondern ebenso auch durch Nachbardisziplinen angestoßen und in Gang gesetzt werden kann. Manchmal erfahren bekannte Tatsachen nur eine neue Akzentuierung, die jedoch eine erhebliche Veränderung des Wertgefüges zur Folge haben kann. Das ist bei der großen Bedeutung, die bei Kindern und Jugendlichen immer der Struktur und Dynamik der Familie eingeräumt wurde, besonders im Hinblick auf die systemische Familientherapie der Fall. Sie eröffnete einige neue Betrachtungsweisen von individuellen, biologischen und gruppenpsychologischen Vorgängen, die für die Entwicklung psychischer Störungen eine Rolle spielen können.

Die neue Interpretation der Familie als eines *Systemgeflechtes,* das maßgeblich für die Entstehung und Unterhaltung von bestimmten Störungen verantwortlich ist, ergab sich aus Erkenntnissen der Kybernetik, der Informations- und Kommunikationstheorie, die Wechselbeziehungen innerhalb bestimmter Strukturen untersuchen. Diese Betrachtungsweise *verzichtet* weitgehend auf ätiologische und pathogenetische Gesichtspunkte, die sie wohl nicht leugnet, aber als weniger relevant ansieht. Sie geht davon aus, daß es innerhalb eines Regelkreises nach dem „Gesetz der Erhaltung der Energie" zu einer Verschiebung von Potentialen kommt, die Gegensteuerungen bewirken, aber innerhalb des familiären Bezugssystems bleiben. Neue Wirkungen bilden neue Ursachen und diese Ursachen wiederum neue Wirkungen. Dabei ist das Interesse der Familientherapie weniger direkt auf das Objekt, sondern auf die einzelnen Interaktionen und auf den Grad und den Umfang von Verschiebungen und Bewegungen innerhalb der Familiengruppe gerichtet.

Vom Ansatz her wird die Familie als System phänomenologisch daraufhin untersucht, ob, und wenn ja, welche sozialen *Dysfunktionen* vorliegen. Die Möglichkeiten zu einer Veränderung oder Beseitigung von Störungen liegen aus dieser Sicht in einer Veränderung der Beziehungen der Menschen zueinander. Dabei ist darauf zu achten, daß keinem Familienmitglied eine bestimmte „Schuld" oder die „Ursache" für psychische Störungen bei anderen zugeschrieben wird. Die Hauptaufgabe sieht die Familientherapie darin, die Art der Beziehung, den Grad der Übereinstimmung oder aber eine bei einem bestimmten Familienmitglied vorliegende Dekompensation zu verändern und eine, wenn auch nur zeitlich befristete und labile familiäre Homöostase herzustellen.

Das soziale System der Familie ist der Träger einer wie auch immer gearteten Autonomie gegenüber der Umwelt. Wenn Störungen innerhalb der Familie auftreten, kann es erforderlich werden, ihre Struktur zu verändern, um sie besser an die Umwelt anzupassen. Ein gewisses *Gleichgewicht* innerhalb der Familie läßt sich jedoch nur dann aufrechterhalten, wenn der Zustand für alle Mitglieder akzeptabel ist. Das schließt nicht aus, daß jeder Partner ein anderes Bild von der Beziehungswirklichkeit der Familie in sich trägt. Gelingt es ihm nicht, diese subjektiv erlebte Realität zu tolerieren, treten psychische Störungen auf, die aus der Sicht der Familientherapie durch bestimmte, von allen akzeptierte „Spielregeln" reguliert werden können.

Für den Familientherapeuten gewinnt das *intrafamiliäre Geschehen* einen neuen Wert. „Notstände" oder „Krisen" erfordern aus seiner Sicht vor allem gezielte Interventionen mit dem Ziel, alte durch neue Verhaltensmuster zu ersetzen. Der Erfolg der Methode wird daran gemessen, wieweit es den einzelnen Mitgliedern dieses „Regelkreises" gelingt, zu einer besseren Einstellung zueinander zu finden und in welchem Grade sie es lernen, effektiver miteinander zu kooperieren. Die Familientherapie geht davon aus, daß solche Umstellungen und Anpassungen innerhalb einer „normalen" Familie physiologisch sind. Eine „gesunde" Familie stellt sich z. B. darauf ein, daß ein Kind als heranwachsendes Wesen, der kranke Vater als ein krankes Familienmitglied und die berufstätige Mutter als eine zusätzlich belastete Frau einen Rollenwechsel erleben. Diese Veränderungen der Partner müssen durch entsprechende Entlastungen und Neubelastungen ausgeglichen werden. Gelingt dies nicht, können sich psychische Störungen entwickeln, aus der Sicht der Familientherapie sowohl Neurosen wie Persönlichkeitsstörungen und Psychosen. Die Therapie hat die Aufgabe, alte Muster und Schablonen so zu verändern, daß das gestörte Mitglied in die Familie voll reintegriert wird.

Das *Konzept* der Familientherapie erscheint in sich geschlossen, bietet jedoch *viele* Angriffspunkte; besonders dort, wo es dogmatisch gehandhabt wird. Die überwiegende Anzahl psychischer Störungen ist auch bei Kindern *nicht* familiär bedingt. Vor Beginn einer Familientherapie ist die *Diagnose* zu ermitteln um „Kunstfehler" auszuschließen. Es gelten die gleichen Voraussetzungen, wie für die Einleitung anderer psychotherapeutischer oder somatotherapeutischer Behandlungsverfahren.

6. Die *Heilpädagogik* ist ein Spezialgebiet der Pädagogik bzw. Sonderpädagogik und der Psychiatrie bzw. der Kinder- und Jugendpsychiatrie. Früher wurde damit auch die schulische Betreuung und Unterrichtung seelisch und körperlich behinderter Kinder und Jugendlicher bezeichnet, für die heute die *Sonderpädagogik* zuständig ist. Eine Heilerziehung vermag zwar zumeist nicht medizinisch unheilbare psychische oder somatische Schädigungen zu heilen, sie kann den betroffenen Kindern und Jugendlichen jedoch oft helfen, besser mit ihren Behinderungen zu leben.

Die Heilpädagogik ist für die Kinder- und Jugendpsychiatrie von ebenso großer Bedeutung wie die Krankengymnastik für die Orthopädie. Heilpädagogische Behandlungen sind überall dort indiziert, wo psychisch gestörte oder geistig behinderte Kinder oder Jugendliche durch ein *gezieltes Training* ihrer emotionalen oder intellektuellen Schwächen in ihrer Entwicklung gefördert werden können. Vor der Aufstellung eines Therapieplanes sollten *Mängel an den Sinnesorganen*, Werkzeugstörungen oder Neurosen aufgespürt werden. Sie könnten von einem psychisch gesunden Kind vielleicht folgenlos integriert werden, bei psychisch gestörten Kindern führen sie meistens zu einer *Kumulation*. So wird ein durchschnittlich intelligentes Kind mit einer leichten Sehstörung noch gute oder durchschnittliche Lernleistungen erbringen, weil es gelernt hat, sie durch verstärkte Konzentration oder Abschreiben vom Nachbarn zu kompensieren. Bei einem unterdurchschnittlich begabten Kind kann die gleiche Störung zu einem völlig inadäquaten Leistungsabfall führen, der eine an sich unnötige Versetzung in eine Sonderschule bewirken kann. Das gleiche gilt für Teilleistungsstörungen und Werkzeugschwächen, eine leichte Schwerhörigkeit oder für körperliche Mißbildungen, die das Selbstbewußtsein vieler Kinder vermindern und zusätzli-

che neurotische Entwicklungsstörungen begünstigen können.

Die *Visusprüfung*, die *Flüsterprobe*, ein einfaches *Diktat* und eine klassenadäquate *Rechenaufgabe*, besser noch ein einfacher *Intelligenztest*, sollten ebenso wie die Blutdruckmessung und die Urinkontrolle zur diagnostischen *Routine* des Arztes gehören. Die chirurgische Behandlung eines Kindes mit weit abstehenden Ohren, die Verordnung einer Brille oder eines Hörgerätes stellen aus heilpädagogischer Sicht wesentliche präventive Maßnahmen dar. Eltern mit körperlichen oder *psychischen* Erkrankungen *beeinträchtigen* in viel höherem Maße die Entwicklung behinderter als die gesunder Kinder. Sie sind deshalb als Projektions- und Identifikationsobjekte für diese Kinder wenig geeignet.

Bei einer heilpädagogischen Beratung ergeht deshalb nicht selten die Empfehlung an einen Elternteil, sich in eine psychiatrische oder psychotherapeutische Behandlung zu begeben oder eine Eheberatungsstelle aufzusuchen. Als *Reaktion* auf die chronische Behinderung des Kindes finden wir häufig depressive Erkrankungen, Versagens- oder Erschöpfungszustände bei den Müttern, Eifersuchtsreaktionen der Geschwister, aber auch masochistische Fehleinstellungen von Eltern, die sich in neurotischer Übersteigerung oder mit überwertigen Schuldgefühlen von der Welt abkehren und sich in emotionaler Askese für das Wohl eines Kindes verzehren, zu dem vielleicht gar keine sinnvolle Kommunikation unterhalten werden kann. Zur heilpädagogischen Beratung gehört es auch, Eltern auf *finanzielle Hilfsquellen* (BSGH) hinzuweisen, durch die es in fast allen Fällen ermöglicht werden kann, die Kostenbelastung einer Rehabilitation oder Dauerpflege erträglich zu gestalten.

Es ist *nicht* die Aufgabe einer heilpädagogischen Beratung, irreparable Behinderungen als reparabel darzustellen und einen unangebrachten Optimismus zu vertreten, der letztlich die Vertrauensbasis zum Arzt untergraben wird. Den Eltern muß bei aller Rücksicht auf ihre persönliche Tragfähigkeit die Prognose klar und deutlich vor Augen gestellt werden, auch deshalb, weil es oft nur dadurch gelingt, notwendige Reserven für die heilpädagogische Behandlung des Kindes zu mobilisieren.

7. Die *Pharmakotherapie* von psychischen Störungen im Kindes- und Jugendalter wird kontrovers diskutiert. Es gibt Ärzte, die die Nützlichkeit medi-

kamentöser Behandlung bei psychisch gestörten Kindern bezweifeln oder wegen des Risikos möglicher Nebenwirkungen strikt ablehnen. Andere wehren eine Anwendung von Psychopharmaka ab, weil sie nicht kausal, sondern nur symptomatisch wirken. Dagegen gibt es auch Ärzte, die fast jedes neue Psychopharmakon enthusiastisch begrüßen und Erfolgsstatistiken publizieren, die nicht immer reproduziert werden können. Schließlich gibt es eine Gruppe von Ärzten, die Medikamente bei bestimmten Indikationen mit mehr oder weniger großem Erfolg anwenden. Heute lautet die Frage *kaum* noch, *ob* psychischhe Störungen bei Kindern und Jugendlichen mit Medikamenten behandelt werden dürfen oder nicht. Es kommt darauf an, *ob* eine absolute oder relative *Indikation* besteht und ob andere Behandlungsmaßnahmen bekannt sind, durch die *bessere* Erfolge erzielt werden können.

Jeder *Psychotherapeut* weiß, daß eine erfolgreiche Behandlung seinen Patienten nicht nur psychisch aufrichtet, sondern gleichzeitig auch sein körperliches Befinden bessert. Jeder *Bewegungstherapeut* findet Erwartungen bestätigt, daß mit der Veränderung des motorischen Antriebsverhaltens auch eine psychische Umstellung stattfindet. Die *Neurochemie* hat unsere Vorstellungen über alle vitalen Abläufe des Menschen grundlegend verändert.

Bewegung und Motorik, Denken und Handeln, Emotion und Affekt sind von elektrischen und chemischen Funktionsabläufen im Gehirn und Nervensystem abhängig, die inzwischen einer direkten optischen und chemischen Analyse zugänglich geworden sind. Die 10 bis 20 Milliarden Nervenzellen, die ein Mensch besitzt, sind vielfach untereinander verbunden und beeinflussen sich gegenseitig. Die Ausläufer dieser Zellen, die Dendriten, treten an Synapsen, an denen komplizierte chemische Vorgänge ablaufen, miteinander in Verbindung. Die wichtigsten Überträgerstoffe sind inzwischen bekannt. Sie lassen sich chemisch identifizieren und durch Einwirkung anderer Substanzen, etwa durch Medikamente, modifizieren. Die Ergebnisse vieler psychopharmakologischer und neurochemischer Forschungsgruppen sind in den letzten Jahren zu überraschend übereinstimmenden Ergebnissen gekommen, soweit es sich um die spezifische Wirkung bestimmter Substanzen handelt.

Nach dem Stand der *Forschung* kann man davon ausgehen, daß nicht nur Medikamente, sondern auch *Gespräche* und alle Reize, die aus der Innen-

oder Außenwelt eines Menschen stammen, einen ständigen chemischen und elektrischen Funktionswandel im Zentralnervensystem bewirken. Alle psychischen Vorgänge sind von *materiellen* Prozessen abhängig. Es ist bekannt, daß es einzelne Symptome gibt, die auf Medikamente prompt ansprechen, während sie einer intensiven Psychotherapie trotzen. Andererseits gibt es psychische Störungen, die einer suggestiven oder verhaltenstherapeutischen Behandlung zugänglich sind, wo eine Medikation dagegen erfolglos ist.

In der Psychopharmakotherapie existieren *Leitsymptome* („target symptoms"), die unabhängig von ihrer Entstehung und Ursache auf bestimmte Medikamente günstig, mäßig oder überhaupt nicht reagieren (Tabelle I-6). Diese bei Erwachsenen aufgespürten Zielsymptome haben für das Kindes- und Jugendalter zwar nur eine bedingte, aber doch eine gewisse allgemeine Gültigkeit. Für eine erfolgreiche psychopharmakologische Behandlung ist eine mehrgliedrige kinder- bzw. jugendpsychiatrische *Diagnose* erforderlich, die folgendes zu berücksichtigen hat

1. das psychopathologische *Syndrom*,
2. die *Persönlichkeit* des Kindes,
3. den *Verlauf* der Krankheit,
4. die *Akuität* des Beginns der vorliegenden Störung,
5. alle in Betracht kommenden *ätiologischen* Komponenten,
6. die Persönlichkeit der *Eltern,* deren Erfassung für die Durchführung der Behandlung von Bedeutung ist.

Der Einsatz von Psychopharmaka, wie überhaupt von Medikamenten, ist für das Kindes- und Jugendalter eine besonders *verantwortungsvolle* Entscheidung. Psychopharmaka sind *autoritäre* Substanzen; sind sie wirksam, können sie Störungen und Störungsquellen konsequent beseitigen. Psychopharmaka wirken aber niemals nur selektiv, sondern weisen immer eine erhebliche Breitenwirkung auf, die sich nicht selten mit unerwünschten *Nebenwirkungen* bemerkbar macht. Psychopharmaka sind dann absolut indiziert, wenn ein Mensch nicht mehr „Herr in seinem Hause" ist, wenn er unter einer *schweren* psychischen Erkrankung oder unter einer *Psychose* leidet. Bei *leichteren* psychischen oder psychosomatischen Störungen sollten sie nur dann eingesetzt werden, wenn andere Behandlungsmaßnah-

Tabelle I-6. Leitsymptome einer *psychopharmakologischen Therapie* für ältere Kinder und Jugendliche. Eine medikamentöse Behandlung setzt eine *sorgfältige* Abklärung der Diagnose voraus, erfordert eine *genaue* Beachtung der Dosierung und der *Nebenwirkungen* und eine *ständige* ärztliche Kontrolle

Angst	Depression	Zwang	Hyperkinese	Sinnestäuschungen Denkstörungen
Benzodiazepine	*Thymoleptika*	*Serotonerge Thymoleptika*	*Stimulanzien*	*Antipsychotika*
Diazepam (Valium) Lorazepam (Tavor)	Amitryptilin (Saroten) Imipramin (Tofranil)	Clomipramin (Anafranil) Fluvoxamin (Fevarin)	Methylphenidat (Ritalin) Pemolin (Tradon)	Haloperidol (Haldol) Flupentixol (Fluanxol) Perazin (Taxilan)
β-Blocker Sotanolol (Sotalex)	Clomipramin (Anafranil) Nortryptilin	Paroxetin (Seroxat)	D-L-Amphetamin	Clozapin (Leponex) Risperidon (Risperdal)
Niederpotente Neuroleptika Chlorprotixen (Truxal) Thioridazin (Melleril) Melperon (Eunerpan) Pipamperon (Dipipron)	(Nortrilen) Maprotilin (Ludiomil) Moclobemid (Aurorix) Paroxetin (Seroxat)		*Thymoleptika* Desmethylimipramin (Pertofran) Moclobemid (Aurorix)	
Serotonerge Thymoleptika Imipramin (Tofranil) Clomipramin (Anafranil)				

men keinen Erfolg brachten oder zu erwarten ist, daß dadurch eine rasche Besserung ohne erhebliche Nebenwirkungen eintritt. Natürlich schließt eine pharmakologische Therapie andere Behandlungsansätze nicht aus. Ihre Kombination ist vielmehr in vielen Fällen sinnvoll.

Grundsätzlich ist einer *ambulanten* kinder- und jugendpsychiatrischen Behandlung der Vorzug zu geben; nur in wenigen Fällen läßt sich eine *stationäre* Aufnahme nicht *vermeiden,* wie bei chronisch-therapieresistenten konstitutionellen und emotionalen Störungen, vor allem bei akuten psychosomatischen (schwere Anorexia nervosa) und psychotischen Erkrankungen mit und ohne suizidale Gefährdung (s. Tabelle I-7).

Für viele Eltern und Kinder stellt die Einweisung in eine Klinik für Kinder- und Jugendpsychiatrie ein einschneidendes Ereignis dar. Das hat verschiedene, teils historische, teils *irrationale* Gründe. Besonders auf Angehörige weniger aufgeklärter Sozialschichten übt die Psychiatrie allgemein und, wenn auch in abgeschwächtem Maße, die Kinder-

und Jugendpsychiatrie eine abschreckende Wirkung aus. Die Massenmedien haben, von einigen Ausnahmen abgesehen, wenig zur Beseitigung dieser Vorurteile beigetragen. Daraus erklärt sich, daß manche Eltern von Kindern und Jugendlichen mit psychischen Störungen oft lange, nicht selten *zu* lange, zögern, bevor sie ihr Kind, häufig erst nach zeitraubenden Umwegen über wenig kompetente Stellen, stationär behandeln lassen.

Eine *Befragung* von Mädchen und Jungen, die sich wegen einer psychischen Störung einer statio-

Tabelle I-7. Indikation zur stationären Aufnahme von Kindern und Jugendlichen

1. Krisenintervention
2. Dringend notwendige Separation aus pathogenem Milieu
3. Schwere psychische Erkrankung
4. Suizidalität
5. Schizophrene oder affektive Psychosen
6. Krankheitsbedingte Unfähigkeit, eine ambulante Behandlung aufzunehmen

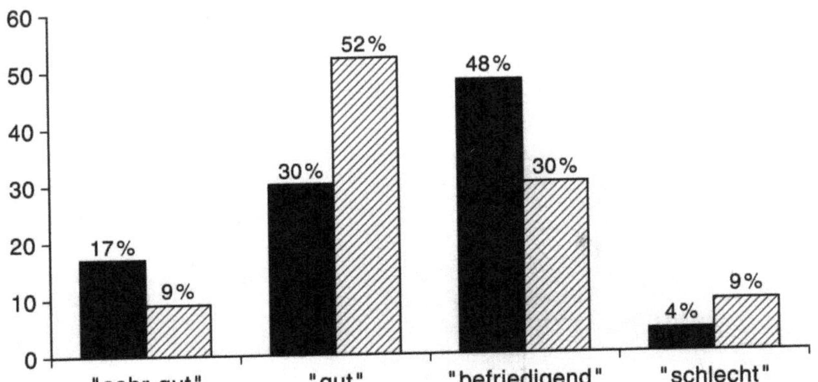

Abb. I-14. Ergebnisse einer Befragung von Kindern und Jugendlichen (n = 100) 3 Monate (1982: *schwarz*) und 10 Jahre (1992: *schraffiert*) nach Entlassung aus stationärer kinder- und jugendpsychiatrischer Behandlung

nären Behandlung unterziehen mußten, widerlegte solche noch bestehenden Vorurteile (Friese u. Nissen 1983). Die Befragung von 100 Kindern und Jugendlichen, davon 50 am Tage der Entlassung und 50 weitere mindestens 3 Monate nach der Entlassung, ergab, daß 40 den Klinikaufenthalt mit „gut" und 21 mit „sehr gut", insgesamt also 61 mit „gut" und „sehr gut", sowie 34 mit „befriedigend" beurteilten (Abb. I-14). Eine Befragung dieser Patienten, die inzwischen durchschnittlich 20–28 Jahre alt waren, ergab *nach 10 Jahren* eine versachlichende Beurteilungstendenz zur *Mitte,* die höchsten Werte erzielten Zufriedenheitsgrade von „gut" und „be-

friedigend", während frühere Beurteilungen wie „sehr gut" und „schlecht" gleichermaßen zurückgingen.

Solche Erhebungen bei den eigentlich Betroffenen sind geeignet, das *Vertrauen* zwischen den Kindern, Jugendlichen und Eltern einerseits und den Kinder- und Jugendpsychiatern und den Teammitgliedern einer Klinik andererseits zu verbessern. Dies wurde durch eine Stellungnahme zu den Fragen bestätigt, ob sie notfalls *erneut* in die Klinik kommen oder Freunden einen notwendigen Klinikaufenthalt empfehlen würden; 76 % bejahten dies.

II. Konstitutionelle Störungen

*Es ist nicht leicht, die Wirksamkeit der konstitutionellen
und der akzidentiellen Faktoren in ihrem Verhältnis zueinander
abzuschätzen.
In der Theorie neigt man immer zur Überschätzung der ersteren,
die Praxis kehrt die Bedeutung der letzteren hervor.*

S. FREUD

Als *Konstitution* wird „eine dem Individuum vererbt oder erworben eigentümliche, ebensowohl morphologisch wie funktionell analysierbare, so gut aus dem Verhalten bestimmter Einzelfunktionen wie aus der Summe körperlicher und seelischer Zustands- und Leistungseigenschaften sich ableitende Beschaffenheit, besonders in Hinsicht auf Beanspruchbarkeit, Widerstandskraft (Krankheitsbereitschaft), Verjüngungsfähigkeit und Lebensfähigkeit des Organismus" (Kraus 1919/1926) definiert. Allerdings läßt sich nicht immer ohne weiteres entscheiden, welche Persönlichkeitsmerkmale *primär* (anlagebedingt) sind oder vor, während oder kurz nach der Geburt (zerebrale Störungen) erworben wurden, oder ob *sekundär* chronische ungünstige Milieueinflüsse die Persönlichkeitsentwicklung maßgeblich beeinträchtigten.

Das Märchen von der Fee, die neugeborenen Kindern gute oder böse Gaben in die Wiege legt, enthält *mehr* als nur ein paar Körnchen Wahrheit. Nicht nur die Anmut der Erscheinung, sondern auch die Fähigkeit, Wünsche und Hoffnungen zu erwekken, zu gefallen, geliebt und bewundert zu werden, ist eine solche Gabe. Niemand wird bestreiten, daß der *Phänotyp,* das körperliche Erscheinungsbild, in vielen Einzelheiten (Augen- und Haarfarbe, Physiognomie) erblich bedingt ist. Aber auch ein Großteil der *psychischen* Eigenschaften (Temperament, Intelligenz, Motorik) ist bereits bei der Geburt vorhanden (Eysenck 1967) und in irgendeiner, im Detail unbekannten Weise in der Hirnfunktion oder Hirnstruktur verankert. Meistens wird (Knussmann 1968) der Konstitutionsbegriff auf die umweltstabilen, relativ irreversiblen und konstanten Anteile der Persönlichkeit eingeengt, also auf Eigenschaften, die ganz oder überwiegend genetisch bedingt sind oder auf dauerhaften Modifikationen beruhen (G. v. Zerssen 1980).

Unter dem Einfluß von Kretschmer (Kretschmer 1967) wurden zeitweilig alle dauerhaften psychischen Normabweichungen (Schwachsinn, sexuelle Triebanomalien, Persönlichkeitsstörungen) als psychische Konstitutionsanomalien, als *„abnorme Extremvarianten"* bestimmter Funktionsbereiche eingestuft. Das wichtigste Ergebnis war der Nachweis *korrelativer Beziehungen* von *leptosomem* Körperbautyp zu *schizophrenen* Psychosen und *pyknischem* Körperbautyp zu *affektiven* Psychosen; die endogenen Psychosen werden im Rahmen dieser Konzeption als Übersteigerungen des normalen Temperamentes angesehen. Sheldon und Stevens (1942) gelangten trotz grundsätzlich andersartiger Methodik zu teilweise ähnlichen Resultaten.

Demgegenüber ist in der *heutigen* Psychiatrie anstelle von Korrelationen zwischen Körperbau und Charakter die Beziehung aktueller psychischer Störungen zu *prämorbiden* Persönlichkeitsstrukturen in den Mittelpunkt der Forschung getreten. In dem nachstehenden Kapitel werden unter den konstitutionellen Störungen sowohl überwiegend erblich (*Neuropathie, Psychopathie*) als auch maßgeblich peristatisch bedingte bzw. mitbedingte (Persönlichkeitsstörungen) und psychophysische Reifungs- und Entwicklungsstörungen (Retardierung, Akzeleration) abgehandelt. Mit den „Reaktionen und abnormen Reaktionen" liegt ein *Grenzgebiet* vor, das zwischen persönlichkeitsabhängigen (konstitutionellen) und peristatischen (psychogenen) Kausalfaktoren angesiedelt ist.

1. Neuropathie und Neurasthenie

Die Seele ist in allen Teilen meines Körpers.

KANT

Die Begriffe Neuropathie und Neurasthenie waren aus den meisten Lehr- und Handbüchern der Psychiatrie und dem ätiologischen Denken der westlichen Kinder- und Jugendpsychiatrie so konsequent eliminiert worden, daß die Wiedereinführung der *Neurasthenie* in der ICD-10 (F48.0) nur zögernd zu den damit verbundenen diagnostischen und therapeutischen Konsequenzen geführt hat. Eine Literatursuche (Nissen 1991) ergab, daß sie bei Kindern und Jugendlichen noch seltener als bei Erwachsenen diagnostiziert wird: In der Zeit von 1982–1989 fanden sich nur 43 Zitate in der Weltliteratur und davon nur 4, die Kinder oder Jugendliche betrafen. Die Pädiatrie hat dagegen, besonders im deutschsprachigen Bereich, konsequent am Begriff der *Neuropathie* festgehalten.

Die *Neuropathie* wird als eine angeborene Überempfindsamkeit und gesteigerte Resonanzbereitschaft des vegetativen Nervensystems aufgefaßt, die das gesamte Verhalten aus der Tiefe der Persönlichkeit heraus mitgestaltet. Eine neuropathische Störung kann aber auch durch neurologische Erkrankungen verursacht werden, wenn sie das Zwischenhirn, das Zentrum des Leib-Nerven-Systems, betreffen. Nach Enzephalitiden bleiben häufiger vegetative Symptome bestehen. Etwa vermehrter Speichelfluß, überschießende Gefäßreaktionen (Wechsel der Hautfarbe), enzephalitischer Glanzblick. Diese Kinder fallen durch eine gesteigerte, enthemmte Emotionalität und Getriebenheit auf. Andererseits ist bekannt, daß gerade vegetativ labile Kinder eine spezielle Disposition (neurovegetative Stigmatisation) für virusbedingte Enzephalitiden besitzen.

Eine angeborene Schwäche des vegetativen Nervensystems ist bei Kindern deshalb von besonderer Bedeutung, weil sie die Basis für die Entwicklung sekundärer Neurosen im Sinne einer *„Organminderwertigkeit"* (Adler, Lit. 1907) bilden kann. Homburger (1926), der diese Kinder dem Typus der „Nervösen" zurechnet, charakterisiert sie als unruhige, überregbare Kinder „ohne gesundes Behagen". Bei Kleinkindern

„tritt ein ruheloses Abwechslungsbedürfnis ohne Spielidee zutage, das als frühe Form der verminderten Konzentrationsfähigkeit anzusehen ist. Die Kinder leiden schon früh unter Schlafstörungen, ihre Gesamtleistungsfähigkeit ist durch vorzeitige Ermüdbarkeit und verminderte Erholungsfähigkeit herabgesetzt, es fehlt ihnen die instinktsichere Selbststeuerung. Die Leistungsmängel zeigen sich körperlich und psychisch. Die Kinder ermüden leicht im Spiel und bei Spaziergängen, sind überempfindlich gegen Hitze und Kälte, vertragen Kostwechsel sowie Nahrungsmengen schlecht, die das gewohnte Maß überschreiten, und leiden unter knapper und unregelmäßiger Nahrungszufuhr. Von körperlichen Krankheiten erholen sie sich nur langsam. Bei akuten Infektionskrankheiten, ganz besonders bei Pneumonien, kann die schlechte Anpassungsfähigkeit des vasomotorischen Apparates gefährlich werden."

Es überzeugt, daß solche Kinder ihre Umgebung gegen sich selbst ablehnend und feindselig stimmen und damit die Grundlage für ihre eigene sekundäre Neurotisierung legen.

Unter *Neurasthenie* wird eine angeborene Schwäche bzw. eine konstitutionell veränderte Erregbarkeit des vegetativen oder autonomen Nervensystems verstanden, das auch als „Innenweltnervensystem" im Gegensatz zum animalischen, dem „Umweltnervensystem" bezeichnet wird. Das *autonome* (vegetative) Nervensystem ist jedoch keineswegs unabhängig, es ist morphologisch und funktionell aufs engste mit dem zerebrospinalen Nervensystem verknüpft. Es versorgt nicht nur die Eingeweide, Drüsen und Gefäße, es finden sich auch Fasern in der Skelettmuskulatur, in der Haut und in den Schleimhäuten. Wahrscheinlich gibt es keine Zelle ohne vegetative Nervenversorgung.

Bei der klassischen Unterscheidung des vegetativen Nervensystems in Sympathikus und Parasympathikus handelt es sich nicht um anatomische, sondern in erster Linie um physiologische Begriffe. Von der Funktion her lassen sich ergotrope und trophotrope Reaktionen unterscheiden. In der *ergotropen* Phase überwiegen die dissimilatorischen Vorgänge. Die Bewußtseinshelligkeit ist erhöht, das Herz- und Kreislaufsystem wird aktiviert, Glykogen mobilisiert, während die Aktivität des Verdauungskanals wie auch die Milchsekretion gehemmt wird. Damit wird die Fähigkeit zu Arbeitsleistung, Flucht oder Angriff erhöht. In der *trophotropen* Phase überwiegen dagegen die assimilatorischen Vorgänge. Die Kreislaufleistung wird herabgesetzt, das Herz arbeitet im Schongang, während die Tätigkeit der Verdauungsdrüsen und Darmmuskulatur, welche der Restitution und Erholung dienen, gesteigert ist. Störungen der vegetativen Regulation werden bei Kindern als *Neuropathie*, bei Erwachsenen als *vegetative Labilität* oder vegetative Dysfunktion bezeichnet.

Für die Pädiatrie bildet das von Asperger verfaßte Handbuchkapitel „Konstitutionell bedingte psychische Störungen" (1969) den Höhepunkt und den partiellen Abschluß einer Entwicklung, die in der Neuropathie, wenn auch nicht ausschließlich, so doch überwiegend eine „Diathese" sah, analog der einer lymphatischen, allergischen oder rheumatischen Diathese, nur selten dagegen ursächlich im Zusammenhang mit einer infektiösen, hirnorganischen oder endokrinologischen Erkrankung.

Asperger schildert dort das Erscheinungsbild des neuropathischen Kindes so: Blaß, mit halonierten Augen, durchschimmernden Venen an den Schläfen, mit weiter Augenspalte, schlaffer Haut und disharmonischer Physiognomie, wechselnder Gesichtsrötung und verstärktem Dermographismus. Die Haare, deren Begrenzung weit in Stirn und Schläfen reiche, oft mit einer abnormen Wirbelbildung („Freund'scher Haarschopf") würden einen Kontrast zwischen blondem Haupthaar und dunklen Augenbrauen bilden. Eine solche Phänomenologie

der Neuropathie, nach Asperger weitgehend mit der Neurasthenie synonym, erscheint heute vielen nicht nur suspekt, sondern obsolet. Es ist gerade in diesem Zusammenhang jedoch interessant, daß minimale körperliche Abweichungen, „kleine Anomalien" (Cohen 1982) im diagnostischen Mosaik der modernen Humangenetik eine neue ätiopathogenetische Bedeutung erhalten haben.

Im *Säuglingsalter* ist diese übersteigerte Reizirritation oft bereits deutlich vorhanden und drückt sich in geringer Schlaftiefe, Schreckhaftigkeit und Unruhe aus. Der Magenpförtnerkrampf *(Pylorospasmus)* gilt als Paradebeispiel einer angeborenen vegetativen Funktionsstörung, die zu lebensbedrohlichem Erbrechen führen und eine operative Intervention erfordern kann.

Nervöse *Kleinkinder* tendieren zu Eß- und Verdauungsstörungen und zu Störungen des Schlaf-Wach-Rhythmus. Bei den appetitschwachen Kleinkindern werden die Mahlzeiten zum täglichen Konflikt mit anhaltenden Machtkämpfen zwischen Eltern und Kind. Andere Kinder leiden unter einem *Pavor nocturnus,* sie schrecken nachts mit heftigem Weinen und Schreien auf oder wandern bei *Somnambulismus* nachts mit geöffneten Augen in der Wohnung umher, ohne sich am nächsten Tag daran erinnern zu können. Die *respiratorischen Affektkrämpfe* der Kleinkinder werden manchmal mit epileptischen Anfällen verwechselt. Tatsächlich liegt zwischen Mutter und Kind oft eine Symbiose vor, die zu solchen Krisen führen kann. Sie bilden sich mit Beginn des Schulalters meist spontan zurück.

Bei vegetativ labilen *Schulkindern* treten besonders häufig *Nabelkoliken* auf, manchmal kombiniert mit morgendlichem Erbrechen, mit einer vermehrten Neigung zu Kopfschmerzen, Einnässen, zu ansteigenden Körpertemperaturen und vermehrter Schweißsekretion. Solche Kinder klagen über plötzlich auftretende, in unregelmäßigen Abständen sich wiederholende heftige Schmerzen in der Nabelgegend. Sie sind affektlabil und leicht erregbar, andererseits oft besonders ordentlich, fleißig und ehrgeizig.

Im Zusammenhang mit den Störungen des Vegetativums könnte unter „*Neuropathie*" die gesamte Psychosomatik des Kindesalters abgehandelt werden. Das war früher auch üblich. Aber dieses einseitige, generalisierende Prinzip, das den „*locus minoris resistentiae*" zum pathogenetischen Mittelpunkt zahlreicher Störungen macht, hemmt nicht nur den therapeutischen Einsatz, es birgt auch andere Gefahren. So wurde zum Beispiel die Absencenepilepsie noch um die Jahrhundertwende von den führenden Pädiatern und Psychiatern als Ausdruck einer schweren Neurasthenie angesehen.

Die weit verbreiteten Kinderfehler, das *Daumen- und Fingerlutschen* und das *Nägelknabbern und Nägelkauen* sind, wenn sie nur vorübergehend auftreten, als leichte Entwicklungsstörungen anzusehen und benötigen keine besondere Behandlung. Die Frage nach der Ursache stellt sich meistens erst dann, wenn sie sich zu abnormen Gewohnheiten verfestigen und die Entwicklung, etwa die eines daumenlutschenden Kindes in der Schulklasse, beeinträchtigen. Diese häufig familiär gehäuft auftretenden, konstitutionsabhängigen „habituellen Hantierungen" (Stutte 1960), die in der ICD-10 als unspezifische „andere Störungen" angeführt werden, gehören für die meisten Pädiater und auch für einige Kinderpsychiater (Lutz 1964) zum neuropathischen Formenkreis, während andere sie als neurotische Symptome ansehen.

Bei dem *Finger- oder Daumenlutschen* handelt es sich um einen mehr passiven Vorgang, der von fast allen Säuglingen während des 1. Jahres ausgeübt wird. Ein persistierendes Fingerlutschen wird häufig kombiniert mit einer allgemeinen Retardierung oder mit regressiven Symptomen, etwa mit „Babysprache" und Einnässen, vorgefunden. Manchmal aber auch als reaktives Symptom bei einer Verschlechterung der Umweltsituation, etwa der Geburt eines Geschwisters. Daumenlutschen wird besonders in der Zeit vor dem Einschlafen beobachtet, es tritt gehäuft nach einer Trennung von der Mutter, etwa in der ersten Zeit nach der Einschulung auf. Die *Prognose* ist günstig.

Das *Nägelkauen* und *Nägelreißen* ist weit verbreitet. Der Häufigkeitsgipfel liegt um das 11. und 12. Lebensjahr, man findet es auch noch bei Erwachsenen. Die Ursache läßt sich oft nicht klären. Von psychologischer Seite wurde auf die Existenz latenter Suizid- bzw. Masturbationsäquivalente hingewiesen; häufiger finden sich Hinweise auf eine permanente aggressive Gehemmtheit. Mit dem Nägelkauen führen diese Kinder gleichzeitig aggressive Regungen ab und provozieren ihre Eltern. Unter psychischer Spannung und Erregung (Prüfungs- und Wettkampfsituationen) kann sich das Symptom verstärken.

Das *Haarausreißen* ist dagegen ein wesentlich schwereres, wenn auch seltenes Symptom, das besonders bei Mädchen beobachtet wird. Diese psychisch gestörten, oft depressiven und resignierten Kinder benutzen das Haarausreißen als ein SOS-Zeichen, um die Umgebung auf ihre desolate Situation aufmerksam zu machen. Sie begnügen sich oft nicht damit, die Haare einzeln oder büschelweise herauszuziehen, sie lutschen manchmal gleichzeitig auf dem Daumen, streicheln sich mit Haarbüscheln am Naseneingang oder schlucken sie herunter, was durch die Entstehung von Haarsteinen (Trichobezoare im Magen) in sehr seltenen Fällen zu operativen Indikationen führen kann. Das Haarausreißen wird bei *schwachsinnigen* Kindern nicht selten angetroffen; therapeutisch hilft hier manchmal schlagartig ein Kahlscheren des Kopfes, ohne daß eine Symptomverschiebung stattfindet.

Die *genitalen Manipulationen* der Kleinkinder, die besonders bei Mädchen bereits im Säuglingsalter (durch Schenkeldruck) beobachtet werden, weisen häufiger auf eine ungünstige familiäre oder Heimsituation hin. Die meisten Säuglinge und jungen Kleinkinder werden von besorgten Adoptivmüttern vorgestellt, die diese Symptomatik nach der Heimentlassung feststellten. Auch bei älteren Kleinkindern handelt es sich bei den genitalen Manipulationen nicht um sexuell-partnergerichtete Handlungen, sondern um lustbetonte Manipulationen an einem reizempfindlichen Organ, ähnlich wie beim Nase- und Ohrenbohren. Diese „Spielonanie" (Dührssen 1963) bietet keinen Anlaß zur Besorgnis, auch dann nicht, wenn es sich um masturbatorische Akte während des Unterrichtes in der Schule handelt. In der Regel gelingt es, durch einfache verhaltenstherapeutische Maßnahmen diese Manipulationen einzustellen oder doch erheblich zu reduzieren. Erst die exzessive Masturbation bei Jugendlichen und Erwachsenen, die den Weg zum sexuellen Partner verstellt, macht eine psychotherapeutische Intervention notwendig.

Seit Beard (1869) wird als *Neurasthenie* generell ein anhaltender nervöser Erschöpfungszustand bezeichnet. Klagen über gesteigerte Ermüdbarkeit nach geistiger Anstrengung und körperliche Schwäche stehen im Vordergrund der Beschwerden; ferner wird über verminderte Leistungsfähigkeit, Konzentrations- und Merkschwäche, Schwindelgefühle, Ein- und Durchschlafstörungen, Muskel- und Kopfschmerzen, über gesteigerte Empfindsamkeit und Reizbarkeit, innere Spannungen, Dyspepsie und vielfältige vegetative Sensationen geklagt. Gegen

Ende des 19. Jahrhunderts gab es kaum einen Symptomenkomplex, der nicht einmal der Neurasthenie zugerechnet worden wäre. Zu Beginn unseres Jahrhunderts geriet die Neurasthenie dadurch zunehmend in Vergessenheit, daß die aktuellen Entwicklungs- und Krankheitsmodelle andere Kausalitätstheorien bevorzugten, sie wurde jedoch in die ICD (F48) aufgenommen und erlebte seitdem eine bis jetzt allerdings nur milde Renaissance.

Neurasthenie kommt nicht nur bei Erwachsenen vor, sie wird, wenn auch wesentlich seltener, ebenso bei *Kindern und Jugendlichen* angetroffen. Noch seltener aber wird sie diagnostiziert. Einmal deshalb, weil Neurasthenie früher allein mit „erblich" gleichgesetzt wurde und man Kindern diese anscheinend pessimistische Etikettierung ersparen wollte. Tatsächlich meinte Emminghaus (1887), und er befand sich damit in weitgehender Übereinstimmung mit den Befürwortern der herrschenden Stigmen- und Degenerationslehre, daß es sich um eine „hereditäre Anlage" handele, äußere Einflüsse träten demgegenüber ganz zurück. Cramer (1912) hingegen unterschied eine „einfache Neurasthenie" von einer „endogenen Nervosität", bei der bereits bei der Geburt eine „gesteigerte Erregbarkeit des Zentralnervensystems" vorliege. Aber auch Homburger (1926) wies sowohl bei den „nervösen" als auch bei den „neurasthenischen" Kindern auf eine anlagebedingte Determination hin. Zum anderen akzeptierte Freud ebenso wie Charcot die Existenz einer „essentiellen" Neurasthenie, die er sogar gemeinsam mit der Masturbationstheorie in den ersten Entwurf seiner Neurosentheorie einbezog und der er eine bedeutsame kausale Bedeutung zumaß. Er vernachlässigte sie später, ohne sich jedoch von ihr ausdrücklich zu distanzieren. Dies trug besonders in den in den Nachkriegsjahrzehnten von der Psychoanalyse dominierten USA wesentlich dazu bei, sich von ihr zu verabschieden. Ihre inzwischen erfolgte Wiederentdeckung erlaubt jedoch dahingehende Rückschlüsse, daß ein entsprechender Bedarf besteht und sie eine kausale und diagnostische Lücke füllen soll, obwohl eindeutige Hinweise auf eine mögliche „a-priori-Existenz", auf eine von Anfang an bestehende Nervenschwäche, sich nur sporadisch finden. Die ICD-10 ordnet sie den „anderen neurotischen Störungen" zu, im DSM-III-R wird sie nur gelegentlich im Text erwähnt, erscheint aber nicht im diagnostischen Index.

Fallbeispiel

Das 11jährige Mädchen klagt seit Wochen über verstärkte Müdigkeit, hat seit Wochen keinen Hunger und nur Säfte getrunken. Sie sei immer klein, zierlich und überempfindsam gewesen, aus geringfügigen Anlässen ängstlich, „jammerig", klagsam und traurig verstimmt. Sprache dünn und „piepsig". Habe als Kleinkind über „zu großen Kopf und zu kleinen Bauch" geklagt, vor dem Spiegel deswegen geweint. Frühgeburt, schlecht getrunken. Kindergartenphobie. Durchschnittliche Intelligenz. Psychopathologisch aggressiv-gehemmt, sensitive und histrionische Anteile, keine Hinweise für Anorexia nervosa. Die „sehr nervöse" Mutter berichtet, daß sie sich wie ihre Tochter als Kind und auch heute noch immer schwächlich, müde und überanstrengt gefühlt habe. Das familiäre Klima ist durch eine ängstlich-depressive Überprotektion gekennzeichnet. Neben einem symptomorientierten, verhaltenstherapeutischen Stufenplan wurde eine Familientherapie durchgeführt.

Auch bei neurasthenischen Kindern und Jugendlichen stehen, anders als bei der Neuropathie, permanente Müdigkeit und Schläfrigkeit, Spielunlust und Leistungsunwille, überhaupt fehlende Kreativität und Schaffensfreude im Vordergrund der *Symptomatik*, daneben berichten Eltern und Lehrer über Gleichgültigkeit und Spontaneitätsverlust, Fehlen von Übermut und Heiterkeit, über eine gedrückt-morose Stimmungslage mit Klagen über somatogene Beschwerden wechselnder Lokalisation und eine allgemeine Unlust und Apathie, die zunächst als Faulheit und Bequemlichkeit imponieren kann, bis manchmal erst allmählich das Prozeßhafte der Entwicklung deutlicher hervortritt. Auch dann gibt es oft erhebliche diagnostische Probleme, dieses Syndrom von einer Angstneurose, einer depressiven Erkrankung oder einer hirnorganischen Pseudoneurasthenie abzugrenzen.

Fallbeispiel

Ein 11jähriger Junge leidet seit seiner Kleinkindzeit unter ständiger Erschöpfung und Übermüdung, alles sei ihm zuviel. Er schlafe schlecht, könne sich in der Schule nicht konzentrieren, nicht „durchdenken", das Wichtige nicht erfassen, manchmal sei er im Unterricht eingeschlafen. Zu Hause treten bei geringen Anstrengungen unstillbare Weinkrämpfe auf, „ich kann nicht mehr, ich kann nicht mehr ...". Er konnte weder durch Zureden, Schimpfen oder Schläge zum regelmäßigen Kindergarten- und Schulbesuch angehalten werden. Diese „seelische Schwäche" habe sich schon in den ersten Lebensjahren angekündigt, habe aber nach einer Herzoperation zugenommen. Seine Mutter bezeichnet sich als „extrem nervös" und innerlich gespannt „bis zum Zerreißen", sie liege stundenlang wach, mache sich ständig Sorgen, fühle sich nie richtig wohl, klagt über ständig wechselnde Schmerzen und Beschwerden, für die ihr Arzt keine Ursache finde.

Sekundäre Erschöpfungs- und Depressionszustände, exogene Neurasthenien bzw. Pseudoneurasthenien, kamen vor der Einführung der Antibiotika besonders bei Kindern im Verlauf von Infektionskrankheiten und auch bei Jugendlichen häufig vor. Die Vielfalt „spezifischer nervöser Beschwerden" im Verlauf langwieriger Rekonvaleszenzen, die teilweise zu einer postenzephalitischen symptomatischen Neurasthenie führten, hat besonders Annell (1962) ausführlich dargestellt. Sie werden auch heute noch registriert, wenn auch vergleichsweise seltener als die unter Drogen- und Medikamenteneinfluß, besonders aber nach Drogen- und Alkoholentzug und nach Schädel-Hirn-Verletzungen zu beobachtenden neurasthenischen Episoden und Perioden, erfahren aber überwiegend keine entsprechende psychopathologische Zuordnung. Andererseits sind an die Stelle früherer bakterieller Erkrankungen (Masern, Scharlach, Thyphus u. a.) neue (z. B. Borreliosen) getreten und vermehrt virale Erkrankungen (Influenza, Virushepatitis, Epstein-Barr-Viren, aber auch Aids) hinzugekommen; auch gibt es viele Überschneidungen mit dem „chronic fatigue-syndrome" (Smith et al. 1991).

Fallbeispiel

Ein 14 Jahre altes, psychisch bislang unauffälliges Mädchen klagt über plötzlich auftretende starke Müdigkeitsgefühle, sie fühlt sich krank und elend, äußert depressive und suizidale Gedanken, fühlt sich, obgleich gutaussehend, häßlich, könne ihr Gesicht nicht mehr ertragen, spricht von einer kosmetischen Operation. Sie zieht sich in der Familie zurück, schließt sich in ihr Zimmer ein, klagt über Kopf- und Magenschmerzen, über Augenflimmern und andere Beschwerden, für die weder ein organischer Befund erhoben wurde noch eine eindeutige psychiatrische Diagnose sich stellen ließ. Deskriptiv liegt ein dysphorisch-depressives Syndrom mit „endogenem Tiefgang" vor, das pharmakologisch-psychotherapeutisch behandelt wird, jedoch nur eine geringe Besserungstendenz zeigt. Die ursächliche Klärung bringt eine virologische Untersuchung, nach der eine Infektion mit dem Epstein-Barr-Virus (Titer 1:640) vorliegt, die, wie sich retrospektiv erheben ließ, von generellen Lymphdrüsenschwellungen begleitet war, zu der sich dann offenbar eine subakut verlaufende Enzephalitis einstellte. Diese Diagnose wird durch eine rasch auftretende Remission unter der Therapie bestätigt. Die dominierende starke Müdigkeit und eine allgemeine seelische und körperliche Adynamie und die zahlreichen organischen Sensationen bilden sich kontinuierlich zurück. Ein Rezidiv mit identischen Klagen und Beschwerden ist von einem erneuten Titeranstieg begleitet. Nach einer erneuten Globulinbehandlung bilden sich die Symptome und der Titer zurück. Das Mädchen konnte danach aktiv und bei anhaltend ausgeglichener Stimmungslage ihre Schul- und Berufsausbildung fortsetzen.

Die anscheinend definitive Erkenntnis, daß frühe und über längere Zeit anhaltende emotionale und kognitive *Frustrationen* relativ häufig, wenn nicht sogar regelmäßig zu irreversiblen psychischen Defiziten führen können, ist nicht mehr unumstritten. Vielmehr zeigten mehrere Verlaufsstudien, daß dies offensichtlich von der individuellen Disposition, die den jeweiligen Grad der Vulnerabilität einschließt, entscheidend abhängig ist. Immerhin ist es aber bemerkenswert, daß in einer besonders kritischen Studie (Ernst u. v. Luckner 1985) eine spätere und offensichtlich bleibende Anfälligkeit zu dysphorischen und depressiven Verstimmungszuständen als einzige prognostisch ungünstige Faktoren nachgewiesen und anerkannt wurden. Aber schon kurz nach dramatischen, existenzbedrohlichen Ereignissen, wie Tod, Scheidung oder Trennung der Eltern, lassen sich bereits bei Kindern im Vorschul- und im frühen Schulalter längerdauernde apathische und Erschöpfungszustände mit Appetitmangel und Nahrungsverweigerung, Schlaflosigkeit und Übermüdung, mimischer und motorischer Verarmung, Mutismus, Enuresis, Enkopresis, gesteigerter Reizbarkeit und Aggressivität nachweisen, die schon wegen ihrer vorwiegend vegetativen Prädilektion mindestens teilweise eher dem neurasthenen als dem depressiven Bereich zuzuordnen sind.

Das gilt auch für die diagnostische Einordnung von psychischen Spätschäden nach *langjährigen Internierungen* in Kriegsgefangenschaft und Konzentrationslagern. Keilson (1979), der das Schicksal jüdischer Waisen, die während des Krieges verfolgt wurden, 30 Jahre später durch Nachuntersuchungen erfaßte, konnte einen Kausalnexus zwischen dem Lebensalter zur Zeit der Traumatisierung und der Art der Dauerfolgen ermitteln. Er stellte fest, daß das frühe Alter (1–4 Jahre) zu besonders tiefgreifenden, „charakterneurotischen" Dauerschäden führt, während bei den 11- bis 14jährigen angstneurotische und bei den 14- bis 18jährigen später häufig chronisch-reaktive Depressionen vorlagen. Diese Untersuchung belegt, daß nicht nur frühe, sondern auch spätere „sequentielle Traumatisierungen" für die dauerhafte Etablierung emotioneller und vegetativer Störungen von großer Bedeutung sein können.

Überforderungsbedingte Erschöpfungs- und Schwächezustände sind auch beim Kind in Abhängigkeit von seiner Konstitution, von der Familie und von der Epoche zu sehen, in der es aufwächst. Der Grad der psychischen *Streßanfälligkeit* und die Art der resultierenden Störung sind außerdem von seinem Lebens- und Entwicklungsalter mitgeprägt. Das Problem des Leistungsdrucks, der „Überbürdung" der Kinder, ist so alt wie die Einführung der allgemeinen Schulpflicht. Die „Überbürdungsfrage", der Kraepelin eine spezielle Schrift (1897) widmete, ist seitdem gleichermaßen Gegenstand wissenschaftlicher Untersuchungen wie auch ein beliebtes Thema akademischer Festreden geblieben. Schelsky (1961) erhielt ebenso lebhafte Zustimmung wie radikale Ablehnung zu seiner These, daß die generelle Gewährung von Chancengleichheit für alle Kinder die „Gefahr der Züchtung überanstrengter Durchschnittsbegabungen" in sich berge und gefährlich sei.

Bei Schulkindern kommt als Disstreß in erster Linie ein chronisch überhöhter Angstpegel in Betracht, der zu psychischen und psychosomatischen Störungen führen kann. Die Schulverweigerung erscheint aus dieser Sicht als der Versuch einer physiologischen Gegenregulation. Die Tatsache, daß Kinder im Gegensatz zu Erwachsenen mit schweren streßbedingten Erschöpfungs- und Versagensreaktionen nur selten beobachtet werden, findet ihre Erklärung in der Präsenz solcher relativ starken natürlichen Abwehrmechanismen, die in ihrer Zusammensetzung und Dynamik noch nicht erforscht sind. Die moralischen Funktionen, die Erwachsene zum Ausharren in einer streßgefährdenden Leistungssituation veranlassen, sind bei den meisten Kindern nur unvollkommen entwickelt. Dagegen hat sich gezeigt (Nissen 1973), daß lernbehinderte Kinder, die nicht von ungefähr einen relativ höheren Prozentsatz unserer ambulanten und stationären Klientel bilden, unter dem permanenten Einfluß einer Reizüberflutung besonders leicht in Erschöpfungs- und Depressionszustände geraten, während geistig behinderte Kinder „infolge ihrer psychischen Resonanzschwäche" dagegen weitgehend gefeit sind.

Selye (1957) erkannte als Stressoren sowohl starke über- als auch anhaltende Unterforderungen, er wies aber auch auf die unspezifische Rolle realer und irrealer Bedrohungen hin, wie sie besonders von psychisch instabilen, neurotischen oder psychotischen Menschen erlebt werden. Mierke (1966) hat

die psychische Überforderung von Schulkindern durch zermürbende Dauerbelastungen aufgegliedert in eine gesetzmäßige Folge von Aggression, Regression und Restitution, die eine deutliche Analogie zu der von Erschöpfungsdepressionen (Kielholz 1959) aufweist. Die Aggressionsphase ist durch überhastete Fehlhandlungen und ungesteuerte affektive Entla-

Tabelle II-1. Alters- und entwicklungsspezifischer Symptomwandel neuropathischer (nach Asperger 1965) bzw. neurasthenischer Symptome; früher als „Prädispositions"-, heute u. a. als „Vulnerabilitätsfaktoren" für neurotische und psychosomatische Erkrankungen eingestuft

Lebensalter (Jahre)	Symptome
18	Psychosomatische Erkrankungen
17	Neurasthenie „Vegetative Dystonie"
16	„Allgemeine Nervosität" Kopfschmerzen
15	Schwindelgefühle Merkschwäche
14	Funktionelle Herz-, Kreislauf- und Verdauungsstörungen
13	Unruhe- und Erregungszustände
12	Vorzeitige Erschöpfbarkeit Vermindert erholungsfähig
11	Funktionelle Störungen Vegetative Beschwerden
10	Funktionelle Störungen Lernstörungen
9	Überempfindlichkeit gegen Kostwechsel, Hitze und Kälte
8	Gesteigerte Reizbarkeit „Vegetative Labilität"
7	Konzentrationsschwäche Schulerbrechen
6	Ein- und Durchschlafstörungen
5	Spielschwäche Stottern
4	Nabelkoliken Jactationen, Pavor nocturnus
3	Respiratorische Affektkrämpfe, Schlafstörungen
2	Erbrechen, Übelkeit Verdauungsstörungen
1	Appetitlosigkeit Trinkschwäche

dungen gekennzeichnet, durch die letzte Energiereserven erschöpft werden. Die Regressionsphase ist durch einen allgemeinen Rückzug zur Bewahrung von Reserven durch Einschränkung der Interessen und eine Drosselung des Leistungswillens charakterisiert. Der teleologische Sinn eines Erschöpfungssyndroms oder einer reaktiven Depression könnte dahingehend gedeutet werden, daß in Distanz von der permanenten Überforderung in tieferen Schichten der Persönlichkeit elementare Funktionen der Kräftebilanz wiederhergestellt werden. Der Persönlichkeitsgrund wird so von zerstörenden Erschütterungen bewahrt und erlaubt im Normalfall eine seelische Neuorientierung, die in einem günstigen Fall in der Restitutionsphase vor sich geht.

Dafür, daß für die Manifestation einer Neuropathie oder einer Neurasthenie eine primäre und sekundäre Disposition, d. h. letztlich die individuelle *Konstitution* eine maßgebliche Rolle spielt, spricht die unwiderlegte Tatsache, daß emotional stabile, körperlich gesunde und intellektuell gut ausgestattete Kinder, gleich aus welcher sozialen Schicht sie stammen, auch schlechten Lehrern, falschen Lehrplänen und mißlungenen Schulreformen trotzen und keine gesundheitlichen Schäden davontragen.

2. Retardierung und Akzeleration

*Bei allen Vorgängen, die aus der inneren Anlage hervorgehen
und bei allen vorwiegend unter Mitwirkung äußerer Einflüsse
sich vollziehenden Vorgängen der Entwicklung gibt es Zeiten
langsamen und schnellen Fortschreitens.*

HOMBURGER

Psychische und körperliche *Entwicklungsanomalien*
können zu universellen oder partiellen Reifungsverzögerungen *(Retardierungen)*, zu *Sprachentwicklungsstörungen* oder Reifungsverfrühungen *(Akzelerationen)* führen. Diese Entwicklungsstörungen sind
als randphysiologische Vorgänge zu betrachten. Sie
sind nicht immer krankhaft, sie können jedoch direkt oder indirekt zu psychischen Störungen führen.

Für die Beurteilung der körperlichen Entwicklung liegen Wachstums- und Perzentilkurven vor,
mit denen die Körperlänge und das Körpergewicht
kontrolliert werden können. In der Vorpubertät und
Pubertät erlaubt eine Registrierung der sekundären
Geschlechtsmerkmale Hinweise auf die psychische
Entwicklung. Durch die Bestimmung des Knochenwachstums, insbesondere der Knochenkerne der
Handwurzeln, können Reifungsverspätungen und
Reifungsverzögerungen registriert und in Relation
zur körperlichen und zur seelischen Entwicklung
gebracht werden.

Als *universelle Retardierung* wird im Gegensatz
zum umfassenderen angloamerikanischen Sprachgebrauch eine körperliche und seelische Reifungs
verlangsamung verstanden; es handelt sich also um
ein *aufholbares Defizit*, nicht um einen Defekt. Die
Merkmale der Entwicklungsverzögerung machen
sich im statomotorischen (verspätetes Sitzen, Stehen, Laufen) ebenso wie im körperlichen (verspätete Dentition, verzögerte Reifung der Knochenkerne,
unterdurchschnittliche Körperlänge) Bereich bemerkbar. Bei Säuglingen und bei Kleinkindern kann
es manchmal schwierig sein, angeborene psychische
und somatische Störungen oder Defekte (Minderwuchs, Schwachsinn) von einer Retardierung zu
trennen. Bei der universellen Retardierung sind in
der Regel sämtliche Entwicklungsabläufe gestört.

Lesny (1965) hat im Hinblick auf Hirnreifungsverzögerungen im Kindesalter festgestellt, daß in den verschiedenen Entwicklungsetappen typische Symptome auftreten.

Die *Prognose* universeller Retardierungen ist
meistens günstig. Da jedoch alle Normabweichungen Konflikte in sich bergen, wird die Entstehung
psychischer Störungen begünstigt. Durch das verspätete Einsetzen der Pubertät sind solche Kinder in
mancher Hinsicht benachteiligt. Sie geraten leicht in
Außenseiterpositionen oder verharren infolge des
verspäteten endokrinen Anstoßes länger in der altersinadäquaten Rolle des Kindes, was sich im Sozial- wie im Leistungsbereich nachteilig auswirkt.

Fallbeispiel

Ein 15 Jahre alter, asthenischer und körperlich unterentwickelter Junge (158 cm, 50 kg, Knochenreifung um $3\frac{1}{2}$
Jahre reduziert), kein Stimmbruch, sekundäre Geschlechtsmerkmale nicht ausgebildet; seit dem 3. Lebensjahr besteht zusätzlich ein tonisch-klonisches Stottern. Er
wird von den Mitschülern geneckt und gehänselt, man legt
ihm pornographische Fotos in die Schultasche, auf die er
mit Ärger und Abscheu reagiert. Schwere Störung des
Selbstwertgefühls mit depressiven Verstimmungszuständen, die er mit einem großspurigen Auftreten zu kompensieren sucht, was zu zusätzlichen negativen Reaktionen
führt. Nach einer multimodalen Therapie mit Einzel- und
Gruppentherapie und einer niedrig dosierten Testosteronbehandlung hat nach einem Jahr die Körperlänge um
10 cm zugenommen, Stimmbruch, beginnende Schambehaarung; gute soziale Integration, motorische Unruhe und
Stottern gebessert, ausgeglichene Stimmungslage.

Kinder mit *partiellen Retardierungen* bieten infolge
ihrer asynchronen, disharmonischen Entwicklung
im körperlichen, kognitiven oder psychischen Bereich begünstigende Voraussetzungen für die Entstehung von sekundären Neurosen. Besonders

E. Kretschmer (1949) hat auf die Bedeutung von *Teilinfantilismen*, von passageren partiellen körperlichen Verzögerungen (und Vorreifungen) hingewiesen, insbesondere auf die Bedeutung von Hypo- oder Hyperplasien, dysgenitalen Stigmen, Maskulinismen, Feminismen, Eunuchoidismen, auf Behaarungs-, Sekretions- und Fettansammlungsanomalien. In der Pubertät werden solche konfliktzentrierten Teilasynchronien, die sich ungünstig auf die psychische Entwicklung auswirken, relativ häufig beobachtet.

Die ursprünglich urbane *Akzeleration* hat durch die Verstädterung der Landbevölkerung längst einen so hohen Grad erreicht, daß die Akzeleration der Jugend ein ubiquitäres Faktum geworden ist (Abb. II-1). Neben der Eiweißhypothese (Koch 1967), dem steigenden Eiweiß- und Fettkonsum, wird das Gesamtphänomen der Wachstums-, Sexual- und Intellektualakzeleration als Antwort des menschlichen Organismus auf die Massierung sensorischer und psychischer Reize zurückgeführt. Diese *Reizüberflutung* führt (Freund 1959; Freund u. Maier 1952) zu einer Vorverlegung der geistigen und seelischen Reifung. In der Pubertät können grobe Diskrepanzen zwischen somatischer und psychischer Reifung auftreten. Die Reifungsverfrühung hat generell zu einer Zunahme der Körperlänge und zu einer Bevorzu-

gung der asthenischen Konstitution geführt. Außerdem wurden funktionelle Verfrühungen (Menarche, Spermarche) registriert, durch die eine *Verkürzung der Kindheit* eingetreten ist. In einigen hochentwickelten Gesellschaften konnte man inzwischen feststellen, daß sich der Akzelerationstrend abzuschwächen scheint, wenn ein bestimmtes Niveau erreicht ist.

Das Phänomen der kindlichen Altklugheit ist nicht durch eine frühzeitig einsetzende Akzeleration oder eine besondere Begabung zu erklären. Es handelt sich meistens um eine intellektuelle *Vorentwicklung* als Resultat einer einseitig ausgerichteten Erziehung, sie findet sich oft bei Kindern intellektueller Eltern. Es bestehen Ähnlichkeiten mit dem Frühschwimmen von Säuglingen oder Kleinkindern von Sportlereltern und mit der spielerischen Körperbeherrschung von Artistenkindern.

Nicht dem Bereich der somatischen Frühreife (Pubertas praecox) oder ausschließlich dem einer monotropen Milieukonstellation zuzuordnen sind die *hochtalentierten Sonder- und Wunderkinder*. Das gilt u. a. für den Mathematiker Gauß und für die Erfinder Watt und Edison, ebenso aber auch für die Komponisten Bach und Mozart, die alle schon in der ersten Lebensdekade ihre Umwelt durch ihre Kenntnisse und ihre Kreativität in Erstaunen versetzten.

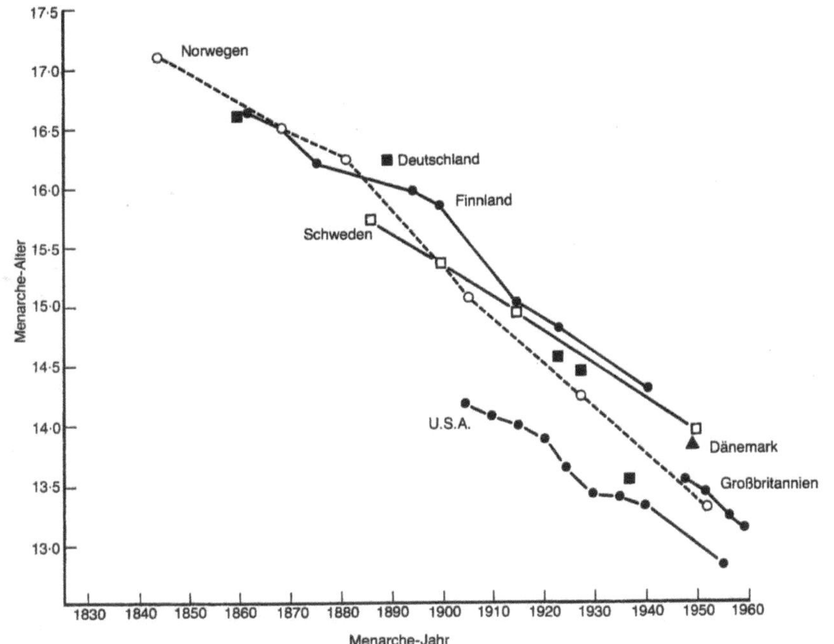

Abb. II-1. Das *Menarchenalter* hat sich in den letzten Jahrzehnten in den zivilisierten Ländern weiter nach vorn verlagert, weist aber große individuelle und familiäre Schwankungsbreiten auf. (Kulturhistorische Anmerkung: Abaelards Geliebte Héloise und Julia, die Geliebte Romeos, waren 11 bzw. 13 Jahre alt; nach Tanner 1962)

Diese, aber auch solche Kinder, die zwar in früher Kindheit künstlerische und intellektuelle Höchstleistungen zeigten, die sich jedoch nicht synchron mit ihrer weiteren Entwicklung steigerten, haben seit jeher ein besonderes wissenschaftliches Interesse (Baumgarten 1930; Weygandt 1936) gefunden. Die Ursachen sind bis heute letztlich unbekannt geblieben, wenn auch in vielen Fällen eine homologe Erblichkeit (Baumgarten 1930) festgestellt werden konnte.

Fallbeispiel

Oehme (1988) beschreibt das „Lübecker Wunderkind" Christian Henrich Heineken (1721–1725), das, „körperlich zart", mit 10 Monaten schon Gegenstände benennen, mit 13/14 Monaten Geschichten aus der Bibel erzählen konnte und mit 2½ Jahren 8000 lateinische Wörter, außerdem die Geschichte der alten Welt und vieles aus der Geographie kannte (Abb. II-2). Mit 3 Jahren begrüßte er den dänischen König bei einer Audienz im Schloß Friedensburg bei Kopenhagen mit einer wohlgesetzten Rede in dänischer Sprache und überreichte ihm ein selbstverfaßtes Buch über dänische Geschichte. Mit 4 Jahren sprach er außerdem fließend französisch und englisch. Er starb mit 4 Jahren; Weygandt (1936) vermutete, daß eine Hydrozephalie vorlag.

Die zeittypische *Reizüberflutung* führt bei psychisch gesunden, lernbehinderten und geistig behinderten Kindern zu unterschiedlichen Reaktionen. Bei psychisch *gesunden Kindern* resultiert oft eine körper-

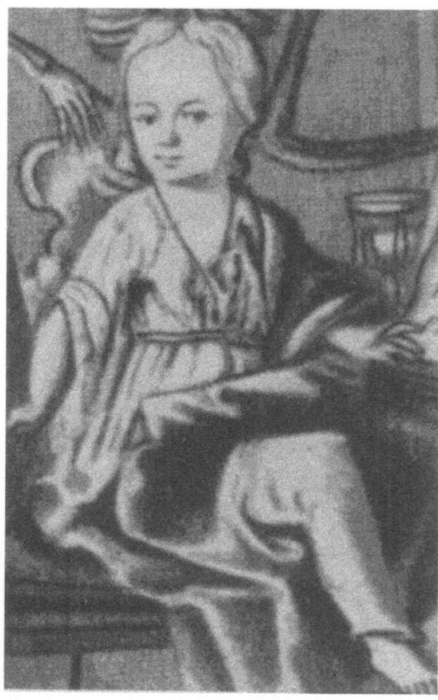

Abb. II-2. Das Lübecker Wunderkind Chr. H. Heineken (1721–1726)

liche und seelische Akzeleration, deren mögliche negative psychische Auswirkungen das Kind im allgemeinen neutralisieren kann: „Ein gesundes Kind wehrt Reizüberflutungen durch Gegenregulationen ab." *Lernbehinderte Kinder* geraten unter dem Einfluß einer Reizüberflutung besonders leicht in akute Versagens- oder chronische Erschöpfungszustände. Besonders dann, wenn sie durch pädagogische Fehleinstellungen zu einer permanenten Reizoffenheit veranlaßt werden: „Das lernbehinderte Kind erliegt negativen Auswirkungen einer Reizüberflutung, wenn es zur permanenten Akzeptierung des Reizüberschusses gezwungen wird." *Geistig behinderte Kinder* bleiben in ihrer körperlichen Entwicklung oft deutlich hinter gesunden Kindern zurück.

Auch unter chronischer Reizüberflutung etablieren sich nur selten seelische Fehlentwicklungen: „Das geistig behinderte Kind ist infolge seiner psychischen Resonanzschwäche weitgehend gegen negative Auswirkungen einer Reizüberflutung gefeit."

Konstitutionelle Normvarianten der Pubertätsentwicklung liegen vor, wenn sich keine pathologischen Ursachen für Verzögerungen oder Akzelerationen knapp außerhalb der normalen Streubreite finden. Meistens wird die gleiche Auffälligkeit von Wachstum und Entwicklung auch bei anderen Familienmitgliedern gefunden (Prader 1985).

Die *normale* Pubertät, deren physiologischer Beginn mit dem Einsetzen der Brustentwicklung und Pubesbehaarung bei Mädchen und der Hodenvergrößerung bei Jungen (Abb. II-3 und II-4) festgesetzt ist, beginnt in den mitteleuropäischen Ländern bei Mädchen etwa mit 10½, bei Jungen mit 12 Jahren. Man kann *zwei* aufeinanderfolgende Phasen der Reifung unterscheiden: den Zeitraum der Pubertät bis etwa zum 18. und den der Adoleszenz etwa bis zum 21. Lebensjahr. Es ist ein *epochales* Phänomen, daß Probleme mit der Pubertät in unserem Aus- und Weiterbildungszeitalter weit in die Adoleszenz, ja bis in die Mitte des 3. Lebensjahrzehnts hineinreichen.

Als *Pubertas praecox* wird eine psychische Vorreifung bezeichnet, bei der die Geschlechtsreife bei Mädchen vor dem 8., bei Jungen vor dem 10. Lebensjahr eintritt. Sie ist bei Mädchen 4- bis 5mal häufiger. Die Ursachen sind teilweise noch ungeklärt. Letztlich liegt ein Fortfall der hormonalen Hemmungen vor, die von der Zirbeldrüse und vom Hypothalamus auf die Gonadotropinproduktion der Hypophyse wirken.

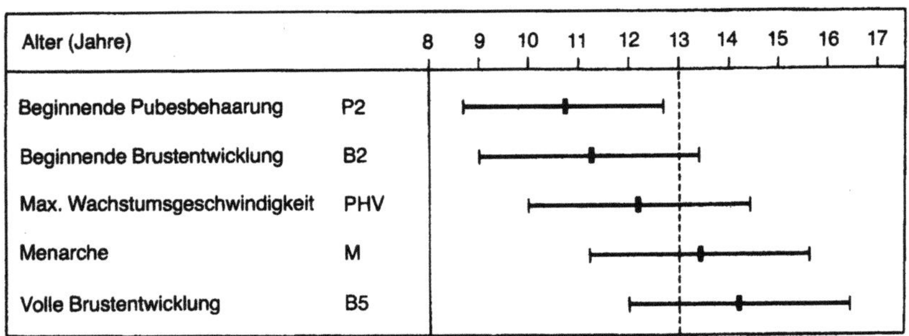

Abb. II-3. Die zeitliche Streuung der Pubertätsentwicklung bei *Mädchen*. Der damit definierte Normalbereich umfaßt 95% aller normalen Entwicklungsverläufe. (Nach Prader 1985)

a) Die *idiopathische* oder genuine Pubertas praecox kommt bei Jungen kaum, bei Mädchen nur selten vor. Die Menstruation stellt sich bereits in den ersten 2 Lebensjahren ein, danach wird sie seltener. Diese Kinder sind in jeder Beziehung vorgereift und weisen bereits entwickelte sekundäre Geschlechtsmerkmale auf.

b) Bei *zerebralen* Prozessen, meist Tumoren im hypothalamischen Bereich, kommt es zu ähnlichen Vorentwicklungen, sie treten bei Jungen häufiger als bei Mädchen auf.

c) Als *Pseudo*-Pubertas praecox werden körperliche und seelische *Vorentwicklungen* bezeichnet, die nicht im hypothalamo-hypophysären System verankert sind, sondern im Bereich der Keimdrüsen und der Nebennierenrinde.

Sprachstörungen

Etwas „richtig auszudrücken" ist ein lebenslanger Lernprozeß. Voraussetzungen zum angemessenen Spracherwerb sind die Fähigkeit, die verschiedenen Töne einer Sprache differenziert wahrzunehmen, sowie die Fähigkeit zum Lallen, die in den ersten Lebensmonaten auftritt. Die Sprachfähigkeit ist ein wesentliches Element, mit seiner Umwelt in Kontakt zu treten, sich zu verständigen und das Verhalten zu modifizieren. Im Alter zwischen 2½ und 6 Jahren kommt es zu einem explosionsartigen Zuwachs an Sprachfähigkeit, was das geistige und soziale Leben der Kinder ganz wesentlich beeinflußt. Im Alter von 6 Jahren lernen Kinder jeden Tag schätzungsweise 15 neue Worte hinzu, und ihr Wortschatz umfaßt 8000–14000 Worte. Sie können Instruktionen verstehen, über ihre Erlebnisse berichten und sich mit anderen auseinandersetzen.

Der Mechanismus des Spracherwerbs ist bis heute noch nicht völlig aufgeklärt. Besonders schwierig ist es herauszufinden, wie ein Kind lernt, die Bedeutung eines Wortes zu erkennen und die Worte in eine syntaktisch korrekte Reihenfolge zu bringen. Damit korrespondieren auch die polaren Positionen zur Frage der kindlichen Entwicklung: erlernt oder angeboren.

Die *Lerntheorie* geht davon aus, daß die Sprache wie viele andere Verhaltensweisen den Lerngesetzen unterliegt. Der Spracherwerb basiert auf der Imitation und dem Assoziationslernen mittels der Mecha-

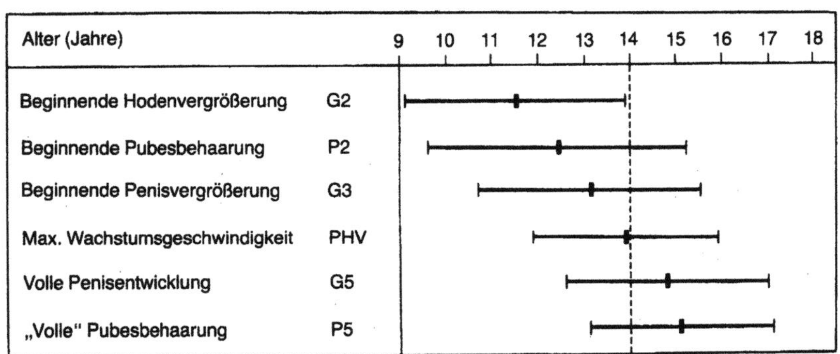

Abb. II-4. Die zeitliche Streuung der Pubertätsentwicklung bei *Jungen*; es gelten die gleichen Hinweise wie bei Abb. II-3

nismen des klassischen und operanten Konditionierens. Ein zunächst neutraler Stimulus, der keine besondere Reaktion bei einer Person hervorruft, ist mit einem Stimulus verbunden, der eine vorhersagbare Reaktion hervorruft. Beim ersten Hören des Wortes „Schokolade" kann ein Kind die Bedeutung nicht erfassen. Wenn aber der Klang des Wortes „Schokolade" zuverlässig mit süßem Geschmack verbunden ist, beginnt das Kind den Klang des Wortes mit dem Objekt zu assoziieren und lernt dabei, was das Wort bedeutet. Das Kind verbindet nach der Lerntheorie dann die Gesamtheit aller Assoziationen, die das Wort hervorruft (Mowrer 1950).

Die *Theorie der angeborenen Struktur* wurde besonders von Chomsky (1965) entwickelt. Er vermutet, daß jedes Kind mit einem Spracherwerbsplan („language acquisition device") ausgestattet ist, der die allgemeinen Regeln jeder Sprache, die ein Kind hören könnte, erkennt. Dieser Spracherwerbsplan ist wie ein genetischer Code für das Sprachverständnis. Auch wenn sich die Sprache eines Kindes bei der Geburt in einem primitiven Stadium befindet, so setzt der Spracherwerbsplan das Kind in die Lage, sich mit zunehmender Reife komplexere Sprachstrukturen anzueignen.

Die *Interaktionstheorie* (Bates et al. 1979) besagt, daß die Sprache aus den basalen Strukturen des sensomotorischen Stadiums nach Piaget erwächst. In den ersten beiden Lebensjahren entwickeln die Kinder 3 fundamentale Fähigkeiten, die gemeinsam die Sprachentwicklung ermöglichen:

1) die Fähigkeit, auf ein Objekt zu zeigen, um über das Objekt zu kommunizieren,
2) die Fähigkeit, Ziele zu formulieren und mehr als einen Weg zu entwickeln, um sie zu erreichen,
3) die Fähigkeit, Handlungen, die früher unter anderen Umständen ausgeführt wurden, zu wiederholen.

Nach der Interaktionstheorie ist der Spracherwerb in erster Linie ein Lernvorgang, wie „Dinge mit Worten getan werden können".

Nach dem heutigen Wissensstand scheint sich die Sprachentwicklung bereits während der Schwangerschaft anzubahnen. Die linke Hirnhälfte ist, bis auf sehr wenige Ausnahmen, für die Sprache zuständig, und solche funktionalen Asymmetrien können bereits beim Embryo im 2. Trimenon gefunden werden. Ein gesunder Säugling wendet sich bereits im Alter von wenigen Tagen Stimmen zu, und im 2. Lebensmonat erkennt er die Stimme der Mutter, auch wenn er diese nicht sieht. Nach der Lallphase im Alter von 5–6 Monaten und den Lautduplikationen mit etwa 8 Monaten beginnt das Kind gezielt Sprachlaute zu bilden und einzusetzen.

Das Kind differenziert zunehmend lautliche Kontraste, z. B. zwischen Vokalen und Konsonanten. So wird ein Vokal mit einem Lippenschlußlaut gebildet, so daß der Laut („Ma") entsteht. Im 2. Lebensjahr werden einzelne Worte zielgerichtet angewendet und in eine Konversation eingebunden. Anfangs werden diese Begriffe generalisiert verwendet, d. h., daß das gleiche Wort für verschiedene Begriffe eingesetzt wird.

Parallel dazu verläuft der Prozeß des Sprachverständnisses, der allerdings diagnostisch nur sehr schwer zu erfassen ist. Am Ende des 2. Lebensjahres werden die ersten Zweiwortsätze gebildet, wenig später können die Kinder auch Drei- bis Vierwortsätze zusammenstellen. Sie können Pronomina richtig einsetzen und den Plural bilden. Im 4. Lebensjahr werden auch die grammatikalischen und syntaktischen Strukturen angewendet. Finalsätze, Konditionalsätze, Deklination und Konjugation können Kinder am Ende des 4. Lebensjahres gewöhnlich bilden und so komplexere Zusammenhänge erläutern. In der Pubertät ist die Entwicklung der Sprachstrukturen abgeschlossen.

Die *Störungen der Sprachentwicklung* resultieren sehr häufig aus einer Interaktion von organischen, sozialen, psychischen und anderen Faktoren. Zwischen HNO-Ärzten, Logopäden und Kinder- und Jugendpsychiatern ist eine enge Kooperation erforderlich, wenn es um die pathogenetische Klärung und Behandlung von Sprach- und Sprechstörungen geht. Die Sprachstörungen lassen sich nach kausalen Gesichtspunkten klassifizieren:

- expressive Sprachstörung
  - Stammeln
  - Stottern
  - Poltern
- rezeptive Sprachstörung
- Audimutitas
- erworbene Aphasie mit Epilepsie (Landau-Kleffner-Syndrom)
- Sprachstörungen bei geistiger Behinderung
- Sprachstörungen infolge Erkrankungen des ZNS nach erfolgter Sprachentwicklung

- Sprachstörungen bei Deprivation
- Sprachstörungen bei Psychosen
- Sprachstörungen bei dementiellen Syndromen
- Mutismus
- Sprachstörungen infolge Hörstörung.

Die *Diagnostik* von Sprachstörungen muß umfassend und sorgfältig erfolgen. Störungen des auditiven Systems und Sprechstörungen infolge anatomischer Veränderungen der Sprechorgane müssen abgeklärt werden, wobei auch dysarthrische und dysphonische Störungen abgegrenzt werden sollten.

In engem Zusammenhang mit dem Verstehen der Sprache steht natürlich die Fähigkeit des Hörens. Unabdingbar ist deshalb eine präzise Diagnostik des peripheren und zentralen Hörvermögens. Gerade Kinder mit häufigen Tubenmittelohrkatarrhen und Schalleitungsschwerhörigkeit sind infolge einer peripheren Hörstörung in der Entwicklung der Sprache beeinträchtigt. Bei diesen Kindern kommt es aber nicht nur zu einer quantitativen, sondern auch zu einer qualitativen Beeinträchtigung des Hörvermögens. Die Therapie der Wahl besteht hier natürlich in einer operativen Korrektur.

Das Hauptmerkmal der *Artikulationsstörung* ist eine beeinträchtigte Sprache, die unterhalb des dem Intelligenzalter des Kindes angemessenen Niveaus liegt, wobei die sprachlichen Fähigkeiten jedoch im Normbereich liegen. Die Sprache des Kindes ist durch Auslassungen, Verzerrungen oder Ersetzen von Lauten und inkonsistenten Lautfolgen gekennzeichnet, so daß andere große Verständnisschwierigkeiten haben. Bei diesen Kindern lassen sich die Artikulationsstörungen nicht auf sensorische, organische oder neurologische Ausfälle zurückführen.

Die *Entwicklungsdyslalie* ist ein physiologisches Durchgangsstadium, das eine gute Prognose hat und keiner besonderen Behandlung bedarf. Es kommt familiär gehäuft vor. *Stammeln* kann aber auch im Rahmen einer regressiven Reaktion, im Sinne eines baby- oder kleinkindhaften Verhaltens, dazu dienen, die Aufmerksamkeit der Umwelt auf sich zu lenken. Nicht selten wird es durch ein absichtlich kleinkindhaftes Sprachverhalten der Eltern, die bestimmte Stammelfehler „goldig" finden, unterstützt und verstärkt.

Artikulationsstörungen können in sehr unterschiedlichen Schweregraden auftreten. In einigen Fällen sind die Artikulationsstörungen auf einen oder wenige Laute beschränkt, wie z. B. beim Sigma-

tismus (s und andere Zischlaute), beim Lambdazismus (L-Laut) und Rhotazismus (R-Laut). Auf der anderen Seite können in schweren Fällen so viele Laute betroffen sein, daß die Sprache des Kindes vollständig unverständlich ist. Als Therapie kommen in erster Linie heilpädagogische Maßnahmen in Frage.

Das *Stottern* (Stammeln, Balbuties) ist eine Störung des Sprachflusses, das durch häufige Wiederholung oder Dehnung von Lauten, Silben oder Wörtern (klonische Form) oder aber durch häufiges Zögern und Innehalten (tonische Form) gekennzeichnet ist. Geringfügige Dysrhythmien der Sprache sind in einer Durchgangsphase in der frühen Kindheit oder als geringfügiges, aber fortdauerndes Sprechmerkmal im späten Kindesalter oder im Erwachsenenalter nicht selten. Zu den Primärsymptomen kommen als Sekundärsymptome langes Ausatmen vor dem Sprechen, Schluckgeräusche, Flickworte und Mitbewegungen von Gesicht und Extremitäten sowie vegetative Symptome hinzu. Die Symptomatik weist eine deutliche situative Variabilität auf, weshalb diese Störung lange Zeit als rein psychogen angesehen wurde. Das Stottern hat eine Prävalenz von ca. 1 % in der Bevölkerung, wobei die Symptome in der überwiegenden Anzahl der Fälle spontan sistieren (Homzie u. Lindsay 1984). Die Symptomatik beginnt meist im Vorschulalter.

Die *Ätiologie* des Stotterns ist nicht eindeutig geklärt. Vermutet werden hirnorganische Funktionsstörungen, die durch die Beobachtung gestützt werden, daß bei den betroffenen Kindern häufig Entwicklungsdefizite vorliegen, die jedoch keine pathognome Bedeutung haben. Auch genetische Faktoren werden vermutet, da Jungen 2- bis 10mal häufiger betroffen sind und die Störung familiär gehäuft vorkommt. Psychodynamische Theorien sehen in dem Symptom des Stotterns den Ausdruck eines frühkindlichen Konfliktes. In der lerntheoretischen Sichtweise wird es als gelernte Gewohnheit oder als operantes bzw. respondentes Verhalten interpretiert.

Die *Therapie* muß sich an der individuellen Problematik orientieren. Logopädische Behandlung mit rhythmischen Übungen, verhaltenstherapeutische Verfahren mit operanter Verstärkung des flüssigen Sprechens, Entspannungstechniken wie autogenes Training und progressive Muskelrelaxation kommen ebenso zum Einsatz wie tiefenpsychologische Behandlungen und der Einsatz von Psychopharmaka, z. B. mit Tiaprid.

Das *Poltern* (Tachyphemie, Battarismus) ist durch eine hohe Sprechgeschwindigkeit mit falscher Sprechflüssigkeit, jedoch ohne Wiederholungen oder Zögern gekennzeichnet, das zu einer beeinträchtigten Sprechverständlichkeit führt. Das Sprechen ist unregelmäßig und unrhythmisch, mit schnellen, ruckartigen Anläufen, die gewöhnlich zu einem fehlerhaften Satzmuster (z. B durch Pausen, die nicht der grammatikalischen Satzstruktur entsprechen) führen. Poltern kann gemeinsam mit Stottern auftreten, wie dieses zeigt es eine deutliche Knabenwendigkeit. Die Komorbidität mit dem hyperkinetischen Syndrom ist hoch.

Ätiologisch vermutet man neben hirnorganischen auch genetische Faktoren.

Die *Therapie* zielt auf eine Verlangsamung des Sprachflusses, auf eine Erhöhung der Konzentration und eine Verbesserung der Artikulation ab.

Bei der *expressiven Sprachstörung* ist die Fähigkeit des Kindes, die gesprochene (nicht geschriebene) Sprache zu verwenden, deutlich unterhalb des seinem Intelligenzalter angemessenen Niveaus, wobei das Sprachverständnis jedoch im Normbereich liegt. Die Kinder fallen durch einen deutlich reduzierten Wortschatz auf und gebrauchen häufig nur wenige einzelne Worte (Telegrammstil). Oft haben sie Schwierigkeiten in der Auswahl zutreffender Worte und umschreiben diese (z. B. statt Stuhl „ein Ding zum Sitzen"). Gelegentlich kommt es auch dazu, daß bedeutungsähnliche Worte verwendet werden (z. B. statt Stuhl „Tisch").

Insgesamt zeigt die sprachliche Äußerung eine reduzierte Qualität, es fallen eine unreife Satzstruktur, kurze Satzlängen und syntaktische Fehler auf. Wortendungen oder Präfixe sowie Füllwörter werden weggelassen, ebenso auch grammatikalische Einzelheiten wie Präpositionen, Pronomina und Artikel (Agrammatismus). Auch wird meist nur das Präsens gebraucht. Aufgrund dieser Besonderheiten ergeben sich nicht selten Schwierigkeiten in der sozialen Interaktion.

Expressive Sprachstörungen können einen sehr unterschiedlichen Schweregrad zeigen, meist sind Wortschatz und Grammatik mehr als der Sprachgebrauch an sich betroffen. Je schwerer die Sprachstörung ist, desto früher wird sie erkannt (meist mit 3 Jahren), während leichtere expressive Sprachstörungen erst im Schulalter identifiziert werden.

Bei der *rezeptiven Sprachstörung* liegt das Sprachverständnis des Kindes unterhalb des seinem Intelligenzalter angemessenen Niveaus. In den meisten Fällen ist auch die expressive Sprache deutlich beeinträchtigt, und Störungen in der Wort-Laut-Produktion sind häufig. Im Alter von 1 Jahr sieht man bei den betroffenen Kindern keine Reaktion bei Abwesenheit nichtverbaler Zeichen auf vertraute Namen, mit 18 Monaten sind diese Kinder noch nicht in der Lage, einige häufig vorkommende Gegenstände zu bezeichnen. Mit 2 Jahren kann einfachen Routineinstruktionen nicht gefolgt werden. Die Defizite im Wortverständnis können sich entweder durch die Unfähigkeit, einzelne Worte oder aber komplexere sprachliche Zusammenhänge wie Zeit, Kausalität oder Beziehung zu verstehen, manifestieren. Auch werden häufig mehrere Bedeutungen eines Wortes nicht erfaßt. Einzelne Morpheme wie Singular bzw. Plural oder Präsens bzw. Perfekt werden nicht identifiziert, ebenso wie Höflichkeitsformen und Äußerungen im Dialekt. In schweren Fällen sind auch die Identifikation von paralinguistischen Kommunikationsaspekten wie Gesichtsausdruck, Stimmlage oder Intonation beeinträchtigt.

Wie bei den expressiven Sprachstörungen zeigt sich auch hier in der klinischen Praxis ein weites Spektrum von Schweregraden. Schwere Formen werden meist schon am Ende des 2. Lebensjahres erkannt, während schwächere Formen oft erst im Schulalter aufgedeckt werden. Die Komorbidität mit anderen neuropsychiatrischen Erkrankungen ist hoch.

Eine Extremform einer Sprachentwicklungsstörung ist die *Hörstummheit* bzw. *Audimutitas*. Die Hörstummheit ist dadurch definiert, daß bei einem normalen Hörvermögen und weitgehend altersentsprechender übriger Entwicklung nach dem 3.–4. Lebensjahr keine sprachliche Entwicklung vorliegt. Neben der Störung der Fähigkeit des Sprechens liegt meist noch eine Sprachverständnisstörung vor. Die in Anologie zu den Aphasien vorgenommene begriffliche Differenzierung in motorische Hörstummheit mit erhaltenem Sprachverständnis und sensorische Hörstummheit mit Ausfall des Sprachverständnisses („Worttaubheit") ist in der Alltagspraxis nicht immer realisierbar. *Differentialdiagnostisch* muß die Audimutitas von den durch hirnorganische Läsionen verursachten Aphasien abgegrenzt werden.

Als *Landau-Kleffner-Syndrom* wird die erworbene epileptische Aphasie bezeichnet (Landau u. Kleffner 1957). Vor dem Einsetzen der Aphasie haben die Kinder in der Regel eine altersentsprechende Sprachentwicklung durchgemacht. Typische Sprach- und Sprechauffälligkeiten im Vorfeld der Erkrankung fehlen. Die Kinder fallen zunächst durch eine auditive verbale Agnosie auf, sie erscheinen schwerhörig oder autistisch. Der sprachliche Ausdruck ist erheblich reduziert, es fallen Stereotypien, Perseverationen oder Paraphrasien auf, bevor eine komplette Aphasie eintritt. Danach kommt es zu seltenen epileptischen Anfällen unterschiedlicher Typologie. Diese treten meist im Alter zwischen 3 und 5 Jahren auf. Bei $\frac{1}{3}$ der Patienten wird nur ein einziger Anfall beobachtet. Pathologische neurologische Befunde sind nicht zu erheben, im EEG sieht man bei normaler Grundaktivität einzelne, meist multiple Foci temporal bzw. temporo-okzipital. Der Verlauf der epileptischen Anfälle ist benigne, meist sistieren sie in der Zeit der Pubertät.

Da bislang noch nicht sehr viele Fälle über einen langen Zeitraum beobachtet werden konnten, ist die *prognostische* Einschätzung dieser Erkrankung problematisch. Aus der bisherigen Literatur ist zu schließen, daß es beim Landau-Kleffner-Syndrom auch noch nach vielen Jahren zu Voll- und Teilremissionen kommen kann. Tritt die Erkrankung bei Kindern unter 5 Jahren auf, dann scheint die Langzeitprognose eher ungünstig zu sein (Elliger et al. 1990).

Geistig behinderte Kinder zeigen eine deutliche Verzögerung der Sprachentwicklung. Bei diesen ist die Integration der verschiedenen Empfindungen und Wahrnehmungen erheblich beeinträchtigt. So ist verständlich, daß die Sprachentwicklung im Vorschulalter einen sensiblen Prädiktor für die intellektuelle Leistungsfähigkeit im Schulalter darstellt (Largo et al. 1989).

Sprachstörungen infolge traumatischer oder entzündlicher Erkrankungen des zentralen Nervensystems nach erfolgter Sprachentwicklung sind gelegentlich auch im Kindesalter anzutreffen. Entzündliche Veränderungen im Bereich der linken Temporalregion können zum Verlust der Sprachfähigkeit führen. Bei jüngeren Kindern ist es möglich, mit entsprechend intensivem Training die Sprachfähigkeit durch Mobilisierung anderer Hirnareale weitgehend, wenn auch nicht vollständig zu erreichen.

Sprachstörungen bei Deprivation resultieren aus einer mangelnden Sprachanregung oder gar Vernachlässigung des Kindes. Der sozialen Situation, in der ein sprachgestörtes Kind aufwächst, muß deshalb große Beachtung geschenkt werden. Solche Kinder können ihre Defizite oft in bemerkenswert kurzer Zeit in einer anderen Umgebung aufholen.

Sprachstörungen bei Psychosen aus dem schizophrenen Formenkreis sieht man in erster Linie bei katatonen Psychosen. Nach einer normalen Sprachentwicklung tritt meist eine Veränderung der Expressivsprache auf. Die Sprache wird eigentümlich stakkatoartig, gelegentlich auch leise hauchend, die Sprachmelodie wird nivelliert, die Kranken neigen zu Echolalien und Iterationen.

Autistische Kinder zeigen recht typische Besonderheiten der Sprachentwicklung. Fähigkeiten, die an vorsprachliche Möglichkeiten der Kommunikation gebunden sind, bleiben aus. Eltern dieser Kinder berichten häufig, daß selbst das Schreien nur eine geringe Ausdrucksqualität habe. Um das 1. Lebensjahr lallen autistische Kinder kaum, am Ende des 2. Lebensjahres ist die Kombination von Worten, sprachlichen Wendungen oder Sätzen erheblich verzögert. Die Hälfte der autistischen Kinder erwerben nie eine sinnvolle Sprache. Diejenigen, die zum Sprechen kommen, zeigen jedoch eine ganze Reihe typischer Besonderheiten. Besonders bemerkenswert sind dabei die pronominale Umkehr, eine unangemessene Echolalie und eine abnorm egozentrische Sprache. Bei älteren Autisten fallen stereotype Äußerungen und ein ideosynkratischer Wortgebrauch auf, der durch Wortneuschöpfungen und hochspezifische Bedeutungszuordnungen gekennzeichnet ist. Auch das Sprachverständnis autistischer Kinder bleibt beeinträchtigt.

Bei *dementiellen Prozessen* als Folge heredodegenerativer Erkrankungen und Stoffwechselstörungen wird neben dem Verfall anderer intellektueller Funktionen auch ein Sprachabbau beobachtet. Es kommt neben einem gesteigerten Rededrang zur Dyslalie und zum Dysgrammatismus, zur fortschreitenden Verkürzung und schließlich zum Verfall der Spontansprache mit Zunahme von Perseverationen.

Mutismus ist ein totales oder selektives Nichtsprechen bei intaktem zentralen und peripheren Sprechapparat. Mutistisches Verhalten ist bei Kindern und Jugendlichen häufiger als beim Erwachsenen (Trott u. Friese 1990). In „verdünnter Form" finden wir dieses Symptom erlebnisreaktiv nach einer Zurückweisung oder Bestrafung, indem Kinder kurzfristig mit den Eltern oder anderen Personen nicht reden oder trotzig schweigen. Die länger anhaltende Weigerung zu sprechen ist jedoch ein seltenes Syndrom. In der Mehrzahl der Fälle ist der

Mutismus elektiv, d. h. das Kind spricht zu Hause völlig unauffällig, während es sich außerhalb des Hauses sprachlich nicht äußert. Es handelt sich um eine psychogene Sprachhemmung bei erhaltener Sprechfähigkeit und normalem Sprachverständnis.

Die Stummheit bei angeborener Taubheit ist das Resultat der Gehörlosigkeit, man spricht von *Taubstummheit*. Durch spezielle audiometrische Maßnahmen ist es schon bei Neugeborenen möglich, Schwerhörigkeit und Taubheit zu erkennen und frühzeitig apparativ zu versorgen und heilpädagogisch zu fördern. Gehörlose Kinder benötigen eine frühzeitige Förderung unter Einbeziehung der Mutter, zunächst ambulant, später in speziellen Kindergärten und Schulen. Für die Untersuchung sprach- und sprechgestörter Kinder ist es notwendig (Leischner 1967), in die neurologische Untersuchung die parietalen und okzipitalen Leistungen mit einzubeziehen, um das Gesamt des vorliegenden Syndroms zu erfassen und „zwischen dem Verlust einer schon erlernten Leistung und der Erlernungserschwerung einer Leistung", die das Kind zur Zeit der Erkrankung noch nicht beherrscht hat, zu unterscheiden.

3. Reaktion und abnorme Reaktion

Alles was der Mensch erlebt, was er tut, hinterläßt Spuren und ändert seine Veranlagung langsam um.

JASPERS

Die psychischen *Reaktionen* und abnormen Reaktionen spielen unabhängig davon, wie sie klassifiziert werden, auch im Kindes- und Jugendalter eine bedeutsame Rolle. *Psychische Reaktionen* sind sinnvoll motivierte, gefühlsmäßige Antworten auf ein Erlebnis (Schneider 1959), als Trauer über, Reue wegen, Furcht vor; ihre Kriterien sind:

1. Der reaktive Zustand wäre *nicht* aufgetreten, ohne das verursachende Erlebnis.
2. Der Inhalt, das Thema des Zustandes steht in *verständlichem* Zusammenhang mit seiner Ursache.
3. Der Zustand ist in seinem *zeitlichen* Verlauf abhängig von seiner Ursache, insbesondere hört er auf, wenn die Ursache wegfällt.

Dabei spielt der „nicht motivierend, sondern rein kausal, ex opere operato wirkende, nicht erlebte Untergrund der Erlebnisreaktion" eine bedeutende Rolle, das heißt der Untergrund und Hintergrund des psychischen Lebens.

Abnorme Reaktionen unterscheiden sich von einer normalen Reaktion durch ihre ungewöhnliche Stärke, aber auch durch die Diskrepanz der Gefühlsäußerungen und der Betroffenheit im Verhältnis zum auslösenden Anlaß. Homburger hat die psychische Reaktion auf seelisch besonders wirksame Ausnahmesituationen bei Kindern als „*Situationsreaktion*" (Homburger 1926) bezeichnet und damit im Rahmen des damaligen Begriffes von „psychopathischen Konstitutionen" auf die kurzschlußartig auftretenden reizbaren, zornmütigen, heftigen und haltlosen *Primitivreaktionen* und auf die spannungsgeladenen *Expansivreaktionen* (Kretschmer 1918) hingewiesen. In der deutschsprachigen Kin-

der- und Jugendpsychiatrie werden diese Begriffe nur noch selten angewendet; sie werden meistens durch den weitgreifenden Terminus Verhaltensauffälligkeit oder Neurose ersetzt, damit aber auch weniger differenziert gekennzeichnet. Es wäre zweckmäßiger, Reaktionen, die nach Form, Inhalt und Dauer eine durchschnittliche normale Gefühlsäußerung übersteigen, weiterhin als *abnorme Reaktionen* zu definieren. Der Zusatz „psychogen" kann verwendet werden, wenn der Eindruck entsteht, daß sie ausschließlich oder vorwiegend eine Antwort auf eine akute oder chronische ungünstige Milieu- und Umweltsituation darstellen; meistens ist jedoch eine angeborene oder erworbene „konstitutionelle" *Disposition* vorhanden.

Der Begriff *Verhaltensstörung – in einem programmatischen Buchtitel (Stern 1953) werden „Verhaltens-" noch die „Charakterstörungen"* gegenübergestellt – ist überdehnt und praktisch und wissenschaftlich unbrauchbar. Auch deshalb, weil er *verschiedene* Bedeutungsinhalte umfaßt, die mit unterschiedlichem Nachdruck vertreten werden, aber zu permanenten Verständigungsschwierigkeiten führen, etwa zwischen Kinderärzten, Pädagogen, Kinder- und Jugendlichenpsychotherapeuten u. a. Bezeichnet man als Verhaltensstörungen oder Verhaltensauffälligkeiten *alle* psychopathologischen Erscheinungen des Kindes- und Jugendalters, wie dies zeitweilig angestrebt wurde, dann wäre das eine über die früheren *„Schul- und Erziehungsschwierigkeiten"* hinausgehende generalisierende Bezeichnung, die *nicht* weiterführt. Sie würde beispielsweise eine Trotzreaktion ebenso wie eine schwere Hirnfunktionsstörung oder einen katatonen schizophrenen Stupor einschließen. Für den pädagogischen und sozialen Gebrauch hat sie nur einen gewissen

Nutzwert durch die Aussage, daß das Verhalten eines Menschen irgendwie gestört ist. Eine weitere Orientierungshilfe gibt sie, wenn weitere Zusätze wie „ängstlich", „aggressiv" oder „dissozial" gemacht werden. Für das Kind und den Jugendlichen kann die Bezeichnung Verhaltensstörung jedoch *diskriminierend* wirken, weil sie damit selbst für ihr gestörtes Verhalten verantwortlich gemacht werden. Bezeichnend ist jedoch gerade, daß viele Kinder und Jugendliche unter ihren Verhaltensweisen auch dann nicht leiden, wenn die Reaktionen ihrer Umgebung ihnen Nachteile bringen. Gestört fühlen sich oft nicht das Kind oder der Jugendliche, sondern in *erster Linie die Eltern*, die Lehrer und die Erzieher.

Dieses klassifikatorische Dilemma wird als eines unter vielen auch in der ICD-10 (1991) angesprochen, ohne es allerdings überzeugend lösen zu können. Als „Verhaltens- und emotionale Störungen mit Beginn in der Kindheit und Jugend" werden 10 sehr differente motorische, soziale, emotionale und psychosomatische Störungen subsumiert, die nur eine sehr begrenzte weitere deskriptive und ätiologische Differenzierung erlauben.

In Analogie zur *Reaktion* („psychische Reaktion") wird als *„akute Belastungsreaktion"* eine „vorübergehende Störung von beträchtlichem Schweregrad" definiert, die sich bei einem psychisch nicht manifest gestörten Menschen als Reaktion auf eine außergewöhnliche körperliche und/oder seelische Belastung entwickelt und im allgemeinen innerhalb von Stunden oder Tagen abklingt. Das auslösende Ereignis kann ein überwältigendes traumatisches Erlebnis mit einer ernsthaften Bedrohung für die Sicherheit und für die körperliche Unversehrtheit des Betroffenen oder einer geliebten Person sein (z. B. Naturkatastrophe, Unfall, Kriegskampf, Verbrechen, Vergewaltigung) oder eine ungewöhnlich plötzliche und bedrohliche Veränderung der sozialen Stellung und/oder des Beziehungsnetzes des Individuums, wie etwa Verlust durch mehrere Todesfälle, ein Hausbrand oder ähnliches. Dabei treten meistens vegetative Zeichen panischer Angst, Tachykardie, Schwitzen und Erröten auf. Die Symptome erscheinen manchmal innerhalb von Minuten, gehen jedoch meistens innerhalb kurzer Zeit wieder zurück.

Fallbeispiel

Ein 8jähriger Junge wurde Zeuge eines Raubmordes an Vater und Mutter. Anschließend mußte er mit dem Mörder das Haus nach Wertgegenständen durchsuchen und wurde danach an sein Bett gefesselt. Nach einigen Stunden konnte er sich befreien und rief die Tante an, der er berichtete, daß seine Eltern ins Wirtshaus gegangen seien und er nicht allein sein wolle. Nach einiger Zeit wurde der grausame Mord entdeckt. Auf Befragen gab der Junge an, er könne sich an nichts erinnern. Legte man ihm Fotos der Eltern vor, behauptete er, er kenne „diese Leute" nicht. Durch die Verdrängung und Verleugnung waren die Ermittlungen der Polizei sehr beeinträchtigt. Er mied das Elternhaus, wollte keine Kleidung und keine Spielsachen von dort und spielte nicht mehr mit seinen alten Freunden. Auch ein Jahr nach der Tat konnte der Junge nicht über die Geschehnisse sprechen, er bot noch immer Zeichen erhöhter Unsicherheit und Angespanntheit. Er vermied Aktivitäten und Situationen, die Erinnerungen an das Trauma wachrufen könnten. Er zeigte erhöhte Ängstlichkeit und Furcht, eine vegetative Überregbarkeit und eine Vigilanzsteigerung, eine erhöhte Schreckhaftigkeit sowie Schlafstörungen.

Ähnlich wie der Begriff der *abnormen Reaktion* („abnorme psychische Reaktion") wird in der ICD-10 der einer *Anpassungsstörung* definiert. Dabei handelt es sich um „Zustände von subjektivem Leiden und emotionaler Beeinträchtigung, die soziale Funktionen und Leistungen behindern und während des Anpassungsprozesses nach einer entscheidenden Lebensveränderung oder nach belastenden Lebensereignissen wie auch schweren körperlichen Erkrankungen auftreten". Die Störungen beginnen im allgemeinen innerhalb von Wochen oder Monaten nach dem belastenden Ereignis und dauern meistens nicht über 6 Monate an. Die individuelle Disposition oder Vulnerabilität spielt bei einem möglichen Auftreten und bei der Form der Anpassungsstörung eine bedeutsame Rolle; es ist davon auszugehen, daß sie ohne diese Belastung nicht entstanden wären. Sie stehen in der Regel in enger zeitlicher und inhaltlicher Beziehung zu Belastungen wie Trauer, Emigration oder Trennung (Scheidung, Tod, Heimeinweisung).

Fallbeispiel

Ein 16jähriges Mädchen wurde wegen anhaltender Ein- und Durchschlafstörungen mit rezidivierenden Alpträumen, Beklemmungsgefühlen, Konzentrationsschwierigkeiten, Selbstvorwürfen und Schuldgefühlen und wegen psychosomatischer Beschwerden (Magenschmerzen, Herzklopfen und Angst, das Herz könne stehenbleiben) aufgenommen. Drei Monate vorher war sie mit ihrem Freund bei einem Versuch, ein Auto zu stehlen, von der Polizei überrascht worden. Der Freund wurde dabei erschossen. Die familiäre Situation des Mädchens ist belastet durch einen alkoholsüchtigen, arbeitslosen Vater, eine psychisch labile Mutter, die „ständig weint" und einen geistig behinderten Bruder. Das überdurchschnittlich begabte Mädchen hat keine ihrer Intelligenz adäquate Schule besucht und fühlt sich in seinem Lehrberuf nicht ausgelastet. Unter anfangs kombinierten medikamentösen und psychotherapeutischen Maßnahmen, die in eine Einzel- und Gruppentherapie, ergänzt durch sozialpädagogische Hilfen, übergeleitet wurden, bildete sich die Symptomatik im Verlauf einiger Monate vollständig zurück.

Den in diesem Kapitel dargestellten psychischen Störungen ist gemeinsam, daß sie erstmalig im Kindes- und Jugendalter auftreten und in der Regel nicht in einem zeitlichen Zusammenhang mit einem einmaligen Trauma, sondern als Folge einer anhaltenden traumatisierenden Lebenssituation auftreten, daß eine konstitutionelle Prädisposition vorliegt und daß sie sich durch pädagogische Maßnahmen und manchmal auch durch eine psychiatrische Behandlung nicht entcheidend bessern lassen und dann einen chronischen Verlauf nehmen können.

Psychische Störungen, die dieser Definition entsprechen, finden sich auch in anderen Kapiteln dieses Buches. Die hier getroffene schematische Einteilung erfolgte ausschließlich aus didaktischen Erwägungen, um dem Leser einen besseren Überblick zu ermöglichen. Derartige klassifikatorische Schwierigkeiten bestehen übrigens nicht nur in der Kinder- und Jugendpsychiatrie und im Gesamtbereich der Medizin, sondern ebenso in der Biologie wie in den Naturwissenschaften überhaupt. Ein Dilemma, daß in absehbarer Zeit nicht zu beheben sein wird, da die definitiven, teilweise sehr komplexen Bedingungen und Ursachen der meisten Erkrankungen nicht bekannt sind.

In der ICD-10 (1991) der Weltgesundheitsorganisation taucht der Begriff der Verhaltensstörung wieder im Zusammenhang mit Persönlichkeitsstörungen auf. Unter F 6 werden Zustandsbilder und Verhaltensmuster beschrieben, die „entweder früh im Verlauf der individuellen Entwicklung als Folge konstitutioneller Faktoren wie auch sozialer Erfahrungen" entstehen.

Die *Unwahrhaftigkeit,* die Lüge, ist als altersbezogene, probierende und milde Ausdrucksform oft nur ein Durchgangsstadium in der normalen Entwicklung. Von einer *Lüge* kann man bei einem Kind erst sprechen, wenn seine kritische Einsichtsfähigkeit so weit entwickelt ist, daß es Wahrheit, Irrtum und Märchen zuverlässig voneinander trennen kann. Kinder lügen aus unterschiedlichen Motiven

und Motivierungen, etwa aus Angst vor überstrengen Eltern, die kleine Verfehlungen übermäßig oder sadistisch bestrafen. Sie lügen aus Angst, die Eltern zu kränken oder ihre Liebe zu verlieren. Kinder, die nur über labile emotionale Beziehungen zu den Eltern verfügen, versuchen durch Angeberei und Renommiergehabe Anerkennung und Geltung, letztlich aber Liebe zu erlangen.

Eine *Pseudologia phantastica,* eine pathologische Lügenhaftigkeit liegt vor, wenn aus unterschiedlichen, oft nicht erkennbaren Gründen unmäßig, sucht- oder gewohnheitsmäßig gelogen wird und ganze Lügengebäude errichtet werden, in denen sich die Lügner oft so gut auskennen, daß es sehr schwer ist, sie zu überführen. Sie geht oft mit Verwahrlosungssymptomen einher und endet dann häufig in krimineller Hochstapelei. Krankhaftes Lügen steht in engem Zusammenhang mit einer mißlungenen Sozialisation. Die Wahrhaftigkeit stellt wie die Sauberkeitsgewöhnung einen sozialen Akt gegenüber den nächsten Beziehungspersonen dar. Es wird Triebverzicht geleistet, um Liebe oder Zuwendung zu erhalten. Eltern, die selbst lügen, können Wahrhaftigkeit gerade von einem Kind, zu dem sie eine sehr enge emotionale Beziehung unterhalten, nicht erwarten.

Beim *Münchhausen-Syndrom* werden glaubhaft anmutende körperliche Beschwerden präsentiert, um einen Patientenstatus und damit medizinische Versorgung zu erlangen. Die Patienten nehmen selbst invasive diagnostische Maßnahmen in Kauf und bleiben oft bemerkenswert lange hospitalisiert (Asher 1951; Paar u. Eckhardt 1987). Dieses Syndrom beginnt in der Regel im jungen Erwachsenenalter, aber Fälle bei Jugendlichen sind mehrfach berichtet worden (Braun-Scharm 1991).

Fallbeispiel

Nach einer Schädelprellung wurde ein 14jähriger Junge vom erstversorgenden Arzt aus Vorsicht wegen einiger unklarer Befunde mit dem Hubschrauber in die nächste neurochirurgische Klinik geflogen. Ein ernsthafter Befund konnte nicht erhoben werden, der Junge wurde am nächsten Tag nach Hause entlassen. In der Folge täuschte er wiederholt, meist an belebten Plätzen, akute und lebensbedrohliche Notfälle vor, die zu einer stationären Einweisung führten. Die häufigsten Einweisungsdiagnosen waren: Anfallsleiden, Hyperventilationstetanie, unklare Bewußtlosigkeit, Verdacht auf Tablettenintoxikation und Verdacht auf Commotio. Innerhalb eines Jahres kam es zu 34 Notaufnahmen in verschiedene Kliniken. Ein Arzt einer internistischen Klinik stellte aufgrund vieler Ungereimtheiten die Verdachtsdiagnose eines Münchhausen-Syndroms und veranlaßte wegen latenter Selbstgefährdung die Einweisung in eine kinder- und jugendpsychiatrische Klinik.

Beim *Münchhausen-Stellvertretersyndrom* induziert die nächste Bezugsperson beim Kind Krankheitszeichen, wobei die „Krankheit" des Kindes meist von der Mutter für die eigenen seelischen Bedürfnisse eingesetzt wird (Palmer u. Yoshimura 1984).

Fallbeispiel

Ein 8jähriger Junge wird von einem niedergelassenen Nervenarzt zur Abklärung eines außergewöhnlichen Krankheitsbildes eingewiesen. Der Junge leide an einem periodisch auftretenden Schwindel mit Ataxie. Dieser trete im Abstand von 4–5 Wochen für die Dauer von 2 Tagen auf. Die Mutter wisse dies im voraus und habe mit der Lehrerin Verabredungen getroffen, daß an diesen Tagen keine Schulaufgaben geschrieben werden. Das Zustandsbild sei dramatisch, allerdings habe bislang kein Arzt das Kind im akuten Stadium gesehen, und zu einer stationären Abklärung habe sich die Mutter bislang nicht entschließen können. Im akuten Stadium habe die Mutter keinen Arzt belästigen wollen, oder aber der Zustand war bereits weitgehend abgeklungen, wenn ein Arzt hinzukam. Bei der Aufnahme war die Mutter, von Beruf Krankenschwester, sehr hilfsbereit und compliant. Sie fühlte sich in der Atmosphäre der Klinik sichtlich wohl. Sie wünschte keine Aufklärung selbst über invasive Untersuchungen, da sie ja „vom Fach" sei, regte sogar noch einige Untersuchungen an. Allerdings wollte sie unbedingt mit aufgenommen werden und ließ den Jungen keinen Augenblick allein. Schließlich wurde es möglich, den Jungen allein zu untersuchen. Er war nicht in der Lage, die Beschwerden zu schildern. Bei der Untersuchung fanden sich keine Pathologika, lediglich beim neurologischen Befund wurden Hinweise auf umschriebene Entwicklungsrückstände im koordinativen Bereich festgehalten, eine Untersuchung des Urins auf körperfremde Stoffe erbrachte den Nachweis von Benzodiazepinen. Der Junge erhielt eine psychomotorische Übungsbehandlung, die Mutter wurde einer Psychotherapie zugeführt.

Für das *Wegnehmen* (Stehlen) gilt das, was im Hinblick auf die Gewissensbildung des Kindes für das Lügen ausgeführt wurde. Von Diebstahl im Kindesalter sollte erst gesprochen werden, wenn die kollektive Phase, in der „mein" und „dein" noch nicht unterschieden werden oder unscharf nebeneinander stehen, überwunden ist. Junge Kleinkinder nehmen alle beweglichen Gegenstände an sich, die in ihr Gesichts- und Expansionsfeld treten. Ältere Kleinkinder wissen bereits, daß sie bestimmte Gegenstände nicht anfassen dürfen oder zumindest, daß diese anderen gehören. In das „Wegnehmen" mischt sich je-

doch bereits aggressives Rivalitäts- und Machtstreben hinein. Lügende Kinder, die nicht genug Liebe von ihren Müttern erhalten, stehlen Gegenstände, die diesen gehören, um auf sich aufmerksam zu machen oder um einen Gegenstand zu besitzen, der der geliebten Person gehört. Größere Kinder, besonders solche, die emotional unabgesättigt sind, empfinden bei der Vorbereitung und Ausführung kleiner Diebstähle einen Kitzel der Gefahr, eines Wettspieles, von dem sie nicht wissen, ob sie triumphierend siegen oder unterliegen und bestraft werden. Eltern, die selbst stehlen oder anarchische Tendenzen haben, werden ein entsprechend negatives Resultat in der Gewissensbildung ihrer Kinder erzielen. Diese Kinder werden wie die Eltern ihre Aufmerksamkeit darauf konzentrieren, die Diebstähle unbemerkt auszuführen. Kinder, die lügen und stehlen, weisen fast immer pädagogische Deviationen auf, sie stammen aus Familien, in denen es keine oder nur unsystematische emotionale und moralische Hierarchien gibt, in die sozial zulässige und sozial unzulässige Denk- und Verhaltensweisen eingeordnet werden.

Das *Fort- oder Weglaufen* (Bummeln, Gammeln, Vagieren, Treben), das seinen *Häufigkeitsgipfel* in der Vorpubertät und Pubertät erreicht und bei Jungen wesentlich häufiger als bei Mädchen auftritt, hat in den letzten Jahren eine starke Zunahme, aber auch einen *Bedeutungswandel* erfahren. Die Wegläufer um die Jahrhundertwende verließen das Elternhaus, um dem disziplinierenden, meist diktatorisch-autoritären Druck des Vaters, aber auch der Schule und der Lehrstelle zu entgehen. Sie gingen „zur See", als Schiffsjungen, im späteren Lebensalter „auf die Walze" oder meldeten sich freiwillig zur Fremdenlegion. Heute laufen, besonders in Großstädten, vermehrt jüngere Kinder aus Familien fort, sie *„laufen zusammen"*, finden sich an Wegläufertreffs an bestimmten Gebäuden, an Imbißbuden oder in Kneipen ein oder laufen zu kommunalen Kommunikationszentren hin, die für solche „Trebegänger" eingerichtet wurden. Die *Entweichungen* aus Heimen sind zahlenmäßig schon deshalb zurückgetreten, weil die Zahl der Heimkinder drastisch zurückgegangen ist und weit mehr Freizügigkeit gewährt wird als früher, auch wird nicht mehr jedes befristete Wegbleiben als Fortlaufen registriert und gemeldet. Im Gegensatz zu der eher toleranten Einstellung der Behörden und der Öffentlichkeit zu Wegläufern, die sich auch in der Duldung von Stadt- und Landstreichern ausdrückt, steht jedoch die psychopathologische Bedeutung des Weglaufens als Ausdruck einer schweren und nur schwer korrigierbaren *Persönlichkeitsstörung,* die ein rechtzeitiges ärztliches Eingreifen und eine meistens langdauernde psychotherapeutische Behandlung erfordert.

Fallbeispiel

Bei einem 11jährigen Jungen ist das Weglaufen nur ein, wenn auch das die Entwicklung am meisten störende Symptom neben Aggressivität, Wegnehmen, Zündeln und Schuleschwänzen. Über die ersten beiden Lebensjahre existieren keine objektiven Daten. Mit 18 Monaten kam er wegen „Unterernährung und totaler Verwahrlosung" für mehrere Monate in eine Kinderklinik, danach in ein Heim. Mit 6 Jahren Vorschulkindergarten. Nach der Einschulung massive Schwierigkeiten. Er verweigerte die Mitarbeit, blieb der Schule fern und lief weg. Im Heim tobte und schrie er, bedrohte Erzieherinnen mit Messern und Scheren. Verlegung in ein heilpädagogisches Heim mit Familiengruppen. Dort kleinere Diebstähle (Eis, Geld, Schmuck), später größere Geldbeträge. Er entwich zwischenzeitlich mehrfach für längere Zeiten nach Würzburg, Worms und Köln. Er zündete eine Scheune (Sachschaden 100 000 DM) an, stahl Mofas und Mopeds, schändete Gräber; schließlich, nachdem er ein jüngeres Kind sexuell mißbraucht (Fellatio) hatte, kam er in die Klinik. Dort wurde eine leichte Lernbehinderung mit Verdacht auf Alkoholembryopathie festgestellt, außerdem lagen eine Neurodermitis und Psoriasis vor. Durch eine psychotherapeutische Behandlung kam es allmählich zu einer Stabilisierung, die eine Rückverlegung in das familiengegliederte Heim erlaubte.

Generell wird mit der Handlung des Weglaufens durch die Kinder die Lösung eines sonst unauflösbar scheinenden Konfliktes versucht (Abb. II-5). Sie weichen aus und gehen fort, weil sie Leistungsanfor-

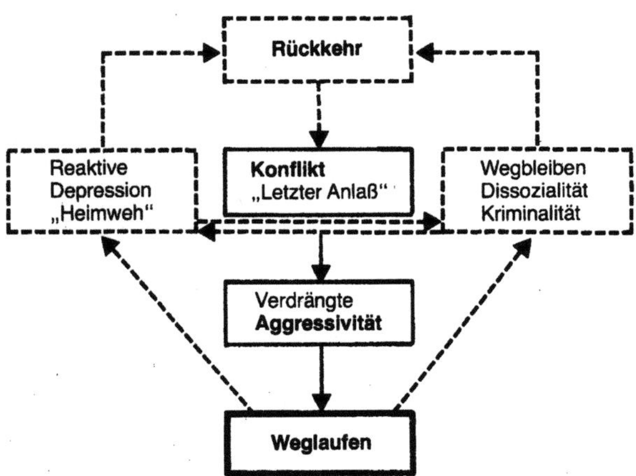

Abb. II-5. Beispiel für das scheinbar plötzliche Auftreten einer „abnormen Reaktion", hier: „Weglaufen"

derungen nicht entsprechen wollen, Konfrontationen in der Familie, in der Schule oder in der Lehrstelle nicht gewachsen sind und glauben, sich woanders leichter verwirklichen zu können. Ein Randproblem der Wegläuder bilden Kinder und Jugendliche aus äußerlich intakten Familien, die sich *mit Einwilligung* der Eltern aus dem Familienverband lösen, sich ein Zimmer mieten oder in Wohngemeinschaften überwechseln. Neben den Kindern und Jugendlichen, die aus milieureaktiven Ursachen aus der Familie weggehen und wegbleiben, sind *triebhafte Wegläufer* bekannt, bei denen zerebral-organische (frühkindliche oder postenzephalitische) Störungen vorliegen oder schwachsinnige Kinder, die dranghaft-erethisch, motiv- und planlos weglaufen. Das gilt auch für einen Teil der epileptischen Fortläufer, bei denen Anfallsäquivalente vermutet werden und sich manchmal auch hirnelektrisch und klinisch nachweisen lassen.

Katamnestische Untersuchungen (Meyer 1962; Peiper 1956) bestätigen *frühere ungünstige* Untersuchungsergebnisse. Bei 29 % (Robins 1972), 39 % (Peiper 1956) bzw. 67 % (Meyer 1962) ließen sich später Haftstrafen ermitteln. Von den von uns katamnestisch erfaßten 18 Wegläufern wurden 2 wegen eines Mordes, 1 wegen eines Mordversuches, 3 wegen Diebstählen und 4 weitere wegen anderer Delikte vor Gericht gestellt. Die emotional gestörten, meist depressiv-oppositionellen Wegläufer waren kriminell entschieden stärker gefährdet als die leichtgradig hirngeschädigten Kinder dieser Wegläufergruppe, die in einem günstigen Milieu aufwuchsen. Die *Prognose* wird um so bedenklicher, je mehr belastende Faktoren sich bei einem Wegläufer summieren.

Als *Jaktationen* werden stereotype, rhythmische Schleuder-, Klopf- oder Wiegebewegungen in der Einschlafphase oder im Schlaf bezeichnet, die mit dem Kopf oder dem Körper oder beiden zugleich ausgeführt werden. Bei der Jactatio capitis et corporis bei Kindern handelt es sich um „rhythmische, kräftige Kopfbewegungen. Das Kind liegt hierbei gewöhnlich auf dem Rücken und wetzt in rhythmischer Weise mit dem Kopf auf der Unterlage. Die Bewegungen sind völlig regelmäßig wie der Pendel einer Uhr" (Zappert 1905). Andere Kinder klopfen mit dem Kopf an das Bettgestell, sie wiegen im Sitzen den Oberkörper oder sie gehen in die Knie-Ellenbogen-Lage und stoßen mit der Stirn gegen die Wand. Als Folge dieser stereotypen Bewegungen kann das

Haar sich lichten, manchmal entwickelt sich sogar eine leichte Exostose. Die Kinder sind während dieser Stereotypien ansprechbar, wirken manchmal aber leicht somnolent. Sie reagieren unlustig und ärgerlich, wenn man sie unterbrechen will oder äußern zum Beispiel „Laß mich doch, das macht mir Spaß". Die *Häufigkeit* liegt für das 1. Lebensjahr bei 3 %, für das 2. und 3. Lebensjahr bei 1,7 % und das 4.–7. Lebensjahr bei 1,4 % (Rambach 1968). Sie nimmt mit zunehmendem Alter ab. Jaktationen werden bei Erwachsenen kaum noch angetroffen. Bei Jungen findet man das Symptom *etwa* doppelt so häufig wie bei Mädchen; es ist in unteren sozialen Schichten und in Großstädten (in Hamburg bei 4,7 % der Schulanfänger) (v. Harnack 1958) häufiger vertreten. Als *Ursachen* lassen sich häufig frühe Trennungen von der Mutter, manchmal im frühesten Säuglingsalter (Nissen 1971) feststellen. Manchmal erfahren die Mütter von der Krankenschwester, daß ihr Kind während eines Klinikaufenthaltes begonnen hat, mit dem Kopf zu wackeln. Bei konstitutionell oder zerebralorganisch antriebsüberschüssigen Kindern kommen motorische Stereotypien als Abfuhr- und Entspannungsbewegungen vor. Bei diesen Kindern finden sich zusätzlich oft suberethische Züge in Form von Umtriebigkeit, Distanzlosigkeit, Konzentrationsmangel und ausgeprägte Neigungen zu rhythmischen Bewegungsabläufen (Harbauer et al. 1980). Es wurde (Rambach 1968) auf die pathogenen Aspekte einer labilen, verwöhnenden und einer unterdrückenden Erziehung als Ursache der Jaktationen ebenso hingewiesen wie auf eine „mangelnde psychische Festigkeit" bei vorwiegend introvertiert-gehemmten, bindungsarmen und kontaktgestörten Jugendlichen. Bei ihnen ließen sich überdurchschnittlich häufig akute Elternhauskonflikte und gestörte Partnerbeziehungen nachweisen. Die *Prognose* für das Symptom ist gut, im Hinblick auf die weitere Persönlichkeitsentwicklung liegen keine gesicherten Untersuchungsergebnisse vor.

Das Spielen mit Feuer, das *Zündeln* oder Kokeln, kann sich für viele Kinder und Jugendliche zu einer Leidenschaft entwickeln, die bis zu einer unbeabsichtigten Brandlegung und bewußten Brandstiftung führen kann.

Fallbeispiel

Ein 6jähriger altersentsprechend entwickelter Junge zündet mit einem Feuerzeug das Sofa im Wohnzimmer des Elternhauses an, welches bis auf die Grundmauern nieder-

brennt. Der Verdacht richtet sich gegen ihn, da er vorher und auch danach zündelte und sich intensiv für elektrische Geräte, für glitzernde Gegenstände aber auch für die Feuerwehr interessierte. Die häusliche Situation ist durch ein oppositionelles Verhalten des motorisch unruhigen, aggressiven Kindes und eine starke Geschwisterrivalität gekennzeichnet. Enkopresis bis zum 5. Lebensjahr, weiterhin Enuresis nocturna. Während der ersten 3 Lebensjahre besuchte er einen Kindergarten, in dem er durch sein dominierendes, rivalisierendes Verhalten auffiel. Er räumte nur indirekt und widerwillig ein, den Brand verursacht zu haben. Durch intensive verhaltenstherapeutische Interventionen konnte eine deutliche emotionale Stabilisierung erzielt werden. Bei einer nach einem Jahr erfolgten Nachuntersuchung ließen sich ansatzweise vorhandene zündlerische Neigungen nachweisen, die im Zusammenhang mit emotionalen Problemen gesehen weren müssen.

Unter den „tatverdächtigen Brandstiftern" sind regelmäßig ca. 25 % Kinder und Jugendliche, bei denen es sich bei einer forensischen Nachprüfung aber sehr oft nicht um ein schuldhaftes Delikt sondern um ein unvorsichtiges, machmal dranghaftes Hantieren mit Feuer handelt. Diese Kinder tragen Streichhölzer oder Feuerzeuge bei sich, sie brennen Papier in Toiletten- oder Waschbecken ab oder setzen öffentliche Papierkörbe in Brand, dabei kann es zu Zimmer- und Hausbränden und auf dem Lande zu Scheunen- und Waldbränden kommen. Jungen sind daran mit 90 % beteiligt. Manchmal hat eine Brandlegung, ähnlich wie der demonstrative Suizidversuch, den Charakter eines SOS-Signals. Eindeutige Beziehungen zu Sexualstörungen („Feuerlust") kommen vor, eine Regelhaftigkeit wurde oft behauptet, sie wurde aber ebenso wie eine eindeutig gehäufte Koinzidenz mit Enuresis u. a. bislang nicht bewiesen.

Tics sind plötzlich einsetzende, rasche und unwillkürliche Muskelzuckungen, die in unregelmäßigen Zeitabständen auftreten und nicht oder nur für kurze Zeit unterdrückt werden können, aber im Schlaf sistieren. Bei Kindern kommen Ticerscheinungen besonders häufig als Augenblinzeln oder Augenaufreißen, Augenbrauenhochziehen, Stirnrunzeln, Mundaufreißen, Nasenwackeln, aber auch als Lachen, Schnüffeln, Schniefen, Räuspern, Husten oder Pfeifen vor; manchmal stoßen sie unartikulierte Laute oder artikulierte Ausdrücke aus.

Klassifikatorisch werden Tics nosologisch, phänomenologisch und nach ihrem Verlauf differenziert. Aus nosologischer Sicht werden *organische* („striäre") von *funktionellen* („reflektorischen") und *psychogenen* („passageren") Ticformen unterschieden. Phänomenologisch spielen die Frequenz, die Intensität und die Lokalisation eine seit jeher bedeutsame Rolle. Dabei wurde die von Gilles de la Tourette (1885) beschriebene Erkrankung, die durch Phonationstics mit oder ohne Koprolalie gekennzeichnet ist, als eigenständiges Syndrom herausgestellt.

Die Häufigkeit von Tics aller Formen bei Schulkindern wird mit 4,5 % bei Jungen und 2,6 % bei Mädchen angegeben; unter 11 000 siebenjährigen Kindern hatten 5 % Tic-Erfahrungen.

Die Erstmanifestation erfolgt in den meisten Fällen vor dem 10. Lebensjahr, ein erstes Auftreten nach der Adoleszenz ist selten. Das Hauptmanifestationsalter liegt zwischen dem 6. und 10. Lebensjahr (Zausmer 1954). Nach der Lokalisation stehen Tics der Gesichtsmuskulatur, insbesondere des Augenbereiches an erster Stelle, es folgen Kopf- und Schultertics.

Als *passagere Tics* werden im Zusammenhang mit einer *abnormen Reaktion* scheinbar spontan auftretende Ticerscheinungen bezeichnet, die nach kürzerer oder längerer Zeit ebenso spontan wieder remittieren. Sie haben, wie alle abnormen Reaktionen, eine unterschiedlich geartete biologische (genetische, hirnorganische) Matrix. Zahlreiche Autoren (Goddai et al. 1976) haben festgestellt, daß nicht nur das Gille de la Tourette-Syndrom, sondern auch die einfachen Tics sehr häufig eine genetische, offenbar eine autosomal-dominante Grundlage haben. Es ist deshalb nicht überraschend, daß bei vielen Tic-Kindern bereits vor der Ticmanifestation psychische Störungen auftreten. Bei 12 Kindern mit passageren Tics (Nissen 1980) wurden in der Vorticphase gehäuft psychoreaktive emotionale und psychosomatische Störungen festgestellt, die überwiend nach der Ticmanifestation fortbestanden. Der akuten Streßsituation kommt offenbar eher die Rolle einer Trigger- und Auslöserfunktion zu, und sie ist dann nicht als die Ursache einzustufen. Solche Auslöser lassen sich bei passageren Tics bei sorgsamer biographischer Analyse überraschend oft nachweisen.

Fallbeispiel

Ein 8jähriger Junge erkrankte mit 6 Jahren an einem Schnüffel- und Schnieftic, später Kopf-, Schulter-, Armtic und explosionsartiger bellender Husten. Der überordentliche, leistungsbetonte Junge war sehr streng und einengend erzogen worden. Er erlebte mit 6 Jahren, daß ein gleichaltriges Kind von einem Pferd totgetrampelt wurde und ent-

wickelte eine Tierphobie. Kurz darauf flüchtete er vor einem Hahn auf einen stinkenden Abort. Seit dieser Zeit Beginn des Schnüffelns. Ein Jahr nach Abschluß der psychotherapeutischen Behandlung waren Ticerscheinungen nicht wieder aufgetreten.

Fallbeispiel

Ein 9jähriger Junge, der wie sein eineiiger Zwillingsbruder an einer Gesichtsimpetigo erkrankt war, entwickelte einen Blinzel-, später einen Kopf-Schulter-Tic. Der Bruder blieb symptomfrei. Die Diagnose eines „funktionellen" Blinzeltics wurde zweifelhaft, als sich ergab, daß der Junge kurz vor Auftreten der Ticerscheinungen wegen sexueller Spielereien mit einem Mädchen einem strengen Polizeiverhör unterzogen worden war.

Fallbeispiel

Ein 10jähriges Mädchen las drei Wochen vor dem Auftreten eines Niestics in der Zeitung, daß in England ein Kind pausenlos niesen müsse. Das Symptom klang nach der stationären Aufnahme rasch ab; dagegen wurde eine auffallende Neigung zu pseudologistischen Phantasien mit Darstellung eines nicht objektivierbaren „Familienromans" festgestellt.

Für die Bedeutung entwicklungspsychologischer Faktoren sprechen die Erstmanifestation im Kindesalter, die ausgeprägte Remissionstendenz nach der Pubertät und die eindeutige Geschlechtsbetonung. Relativ oft läßt sich feststellen, daß die *Eltern* selbst zwanghaft-perfektionistische Züge aufweisen und von ihren Kindern das oder mehr als das fordern, was sie sich selbst täglich abverlangen. Diesen *übergefügig-passiven*, aggressiv-gehemmten Kindern mit einem überhöhten Leistungsdenken kann der Tic als Signal, als eine Spannungsabfuhr dienen, durch das die Umwelt auf die innere Notsituation aufmerksam gemacht werden soll. Bei einer anderen, kleineren Kindergruppe ist der Tic als Symptom einer *konversionsneurotisch-demonstrativen* Fehlentwicklung aufzufassen, mit dem versucht werden soll, sich Aufmerksamkeit und Beachtung zu verschaffen. Hier bestehen enge Beziehungen zu einem transparenten situationsbedingten Ausdrucksverhalten: Blähen der Nasenflügel als Ausdruck scheinbarer Überlegenheit, Stirnrunzeln als Ausdruck des angespannten Nachdenkens oder Hochziehen der Augenbrauen als Ausdruck gespielten Erstaunens, aber auch der Distanzierung. Fast alle Kinder mit Ticerscheinungen leiden unter Kontaktstörungen und nehmen Sonder- und Außenseiterpositionen in der Gemeinschaft ein.

Die *Prognose* ist im Hinblick auf die Symptombesserung günstig, ein großer Teil der Ticerscheinungen bildet sich spontan zurück. Unter 89 Fällen, die 1965 bis 1976 (Nissen 1980) ambulant registriert wurden, ließen sich nach 2–12 Jahren unter 64 nachuntersuchten Fällen bei 44 Kindern völlige Remissionen ermitteln. Bei 18 waren unter emotionalen Belastungen zeitlich befristete Ticrezidive aufgetreten. Bei 2 Kindern hatten sich chronische multiple Tics mit Phonationstics entwickelt. Corbett et al. (1969) ermittelten, daß nach 8 Jahren rund $^{2}/_{3}$ der Patienten symptomfrei waren. Besonders Kinder mit einer Erstmanifestation zeigten eine günstige Prognose.

4. Persönlichkeitsstörungen und Borderline

*Temperament, Antrieb und Motorik, die eine Basis
für die Beziehungen zur äußeren Realität darstellen,
gehören maßgeblich zu den autonomen Ich-Anteilen.*

H. Hartmann

Persönlichkeitsstörungen und Psychopathie

Als Persönlichkeitsstörungen werden von der Norm abweichende, weitgehend festgelegte und überdauernde psychische Störungen bezeichnet, mit denen die betroffen Menschen selbst unzufrieden sind und unter denen sie und/oder ihre Umgebung leiden. An einer zeitlich befristeten psychischen Störung, einer Neurose etwa, erkrankt man; man *hat* eine Neurose. Eine Persönlichkeitsstörung hingegen bestimmt das Wesen und den Charakter eines solchen Menschen in früher Kindheit, sie ist ein tief eingewurzelter *Bestandteil* seiner Persönlichkeit. Daraus erklärt sich, daß Persönlichkeitsstörungen zu neurotischen Störungen prädisponieren und Neurosen häufiger bei persönlichkeitsgestörten als bei psychisch unauffälligen Menschen auftreten.

Schon der Begriff der Persönlichkeit und der Begriff der Störung sind problematisch, besonders aber der einer gestörten Persönlichkeit. Als Persönlichkeit, das „höchste Glück der Erdenkinder", wird die einmalige, weitgehend festgelegte psychische Existenz eines Menschen, der unverwechselbare und weitgehend einschätzbare und berechenbare Charakter eines Individuums bezeichnet. Der Terminus Störung, schon vor 100 Jahren zur Bezeichnung von Zustandsbildern und Krankheiten verwendet, galt bis zu seiner Wiedereinführung durch die DSM-III als obsolet. Die „disorder" weist nämlich lediglich auf einen psychisch „außerhalb der Ordnung" stehenden Menschen, auf eine psychische Anomalie hin. Ob es sich dabei um eine leichte, flüchtige oder eine schwere, chronische Erkrankung handelt, ergibt sich erst aus der spezifischen Persönlichkeitsstörung.

Die Persönlichkeitsstörung deckt sich teilweise mit früheren psychiatrischen Bezeichnungen wie Psychopathie, abnorme Persönlichkeit oder akzentuierte Persönlichkeit oder mit psychodynamisch interpretierten Zuweisungen wie Charakterneurose oder Kernneurose. Das Borderlinesyndrom wird von Kernberg synonym mit der Persönlichkeitsstörung verwendet, überwiegend wird es aber als eine spezielle Form der Persönlichkeitsstörung aufgefaßt.

Als *psychopathische Persönlichkeiten* bezeichnete K. Schneider abnorme Persönlichkeiten, die an ihrer Abnormität leiden oder unter deren Abnormität die Gesellschaft leidet. Abnorme Persönlichkeiten sind Abweichungen von einer hypostasierten Durchschnittsnorm. Der Begriff der Psychopathie, jahrzehntelang fester Bestandteil der Psychopathologie des Erwachsenenalters, ist in der des Kindes- und Jugendalters nie heimisch geworden. Da Psychopathien jedoch auf psychopathischen *Konstitutionen* (Schneider 1959) beruhen, müssen sie im Kindesalter bereits vorhanden sein. Petrilowitsch (Petrilowitsch 1966) erweiterte schließlich den Begriff der Anlage dahingehend, daß auch psychische Prägungen der frühen Kindheit einbezogen wurden; damit aber wird eine Abgrenzung von vorwiegend erworbenen Persönlichkeitsstörungen problematisch.

Homburger, der Rhapsode unter den frühen Kinderpsychiatern, räumte (1925) von den 800 Seiten seiner *Psychopathologie des Kindesalters* (Lit. 1926) über 200 Seiten den „*Psychopathischen Konstitutionen*" ein und nahm mit einer kritisch-beschreibenden Darstellung von Kindertypen bereits eine zahlenmäßige Einschränkung vor, die von Lutz (1964) und Stutte weitergeführt wurde. Stutte (1972) stellte fest, daß einerseits an der Existenz anlagemäßiger Charakterabartigkeiten nicht zu zweifeln sei, andererseits werde jedoch diese unpopuläre Diagnose vor der Pubertät nur sehr selten gestellt. Wenn die Diagnose einer Psychopathie im Kindesalter gestellt werden müsse, sollte das nur *ex juvantibus* geschehen: keine Neurose, keine Psychose, kein Schwachsinn, kein Psychotrauma, keine Organogenese.

Durch eine *Typologie* kann die individuelle Wesensart eines Menschen nicht qualifiziert werden. „Am Ende allen Bemühens, die Menschen in Typen einzufangen, steht wieder die einmalige Person, die in keine Regel, kein Schema, keine Ordnung hineinpaßt. Aber die Praxis verlangt jedesmal wieder den Versuch, sich auf einen Typus festzulegen" (Petrilowitsch 1966). Das aber ist nicht nur ein Problem der Psychopathielehre, sondern der Psychopathologie des Menschen, ja der Medizin überhaupt. Kritisch ist anzumerken, daß mit der Diagnose einer Psychopathie leicht eine therapeutische Indifferenz erzeugt werden kann, die nicht nur im Hinblick auf das Kindes- und Jugendalter nicht vertretbar ist.

Wie weitgehend *epochale Wertnormen* nicht nur Sitte und Moral, sondern auch persönliche Haltungen und Einstellungen beeinflussen, beweist die Kulturgeschichte. Petrilowitsch (1966) wies darauf hin, daß derjenige als normal bezeichnet werde, der seinem persönlichen Normalideal nahekomme oder entspreche. In diesem Sinne sei jedoch niemand normal, weil es im Wesen eines Ideals liegt, nicht erreichbar zu sein. Es handele sich im engeren Sinne immer um etwas Normatives, das heißt Seinsollendes. Als Beispiel einer zeittypischen Veränderung einer Wertnorm kann der Begriff der Introversion oder Einsamkeit gelten, der früher in Europa positiv bewertet wurde, jedoch durch die dominierende Extraversion in den USA suspekt geworden ist.

In den Jahren der Studentenrevolution und danach wurde eine Abschaffung tradierter Kardinaltugenden, etwa der Ordnung, der Sauberkeit, des Pflichtbewußtseins, der Treue, der Höflichkeit u. a. ja, der *Tugend* selbst propagiert. Tatsächlich handelt es sich dabei überwiegend um zweckmäßige und nützliche Verhaltensweisen. So ist das Ordnunghalten ein ökonomischer Faktor, Unordentlichkeit kann sich nur leisten, wer viel Zeit hat. Daß epochale und modische Einflüsse das Denken und Handeln nachhaltig beeinflussen können, ergibt sich aus der Kulturgeschichte. Ähnliche epochaltypische Einflüsse lassen sich in der Schillerzeit mit seiner Überbewer-

tung des „Sentimentalischen" ebenso nachweisen wie im ausgehenden 19. Jahrhundert, in dem das „Hysterische", etwa in der Lehre Charcots, im Mittelpunkt des gesellschaftlichen Interesses stand. In der aktuellen Jugendszene ist die Tendenz zu einer artifiziellen Originalität festzustellen, die durch eine pedantische Vernachlässigung und Unsauberkeit der Kleidung gekennzeichnet ist und sich durchaus mit dem „Schäbigkeitsprinzip" einiger früherer Burschenschaften vergleichen läßt. Daraus läßt sich erkennen, wie schwierig es ist, allein unter Zugrundelegung von Durchschnitts- und Wertnormen einen Bereich abnormer Persönlichkeiten herauszuschälen.

Persönlichkeitsstörungen haben unterschiedliche *Ursachen*. Sie können angeboren oder erworben sein, das heißt, es kann sich um genetisch bedingte *primäre* Persönlichkeitseigenarten („Psychopathien"), um das Resultat *sekundärer* frühkindlicher zerebraler Schäden („chronische Wesensänderungen") oder *tertiärer* massiver milieureaktiver Fixierungen („Kernneurosen") handeln. Hinweise auf diese pathogenetische Trinität finden sich bereits in der lange Zeit gültigen Definition der Psychopathie als:

„... angelegte Variationen, jedoch weitgehend veränderbar durch Entwicklung und Schwankungen ihres unerlebten Untergrundes und durch die Einwirkung von Schicksalen, Erlebnissen im weitesten Sinn. Was wir unter Anlage verstehen, ist nicht ohne weiteres mit erblicher Anlage gleichzusetzen. Auch exogene intrauterine Faktoren mögen einfließen, praktisch sogar frühkindliche, doch sind diese grundsätzlich nicht mehr an der Anlage beteiligt (Schneider 1959)."

Persönlichkeitsstörungen sind demnach auf primäre Kodierungen, auf sekundäre Schäden oder auf tertiäre psychische Fixierungen, meistens jedoch auf mehrere gleichzeitig bestehende Ursachen zurückzuführen, die überwiegend schon im frühen Kindesalter vorhanden waren und zu konstitutionellen Bestandteilen wurden. Das bedeutet, daß Persönlichkeitsstörungen bereits im Kindes- und Jugendalter latent oder manifest vorhanden sind. Da sie jedoch in diesem Lebensalter selten diagnostiziert werden, erhebt sich die Frage, ob bereits erkennbare Symptome nicht als solche bewertet werden oder ob bislang nicht bekannte, unspezifische Äquivalente vorhanden sind bzw. ob diese angeblich diskriminierende Diagnose häufig ignoriert wird. Beides ist von Bedeutung. Tatsächlich ist ihre Erkennung in diesem Lebensalter besonders schwierig, weil die Persönlichkeit selbst sich noch in der Entwicklung befindet und deshalb keine verläßliche Basis dafür bietet, ob es sich lediglich um eine flüchtige Störung oder um eine rigide und resistente Persönlichkeitsstruktur handelt. Es ist deshalb konsequent, im Zweifelsfall abzuwarten, bis sich die Anzeichen für eine Persönlichkeitsstörung verdichten. Dabei ist zu berücksichtigen, daß auch bei Erwachsenen keine typischen Symptome für eine Persönlichkeitsstörung existieren, sondern nur für spezielle Formen von Persönlichkeitsstörungen. Außerdem gibt es fließende Übergänge von Persönlichkeitsstörungen zu Neurosen und von Borderlinesyndromen zu Psychosen. Wenn jedoch bei älteren Kindern oder im Jugendalter bestimmte Symptome familiär gehäuft auftreten und sich als therapieresistent erweisen, sollte diese Diagnose nicht bagatellisiert oder unterdrückt werden, sondern zumindest als Verdachtsfälle in den Krankengeschichten festgehalten werden, nicht allein im Hinblick auf die individuelle Prognose und Therapie, sondern auch als Basis für mögliche pro- oder retrospektive Längsschnittuntersuchungen.

Eine Persönlichkeitsstörung allein ist jedoch ebensowenig wie eine Verhaltensstörung eine Diagnose, sie erfordert immer ergänzende strukturelle Zuweisungen (Tölle 1991), wie „histrionische" oder „schizoide" Persönlichkeitsstörung und zusätzlich immer konkrete Hinweise auf die Leit- und Leidenssymptomatik, etwa dranghaftes Weglaufen bei hyperthymer oder Suizidversuch bei schizoider Persönlichkeitsstruktur; erst diese sind in der Regel wegweisend für die Therapie.

Die definitive *Diagnose* einer Persönlichkeitsstörung ist meistens erst im Erwachsenenalter möglich, denn erst eine über viele Jahre bestehende fixierte bzw. häufig rezidivierende oder sich erst in Konflikten und Krisen manifestierende und oft therapieresistente psychische Störung läßt eine solche Diagnose wahrscheinlicher werden. In den international gebräuchlichen Klassifikationsschemata besteht nur eine beschränkte Übereinstimmung hinsichtlich der Auswahl spezifischer Persönlichkeitsstörungen. Wenn eindeutige Persönlichkeitsstörungen sich nicht zwanglos in diese Schemata einordnen lassen, besagt dies aber noch nicht, daß es sich um eine Fehldiagnose handeln muß, denn es gibt zahlreiche Überschneidungen und „Mischfälle", zu denen auch Borderlinefälle gehören.

Differentialdiagnostisch kommen bei allen speziellen Persönlichkeitsstörungen einfache und passagere Entwicklungsstörungen, psychogene Störungen mit psychischer bzw. körperlicher Symptomatik, aber auch leichte oder schwerere exogene Psychosyndrome und beginnende endogen-psychotische Erkrankungen in Betracht. Im Kindes- und Jugendalter wird die Zuordnung zusätzlich dadurch erschwert, daß unspezifische emotionale Störungen in diesem Lebensabschnitt häufig vorkommen und sich schlechter gegeneinander abgrenzen lassen als kognitive oder psychotische Störungen, daß sie inkomplett ausgebildet sind und eine eigentliche Strukturierung noch vermissen lassen.

Spezielle Persönlichkeitsstörungen

Die Auswahl *spezieller Persönlichkeitsstörungen* im Kindes- und Jugendalter aus der Vielzahl möglicher Persönlichkeitsstörungen stellt immer einen Kompromiß dar. Die von Homburger (1926) vorgenommene vergleichende Darstellung einer kindertypologischen Systematik ist keineswegs nur wissenschaftsgeschichtlich bedeutsam, sondern in *deskriptiver* Hinsicht weiterhin mit einigen Einschränkungen aktuell.

Als Kindertypen werden angeführt:

- die „*Nervösen*": unruhige, nervenschwache (neurasthenische) und konzentrationsschwache, labile Kinder, denen eine „instinktsichere Selbststeuerung" fehlt, die „schnell abfallen", leicht ermüden und schwer beeindruckbar sind;
- die „*Ängstlichen*": gereizt-verschlossene, ernste, innerliche (introvertierte), wehrlose Kinder, wie sie auch heute beobachtet und beschrieben werden;
- die „*Willensschwachen und Haltlosen*": meistens „ihre Familie enttäuschende", wankelmütige, unzuverlässige, „leichtsinnige" Jugendliche, die „schlechte Gesellschaft" suchen und in delinquentes Verhalten abgleiten;
- die „*Gemütslosen und Gemütsarmen*": gleichgültige, kühle und kalte, unempfängliche, mitleidslose, freudlose parathyme Kinder und Jugendliche;
- die „*Reizbaren*": leicht erregbare, launenhafte, eigensinnige, unausgeglichene, ungeduldige,

destruktive, explosive Kinder, deren späteres Leben durch diese Abweichungen gekennzeichnet bleibt;

- die *„Disharmonischen"*: regelwidrige, auffällige, unausgeglichene, sprunghafte, brüsk-abweisende Kinder ohne Beharrlichkeit, Ruhe und Behagen;
- die *„Hysterischen"*: überempfindliche, hyperästhetische Kinder mit gestörter Motorik (Lähmungen, Schmerzen, Topalgien), mit Sinnesstörungen (Sehschwäche, Wachträumereien, Dämmerzustände) und anderen Konversionstörungen;
- die *„Zwangshaften"*: übertrieben gewissenhafte, ambivalente, hypochondrische, schüchterne und ängstliche, empfindsame und unnaive Kinder mit überwertigen Einfällen und einem Drang zu repetitiven Handlungen u. a. obsessiven und kompulsiven Symptomen;
- die *„Sensitiven"*: empfindsame, leicht kränkbare, leidensbereite, gemütsreiche, oft altkluge und phantasievolle Kinder;
- die *„Infantilen"*: altersentsprechend intelligente, relativ kindliche, verhaltene, ängstliche, launenhafte, folgsame, passive Kinder, bei denen oft organische Störungen bestehen oder zu vermuten sind.

Diese sehr detailliert und überzeugend dargestellten *Kindertypen* enthalten ohne Berücksichtigung ätiologischer Faktoren, mit Ausnahme der hirnorganisch und psychotisch Kranken, die ganze Breite psychischer Störungen im Kindes- und Jugendalter. Es finden sich darunter Kinder und Jugendliche mit psychischen Störungen, die man auch heute noch den Persönlichkeitsstörungen zurechnen würde; die meisten jedoch nicht, weil sich das *pathogenetische* und das klassifikatorische Spektrum erheblich erweitert hat. Bei einem Vergleich der Persönlichkeitsstörungen der ICD-10 (1991) und der DSM-III-R (1989) mit den psychopathischen Konstitutionen von Homburger (1926), Scholz (1912) und Stutte (1960) und mit den psychopathischen Persönlichkeiten von K. Schneider (1959) gelangt man zu dem Schluß, daß *deskriptiv* seitdem jedoch kein nennenswerter Wandel eingetreten ist.

In dem neuen DSM werden einige Störungen, wie etwa die hyperthymische und die depressive Persönlichkeitsstörung, nicht angeführt, weil sie wahrscheinlich dem Umkreis der affektiven Störun-

Tabelle II-2. Bestimmte psychische Störungen im Kindes- und Jugendalter können rückblickend als Vorformen später sich manifestierender Persönlichkeitsstörungen eingestuft werden

Störungen des Kindesalters und der Adoleszenz	Persönlichkeitsstörungen
Schizoide Störung	Schizoide Persönlichkeitsstörung
Vermeidungsverhalten	Hypersensitive Persönlichkeitsstörung
Verhaltensstörung	Antisoziale Persönlichkeitsstörung
Trotzverhalten	Passiv-aggressive Persönlichkeitsstörung
Identitätsstörung	Borderlinepersönlichkeitsstörung

gen zugerechnet werden; andere, wie die narzistische oder die Borderlinestörung, die in den alten Nosographien anderen Persönlichkeitstypen zugeordnet wurden, wurden neu eingeführt. Das erklärt sich daraus, daß ebenso wie bei Neurosen und Psychosen auch bei den Persönlichkeitsstörungen epochal bedingte inhaltliche Stilwandlungen zu verzeichnen sind, die sich gegenwärtig in narzistisch-egozentrischen, in antisozialen und aggressiven Erscheinungsformen manifestieren oder, bei einer gestörten Identitätsfindung, auf Vorformen einer Borderlinepersönlichkeitsstörung hinweisen können.

Die Borderlinestörung sowie die schizoide, die hypersensitive und die passiv-aggressive Persönlichkeitsstörung (Tabelle II-2) sollen deshalb etwas ausführlicher abgehandelt werden; im Hinblick auf die ebenso angeführte antisoziale Persönlichkeitsstörung sei auf das ausführliche Kapitel „Dissozialität und Verwahrlosung" hingewiesen.

(1.) Schizoide Störung

Schizoide Kinder und Jugendliche weisen emotionale und soziale Defizite auf, mit denen sie sich selbst ausgrenzen, bzw. durch die sie von der Umwelt ausgegrenzt werden. Sie sind verschlossen, kontaktschwach und begegnungsscheu, distanziert und reserviert und sind an Freundschaften und Gruppenaktivitäten wenig oder gar nicht interessiert. Auch in der Familie verhalten sie sich still und zurückgezogen; sie gelten als Eigenbrötler, Außenseiter und Sonderlinge, die auf Tadel ebensowenig wie auf Lob reagieren. Sie sind ernst, mürrisch, nüchtern und kühl, launenhaft und wenig humorvoll und wirken oft wie abwesend, mit sich selbst beschäftigt, nur für sich lebende Kinder. Nach außen sind sie wortkarg und einsilbig, mißtrauisch, überempfindlich und leicht kränkbar. Dabei ist ihr kognitives und emotionales Erleben durchaus einfühlbar und verständlich und es finden sich keine Hinweise auf isolierte und systematisierte Denkinhalte oder für paranoide Gedankengänge. Sie sind pädagogisch wegen ihrer sozialen Störung, insbesondere aber wegen ihrer emotionalen Frigidität, ihrer moralischen Indolenz und wegen ihrer konstanten emotionalen Gemütslage, die bei Kindern und Jugendlichen sonst große Schwankungen aufweist, schwer beeinflußbar. Ob Kinder mit schizoiden Störungen häufiger als andere schizophren werden, ist umstritten; überwiegend werden solche Zusammenhänge abgewiesen. Neuere Studien lassen vermuten, daß mindestens bei einem Teil von ihnen eine genetische Beziehung zur Schizophrenie besteht. Durch Adoptionsstudien konnten bei Kindern, in deren biologischen Familien Schizophrenien vorkamen „Schizophrenie-Spektrumstörungen" ermittelt werden; neben einem 3–4fach häufigeren Auftreten von Schizophrenien wurden bei einem Drittel leichtere schizophrenieähnliche Störungen festgestellt. Die These, daß nicht nur bei Schizophrenien, sondern auch bei solchen Spektrumstörungen Polygenie oder Heterogenie vorliegen könnten, wurde dadurch neu belegt.

Fallbeispiel

Ein 16jähriger Jugendlicher mit vordergründig angelegten Interessen für Philosophie, Mythologie und Astronomie bezeichnet sich selbst als einen extremen Außenseiter, der keine Freunde habe und auch nicht brauche. Seine Gewohnheit, Gräser und Strohhalme zu sammeln und in der Hand hin und her zu wenden, begründet er damit, daß dadurch beim Lesen die Inhalte anschaulicher würden und er sie besser behalten könne. Seine Mutter schildert ihn als motorisch sehr ungeschickt, meistens kämme sie ihn, da er damit Probleme habe. Er weigere sich, Bücher mitzunehmen, etwa auf Reisen, da sie dort einen anderen Geruch annehmen könnten. In sein Zimmer dürfe nur die Mutter, er halte es sonst ständig verschlossen.

Fallbeispiel

Ein 18jähriger überdurchschnittlich intelligenter Jugendlicher, der sich in sein Zimmer verschanzt hat, den Schulbesuch ablehnt und mit Suizid droht. Bei der Exploration extrem zurückhaltend, mißtrauisch, affektarm, aggressivgehemmt, körperlich steif, starr und verspannt. Seit seiner frühen Kindheit übersteigerte Empfindsamkeit und starke Neigung, Reaktionen der Umgebung auf sich zu beziehen. Keine psychotische Symptomatik. Er selbst habe „keine Probleme", er betrachte sich als „Norm", lediglich die Umwelt passe nicht zu ihm. Er lehne es deshalb ab, sich weiterhin „ständig zu verstellen", an gemeinschaftlichen Aktivitäten teilzunehmen und „freundlich zu sein". Dabei ausgeprägte Ambivalenz sich selbst gegenüber: Von seiner überlegenen Intelligenz überzeugt, empfindet er seinen asthenischen Habitus als unattraktiv. In projektiven Verfahren werden Ängste vor der eigenen Emotionalität und ein angestrengtes Bemühen deutlich, seine äußere Fassade aufrecht zu erhalten. In der Therapie wurde seine Unfähigkeit deutlich, emotionale Vorgänge zu verbalisieren. Er stehe seit seiner Kindheit allen Menschen ablehnend gegenüber. Bei Versuchen, sein Abwehrverhalten, insbesondere die emotionale Abriegelung, zu durchbrechen, wurden panische Ängste deutlich, daß seine mit erheblicher Energie abgeschirmte autistisch-egozentrische Welt dadurch bedroht werden könnte. Während der Vater ihm gegenüber seit der Kindheit immer eine nachgiebige Haltung zeigte, vertrat die Mutter den realistischen Teil. In Familiengesprächen wurde deutlich, daß der Jugendliche glaubte, schon früh mit seiner Angst die Ängste der Eltern um ihn und sie zuverlässig kontrolliert zu haben. Als bescheidener Erfolg der multifaktoriellen Behandlung konnte gewertet werden, daß er in deren Verlauf wichtige Entscheidungen treffen und ihm eine begrenzte Einsicht in seine ihn selbst schädigenden Einstellungen und Haltungen vermittelt werden konnte.

(2.) Hypersensitive Störung

Hypersensitive Kinder und Jugendliche sind extrem empfindsam, feinfühlig, gewissenhaft und leicht verletzlich. Sie wirken schüchtern und demütig, ihr Selbstwertgefühl ist schwach ausgebildet. Sie sehnen sich nach menschlichen Kontakten, vermeiden sie jedoch, weil sie Zurückweisungen befürchten. Sie analysieren sich ständig, leiden unter Schuldgefühlen und einem schlechten Gewissen und empfinden wenig Lebensfreude. Nach außen wirken sie schüchtern, zart und zerbrechlich, dysphorisch und leidend. Durch harmlose, scherzhafte Neckereien fühlen sie sich brüskiert und gekränkt und weinen häufig ohne ersichtlichen Grund. Sie beobachten sorgsam und mißtrauisch die Umwelt und ziehen aus objektiv belanglosen Veränderungen bedeutungsvolle Schlüsse auf sich selbst. Sie interpretieren die Einstellung der Mutter zu ihnen etwa aus ihrer Sprechmelodie und registrieren sorgfältig, ob Lehrer und Mitschüler ihnen ausreichend Beachtung schenken.

Sie sinnen, grübeln und phantasieren über ihren Rang und ihren Einfluß in der Gruppe, meist mit einem negativen Fazit. Gelegentlich reagieren diese sonst ängstlichen und mimosenhaften Kinder anmaßend und laut, provozierend und „arrogant", weil sie es nicht ertragen, scheinbar oder tatsächlich nicht anerkannt, geachtet und akzeptiert zu werden. Im Gegensatz zu den schizoiden Kindern und Jugendlichen, die keine Kontakte wünschen und sich selbst isolieren, sehnen sich sensitive Kinder und Jugendliche nach Zuwendung, Lob und Anerkennung.

Fallbeispiel

Ein 10jähriges, schüchternes und ängstliches, hochgradig kontaktschwaches Mädchen, das sich vor Kindern und insbesondere vor Körperberührungen fürchtet, sich überwiegend allein beschäftigt, aber sich nach einer Freundin sehnt. Sie spricht zu Hause nur wenig und leise; wenn sie in der Klasse aufgerufen wird, gerät sie ins Schwitzen und flüstert. Sie ist dennoch eine gute Schülerin, besonders in schriftlichen Arbeiten. Gegenüber Gerüchen und Geräuschen ist sie überempfindlich, sie schläft nicht vor 23 oder 24 Uhr ein; seltene Wutausbrüche ohne erkennbaren Anlaß. Die Mutter wird von deren Mutter als „schwer neurotisch" bezeichnet, dies habe sie mit ihrem Vater und mit ihrer Tochter, unserer Patientin, gemein, während deren Schwester fröhlich und ausgeglichen sei. Die Mutter liege oft tagelang im Bett, leide unter Wasch- und Putzzwängen. Auch der Vater des Kindes sei wenig durchsetzungsfähig, Alkoholmißbrauch. Nach einer unerwünschten Geburt kam die kleine Patientin erst einmal 2 Jahre in ein Heim, bald darauf Scheidung der Elternehe. Bei dem Kind wurde eine psychotherapeutische Einzelbehandlung mit regelmäßigen Konsultationen der Mutter eingeleitet.

(3.) Passiv-aggressive Störungen

Die wichtigsten Merkmale dieser Störung sind: Widerstand gegen Forderungen nach angemessenen Leistungen, der sich in Aufschieben, Trödeln, Widerspenstigkeit, absichtlicher Untüchtigkeit und „Vergeßlichkeit" ausdrückt. Solche Menschen zeigen zusätzlich häufig „abhängige Züge und fehlendes Selbstvertrauen". Sie sind (DSM-III) „in bezug auf ihre Zukunft pessimistisch, ohne zu erkennen, daß ihr eigenes Verhalten für die Schwierigkeiten verantwortlich ist. Obwohl der Betroffene möglicherweise einen bewußten Groll gegen Autoritäten verspürt, bringt er diesen Groll nie in Zusammenhang mit dem passiv-widerspenstigen Verhalten". Schon bei Kindern und Jugendlichen finden sich neben trotzig-oppositionellen auch passiv-widerstrebende und ausweichende Einstellungen in Hinblick auf Forderungen in der Familie, im Kindergarten und in der Schule. Dieses passiv-ablehnende, verdeckt-aggressive Verhalten wird deskriptiv meist den Spiel-, Lern- und später den Leistungsverweigerungen und damit den Störungen der Sozialentwicklung (s. Kapitel III) zugerechnet, etwa dem Lernprotest, bei dem die Kinder zwar in der Klasse präsent sind, sich aber nicht am Unterricht beteiligen und „privatisieren". Ähnliche prädisponierende Merkmale finden sich bei indirekt aggressiven, trotzig-schweigenden, hinterhältig-nörgeligen und bei aggressiv-gehemmten, scheinbar überangepaßten, tatsächlich intentional infolge mangelnden Selbstvertrauens gestörten Kindern sowie bei verwahrlosten Jugendlichen, bei denen Schulverweigerung, mangelhafte Arbeitsbindung, Bummeln, Weglaufen u. a. zu den Hauptsymptomen gehören.

Fallbeispiel

Ein 16jähriger schwer gehemmter Junge mit erheblichen Kontakt- und Anpassungsproblemen gegenüber Mitschülern, insbesondere aber gegenüber der Adoptivmutter, die er zugleich haßt und liebt, ohne sich mit ihr offen auseinandersetzen zu können. Er haßt sie, weil er sich benachteiligt glaubt und andererseits fürchtet, sie könne ihn verlassen. Wegen seines geringen Selbstvertrauens kann er sich weder ihr noch anderen anvertrauen; er fürchtet, ausgelacht und verspottet zu werden. Er leidet unter Schlafstörungen und Alpträumen; sein Eßverhalten ist ungesteuert, er experimentiert in Abwesenheit der Mutter mit Feuer und elektrischen Geräten. In der Schule entzieht er sich Leistungsanforderungen und verhält sich bockig und ablehnend gegen seine Lehrer. Er glaubt, daß er keine Zukunft hat, weil er nichts tauge. Er möchte einerseits am liebsten allein sein, weil er sich dort sicher fühlt, andererseits wünscht er sich einen Freund, dem er sich anvertrauen könnte. Seine frühkindliche Entwicklung ist belastet durch eine Risikogeburt (Placentarinfarkt, grünes Fruchtwasser), nach der Geburt kam er zunächst in ein Heim, dann zu Adoptiveltern. Bei der biologischen Mutter soll eine Schizophrenie vorgelegen haben. Der Junge erlebte mit 4 Jahren 2 als traumatisch empfundene operative Eingriffe wegen eines Analprolapses. Die Adoptivmutter ließ sich bald scheiden, fühlt sich durch das extrem scheue, aber „hinterhältige" Kind, das in ihrer Abwesenheit raucht und Alkohol trinkt und mehrfach Geld entwendet hat, überfordert und abgestoßen.

(4.) Dependente Störung

Diese Störung wird im Kindesalter kaum beobachtet, weil Abhängigkeit in diesem Lebensalter weitgehend adäquat und physiologisch ist. Einige Autoren vermuten, daß Trennungsangst und das Angstsyndrom mit Vermeidungsverhalten zu dieser Störung prädisponieren. Sie kommt in Ansätzen bereits bei Jugendlichen vor, läßt sich jedoch oft nicht eindeutig von nachwirkenden oder noch anhaltenden erzieherischen Einflüssen abgrenzen. Eine dependente Störung liegt vor, wenn (DSM-III) „der Betroffene es passiv zuläßt, daß andere Menschen für ihn die Verantwortung in wesentlichen Lebensbereichen wegen seines Mangels an Selbstvertrauen und der Unfähigkeit, selbständig zu entscheiden, übernehmen". Er „ordnet seine Bedürfnisse denen anderer Menschen unter, von denen er abhängig ist, um jede Möglichkeit zu vermeiden, auf sich selbst vertrauen zu müssen". Ein Kind bzw. ein Jugendlicher mit dieser Störung wird seinen Eltern erlauben zu entscheiden, was er anziehen soll, wem es sich anschließt und wie es seine Freizeit verbringt. Im allgemeinen wollen Menschen mit dieser Störung keine Forderung an solche Menschen stellen, von denen sie abhängen; dies geschieht vielmehr aus Furcht, die Beziehungen zu gefährden und selbständig zu werden. Es fehlt ihnen an Selbstvertrauen. Sie neigen dazu, ihre Fähigkeiten und Leistungen herabzusetzen; sie „bezeichnen sich ständig selbst als dumm". Die sozialen Beziehungen sind meist auf die wenigen Personen beschränkt, von denen sie abhängig sind. Die Störung wird öfter bei Mädchen und Frauen als bei Jungen und Männern diagnostiziert.

Die Borderline-Persönlichkeitsstörung

Die Bedeutung *biographischer Fakten* für die Persönlichkeits- und Charakterentwicklung gewann, ausgehend von der Studie über den „analen Charakter" (Abraham 1925) generell zunehmend an Bedeutung. Die relativ fixierte „anale Charakterstruktur", gekennzeichnet durch Ordentlichkeit, Geiz und Eigensinn, wurde als Resultat einer verfehlten Erziehung in der analen Phase betrachtet. Solche und andere charakterneurotische Patienten leiden nicht zeitlebens unter chronischen psychischen Störungen, reagieren jedoch in aktuellen Konflikt- und Krisensituationen pathologisch, „aus ihrem Charakter heraus". Die triebdynamische Darstellung des analen Charakters, insbesondere die Freilegung seiner Wurzeln in der frühen Kindheit, fand in der Folge zunächst keine überzeugende Umsetzung im

Hinblick auf andere Charakterneurosen. Auch durch die Einbeziehung sozialer Daten und Fakten, die auch entwicklungspsychologische Erkenntnisse berücksichtigten, konnte keine allgemein überzeugende, kritischen Einwänden standhaltende Lehre über die Entwicklung des Charakters und seiner Störungen vorgelegt werden. Begriffe wie neurotische Persönlichkeitsstruktur, Charakter- und Kernneurose spielen dennoch weiterhin in der psychoanalytischen Krankheitslehre schon im Hinblick auf spezielle therapeutische Techniken und auf die Prognose dieser Störungen eine bedeutsame Rolle.

Eine *Borderline-Persönlichkeitsstörung* ist nach Kernberg (1967) ein Syndrom, das im Grenzbereich zwischen Neurose und Psychose angesiedelt ist. Sie beruht auf einer in früher Kindheit einsetzenden pathologischen Ich-Entwicklung mit spezifischen Abwehr- und Konfliktlösungsstrategien. Daß es sich dabei um ein Krankheitsbild sui generis handelt, ist nicht unumstritten, besonders in Europa, obgleich es in die ICD-10 als spezifische Persönlichkeitsstörung aufgenommen wurde. Während sich das Borderlinekonzept für das Kindesalter als wenig brauchbar erwies, zeigen psychisch gestörte Jugendliche bereits häufiger typische Symptomkombinationen, die überwiegend aber noch nicht für die Diagnose ausreichen.

Fallbeispiel

Ein solcher diagnostischer Grenzfall zwischen Neurose und der Vorform einer sich später formierenden Borderline-Persönlichkeitsstörung liegt bei einem 13jährigen Jungen vor, der mit elf Jahren von einer Kinderpsychotherapeutin wegen schwerer nächtlicher Ängste mit anhaltenden Jactationen, autoaggressiven Handlungen (sich anspucken und schlagen) und erheblich beeinträchtigter Impulskontrolle (destruktive Handlungen) behandelt wurde. Er wünschte sich, wieder ein kleines Kind zu sein und immer bei der Mutter bleiben zu können, zu der allerdings ein schwer gestörtes Verhältnis bestand. Als er mit 13 Jahren in die Klinik kam, hatte sich die diffuse und wechselnde Symptomatik qualitativ verbreitert und quantitativ erheblich verschlechtert. In der Klinik hat er über seinem Bett zwei Zeichnungen angebracht. Auf der einen hängt an einem Galgen ein Strichmännchen, auf das er seinen Namen geschrieben hat, auf der anderen ein Männchen mit einem roten Herzen, in das der Junge einen Schraubenzieher gestochen hat. Er steigert sich in aggressive Wutausbrüche hinein, oft ohne zu wissen, wem sie gelten, wer ihm Gutes oder Böses wolle. Er zündelt, wo sich dafür eine Gelegenheit bietet, er setzt einen Stuhl in Brand und steckt im Badezimmer Zeitungen und Zeitschriften an, die er mit der Dusche löscht. Er ist Mitglied der freiwilligen Feuerwehr seines Dorfes. In der Schule fehlt er unentschuldigt, läuft gelegentlich weg und verweigert darüber jede Auskunft; er leugnet überhaupt offenkundige Tatsachen, während er sich andererseits wegen nicht von ihm begangener Vorfälle entschuldigt. Personen, die er nur flüchtig kennt, bewertet er prima vista als blöd oder doof oder als prima und o.k. Er kann sich gegen Angriffe in seiner peer group nicht angepaßt und adäquat wehren, „rastet aus" in solchen Situationen. Er ist das Kind einer promiskuren Servierin; nach der Scheidung von dem Vater ihres Kindes, der mehrere Haftstrafen wegen krimineller Delikte verbüßte, heiratete sie erneut. Innerhalb kurzer Zeit sechsmaliger Wohnungswechsel. Seit seiner Geburt erlebte das Kind vom 2.–6. Lebensjahr eine ständige Veränderung in seiner Beziehungssituation in der Familie und in Pflegefamilien und Heimen, in denen zusätzlich wegen seiner Verhaltensauffälligkeiten Gruppen- und Erzieherwechsel erfolgten.

Als *Hauptmerkmale* gelten: Typische Erscheinungsformen, charakteristische Abwehrmechanismen, eine spezifische intrapsychische Pathologie und charakteristische Triebschicksale. Spezifische Einzelsymptome sind nicht bekannt; die Patienten erscheinen zunächst nur als „typisch neurotisch".

Als *typische Symptomenkomplexe* der Borderlinestruktur werden angesehen: chronische, diffuse *Ängste*, *Phobien* mit schweren Einschränkungen des Alltagslebens, *Zwangssymptome*, die die Bedeutung überwertiger Ideen angenommen haben, multiple *Konversionssyndrome* mit somatischen Beschwerden, multiple und perverse *sexuelle Tendenzen*, charakteristische *präpsychotische Syndrome*, Abhängigkeiten und *Suchten* sowie einfach strukturierte (infantile, antisoziale) *Charakterstörungen*.

Die Analyse der *Ich-Struktur* gilt als für die Diagnose wichtiger als die Symptomatik. Typisch sind (a) unspezifische Zeichen einer Ich-Schwäche (mangelhafte Angst- und Impulskontrolle, gestörte Sublimierung) und (b) primär-prozeßhafte Denkformen (keine formalen Denkstörungen, aber regressive Inhalte; gestörte Entwicklung reifer Abwehrmechanismen).

Als für die Störung *typischer Abwehrmechanismus* gilt die *Spaltung* (splitting), durch die gegensätzliche Inhalte konsequent voneinander getrennt gehalten werden. Daraus resultiert eine permanente Insuffizienz zur Synthese und Integration positiver und negativer Identifizierungen, die zu einer Spaltung in „total gute" und „total böse" Objekte und dadurch zu starken inneren Spannungen führt. Jugendliche, die extreme Schwankungen zwischen gegensätzlichen Selbstkonzepten ausgesetzt sind, fühlen sich aufgerufen, die Welt von „bösen" Objek-

ten zu befreien und sie durch „gute" zu ersetzen, wodurch die Entwicklung eines kritischen Über-Ich und des Ich-Ideals ungünstig beeinflußt wird, was zu „megalomanen, idealisierten Selbstbildern" (Benedetti 1977) führen kann.

Als Kriterium einer Borderlinestörung gilt, wenn mindestens fünf von nachstehenden acht Merkmalen erfüllt sind:

1. Impulsivität oder Unberechenbarkeit in mindestens zwei selbstschädigenden Bereichen (Verschwendung, Sexualität, Glücksspiel, Autoaggressivität u. a.);
2. Intensive, aber instabile zwischenmenschliche Beziehungen (Schwankungen zwischen Idealisierung und Abwertung, ausschließlich egoistische Interessen u. a.);
3. Störungen der Impulskontrolle, ständige Gereiztheit und Zornesausbrüche;
4. Identitätsunsicherheit (Selbstbild, Geschlechtsrolle, Berufswahl, Freundschaften u. a.);
5. Affektive Instabilität (kurzschlägige Verstimmungszustände mit Rückkehr zur syntonen Stimmungslage u. a.);
6. Einsamkeit wird schwer ertragen (Niedergeschlagenheit, Verzweiflung u. a.);
7. Autoaggressive Handlungen (Verletzungen, Verstümmelungen, Suizidhandlungen u. a.);
8. Chronische Gefühle von Leere und Langeweile.

Als *Ursachen* finden sich gehäuft Hinweise auf anhaltende Versagungen in der frühen Kindheit, besonders im 2. und 3. Lebensjahr. Als charakteristische familiäre Bedingungskonstellationen gelten abwesende, passive und inkompetente Väter in Kombination mit zudringlichen, kommandierenden und kontrollierenden Müttern. Das Borderlinesyndrom stellt sich danach als eine spezifische Lösungsstrategie für Konflikte im Bereich der Ich-Entwicklung, insbesondere der Individuation und der Identifikation dar. Zu einer Zeit, in der das Kind bereits in der Lage ist, die Mutter als ein anderes Objekt wahrzunehmen, scheitert es mit seinen Autonomiebestrebungen an einem Elternteil, meistens an seiner Mutter. Dadurch wird seine Entwicklung zu einem sich selbst bestimmenden Individuum so massiv beeinträchtigt, daß anstelle der erwünschten Eigenbestimmung eine schließlich als notwendig erachtete Fremdbestimmung mit allen ihren Kompliktionen tritt. Diese empirisch entwickelte Hypothese wurde inzwischen durch zahlreiche biographische Erhebungen bestätigt. Familienuntersuchungen ergaben zusätzlich, daß Borderlinestörungen gehäuft dort auftreten, wo Eltern oder nahe Verwandte ebenfalls an solchen Störungen leiden, außerdem wurde ein gehäuftes Zusammentreffen von affektiven Erkrankungen und Borderlinestörungen festgestellt.

Als *Therapie* der Borderlinestörung, die auf einem psychoanalytischen Konzept beruht, kommt in erster Linie eine psychoanalytische Behandlung in Betracht. Bei der Häufigkeit dieser und ähnlich strukturierter Persönlichkeitsstörungen wird dies jedoch nur in wenigen Fällen möglich sein. Neben speziellen Kurztherapien, die im wesentlichen auf eine Aufhebung der archaischen Abwehrformen (Spaltung, primitive Idealisierungen und Abwertungen, infantile Projektionen, Verleugnung und

Omnipotenz u. a.) ausgerichtet sind, wurden supportive Behandlungs- und Beratungsverfahren und symptomorientierte Lernstrategien entwickelt; bei dramatischen Zuspitzungen erweisen sich psychopharmakologische Interventionen gelegentlich als nützlich und hilfreich, können aber auch nicht immer stationäre Einweisungen verhindern.

Die *Prognose* ist insgesamt ebenso wie bei den meisten anderen Persönlichkeitsstörungen nicht besonders günstig. Ein Übergang zu affektiven oder schizophrenen Psychosen wird trotz der oft hohen familiären Belastung mit psychischen Störungen nur selten beobachtet. Einige klinische Beobachtungen sprechen dafür, daß sich besonders störende Symptome im mittleren und späteren Lebensalter unter günstigen sozialen und familiären Bedingungen abschwächen oder zurückbilden.

III. Sozialisationsstörungen

Es kann niemand seine Zeit überspringen,
der Geist seiner Zeit ist auch sein Geist.
HEGEL

Das Kind wird in eine *soziale Gruppe,* meistens in seine *Familie,* hineingeboren. In der Familie und in außerfamiliären Gemeinschaften, in der Nachbarschaft, im Kindergarten und in der *Schule,* wächst es mit Geschwistern und Mitschülern, mit geliebten und ungeliebten Menschen heran. So lange Menschen leben, lebten sie, von isolierten Existenzen abgesehen, miteinander. Die *Sozialisation* als Aufgabe und Ziel bildete immer einen immanenten Bestandteil der Erziehung; Erziehung zur Anpassung und Einordnung; Erziehung zum Triebverzicht dort, wo seine Erfüllung nur auf Kosten der Gemeinschaft möglich wäre. Die Inhalte der Sozialisation, ihre Aufgaben, Regeln und Ziele aber sind inhomogen. Sie sind abhängig vom sozialen Selbstverständnis, von der sozialen Einstellung der Familie, in der das Kind aufwächst, von den Vorstellungen seiner Eltern über Freiheit, Autorität und Selbstbestimmung. Diese aber sind eng an *epochale* Faktoren gebunden.

Die *Familie* war früher die entscheidende soziale Instanz für das Kind. Sie ist heute, je älter das Kind, desto stärker von außerfamiliären Instanzen abgelöst worden. Die moralisch-ethischen Kompetenzen, früher von der Familie und der Kirche vertreten, sind auf die *öffentliche Meinung* übergegangen. An die Stelle von Wertnormen sind *Durchschnittsnormen* getreten. Auch Ideale und Idole sind einem ständigen Wandel unterworfen. Galt noch um die Jahrhundertwende ein Kind oder Jugendlicher noch nicht als Sonderling, wenn sie, ohne andere zu stören, sich *absonderten* und eigenen Interessen nachgingen, so ist heute hier ein Anstieg der Sensibilität, aber auch der Unduldsamkeit der Gemeinschaft zu verzeichnen. Nicht mehr der hochbegabte, kontaktschwache Schüler, der *Primus,* ist das Leit-

bild seiner Mitschüler, sondern der besonders kontaktfähige, wortbegabte Jugendliche mit einer oft nur durchschnittlichen Intelligenz. Die gelungene oder mißlungene Sozialisation hat einen hohen *Eigenwert* erhalten. Wie sehr das Verhalten eines Kindes nach epochalen oder tradierten Wert- und Durchschnittsnormen beurteilt wird, ergibt sich schon daraus, daß ein autoritätsgläubiger Knabe der wilhelminischen Ära, der unter der Maxime „Vor allem eins mein Kind, sei treu und wahr ...“ erzogen wurde, ebenso wie ein auf Treue und Pflichterfüllung gedrillter Junge im Dritten Reich, der auf die „Zeit der jungen Soldaten“ vorbereitet wurde, heute als ein psychisch *gestörtes* Kind imponieren würde; während ein typischer Teenager der Gegenwart, überkritisch und diskussionsbereit, damals als ein dissoziales oder verwahrlosungsgefährdetes Kind eingestuft worden wäre.

Jede Gesellschaft und jede *Epoche* entwickelt in Abhängigkeit vom herrschenden Zeitgeist ihre speziellen Verhaltensabweichungen und psychischen Störungen, die jedoch nicht ihre Form, sondern nur ihre Inhalte betreffen. *Autoritäre* Strukturen begünstigen integrationsbereite, ehrgeizige, aber auch sadomasochistische Persönlichkeitsentwicklungen. Sie bieten solchen Jugendlichen mit einem „*autoritären Syndrom*“ günstige Lebenschancen. In *demokratischen* Gesellschaften, in denen das Individuum das „Maß aller Dinge“ und die egoistische Befriedigung aller Wünsche legitim sind, besteht dagegen eine immanente Tendenz zu *egozentrischen,* dissozialen und kriminellen Fehlentwicklungen.

Das gültige psychiatrische Diagnosenschema der USA (DSM III, 1980) registriert als *unzureichende Sozialisation:*

„Keine ausreichende empathische Entwicklung. Egozentrismus. Mangelnde Fähigkeit, Wünsche oder Wohlergehen anderer zu respektieren. Keine Schuldgefühle. Körperliche Gewalt gegenüber Personen und Sachen (Vandalismus, Einbrüche, Diebstahl, Zündeln, Brandstiftung). Repetierendes, persistierendes Verhalten. Chronische Gewaltanwendung zu Hause und in der Schule, wiederholtes Weglaufen mit nächtlichem Ausbleiben. Persistierendes und schweres Lügen. Eigentumsdelikte."

„Keine ausreichende empathische Entwicklung. Egozentrismus. Mangelnde Fähigkeit, Wünsche oder Wohlergehen anderer zu respektieren. Keine Schuldgefühle. Körperliche Gewalt gegenüber Personen und Sachen (Vandalismus, Einbrüche, Diebstahl, Zündeln, Brandstiftung). Repetierendes, persistierendes Verhalten. Chronische Gewaltanwendung zu Hause und in der Schule, wiederholtes Weglaufen mit nächtlichem Ausbleiben. Persistierendes und schweres Lügen. Eigentumsdelikte."

1. Deprivation und Vernachlässigung

Das, was dem Säugling fehlt, bekommt er im Ausgleich von der Mutter.
Die Mutter verschafft ihm alles, was er braucht.

R. A. Spitz

„... so wurde denn auch mein drittes Kind ebenso wie die ersten ins Findelhaus gegeben,
und ein gleiches geschah mit den beiden folgenden, denn ich habe fünf Kinder gehabt."

J. J. Rosseau

Als *Hospitalismus* – der Begriff umschloß früher den infektiösen *und* den psychischen Hospitalismus – wurde um die Jahrhundertwende die Hauptursache des *Massensterbens* der Neugeborenen und Säuglinge in Findlings- und Säuglingsheimen bezeichnet, dem die Medizin anfangs machtlos gegenüberstand (Tabelle III-1). Die Säuglingssterblichkeit betrug in Findlingsheimen bis zu 98 %, und Heubner meinte noch 1898, sie werde auch unter besten Bedingungen in Säuglingsheimen nur ausnahmsweise einmal unter 40 % absinken. Die allgemeine Säuglingssterblichkeit betrug im Jahre 1900 in Preußen, abhängig vom sozialen Status, zwischen 15 % im „Beamtenkollektiv" und 32 % im „Dienstboten- und Gesindekollektiv". In den alten Bundesländern betrug die Zahl der in den ersten 7 Lebenstagen gestorbenen Säuglinge 1956 2,9 %, 1970 1,6 % und lag 1990 nur noch bei 0,3 %.

Die führenden Pädiater jener Zeit schilderten so exakt die Stadien der körperlichen und seelischen Veränderungen der Kinder, daß sie noch heute, nach einer jahrzehntelangen Erforschung der *Deprivation*, als mustergültig gelten. Es bestand bereits da-

mals Übereinstimmung darüber, daß somatische (Infektionskrankheiten und ihre unzureichende Bekämpfung, das Fehlen einer wissenschaftlich begründeten Ernährungslehre) und psychopathologische Ursachen (Trennung von der Mutter, Massenpflege) bei der Entstehung des Hospitalismus unheilvoll zusammenwirkten. Es muß als ein Triumph der damals jungen Pädiatrie angesehen werden, daß es ihr gelang, die Säuglingssterblichkeit allmählich einzudämmen.

Seitdem läßt sich nur noch von „milden" Deprivationserscheinungen sprechen, mit denen in erster Linie die Begleit- und Folgeerscheinungen der Deprivation umschrieben werden, reversible und irreversible *psychische und psychosomatische Syndrome,* die früher von den schweren und lebensbedrohlichen somatischen Erscheinungen fast völlig überlagert und verdeckt waren. Ein weiterer qualitativer Bedeutungswandel (Nissen 1973) ist in den letzten Jahren dadurch eingetreten, daß durch die Verbesserung der *Pflegeschlüssel* in Säuglings- und Kinderheimen, teilweise bedingt durch den *Rückgang der Geburtenzahlen* und die größere Adoptionsbereit-

Tabelle III-1. Die früher hohe Sterblichkeit der Kinder in Findel- und Waisenhäusern erklärt sich aus der Kombination von emotionaler Deprivation und bakteriellen Infektionen, die damals nicht effektiv bekämpft werden konnten

Von den in Findelhäusern aufgenommenen Kindern starben

Paris 1780	60 %	Dublin 1701–1797	98 %
Wien 1811	72 %	Petersburg 1772–1784	85 %
Paris 1817	67 %	Petersburg 1785–1797	76 %
Brüssel 1811	79 %	Petersburg 1830–1833	50,5 %
Brüssel 1817	56 %	Moskau 1822–1831	66 %
Gent 1823–1833	62 %	Dijon 1838–1845	61 %
Bordeaux 1850–1861	18 %	Prag 1865	19,6 %

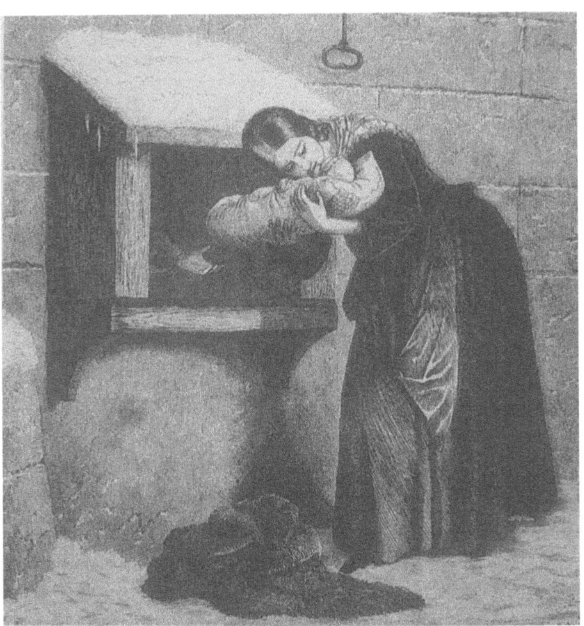

Abb. III-1. In der Antike bestimmte der Vater darüber, ob ein Neugeborenes in die Familie aufgenommen wurde oder nicht. Im frühen Mittelalter wurden von der Kirche „Findelhäuser" eingerichtet, um das Töten von Neugeborenen einzudämmen. Ende des 12. Jhs. führte Papst Innozenz III. die Drehlade ein, die eine geheime Aussetzung von Säuglingen ermöglichte. In Deutschland gab es nur wenige Findelhäuser, da man meinte, daß durch sie die Unzucht gefördert werde. Für Säuglinge ohne Mütter versuchte man, „Ziehmütter" oder Pflegefamilien zu finden

schaft der Bevölkerung, die psychopathologische Symptomatik sich verändert hat. Für die Diagnostik leichter psychischer Abweichungen ist jedoch die Kenntnis gleichartiger, massiver und typischer Krankheitsbilder notwendig. Diese Regel gilt für den gesamten Bereich der Psychopathologie, da allein vom Erscheinungsbild, dem Zeitpunkt seines Auftretens und seiner Dauer keine verbindlichen Rückschlüsse auf die Ursache gezogen werden können.

Seitdem der schwere „alimentäre" oder infektiöse Hospitalismus mit extremer Apathie, Marasmus, vitaler Bedrohung oder Todesfolge ganz gegenüber den „milderen" Formen zurückgetreten ist, hat es zahlreiche Versuche gegeben, den topographisch (an der Institution) orientierten *Begriff* des Hospitalismus durch einen nosographischen oder phänomenologischen Terminus zu ersetzen, etwa als „Verkümmerungssyndrom", „Frühverwahrlosung", „Verlassenheits-" oder „Frustrationssyndrom" oder als

„emotionale Frustration". Sie stellen wichtige Markierungspunkte in der Hospitalismusforschung dar, haben sich im allgemeinen Sprachgebrauch aber nicht durchgesetzt. Als „*Deprivation*" wird ein Pflege- und Liebesmangel infolge anhaltender Abwesenheit der *Mutter* (Bowlby 1951) bezeichnet, während Goldfarb (1945) ihn vorwiegend im Sinne einer „*institutional* deprivation" benutzte. Diesen unterschiedlichen Bezeichnungen, die nur teilweise differentialtypologisch brauchbar sind, ist gemeinsam, daß sich in ihnen ausnahmslos die Dominanz der Milieu- und Umweltfaktoren für die Entstehung des Hospitalismus ausdrückt. Da die Bezeichnung Hospitalismus auch zur Kennzeichnung von Pflege- und Unterbringungsschäden bei langdauernd hospitalisierten Geisteskranken, vor allem chronischen Schizophrenien verwendet wird, halten wir es für zweckmäßig, die typischen Folgeerscheinungen einer chronischen psychischen Frustration im frühen Kindesalter als *Deprivation* zu bezeichnen.

Die Bedeutung der *Mutter* für das Gedeihen und die Entwicklung des Kleinkindes ist in Europa seit dem Altertum bekannt und anerkannt und wurde mythologisch, aber auch ideologisch überhöht und verfälscht durch die „Stimme des Blutes" *einerseits* und total-emanzipatorische Tendenzen *andererseits*. Wissenschaftlich bewiesen ist durch das langdauernde Experiment der „Massenpflege" (v. Pfaundler 1924) und kinderpsychiatrisch-psychoanalytische Einzelbeobachtungen (Spitz 1946), daß das Neugeborene und der Säugling eine konstante und liebevolle Betreuung durch eine permanente Beziehungsperson brauchen. Tritt eine abrupte, länger dauernde Unterbrechung der „Wesenseinheit" (Bühler 1967) von Mutter und Kind ein oder werden sie häufiger voneinander getrennt, treten sehr häufig typische universelle oder partielle Entwicklungsstörungen auf, die vor allem die emotionalen und die intellektuellen, aber auch die statomotorischen Funktionen des Kindes betreffen. Die Art und die Intensität der Symptomatik sind einmal vom Lebensalter des Kindes, andererseits aber auch davon abhängig, ob es gelingt, eine ausreichend akzeptierte „Ersatzmutter" zu stellen; schließlich hängt sie von der Güte der Mutter-Kind-Beziehungen vor der Trennung ab und von einer möglicherweise bestehenden zerebralen Vorschädigung oder einer ungünstigen genetischen Disposition des Kindes.

Die normale oder gestörte psychische Entwicklung von Säuglingen wird durch 5 Bereiche be-

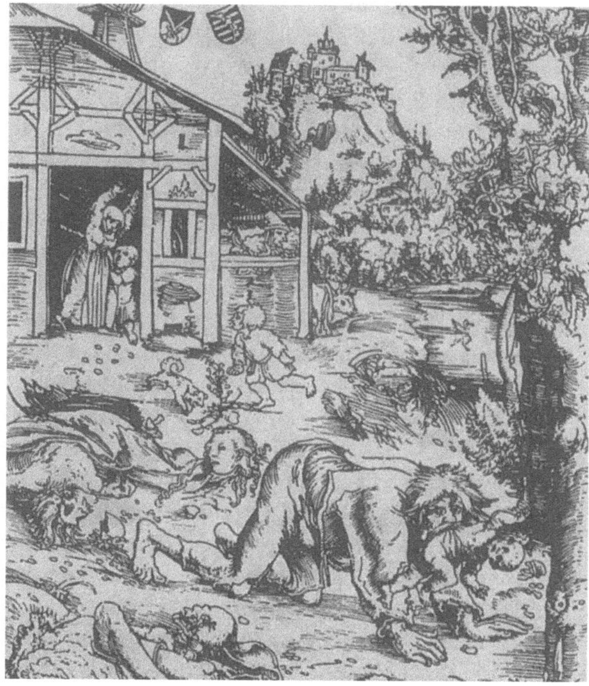

Abb. III-2. Seit dem 14. Jh. erweckten von „Waldmenschen" geraubte Kinder (Holzschnitt von Lucas Cranach d. Ä., 1472–1553) und angeblich ausgesetzte „wilde Kinder" oder „Wolfskinder", die in extremer Einsamkeit aufgewachsen waren, das Interesse der Öffentlichkeit. Victor, der „Wilde von Aveyron", der schließlich 1799 endgültig „domestiziert" und von Itard pädagogisch behandelt und gebessert wurde, fand das besondere Interesse von Pädagogen und Ärzten; ebenso Kaspar Hauser, der 1828 entdeckt wurde, dessen Herkunft nicht ermittelt werden konnte und der 1833 ermordet wurde

stimmt, die mit unterschiedlichen wissenschaftlichen Erkenntnissen korrelieren:

1) primäre Merkmale (Humangenetik),
2) zerebrale Merkmale (Neurophysiologie, -pathophysiologie, Neuroanatomie und -pathologie),
3) entwicklungsspezifische Merkmale (Entwicklungspsychologie),
4) peristatische Merkmale (Psychodynamik),
5) lernpsychologische Merkmale (Lernpsychologie).

Nach modernen Erkenntnissen kann ein Neugeborenes bereits wahrnehmen, ob eine Schallquelle sich vor, rechts oder links von ihm befindet, sie aber wohl nicht genau lokalisieren. Es kann schon in den ersten Tagen störende Reizfaktoren, etwa an der Na-

se mit der Hand, am Bein mit dem anderen Fuß, entfernen.

Über das außerordentlich komplexe Gebiet des Imitationsverhaltens von Säuglingen, etwa im Spiel mit der Mutter, gibt es wissenschaftlich gut belegte Untersuchungen, auch Filme. Schon in der 2. Lebenswoche kann ein Neugeborenes die Stimme der Mutter von der fremder Personen unterscheiden. Zu den faszinierendsten Leistungen eines Säuglings und Kleinkindes gehören die Integration wachstumsbedingter Veränderungen an den Körperorganen selbst, etwa der Lage und der Stellung von Körperteilen zueinander, die kontinuierlich korrigiert und neu kodiert werden können. Das Blickabwenden des Säuglings kann als Verweigerung, als eine Abwehr von Sinneseindrücken gedeutet werden, die verwirren oder ablenken, „zuviel" sind. Über die Lernfähigkeit Neugeborener und Säuglinge ist eine umfangreiche Literatur entstanden, die durch ethologische und neuropsychologische Erkenntnisse gestützt und weitgehend bestätigt werden konnte. Papousek u. Papousek (1984) weisen darauf hin, daß genetische Sequenzen und Lernprozesse eine untrennbare Einheit darstellen. Bereits in den ersten 3 Monaten kann die Lernfähigkeit durch ständige Übung rasch verbessert werden und sich dadurch schneller entwickeln. Die innere Motivation zeigt sich durch Freude am Erfolg.

Generell ist jedoch zu sagen, daß die Schlüsselfrage, wieweit früheste und frühkindliche Erlebnisse bestimmend auf die psychische Entwicklung des Menschen einwirken, bislang nicht eindeutig beantwortet werden konnte. Es hat den Anschein, daß bei Neugeborenen die Fähigkeit zum Lernen unterschiedlich ausgebildet ist, d. h. von individuellen Differenzen (Rutter 1972) abhängt. Diese und primär festgelegte biologische Limitierungen können zur Erklärung der Beobachtung beitragen, daß einige Säuglinge offenbar nachhaltiger als andere auf chronische günstige oder ungünstige Erlebnisse reagieren.

Eine präzise Darstellung der psychopathologischen Auffälligkeiten verdanken wir in erster Linie *tiefenpsychologischen* Untersuchungen und Direktbeobachtungen (Bowlby 1951; Spitz 1946, 1967). Aus der kinderpsychiatrischen Praxis ist zudem bekannt, daß Deprivationssyndrome auch durch anhaltende emotionale Frustration in reiz- und kulturarmer häuslicher Umgebung erzeugt werden können, etwa bei chronisch-psychotischer Erkrankung der

Mutter oder infolge „fehlender mütterlicher Instinkte" (Altenkirch u. Mager 1976) bei einer an sich präsenten Mutter oder ständiger oder häufiger Abwesenheit beider Eltern. Die aus politischer oder sozialer Notwendigkeit propagierte Erziehung im „Kibbuz" in Israel oder in Tagesstätten der ehemaligen DDR haben sich als entwicklungshemmend erwiesen und wurden in letzter Zeit in diesen Ländern mehrfach in der Öffentlichkeit kritisiert.

Spitz (1967) beschrieb als „*anaklitische Depression*" ein psychopathologisches Zustandsbild, das sich bei Säuglingen in der zweiten Hälfte des 1. Lebensjahres entwickelte; besonders dann, wenn sie zwischen dem 6. und 8. Monat von der Mutter getrennt wurden und vorher eine gute Mutter-Kind-Beziehung bestand. Diese Säuglinge begannen nach der Separation unaufhörlich zu schreien und zu weinen und nahmen keinen Anteil mehr an den Vorgängen in der Außenwelt. Sie zeigten einen traurigen, resignierten Gesichtsausdruck. Der Blick war leer und ausdrucksarm. Diese Kinder lagen schließlich apathisch und gleichgültig auf dem Bauch und waren durch Reize nicht zu bewegen, den Kopf zu heben oder zu drehen. Die vorher lebhafte Motorik verlangsamte sich, und es stellten sich zunehmend psychosomatische Störungen (Gewichtsverluste, erhöhte Infektanfälligkeit, Schlaflosigkeit) ein. Einige Monate später bildete sich ein depressiv-gehemmtes Krankheitsbild aus. Die Kinder verhielten sich hypomimisch, weinten nicht mehr und zeigten sich resigniert-abweisend. Ein Drittel der von Spitz beobachteten Findelhauskinder starben infolge dieses „totalen Entzugs affektiver Zufuhr". Wenn einige Monate nach der Trennung eine Wiedervereinigung mit der Mutter erfolgte, trat dagegen eine rasche und offenbar vollständige Genesung nach dem „partiellen Entzug der affektiven Zufuhr" ein.

In einer Pathologie der Objektbeziehungen entwickelte Spitz einen Katalog „*psychotoxischer Störungen*", von denen er annahm, daß sie im ätiologischen Zusammenhang mit den jeweiligen Einstellungen der Mütter stehen. Bei einer primär-unverhüllten und *totalen Ablehnung* der Mutterschaft kam es zu gehäuften („zufälligen") Todesfällen, oder die Kinder wurden verlassen oder zur Adoption freigegeben. Bei anderen Kindern entwickelten sich komatöse Zustandsbilder, die pädiatrische Intervention erforderten. Bei einer *ängstlich-übertriebenen Besorgnis* (overprotection) fanden sich gehäuft „3-Monats-Koliken" (Schreianfälle, kolikartige Leib-

schmerzen), die auf ein gestörtes Fütterungs- und Pflegeverhalten der überängstlichen Mutter zurückgeführt wurden. Schließlich wurden Fehleinstellungen von Müttern in Form manifester Ängstlichkeit als Resultat ungewöhnlich starker, *unbewußter verdrängter Feindseligkeit beobachtet*, die gehäuft mit *Ekzemen* auftraten. Weitere Zusammenhänge wurden bei einem häufigen *Wechsel verwöhnender und feindseliger Haltung* gegenüber dem Säugling (*motorische Stereotypien*), zwischen *zyklischen Stimmungsverschiebungen* der Mütter (*Koprophagie*) beziehungsweise einer bewußt *kompensierten Feindseligkeit* der Mütter (aggressive und destruktive Tendenzen) beobachtet. Der „*partielle Entzug affektiver Zufuhr*" („anaklitische Depression") und der „*völlige Entzug affektiver Zufuhr*" (Marasmus) bilden den Abschluß dieses ätiologischen Klassifizierungsversuches von psychogenen Erkrankungen im Säuglingsalter im Zusammenhang mit den jeweiligen Haltungen und Einstellungen der Mütter.

Weitere Untersuchungen (Nissen 1973; Reiner 1969) an deprivierten Kindern, die in einem vergleichbar schlechten Milieu heranwuchsen, ergaben, daß einige massive, andere leichte oder gar keine Symptome boten. Mehr als die Hälfte dieser Kinder hatten in der Anamnese Hinweise für eine genetische Belastung oder für eine hirnorganische Schädigung. Es ist anzunehmen, daß bei diesen in einem Heim verbliebenen Kindern eine gesteigerte Vulnerabilität vorlag. Der hohe Anteil von Kindern mit organischen Störungen läßt vermuten, daß sie eine maßgebliche Rolle für die *unterschiedliche Ausprägung* des Deprivationssyndroms spielen. Darüber hinaus ergab sich, daß die Mütter der deprivierten Kinder zu 41 % in inkompletten Familien aufgewachsen waren. Bei weiteren 45 % verlief ihre weitere soziale Entwicklung auffällig (Haftstrafen, Prostitution). Außerdem fanden sich bei fast 50 % der Mütter und 25 % der Väter Angaben über abnorme Persönlichkeitsentwicklungen, Schwachsinn, Alkoholismus und Psychosen. Die Mütter und Väter wurden fast ausschließlich der „unteren Sozialschicht" (Dahrendorf 1963) zugerechnet.

Systematische, langfristig angelegte *Katamnesen* von älteren Kindern oder Jugendlichen, die in der frühen Kindheit unter ungünstigen Bedingungen aufwuchsen, waren bislang nicht bekannt. Von v. Troschke (1974), der spezielle Untersuchungen über die psychische Traumatisierung von Kindern nach Krankenhausaufenthalten durchführte, unterscheidet *direkte* Folgen und *Spät*folgen. Als *direkte Folgen* führte er aus der von ihm verwerteten Literatur an: Störungen des abstrakten Denkens, Identitäts- und Introjektionsschwierigkeiten, mangelnde Ich- und Über-Ich-Entwicklung und impulsives und unkontrolliertes Verhalten, Mangel an Aktivität, traurige Verstimmung, Kontaktscheu, Aggressivität, fehlender Lebenswille. Als *Spätschäden* bezeichnete er „lieblose Charaktere", die keine echten Gefühle zeigen können und denen nur oberflächliche Kontakte möglich seien; ferner ermittelte er Störungen der Konzentrationsfähigkeit, Promiskuität und das Sichvergreifen am Besitz anderer.

Psychische Störungen, die infolge institutioneller Pflege- und Erziehungsmängel entstehen, sind heute in Mittel- und Westeuropa selten geworden, wurden aber vor dem dramatischen Abfall der Geburtsraten und wegen der damals ungünstigen Pflegeschlüssel in Kinderheimen sehr häufig angetroffen. Solche Kinder mußten aus organisatorischen Gründen oft viele Wechsel der Bezugspersonen hinnehmen, sie kamen fast regelmäßig von einer Säuglingsstation in eine Kleinkinder- und dann in eine Vorschulkinderabteilung, bevor sie dann in ein Schulkinder- oder ein Jugendheim kamen; dazwischen lagen individuell unterschiedlich Heimabbrüche (Schulferien und vorübergehende Aufenthalte bei den Eltern) oder Unterbringung bei Pflegeeltern.

Fallbeispiel

So ein 7jähriger abweisender und mißtrauischer Junge, der durch sein wildes, unruhiges und provozierendes Verhalten im Heim von den anderen Kindern gemieden wurde und eine Außenseiterrolle einnahm. Er nahm ihnen und Erziehern Gegenstände und Geld weg, zündelte und näßte noch nachts ein, außerdem bestand eine Jactatio nocturna. Die Mutter, die sich in ständiger psychiatrischer Behandlung befand, brachte ihre 3 Kinder gegen ihren Willen zur Welt. Nach der Geburt wurde der Junge zunächst 2 Monate von beiden Großmüttern betreut, danach kam er in ein Säuglingsheim, zwischenzeitlich aber immer wieder zur Mutter oder zu einer der beiden Großmütter. Im Heim fiel er durch motorische Störungen, einen allgemeinen Entwicklungsrückstand und ein eigensinniges, provozierendes Verhalten auf. Mit 7 Jahren erfolgte eine kinderpsychiatrische Untersuchung, die eine verzögerte kognitive Entwicklung bei unzureichender Fähigkeit zur Mitarbeit (geringe Ausdauer, fehlendes Durchhaltevermögen, starke Minderwertigkeitsgefühle, beginnende Dissozialität) ergab; unter Methylphenidat Besserung der motorischen Unruhe. Aufnahme in ein familiengegliedertes heilpädagogisches Kinderheim.

Die *Kindesvernachlässigung,* die fehlende Sorge und unzureichende Fürsorge um das Wohl des Kindes, führt regelmäßig zu körperlichen oder emotionalen Mangelzuständen. Anhaltende materielle Vernachlässigung, etwa unzureichende oder einseitige Ernährung, kann zu graduell abgestuften körperlichen, aber auch kognitiven Beeinträchtigungen führen, in ihren schwersten Ausprägungen zum psychosozialen Minderwuchs und, bei permanentem Eiweißmangel, bis zur geistigen Behinderung. Die *seelische* Vernachlässigung, ein Mangel an Zärtlichkeit, Liebe und Geborgenheit, ist in ihren Auswirkungen mit denen einer kürzer- oder längerdauernden Deprivation vergleichbar. Kindesvernachlässigungen werden registriert bei affektiv gestörten, bei drogen- und alkoholabhängigen und psychisch kranken Eltern, ebenso aber auch in Familien, in denen das eigentliche Lebensziel der Eltern in einer egozentrischen (materiellen, beruflichen u. a.) Wunscherfüllung liegt und für die Zuwendung und Erziehung von Kindern keine Zeit übrig bleibt. Sie werden ungenügend beaufsichtigt, kommen früh in Ganztagskindergärten oder -schulen und in Internate. Solche Kinder müssen auf die elterlichen Hilfen durch eine individualisierende Erziehung, die eine wesentliche Voraussetzung für ihre Selbstwerdung, die Individuation, darstellen, verzichten.

Fallbeispiel

Ein Jugendamt wurde von Wohnungsnachbarn mehrfach darüber informiert, daß ein 4jähriges Kind von der Mutter allein in der Wohnung zurückgelassen werde und sehr laut schreie. Bei einem unangemeldeten Besuch wurde in der „muffigen" Wohnung ein „einziges Chaos" mit Bergen dreckiger Wäsche, von leeren Flaschen und von Bierkästen und zersplitterten Glasscheiben vorgefunden; Spielsachen fanden sich nicht. Das Kind wirkte äußerlich verwahrlost. Es verhielt sich motorisch geschickt, reagierte aber nicht auf Spielangebote. Viele Gegenstände und Lebensmittel erschienen ihm unbekannt. Die in der Testsituation nicht altersadäquate intellektuelle Leistungsfähigkeit des interessierten und aufgeweckten Kindes, das eine gute Auffassungsgabe zeigte und bereits einige Tage nach der stationären Aufnahme seinen Wortschatz erheblich erweitern konnte, weist ursächlich auf eine mangelnde häusliche Förderung hin. Das Kind wurde unehelich von einer Mutter, die aus einer Lehrerfamilie stammte, geboren; der Vater, ein US-Soldat, hatte bereits während der Schwangerschaft die Mutter verlassen. Mit Einwilligung der Mutter wurde eine vorläufige Unterbringung bei ihren Eltern vereinbart, um zunächst die weitere Entwicklung des Kindes unter günstigeren Bedingungen abzuwarten.

Bei *Säuglingen und Kleinkindern,* die in einer Familie, in einem Heim oder tagsüber in Tagesstätten und Kindergärten und abends in der Familie unter insgesamt zwar ungünstigen, aber nicht als chaotisch zu bezeichnenden Bedingungen aufwuchsen, entwickelt sich meistens, wenn überhaupt, nur ein *mildes* Deprivationssyndrom. Es manifestiert sich bei Säuglingen und Kleinkindern in einer allgemeinen Reifungsverzögerung, einer *Entwicklung im Zeitlupentempo,* die offenbar in direktem Zusammenhang mit einer Verzögerung der morphologischen Hirnentwicklung steht (Pechstein 1974).

Schwere *Entwicklungsrückstände* lassen sich nach längerer Einwirkung der Deprivationsfaktoren nur bedingt aufholen. Die Rehabilitation gelingt am ehesten im Bereich der Motorik, der Sauberkeitsgewöhnung und auch der Sprachentwicklung, während emotionale und intellektuelle Defizite anscheinend *schwerer kompensierbar* sind. Es gibt aber auch Untersuchungen, die diese pessimistischen Prognosen nicht belegen (Ernst u. v. Luckner 1985) und als über„spitz"t bezeichnen. Erfahrungen in anderen Kliniken und Heimen sprechen aber dafür, daß der durchschnittliche Entwicklungsstand gegenüber vergleichbaren Kindergruppen über Jahre um 10 bis 12 % zurückbleibt. Psychologische Testuntersuchungen ergaben, daß die IQ-Höhe bei solchen Kindern deutlich niedriger als bei ihren Mitschülern war.

In den letzten Jahrzehnten wurden unter dem Eindruck von Longitudinalstudien und Einzelfallanalysen zunehmend kritische Stimmen besonders im Hinblick auf die Entstehung irreversibler Deprivationsschäden laut. Danach sind etwaige chronische Folgen nicht nur von der Dauer und der Schwere einer Separation abhängig, sondern sehr wesentlich auch von der jeweiligen Konstitution des Kindes. Diese Konstitution, überwiegend genetisch bedingt, kann offenbar nicht nur durch exogene frühkindliche Hirnschäden, sondern auch durch schwere und chronische frühkindliche Frustrationen beeinträchtigt werden.

Thomas u. Chess (1984), die in einer prospektiven Studie die psychische Entwicklung von 133 Kleinkindern bis in das Erwachsenenalter verfolgten, warnen allerdings nachdrücklich davor, allein aus der biographischen Situation in der Kindheit weitreichende prognostische Schlüsse zu ziehen. Pädagogische Fehler der Eltern würden nicht zwangsläufig irreversible Schäden hervorrufen und

eine Beeinträchtigung der emotionalen kindlichen Entwicklung sei kein unkorrigierbares Fatum. Zu vergleichbaren Ergebnissen führte eine Langzeitstudie von Ernst u. v. Luckner (1985), die 272 früh deprivierte Kinder nachuntersuchten und feststellten, daß sowohl die körperliche als auch die kognitive Entwicklung eine normale Verteilung zeigten. Auch hinsichtlich des Auftretens von Verhaltensstörungen unterschieden sie sich nicht von einer Vergleichsgruppe.

Daraus und aus zahlreichen anderen Untersuchungen, die in einem Sammelreferat ausführlich dargestellt wurden (Nissen 1988) ergibt sich, daß die meisten psychischen und physischen Retardierungen einer gezielten Behandlung zugänglich und reversibel sind. Bestimmte Symptome wie Ängstlichkeit, Depressivität, Kontaktschwäche und dissoziales, delinquentes und kriminelles Verhalten werden jedoch später überdurchschnittlich häufig beobachtet. Eine erhebliche Beeinträchtigung der kognitiven Entwicklung, etwa Lern- oder geistige Behinderung, resultieren nur dann, wenn eine psychische Deprivation mit einer materiellen Unterernährung (Eiweißmangel), wie sie in den Entwicklungsländern noch häufig vorkommt, kombiniert ist. Deprivation als alleinige Ursache einer schweren Neurose oder einer Psychose ist nach den aktuellen Erkenntnissen nicht diskutabel.

Die Frage, ob beim Menschenkind vergleichbare Gesetzmäßigkeiten der Prägung wirksam sind, wie sie bei Primaten festgestellt wurden, ist zu verneinen. Nicht so eindeutig läßt sich klären, ob es kritische oder sensible Perioden bei Kindern gibt. Bei Primaten zeichnen sich diese durch eine optimale Lernfähigkeit, eine besondere Reizempfindlichkeit und einer Formierung sozialer Bindungen aus. Wenn derartige sensible Perioden für die menschliche Entwicklung ausgeschlossen werden können, würde dies die Bedeutung der frühen Kindheit für die Entwicklung sozialer, emotionaler und kognitiver Fähigkeiten zwar grundlegend einschränken; das besagt jedoch nicht, daß die Umwelt für seine Entwicklung bedeutungslos ist. Es ist empirisch vielfach gesichert, daß besonders gleichsinnig und kontinuierlich einwirkende Erlebnisse und Erfahrungen Lernprozesse darstellen, die entscheidend für die Entwicklung des Kindes und damit auch für das Auftreten psychischer Störungen sind und so an der Ausformung der Persönlichkeits- und Charakterstruktur beteiligt sind.

2. Dissozialität und Verwahrlosung

Du kannst den Teufel aus deinem Garten verjagen,
doch im Garten deines Sohnes findest du ihn wieder.

PESTALOZZI

Die *Dissozialität* und *Verwahrlosung* älterer Kinder, Jugendlicher und Erwachsener steht mit der Ätiologie, der Deprivation, die auch als *„Frühverwahrlosung"* bezeichnet wird, in einem so engen Zusammenhang, daß beim Vorliegen einer Verwahrlosung mit hoher Wahrscheinlichkeit auf das Vorliegen einer chronischen Frustration in der frühen Kindheit geschlossen werden kann. K. Hartmann (1971) stellte bei 87 % der von ihm untersuchten verwahrlosten Jungen ein „broken home" fest. Vorwiegend handelte es sich um Trennungen von den Eltern. Fast 60 % der Kinder waren in Heimen gewesen, bei 70 % bildeten „Erziehungsschwierigkeiten" die Ursache der Heimaufnahme. Diese statistischen Untersuchungen über die ungünstige familiäre Situation dissozialer oder verwahrloster Kinder bestätigen die Erfahrungen der forensischen Psychiatrie (s. auch Abb. III-3).

Fallbeispiel

Ein 6jähriges Mädchen wird wegen aggressiven und delinquenten Verhaltens vorgestellt. Es entwendet Gegenstände im Kindergarten und aus Geschäften, zerstört eigene Spielsachen, reißt Puppen die Köpfe und die Beine ab, rupft Blüten und Blätter von Zimmerpflanzen ab, reißt Tapeten herunter und beschädigt Gegenstände aller Familienangehörigen. Zu Hause erzählt sie unwahre Geschichten, manchmal spricht sie tagelang mit bestimmten Familienangehörigen nicht. Wegen Weglaufens mußte mehrfach die Polizei eingeschaltet werden. Gelegentlich sitzt oder steht sie frühmorgens bei geöffnetem Fenster auf dem Fensterbrett und spielt. Als Kleinkind Pavor nocturnus, starkes Nägelbeißen, mit 4 Jahren sekundäre Enuresis und Enkopresis (versteckt nasse und kotverschmierte Wäsche in der Wohnung). Im Kindergarten sehr dominierendes Verhalten. Das Kind lebt mit der einfach strukturierten Mutter allein, der Vater war drogenabhängig, gute finanzielle Verhältnisse. Mahnungen und Strafen gegenüber verhalte sie sich absolut unbeeindruckbar, die Mutter hat beim Jugendamt Heimeinweisung beantragt.

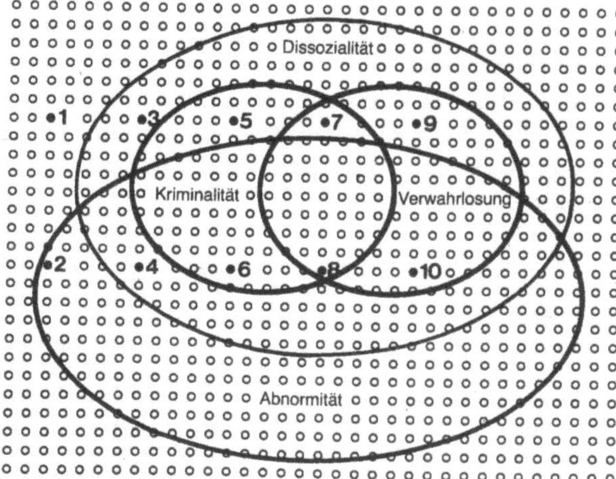

Abb. III-3. Interaktion von Dissozialität, Kriminalität und Verwahrlosung. (Nach Hartmann 1971)

Mit *Dissozialität* wird ein sozialwidriges Verhalten beschrieben, wobei unberücksichtigt bleibt, ob es sich um seltene oder häufige, nicht-kriminelle oder kriminelle Handlungen handelt. Die *Verwahrlosung* setzt dagegen eine psychopathologische Veränderung der Persönlichkeitsstruktur voraus, die prinzipiell ätiologisch und pathogenetisch geklärt werden kann. Aus dieser terminologischen Zuordnung ergibt sich, daß ein Kind sich dissozial verhalten kann, ohne verwahrlost zu sein, während eine Verwahrlosung regelmäßig mit Dissozialität einhergeht. Kinder oder Jugendliche, die kriminelle Handlungen begehen, verhalten sich regelmäßig dissozial, sie sind jedoch keinesfalls immer verwahrlost. In der angelsächsischen Literatur wird der Terminus *Delinquenz* verwendet, der Dissozialität und Verwahrlosung umschließt, aber nicht gleichbedeutend mit Kriminalität verwendet wird.

Die *alte Psychiatrie*, die sich besonders mit dem Studium der Verwahrlosung und der Jugendfürsorge intensiv beschäftigte, kennzeichnete als Verwahrlosung einen „Zustand von Aufsichtslosigkeit und Erziehungsbedürftigkeit, der dadurch bedingt ist, daß das Kind nicht das Mindestmaß an Erziehung findet, das seiner Veranlagung entspricht" (Guggenbühl 1904). Bereits damals wurden Gruppierungen nach dem Intellekt, der Aktivität, der Handlungsweise und besonderen Eigenschaften vorgenommen und Anlage und Umwelt als alternierende Verursacher gegenübergestellt (Guggenbühl 1904). Andererseits wurden Gliederungen in Verwahrlosungstypen vorgenommen, die sich zum Beispiel durch Triebhaftigkeit, Haltlosigkeit, kriminelles Handeln oder sexuelle Verwahrlosung (Gregor u. Voigtländer 1918) auszeichneten. Dabei wurde bestimmten Verhaltensauffälligkeiten in der Kindheit eine richtungweisende Bedeutung beigemessen; etwa unfolgsames und widerspenstiges Verhalten, Lügen und Wegnehmen, Weglaufen, Herumtreiben, Schulschwänzen, Unbeeindruckbarkeit durch Ermahnungen und Strafen.

Die Gesellschaft der *Gegenwart* hat erkannt, daß Dissozialität und Verwahrlosung Probleme der Gemeinschaft *und* des Staates sind. Auch das dissoziale und verwahrloste Kind hat einen gesetzlichen Anspruch auf Erziehung; er ist sowohl im Grundgesetz wie im Jugendstrafrecht und im Bundessozialhilfegesetz (BSHG) verankert.

Unter den *kriminellen Merkmalen* männlicher Jugendlicher (K. Hartmann 1971) dominieren Eigentumsdelikte weit vor Verkehrsdelikten, denen Sachbeschädigung, Sexualdelikte, Körperverletzung, Übertretung von Schulgesetzen, Hausfriedensbruch, Betrug, Hehlerei, grober Unfug, Urkundenfälschung und Brandstiftung folgen. An *psychologischen Merkmalen* wiesen sie nach Häufigkeitswerten geordnet auf: Schulschwänzen, mangelnde Arbeitsbindung, Bummeln, Weglaufen, mangelhafte Kontaktbindung, mangelnde Versuchungstoleranz, depressive Verstimmungen, Schwänzen der Arbeit, mangelnde Entmutigungstoleranz, „schlechter Umgang" und anderes. *Prognostisch ungünstige Merkmale* (K. Hartmann 1971) waren: Sonderschulabschluß, Weglaufen, Arbeitsunbeständigkeit, Alkoholmißbrauch, Tätowierung, schlechter Umgang, Aggressionen gegen Personen oder Sachen, verhandelte Verkehrsdelikte, verhandelte andere Delikte, nicht verhandelte, aber aktenkundige Delikte, mehr als 3 Delikte.

Das *phänomenologische Bild* Verwahrloster (K. Hartmann 1971) zeigt Verhaltensanomalien im Sinne von Labilität beziehungsweise *Instabilität* (zum Beispiel Bindungsschwäche, Depressivität, Rastlosigkeit, Weglaufen), *Impulsivität* (zum Beispiel Unruhe, leichte Erregbarkeit), *Aggressivität* (zum Beispiel Jähzorn, Gewalttätigkeit) und *Kriminalität* (insbesondere frühzeitige Kriminalität).

Frühere Untersuchungsergebnisse, die bei verwahrlosten Kindern und Jugendlichen eine durchschnittlich *schlechtere Intelligenz* als bei der Gesamtbevölkerung auswiesen, sind revisionsbedürftig. Das hängt einmal damit zusammen, daß die besonders eingehend untersuchten Probanden aus kinder- und jugendpsychiatrischen Polikliniken und Kliniken stammten und damit erfahrungsgemäß eine „negative Auslese" im Hinblick auf Schweregrad und Zusammensetzung bildeten. Andererseits wurde bereits sehr früh darauf hingewiesen, daß bei „ziemlich guter" Begabung das Wissen „mäßig" (Gruhle 1912) sei. Glueck u. Glueck (1963) konstatierten, daß die Intelligenz jugendlicher Delinquenten gegenüber der gesetzestreuer Jugendlicher keine wesentlichen Differenzen aufwies; die delinquenten Jugendlichen seien aber zu einem bedeutend höheren Prozentsatz unrealistische Denker, „arm an gesundem Menschenverstand" und unfähig zu einer methodischen Bewältigung geistiger Probleme. Goyde u. Specht (1976) fanden ebenfalls keine eindeutigen Intelligenzunterschiede; unterdurchschnittliche Leistungen fanden sich jedoch bei einer Prüfung des verbalen Verständnisses, der verbalen Reproduktion und des Umgangs mit Begriffen und Symbolen. Über 70 % waren nicht zu einem Volksschulabschluß gelangt, über 50 % zeigten mangelhafte Rechtschreibungs- und Rechenleistungen. Diese Abweichungen werden jedoch nicht im Zusammenhang mit primären intellektuellen Beeinträchtigungen gesehen, sondern als Resultate ungünstiger sozioökonomischer und soziokultureller Faktoren.

Fallbeispiel

Ein 11jähriger durchschnittlich begabter Junge begann mit 9 Jahren seiner Großmutter und einer Nachbarin zunächst kleinere, dann größere Geldbeträge und Sparbücher wegzunehmen. Als er älter wurde, kam er wegen anhaltender Warenhausdiebstähle und wegen Entwendung von Mädchenunterwäsche vor ein Jugendgericht, das ihn zu Wiedergutmachungsarbeiten verurteilte. Seine Mutter, eine Prostituierte, die mit einem Schwarzafrikaner verheiratet ist, hat er trotz mehrfacher Bitten nicht kennenlernen können. Er wohnte bis zum 4. Lebensjahr bei seinen Großeltern, danach kam er zu Pflegeeltern. Die Prognose ist nicht günstig, da sowohl der Junge als auch seine Pflegeeltern heilpädagogische und andere therapeutische Maßnahmen ablehnten.

Die Aussage von Homburger (1924): „Das schlechte Milieu allein führt vorwiegend zu sehr früher Verwahrlosung, aber nicht zu den schweren Formen der Kriminalität" läßt sich nicht mehr aufrechterhalten, wenngleich sie von maßgeblichen Forschern weiterhin vertreten wird. Vogel (zit. bei Schepank 1974) stellte fest: „Gelegenheit macht Diebe, aber keine Schwer- und Rückfallverbrecher; sie werden geboren", und Schepank (1974) kam nach dem Studium der Zwillingsliteratur zu dem Resultat, daß die Beteiligung *erblicher Faktoren* für die Kriminalitätsmanifestation statistisch sehr hoch signifikant sei (s. auch Tabelle III-2). Unumstritten ist jedoch, daß etwa die Konstitution und das Geschlecht Faktoren sind, die eine auffallend asymmetrische Affinität zur Dissozialität haben. Delinquenz und athletische Konstitution kommen überdurchschnittlich häufig vor. Jungen werden 9- bis 10mal häufiger straffällig als Mädchen. Cattell (1957) stellte bei Delinquenten (besonders bei Gangstern) faktorenanalytisch unter den primären Persönlichkeitsfaktoren einen „comention factor" fest, eine unableitbare, „primäre Affinität zum Kollektiv". Diese und andere Forschungsergebnisse widersprechen zwar der öffentlichen und teilweise auch der Einstellung gegenwärtig führender wissenschaftlicher Disziplinen – insbesondere soziologischen Forschungsergebnissen (Moser 1970) –; sie verdienen jedoch eine sorgfältige Registrierung.

Das gilt auch für die Feststellungen, daß bei einem großen Teil dissozialer und verwahrloster Kinder und Jugendlicher *Legasthenien* (etwa 33 %; Weinschenk 1965) sich nachweisen lassen und daß bei über 50 % depressive Verstimmungen (K. Hartmann 1971) vorliegen. Die zeitweilig vorherrschende *soziologische* These, daß Dissozialität und Verwahrlosung einerseits und soziale Unterschicht andererseits hoch signifikant korrelieren, konnte durch psychoanalytische Untersuchungen dahingehend korrigiert werden, daß nicht primär soziologische, sondern *familien*abhängige Kausalfaktoren die entscheidende Rolle spielen (Eberhard u. Kohlmetz zit. bei K. Hartmann 1973).

Fallbeispiel

Ein 9jähriger Junge wird wegen Störungen des Sozialverhaltens (Destruktivität, Diebstähle), Schulverweigerung und Kopfschmerzen vorgestellt. Er spricht wenig, näßt und kotet nachts ein, zittert bei den Schularbeiten und hat eine schlechte Schrift; in Diktaten mache er viele Fehler. Placenta praevia, Icterus prolongatus, Lichttherapie; Sprachentwicklung verzögert. Als Kleinkind Spieltherapie. Elternehe geschieden. Situationsbedingter Fingertremor. Durchschnittliche Intelligenz. Bei Lese- und Rechtschreibtestungen zeigte sich, daß er zu den 1 % männlicher altersgleicher Kinder gehört, die ähnlich schwache Rechtschreibleistungen wie er aufweisen. Legasthenietraining, Enuresis- und Enkopresistherapieprogramme, Spiel- und Beschäftigungstherapie, Elternarbeit. Ambulante Weiterbehandlung der Legasthenie.

Aus *psychoanalytischer Sicht* ist der physiognomische Dialog zwischen Mutter und Säugling für die Ausbildung des Sozialgefühls und die gesamte psychische Entwicklung von entscheidender Bedeutung. Das *Ich*, eine maßgebliche „Substruktur der Persönlichkeit", reguliert Triebforderungen des *Es* mit den Erfordernissen der Realität. Dort, wo ein noch nicht verbalisierbares Vertrauen zur Umwelt

Tabelle III-2. Kriminalitätsquote *adoptierter Söhne* als Funktion der Kriminalität der biologischen und/oder der Adoptivväter (nach Hutchings u. Mednick 1975): Die Kriminalitätsquote ist höher, wenn es sich um Söhne krimineller biologischer Väter handelt; sie ist am höchsten, wenn beide Väter kriminell sind

Konstellation	Zahl der Fälle	%-Satz der kriminellen Söhne
weder biologischer noch Adoptivvater polizeilich bekannt	333	10,4
Adoptivvater kriminell, biologischer Vater nicht	52	11,2
biologischer Vater kriminell, Adoptivvater nicht	219	21,0
beide Väter kriminell	58	36,2

und sich selbst sich im frühen Lebensalter nicht verwirklichen konnte, resultiert eine Ich-Schwäche, ein Versagen der Selbststeuerung (Nissen 1973), die ein Manövrieren Ich-fremder Instanzen zur Folge hat. Unter der Diktatur des Lustprinzips kommt es zu dissozialen Fehlentwicklungen, und bei einem Prävalieren imperativer Ansprüche des Über-Ichs manifestieren sich depressive oder zwangsneurotische Fehlentwicklungen. Das *Über-Ich*, das enge Beziehungen zum Ich-Ideal unterhält und die moralischen und ethischen Forderungen der Eltern, des Zeitgeistes, der Kultur und der Tradition vertritt, ist teilweise mit dem *„Gewissen"* identisch. Der Aufbau des Über-Ichs ist im wesentlichen mit dem Ende der Kleinkindzeit und dem Stadium der kritischen Realitätsprüfung abgeschlossen; es ermöglicht während der folgenden Latenzphase die soziale Einordnung in außerfamiliäre Gemeinschaften. Die Selbststeuerung ist an die Intaktheit der Ich- und Über-Ich-Instanzen gebunden, da das Es unaufhörlich und vehement das *Lustprinzip* vertritt: es kennt kein anderes Ziel als *Wunscherfüllung*. Das Ich, das unter Einwirkung der Umwelt aus dem teilweise vorstrukturierten Es entstanden ist, repräsentiert das Realitätsprinzip und ist weitgehend für die Selbststeuerung verantwortlich. Ein schwaches Ich verliert seine Steuerungsfunktionen, wenn es entweder unter die Diktatur eines imperativen Über-Ich gerät oder wenn es zum Spielball der chthonischen Mächte des Es wird. Das Ich befindet sich in einem ständigen Dialog mit den Wünschen des Es, den Forderungen des Über-Ich und den Anforderungen der Umwelt. Selbststeuerung ist aus dieser Sicht das Ergebnis ständiger Kompromisse zwischen vorgegebenen und erworbenen Anteilen der psychischen Instanzen und den Anforderungen der Umwelt, bei denen dem Ich die seinem jeweiligen Kräfteverhältnis entsprechende Rolle eines Schiedsrichters oder eines Kommentators zukommt.

In Boston (USA) wurde in einer „Gegenkultur-Zeitung" eine Anzeige publiziert, um die Aufmerksamkeit von *Soziopathen* zu erregen, indem man typische Aspekte ihres Verhaltens auf nicht herabsetzende Weise artikulierte: „Gesucht wird charmante, aggressive, sorgenfreie Person, die auf impulsive Weise verantwortungslos, aber geschickt im Umgang mit Menschen ist und die gerne Nr. 1 sein möchte. Senden Sie Ihren Namen, Ihre Adresse, Telefon-Nr. und Kurzbiographie, um zu beweisen, wie interessant Sie sind." Von 45 Männern und 23 Frauen, die sich meldeten, wurden 23 Männer und Frauen als wahrscheinliche Soziopathen ausgewählt und mit ihnen Kontakt aufgenommen. Ihre Arbeits- und Eheverhältnisse waren schlecht; sie tranken stark oder konsumierten exzessiv Drogen und waren physisch aggressiv und sexuell promiskuitiv.

In den letzten Jahren – in den USA bereits seit einigen Jahrzehnten – ist eine deutliche Zunahme dissozialer Fehlentwicklungen zu verzeichnen, die im Zusammenhang mit *epochalen kollektiven Stereotypen* gesehen werden muß, die sich in Ideen und Ideologien manifestieren. So kann die Selbststeue-

Tabelle III-3. Stadien der moralischen Entwicklung nach Kohlberg, die von einfacher Orientierung an Gehorsam und Strafe bis zur „Idee der Gerechtigkeit" reichen (Kohlberg et al. 1983)

I. Prämoralisches Stadium (Präkonventionelles Stadium)
1. Stufe: Orientierung an Gehorsam und Strafe
2. Stufe: Naive egoistische Orientierung
(richtig ist, was die eigenen Bedürfnisse befriedigt)
↓
II. Stadium der konventionellen Rollenkonformität
3. Stufe: „Good boy-Orientierung", man tut, was erwartet wird
(Rollenerwartung)
4. Stufe: Autoritätsorientierung
↓
III. Stadium selbst akzeptierter moralischer Prinzipien
(Definition moralischer Werte unabhängig von Rollen und Autorität)
5. Stufe: „Vertragsartige gesetzliche Orientierung"
6. Stufe: Prinzipien-Orientierung mit dem Anspruch auf Universalität
(„Idee der Gerechtigkeit")

rung etwa in einer politischen *Diktatur* durch unmäßige Über-Ich-Ansprüche einseitig eingeengt werden und zu sadomasochistischen, paranoiden oder depressiven Persönlichkeitsentwicklungen führen: es resultiert ein *„autoritäres Syndrom"*. In liberalen *Demokratien* findet die Selbststeuerung meistens kein kollektives Ich-Ideal als Identifikationsobjekt. Die *„Außensteuerung"* ist demokratisch-liberal, auch extreme Ausschläge der Selbststeuerung werden toleriert, teilweise sogar honoriert. In demokratischen Gesellschaften besteht ein gewisser *Trend zu dissozialen Syndromen*. Kinder und Jugendliche, die Triebaufschub und Triebverzicht in der Kleinkind- und Kinderzeit nicht erlernt haben, entwickeln eine triebbetont-egozentrische Selbststeuerung, die bereits bei ersten Leistungsanforderungen zu Konflikten führt und in letzter Konsequenz in die Dissozialität und Verwahrlosung führen kann.

3. Mißhandlungen und Mißbrauch

Nimmermehr wird es gelingen
Zucht mit Ruten zu erringen.
Wer zu Ehren kommen mag
dem gilt Wort so viel wie Schlag.

WALTHER VON DER VOGELWEIDE (1160–1230)

Gewalt innerhalb der Familie, unter der vorwiegend Kinder, aber manchmal auch Eltern leiden, existiert, seitdem Menschen in Gemeinschaften leben. Die Mißhandlung von Kindern war bis vor einigen Jahrzehnten ein zwar allgemein bekanntes, gleichzeitig aber auch verfemtes und weitgehend tabuisiertes, weil schambesetztes Thema, das in der Öffentlichkeit damals wie heute regelmäßig Entsetzen, Protest und Forderungen nach rücksichtsloser Bestrafung, ja nach Wiedereinführung der Todesstrafe auslöst. Eine öffentliche Diskussion wurde erst möglich, nachdem der Mythos von der schützenden, wärmenden, liebevollen Familie einer realistischen Prüfung nicht mehr standhielt.

Rückblickend ist zu sagen, daß vieles von dem, was heute unter den Begriffen Mißhandlung und Mißbrauch subsumiert wird, noch vor wenigen Jahrhunderten, vereinzelt noch bis vor wenigen Jahrzehnten als unverzichtbar und lebensnotwendig erschien, weil es zum täglichen Kampf ums Dasein gehörte: Bedingungsloser, notfalls erzwungener Gehorsam gegenüber den Eltern und Erwachsenen und harte Züchtigungen und Bestrafungen galten in vielen Familien als normale Erziehungsmittel, ebenso in Schulen, Heimen, Internaten u. a. Dort wurde teilweise auch nach der offiziellen Abschaffung der Prügelstrafe in der Schule mit dem Einverständnis der Eltern bis heute weiterhin auch körperlich gezüchtigt. Die Kinderarbeit, nicht nur in der Landwirtschaft, sondern auch in Bergwerken und Fabriken, die vielen Familien erst das notwendige Existenzminimum sicherte, ist in Europa gerade erst seit hundert Jahren verboten (Abb. III-4). Kinderarbeit, Kinderprostitution und Kinderehen stehen auch heute noch in einigen Kulturen nicht im Widerspruch zur dort herrschenden Moral. Die Kin-

deremanzipation, die Achtung des Kindes als ein selbständiges Wesen, von Rousseau schon im 18. Jahrhundert gefordert, hat auch bei uns erst seit einigen Jahrzehnten begonnen.

Es hat sich als zweckmäßig erwiesen, Kindesmißhandlungen zu untergliedern in:

a) *körperliche* Kindesmißhandlung,
b) *emotionale* Kindesmißhandlung,
c) *sexuellen* Kindesmißbrauch, außerdem
d) *Elternmißhandlung*, die eine engere Beziehung zu diesem Thema hat, als zunächst angenommen werden könnte.

a) Die *körperliche Kindesmißhandlung* wurde mit dem Begriff „battered child-syndrome" (Kempe et al. 1962) in die Pädiatrie eingeführt, nachdem Caffey (1946) auf eine überzufällige Häufung von subduralen Hämatomen, Frakturen langer Röhrenknochen und Weichteilödemen hingewiesen und auf deren mögliche Ursache aufmerksam gemacht hatte.

Eine körperliche Kindesmißhandlung liegt vor, wenn durch Anwendung von nicht unfallbedingter körperliche Gewalt Kindern ernsthafte, vorübergehende oder bleibende Schäden zugefügt werden. Aber auch leichtere körperliche Mißhandlungen können im Einzelfall mit schweren und anhaltenden seelischen Beeinträchtigungen einhergehen und weisen darauf hin, wie schwierig es ist, eine zuverlässige allgemeine Definition zu finden. Das Kontinuum reicht von angeblich harmlosen körperlichen Bestrafungen, einer Ohrfeige oder dem vielzitierten Klaps, über seltene oder gelegentliche Schläge bzw. Prügelstrafen bis zu den „wiederholten und ausufernden" (Engfer 1986) körperlichen Züchtigungen, die manchmal mit schweren und schwersten

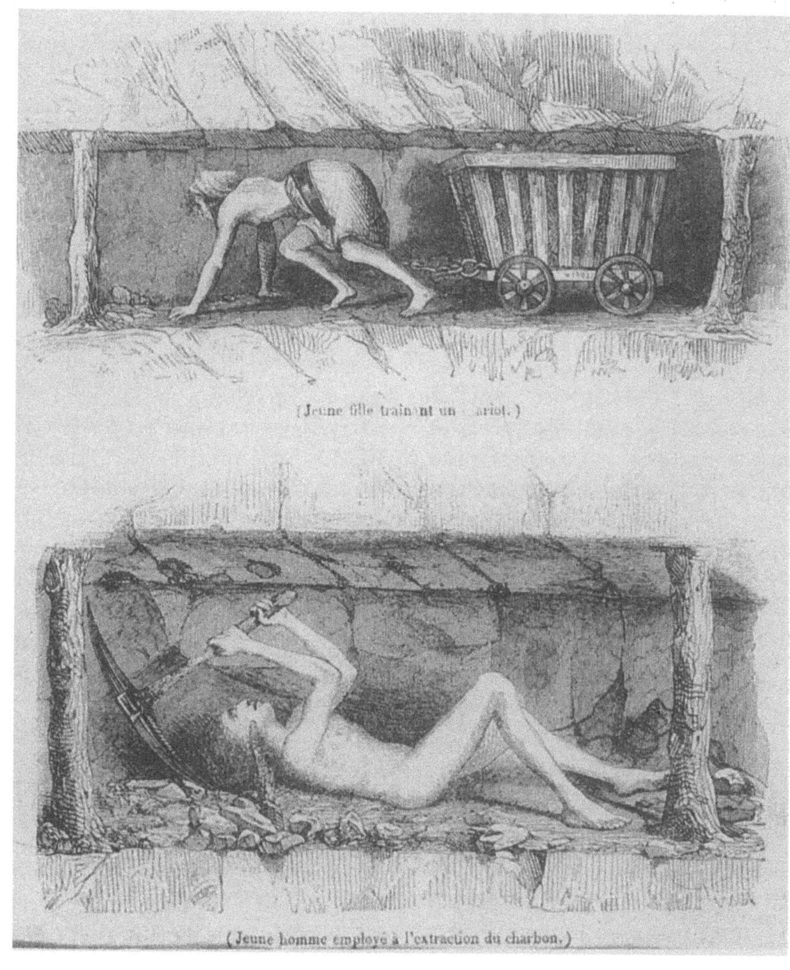

Abb. III-4. Kinder bei der Arbeit unter Tage. Holzschnitt aus einer französischen Familienzeitschrift um 1860

körperlichen, immer aber auch mit seelischen Verletzungen verknüpft sind. Das Martyrium vieler mißhandelter Kinder beginnt oft bereits im Säuglingsalter. Durch Zigaretten, Streichhölzer oder Bügeleisen werden ihnen Brandwunden zugefügt, sie werden geschüttelt, gestoßen oder geworfen und kommen dann mit einer Fraktur oder einem suduralen Hämatom in eine Klinik. Sind sie älter geworden, werden sie oft vielfachen Torturen ausgesetzt. Sie werden mit der Hand, mit Schuhen, Stöcken, Gürteln, mit Küchengeräten und anderen Gegenständen geprügelt, mit heißem Wasser verbrüht, gegen Wände geschleudert oder eine Treppe hinuntergestoßen. Ganz überwiegend handelt es sich dabei nicht um bösartige oder geplante Handlungen, sondern um impulsive, unkontrollierte affektive Entgleisungen überforderter oder erziehungsunfähiger, manchmal auch psychisch kranker Eltern oder um

Erzieher, bei denen eine Drogen- oder Alkoholabhängigkeit vorliegt.

Zuverlässige Zahlen über die tatsächliche *Häufigkeit* körperlicher Kindesmißhandlungen existieren nicht. Die polizeiliche Kriminalstatistik registrierte 1991 1580 angezeigte Fälle (davon 75 % Mädchen), von denen 98 % aufgeklärt werden konnten. Experten schätzen jedoch, daß die Dunkelziffer 10- bis 20mal höher liegt.

Während früher der Eindruck vorherrschte, daß entwicklungsgestörte, lern- und geistig behinderte, aber auch körperbehinderte Kinder wesentlich häufiger Opfer gewalttätiger Handlungen sind, konnte dies durch statistische Erhebungen nicht bestätigt werden. Dagegen läßt sich eine Häufung elterlicher Übergriffe auf unerwünschte und uneheliche Kinder sowie Stief- und Scheidungskinder nicht abweisen. Sie ereignen sich besonders dann, wenn diese Kinder charakterliche Eigenarten und äußere Ähnlichkeiten mit einem mittlerweile ungeliebten oder gehaßten früheren Partner aufweisen.

In der ärztlichen Sprechstunde oder in einer Beratungsstelle schweigen mißhandelte Kinder nicht nur regelmäßig zu falschen Erklärungen und Beschuldigungen ihrer Eltern, sondern sie übernehmen aus Furcht vor Bestrafungen deren Behauptungen oder berichten selbst über angebliche Selbstverletzungen oder Unfälle. Aber es gibt auch Kinder, die sich in ihrer Not einer Kindergärtnerin, einem Lehrer, einem Nachbarn oder einem Arzt anvertrauen, die in solchen Fällen immer zunächst dem Kind glauben sollten, aber umsichtig mit solchen Beschuldigungen umgehen müssen, besonders dann, wenn die Eltern getrennt voneinander leben oder eine Scheidung beabsichtigt ist.

Fallbeispiel

Ein 10jähriger Junge kommt mit multiplen und ausgedehnten Hämatomen am ganzen Körper zur Aufnahme. Er ist traurig und bedrückt, zeigt jedoch eine überraschende Indolenz gegenüber den Mißhandlungen und nimmt die Schuld dafür auf sich. Anlaß war ein erneuter Ladendiebstahl. Schon im Kindergarten sei er durch Stehlen und Lügen aufgefallen. Er werde vom Stiefvater, der als Kind von seinem eigenen Vater ebenso ständig geschlagen und mißhandelt worden sei, völlig abgelehnt. Der Vater des Jungen war wegen bewaffneter Raubüberfälle mehrere Jahre in Haft; er suizidierte sich, als der Patient 2 Jahre alt war. Da die Ehe der Eltern durch die Auseinandersetzungen um den Jungen gefährdet ist, wird durch das Jugendamt eine Fremdunterbringung veranlaßt.

Die Annahme, daß es sich bei den *Tätern* generell oder doch überwiegend um minderwertige, brutale und sadistische Menschen handelt, ist nicht zutreffend. Das Persönlichkeitskontinuum reicht von durchaus liebesfähigen, aber impulsivinkontinenten Menschen über aggressiv-gehemmte Mütter oder Väter mit einer Tendenz zu ungesteuerten explosiblen Durchbrüchen, von drogen- und alkoholabhängigen bzw. hirngeschädigten oder dementen Eltern bis zu psychisch oder körperlich kranken Müttern und Vätern. Sie kommen gehäuft in sozial defizitären Situationen vor: bei Arbeitslosigkeit und in materieller Not, in Familien, die in räumlich beengten Verhältnissen leben, in disharmonischen oder inkompletten Ehen, bei alleinerziehenden Müttern oder Vätern oder solchen, die getrennt oder in Scheidung leben. Zwischen mißhandelten Kindern und mißhandelnden Eltern herrscht nicht permanent Wut und Haß, immer wieder kommt es zu Versöhnungen, manchmal sogar zu Entschuldigungen und Wiedergutmachungsversuchen der Eltern. Erst wenn die Kinder älter werden, verdichtet sich gelegentlich der Wunsch nach Vergeltung. Viel häufiger ist das abhängige Kind, das mit den moralischen Vorstellungen seiner Eltern über sich aufwächst, von seiner Schlechtigkeit und Schuld überzeugt und fordert manchmal sogar Bestrafungen, wenn Übertretungen elterlicher Gebote noch gar nicht bekannt sind.

Es ist nicht erstaunlich, daß Kinder, die mit solchen Überzeugungen aufwachsen und ihren Eltern dafür dankbar sind, später ihre eigenen Kinder in gleicher Weise strafen. Verstärkt wird diese Einstellung manchmal dadurch, daß Schmerzen, besonders dann, wenn sie von einer geliebten Person zugefügt werden, eine eigengesetzliche masochistisch-sadistische Entwicklung anbahnen können. Die Anzahl der Eltern, die davon überzeugt sind, ihre Kinder zu lieben, und deshalb mit allen Mitteln, auch durch Schläge, versuchen, sie „auf den rechten Weg" zu bringen, ist nicht gering.

Wie kompliziert die emotionalen Verstrickungen zwischen mißhandelnden Eltern und ihren Kindern sein können, zeigt auch das Beispiel eines 6jährigen Jungen, der mit seinem Vater allein lebte und nach einer schweren Mißhandlung starb. Nachbarn und Verwandte bezeugten in der Gerichtsverhandlung, daß er ein guter, liebevoller Vater gewesen sei, der seine ganze Freizeit mit dem Kind verbrachte; er habe „nur keine Lügereien ertragen" können. Auf eine entsprechende Frage des Richters berichtete der Vater, der danach einen Suizidversuch unternommen hatte, daß die letzten Worte des Kindes „Papa, ich habe dich so lieb" gewesen seien.

In Einzelfällen werden aber auch ausgeklügelte sadistische Folter- und Martermethoden angewendet: Kinder, die an Stühlen festgebunden, Schläge und Brandwunden erhalten oder tage- und wochenlang ohne ausreichende Nahrung in verdunkelten Zimmern oder in Kellern oder abgelegenen Gebäuden eingesperrt werden und manchmal nur zufällig halbverhungert entdeckt werden; andere werden auf bestialische Weise zu Tode gequält; ca. 100 Kinder sterben jährlich in Deutschland an den Folgen ihrer Mißhandlungen.

Die *Folgen* anhaltender und schwerer körperlicher Mißhandlungen sind neben den manchmal bleibenden Verletzungsfolgen schwere psychische

Störungen, insbesondere emotionale und soziale Fehlentwicklungen und Persönlichkeitsstörungen mit reduziertem Selbstwertgefühl und einem schwachen Selbstbewußtsein. Diese scheuen, zurückhaltenden und kontaktschwachen, mißtrauischen, ängstlichen und resignierten Kinder können auch als Jugendliche und Erwachsene lange Zeit nur ein gebrochenes, manchmal nie ein echtes Vertrauensverhältnis selbst zu ihnen nahestehenden Menschen entwickeln und aufrecht erhalten.

Die *Behandlung* sollte in erster Linie in einer intensiven Elternberatung und in Gesprächen mit dem Kind bestehen mit dem Ziel, nach Möglichkeit den Verbleib des Kindes in der Familie zu erreichen. Eine vorläufige, zeitlich befristete Unterbringung außerhalb der Familie (Verwandte, Heim, Klinik) kommt nur dann in Betracht, wenn eine akute Bedrohung für das Kind besteht. Der Therapeut muß versuchen, gleichermaßen das Vertrauen der Eltern und des Kindes zu gewinnen, um dann durch eine Einzel- oder Familientherapie die Grundlagen für ein ungefährdetes Leben des Kindes mit seinen Eltern zu schaffen. In manchen Fällen kann eine längere psychotherapeutische Behandlung des Täters oder/und des Kindes erforderlich werden, um mit dem gewalttätigen Elternteil individuelle Bewältigungsstrategien zu erarbeiten und um das defizitäre Selbstbewußtsein des Kindes zu stärken und vorhandene Schuldgefühle zu beseitigen.

b) Als *emotionale Kindesmißhandlung* wird eine durch Vernachlässigung oder durch aktive Kränkungen charakterisierte Mangelerziehung bezeichnet, die zu schweren seelischen Beeinträchtigungen führen kann.

Auch hier läßt sich eine verbindliche *Definition* nur dadurch finden, daß die Mißhandlungen innerhalb eines Kontinuums, das mit normalen, unvermeidbaren und entwicklungsnotwendigen Versagungen und Ungerechtigkeiten beginnt und allmählich zu stärkeren und schließlich zu extremen Formen überleitet, nach Art, Häufigkeit, Intensität und Dauer ihrer Einwirkung analysiert und beurteilt werden. Als Grundregel gilt, ähnlich wie bei der Deprivation, daß im frühen Lebensalter einsetzende und sich über lange Zeiträume hinziehende seelische Verletzungen eine erhöhte Vulnerabilität für psychische Störungen zur Folge haben, insbesondere für Angst- und Depressionssyndrome und Persönlichkeitsstörungen. Persistierende Störungen der Persönlichkeitsentwicklung resultieren, wenn einem

Kind konstant emotionale Wärme, Körperkontakte und Zärtlichkeiten vorenthalten werden und es sich abgelehnt und ungeliebt erleben muß, weil z. B. Geschwister vorgezogen werden oder es in die Rolle des Sündenbocks hineingedrängt wird, sich allmählich verfestigende Gefühle der eigenen Wertlosigkeit und des Abgelehntseins entstehen; dadurch etwa, daß alle seine Äußerungen und Handlungen kritisch und verächtlich kommentiert werden oder z. B. geringfügige Übertretungen von Regeln mit wochenlangem Schweigen und Nichtbeachtung beantwortet werden.

Die Palette *emotionaler Kränkungen* reicht von einer nur rational bestimmten „Erziehung der Nadelstiche", aus der körperliche oder andere Bestrafungen ausgeschlossen sind, die aber von ständigen pessimistischen Prognosen und von permanenten ironischen und zynischen Herabsetzungen und von Drohungen und Voraussagen baldigen Scheiterns begleitet werden, manchmal bis zu einer fast völligen Isolierung des Kindes in der Familie.

Fallbeispiel

Ein 10jähriger Junge, beide Eltern haben pädagogische Berufe, wird vorgestellt, weil er in der Schule nachgelassen habe und sich „nicht erziehen läßt". Die Mutter betont, daß man das Kind „nie angefaßt", nie geschlagen habe. In der diagnostischen Spielsituation geht der Junge bereitwillig auf alle Anregungen ein, verhält sich angepaßt und zutraulich; als der Untersucher den Jungen kurz berührt, drängt er sich an ihn und umarmt ihn. Aus dem Szenotest und der „Familie in Tieren" ergibt sich, daß er keine körperliche Zuwendung erfährt und kaum gelobt wird. In anschließenden Elternberatungen und Familiensitzungen wird deutlich, daß beide Eltern als Kinder häufig geschlagen worden waren und sich auf eine „eher harte" Erziehung, aber ohne Schläge, als „Training für das Leben" geeinigt hatten. Ihre Pädagogik beschränkte sich auf kritische Hinweise und Verbote, mit Lob habe man ihn nicht verwöhnen wollen. Gute oder schlechte Schulnoten wurden ohne Kommentar hingenommen, dafür sei er ja „selbst zuständig". Die Elterngespräche wurden als Entlastung empfunden, weil gelegentliche Abweichungen von dem beschlossenen Erziehungsverdikt gegenseitig scharf verurteilt worden waren.

Eine emotionale Entwicklungsstörung kann auch durch anhaltenden *Streit* und durch verbale und körperliche Auseinandersetzungen der Eltern in Gegenwart der Kinder erfolgen, besonders dann, wenn sie ständig zur Parteinahme für einen Partner aufgefordert werden oder wenn ein Elternteil über den anderen in dessen Abwesenheit ständig abwertende Bemerkungen macht, die das Kind übernehmen muß, aber nicht darüber sprechen darf. Schließlich gehört auch die Teilnahme an Fernseh- und Videosendungen hierher, die Kinder nicht verstehen, aber erschrecken und gleichzeitig faszinieren, wie dies bei „Mord und Totschlag" aber auch bei Pornofilmen fast regelmäßig der Fall ist. Alle Handlungen, durch die Kinder emotional und rational überfordert werden, etwa Teilnahme an Drogen- und Alkohol- oder anderen Exzessen, tragen eine Gefährdungstendenz in sich.

Eine *Sonderform* psychischer Kindesmißhandlung stellt die von Eltern, meistens von Müttern, bei ihren Kindern induzierte, manchmal auch manipulierte Imitation einer körperlichen Erkrankung dar. Diese von Erwachsenen bei Kindern suggerierten und von ihnen mehr oder weniger bewußt vorgetäuschten Krankheiten werden als Münchhausen-Stellvertretersyndrom (s. S. 155) bezeichnet. Durch absichtlich falsche Anamnesen soll z. B. eine Epilepsie glaubhaft gemacht werden, artifizielle Hautverletzungen sollen ursächlich angeblich ungeklärte dermatologische Affektionen vortäuschen oder vorgeblich heftige Schmerzzustände werden als mögliche Symptome einer schweren inneren Erkrankung präsentiert. Solche von den Eltern, oft von konversionsneurotischen Müttern, manchmal zunächst glaubhaft und überzeugend vorgebrachten Klagen und Sorgen führen oft zu unnötigen und aufwendigen Untersuchungen, zu Klinikeinweisungen und manchmal sogar zu unnötigen Operationen.

Die Möglichkeiten einer *Therapie* sind beschränkt, weil schwere Formen solcher Kindesmißhandlungen und ihre pathogenen Potenzen von den Erziehern und häufig auch von der unmittelbaren Umgebung gar nicht als solche erlebt und erkannt werden, besonders dann, wenn sich der gesunde Partner weitgehend mit dem Kranken und seinen Methoden identifiziert. Es handelt sich bei diesen „Tätern" oft um Persönlichkeiten mit einer geringen emotionalen Sensibilität, die deshalb für ihr Verhalten nicht verantwortlich gemacht werden können. Sie werden in der psychiatrischen Systematik als gemütsarm oder indolent oder als anti- oder asozial eingestuft, ohne ihnen jedoch erfolgreiche Behandlungskonzepte anbieten zu können. Nur in Familien, in denen ein gesunder Partner in der Lage ist, dauerhaft emotionale Defizite im Erleben des Kindes auszugleichen und ein erträgliches familiäres Klima zu schaffen, kann die Entwicklungsprognose durch zusätzliche psychotherapeutische Maßnahmen verbessert werden.

c) Auch beim *sexuellen Kindesmißbrauch* steht die *Prävalenz* in direkter Relation zur jeweiligen Definition. Sie hängt zusätzlich davon ab, ob als Kinder nur solche bis zum 14. oder auch Jugendliche bis zum 16. oder 18. Lebensjahr erfaßt werden und ob ein sexueller Mißbrauch nur dann registriert wird, wenn es sich bei den Tätern um Erwachsene handelt oder um etwa altersgleiche Kinder oder Jugendliche. Nach der polizeilichen Kriminalstatistik gelangten 1991 in Deutschland 15 000 Fälle (bis 14 Jahre alt, davon 75 % Mädchen) zur Anzeige. Als Dunkelziffer galt bislang eine 8- bis 10mal höhere Anzahl; nach neueren Schätzungen soll sie jedoch das 20- bis 30fache betragen. Diese Schätzungen erscheinen jedoch schon deshalb überhöht, weil unter psychisch kranken Kindern und Jugendlichen, bei denen man eine größere Anzahl solcher Traumen vermuten könnte, solche Vorkommnisse nur selten eruiert werden. Bei den *Tätern* handelt es sich meistens um Verwandte oder Bekannte aus der Umgebung des Kindes; ein Vater-Tochter-Inzest ist eher selten (Ernst et al. 1993).

Die zahlreichen anonymisierten *Befragungen,* die zur Klärung der Prävalenz unternommen wurden, ergaben widersprüchliche Resultate. Sie lagen bei Mädchen zwischen 15 und 50 % und bei Jungen zwischen 3 und 6 %. Diese enormen Differenzen erklären sich daraus, daß die Häufigkeit steigt, wenn eine Definition zugrunde gelegt wird, die alle Kinder erfaßt, die einer ihrem Lebens- und Entwicklungsalter nicht entsprechenden *sexuellen Stimulation* ausgesetzt wurden. Diese erstreckt sich von sexuell getönten Zärtlichkeiten, gemeinsamem Baden von Vater und Tochter über exhibitionistische Verhaltensweisen und gemeinsames Betrachten von Pornographie bis zur Masturbation, zum Geschlechtsverkehr und zur aktiven Vergewaltigung.

Die Würzburger Prävalenzstudie (1989), die Ergebnisse einer Befragung von 1018 volljährigen Studierenden und Berufsschülern über sexuelle Erfahrungen vor dem 14. Lebensjahr analysierte, legte der Auswertung ein spezifiziertes Bewertungsschema zugrunde. Daraus ergibt sich, daß insgesamt 2,3 % mit (1,3 %) oder ohne (0,8 %) Gewaltanwendung *genitalen* Verkehr hatten. In 3,3 % waren sie Opfer massiver nichtgenitaler Sexualhandlungen gewesen, während 12,5 % exhibitionistischen, verbalen und pornographischen Belästigungen ausgesetzt waren. Diese Ergebnisse stimmen weitgehend mit denen der neueren Züricher Studie (Ernst et al. 1993) überein. Ein Vergleich mit der Polizeistatistik (1991) zeigt erwartungsgemäß, daß massive Mißbrauchshandlungen häufiger zur Anzeige kommen: in 20 % der Fälle handelt es sich um Geschlechtsverkehr zwischen Kindern bis zum 14. Lebensjahr, in 15 % um Petting und in 65 % um exhibitionistische Kontakte.

Die *Diagnose* des sexuellen Mißbrauchs eines Kindes ist oft schwierig. Körperliche Zeichen (hymenale Dilatation, Verletzungen der hinteren Schamlippenkommissur, Analdilatation) sind eher selten, ihre Bedeutung oft unsicher. Eine gynäkologische Untersuchung sollte erst nach sorgfältiger Vorbereitung des Kindes durch einen erfahrenen und vorinformierten Arzt, oft besser durch eine Ärztin, in Gegenwart einer Vertrauensperson durchgeführt werden.

Wenn Kinder spontan über sexuelle Vorkommnisse berichten, kann man in der Regel davon ausgehen, daß sie nicht erfunden wurden, sondern der Wahrheit entsprechen. Die *Glaubwürdigkeit* kindlicher Angaben (Undeutsch 1957) zeichnet sich aus durch

1. die Konkretheit ihrer Schilderung,
2. durch Detailreichtum,
3. durch Originalität (keine Formeln, Klischees oder Stereotype),
4. durch innere Folgerichtigkeit,
5. durch delikttypische Details.

Es finden sich außerdem häufig zusätzliche Kriterien, welche etwa

6. die Kapazität des Kindes übersteigen und,
7. eine alterstypische Schilderung eigenen Erlebens (Reaktionen, Gefühle, Sorgen, Ängste, Veränderungen der Gefühlsbeziehungen im Laufe der Zeit, Entrüstung über moralische Inkonsequenz, heuchlerisches Verhalten und Scheinheiligkeit des Täters) enthalten. Negative Kontrollkriterien sind schließlich,
8. innere Widerspruchslosigkeit und Konstanz der Angaben.

Fallbeispiel

Ein 12jähriges, körperlich akzeleriertes Mädchen, Tochter einer deutschen Mutter und eines südamerikanischen Dolmetschers, der sich als Diplom-Ingenieur ausgibt, kommt in einem psychischen Erregungszustand zur stationären Aufnahme. Sie vertraut sich nach einigen Tagen zunächst einer Schwester, dann der Ärztin an, daß der Vater sie seit dem 7. Lebensjahr mißbraucht habe. Sie habe vorher nicht ge-

wußt, daß die Handlungen ihres Vaters nicht erlaubt waren, obgleich er ihr streng verboten hatte, mit der Mutter darüber zu sprechen. Erst ein „Freund", er ist wesentlich älter als der Vater, habe sie darüber aufgeklärt. Der Vater streitet das Delikt vehement ab, droht den Klinikärzten mit Strafanzeigen. Die Mutter hält es zunächst für ausgeschlossen, berichtet dann jedoch über mehrere außereheliche Beziehungen ihres Mannes. Die detailreiche und konkrete Schilderung der Tathergänge ist jedoch so eindeutig und überzeugend, daß die Mutter zunächst in die vorgeschlagene Trennung einwilligt und sich später zur Scheidung entschließt.

Viele Ärzte waren lange Zeit nicht bereit, sich mit solchen peinlichen und heiklen Fakten auseinanderzusetzen, obgleich die Diagnostik und das Handling schon vor Jahrzehnten erschöpfend dargelegt wurden. Die *Schweigepflicht* tritt außer Kraft, wenn das höhere Rechtsgut, das seelisch und körperlich mißhandelte Kind, betroffen ist. Bei einem Verdacht bis hin zum Eingeständnis eines Deliktes kann der Arzt sich ohne Nennung von Namen durch das Jugendamt informieren lassen. Andererseits besteht selbst gegenüber der Polizei und der Staatsanwaltschaft keinerlei Pflicht zur Anzeige und Aussage. Erst vor dem Richter muß er wahrheitsgemäße Angaben machen. Es steht ihm jedoch auch hier zu, seine Aussage zu verweigern, wenn er dafür besondere Gründe hat.

Wird vermeintlichen Tätern, insbesondere Eltern, fälschlicherweise ein sexueller Mißbrauch unterstellt, wie dies in den letzten Jahren mehrfach vorgekommen ist, wird ihnen damit ein großes Unrecht zugefügt, das mit sozialer Ächtung verbunden ist. Der Arzt sollte sich deshalb an einige *Grundregeln* (nach Fürniss 1985) halten:

1. Eine schlecht vorbereitete Intervention erhöht die Möglichkeit, daß der Mißbrauch vom Täter geleugnet wird. Eine gute Dokumentation über die Angaben des Kindes und des Täters ist deshalb von großer Bedeutung. Nicht selten leugnen Kinder nach einem Gespräch mit dem Täter ihre Enthüllungen.
2. Der Arzt, der versucht, allein das Problem zu lösen, läuft Gefahr, daß der Kontakt zu ihm abgebrochen wird.
3. Wenn der Täter die Mißhandlung eingestanden hat, sollten so bald wie möglich weitere Gespräche mit ihm gemeinsam mit einer anderen Person stattfinden. Dadurch wird ein Widerruf des Mißbrauchs weitgehend unmöglich. Es ist davon auszugehen, daß bei langfristigem Mißbrauch fast immer die Geschwister davon wissen, auch wenn sie dies leugnen.

4. Bei Inzest ist zu vermeiden, daß das Kind als Ankläger auftritt und es dadurch in einen unheilbaren Konflikt zu den Eltern kommt. Besonders bei Jugendlichen besteht die Gefahr, daß ihnen als angebliche Verführerinnen die Schuld oder eine Teilschuld aufgeladen wird.

5. Aus der Wiederholungsgefahr ergibt sich, daß mindestens eine vorübergehende Trennung von Vater und Kind notwendig ist. Dabei ist es vorzuziehen, daß nicht das Kind, sondern der Täter das Haus verläßt, weil eine Fremdunterbringung des Kindes eine zusätzliche Bestrafung und Schuldzuweisung bedeuten würde.

Im Hinblick auf die Folgen eines sexuellen Mißbrauchs von Kindern und Jugendlichen ist ein deutlicher Wandel eingetreten. Während frühere Nachuntersuchungen keine bleibenden Schäden feststellen konnten, aber nachdrücklich auf fast regelmäßig anzutreffende Zerrüttungen der Familien aufmerksam machten, weisen neuere Erhebungen auf erhebliche psychische Folgeschäden hin. Sie korrelieren schweregradmäßig positiv (Fürniss 1985) mit zunehmenden Altersunterschieden zwischen Täter und Opfer, zunehmender Nähe des Verwandtschaftsgrades und der Rolle als Autoritäts- und Vaterfigur, der Dauer der Beziehung, dem Grad der Gewaltandrohung und der Gewaltanwendung, dem Grad der Geheimhaltung, dem Alter bei Behandlungsbeginn und der Abwesenheit protektiver Faktoren. Die Symptomatik reicht von akuten Appetit- und Schlafstörungen und einem gehäuften Auftreten von Magersuchten, Neurosen und Dissozialität zu chronischem Alkoholismus und zur Promiskuität, oft mit gleichzeitiger Frigidität und einer „Sexualisierung aller Beziehungen" und, darin stimmen die meisten Untersuchungen überein, einem gehäuften Auftreten von Angstsyndromen, Depressionen und gesteigerter Suizidalität.

d) Nachdem die Tabuzone der Kindesmißhandlungen und des sexuellen Kindesmißbrauchs durchbrochen wurde, ist auch die *Elternmißhandlung* zu einem Thema geworden, das keineswegs allein im Hinblick auf die betroffenen Eltern einer Erörterung bedarf, sondern ebenso wegen der mißhandelnden Kinder und Jugendlichen.

Über passive und aktive Gewaltanwendung gegenüber Eltern und anderen Erwachsenen wurde im Rahmen der Krankheitslehre dieses Lebensabschnittes häufiger berichtet, meistens anhand von Kasuistiken. Aber erst in den Jahren seit 1980 wurden in zunehmender Häufung Schulkinder und Jugendliche wegen aggressiver und gewalttätiger Handlungen gegenüber ihren Eltern vorgestellt. Dabei ließen sich schon frühzeitig indirekte aggressive Handlungen gegenüber Sachen, überwiegend begangen von Schulkindern, unterscheiden von direkter Gewaltanwendung gegen die Eltern selbst, überwiegend ausgeführt von männlichen Jugendlichen.

Bei den Schulkindern, meistens Mädchen, handelte es sich überwiegend um verdeckte destruktive Handlungen, die den Eltern zunächst oft rätselhaft blieben. Die Enttarnung der Kinder erfolgte entweder in flagranti, oder ein allmählich entstandener Verdacht wurde bestätigt, weil die Handlungen unterblieben, wenn die Kinder nicht im Hause, etwa in den Ferien, waren.

Fallbeispiele

Ein 6jähriges Mädchen zerreißt entweder tagsüber in unbeobachteten Momenten oder nachts im stockdunklen Haus Wäschestücke, Bettbezüge, Kleidung, auch Jeansstoffe mit bloßen Händen, zerschneidet das Abendkleid der Mutter, zerschlägt Geschirr und Porzellanpuppen, schneidet Zimmerpflanzen ab und bestreut den Fußboden mit Wasch- und Putzmitteln. Erst nach einer polizeilichen Anzeige legt das Kind ein Geständnis ab und gibt als Motiv an, daß es sich von seinen Eltern benachteiligt fühle, „weil ich von hier weg will …".

Ein 11jähriger Junge besprizt Tapeten und Teppiche mit Tinte, uriniert ins Zimmer, wirft Wasch- und Putzmittel in die Badewanne und läßt Wasser ein. Er beschimpft die Mutter mit schlimmen Ausdrücken, auch in Gegenwart anderer. Es stellt sich heraus, daß auch der Vater die Mutter schlecht behandelt, überhaupt von Frauen nicht viel hält, „die haben sich unterzuordnen". Der Junge hat dies „gelernt".

Im Gegensatz zu oft unmotiviert auftretenden impulsiven Trotzreaktionen auf elterliche Forderungen handelt es sich hierbei um geplante Aktionen mit dem Ziel, auf sich aufmerksam zu machen. Manchmal mit der Drohung „wenn du das nicht tust, gehe ich morgen nicht zur Schule". Sie nehmen in Kauf, dadurch den Eltern Schaden zuzufügen und sie zu kränken. Daß Kinder überhaupt bewußt zu gezielten schädigenden Handlungen fähig sind, war schon Pädagogen wie Salzmann oder Pestalozzi bekannt, die die früher viel zitierte engelsgleiche kindliche Unschuld als Mythe entlarvten.

Direkte verbale und physische Gewalt gegenüber Eltern oder anderen Familienangehörigen wird bei *älteren Kindern und Jugendlichen* zunehmend häufiger registriert. Wahrscheinlich nicht allein deswegen, weil eine absolute Zunahme von Gewalt gegenüber Eltern vermutet werden muß, für die es einige Hinweise gibt, die sich aber nicht belegen lassen. Ihre zunehmende Häufung erklärt sich eher aus einer gesteigerten Bereitschaft der Eltern und der Ärzte, darüber zu berichten. Die Dunkelziffer ist vermutlich weiterhin hoch. Anders als bei den früher verbreiteten Autoritätskrisen in der Adoleszenz, die sich in erster Linie gegen die Väter richteten und mit denen eine Aufarbeitung real erlittenen oder vermeintlichen Unrechts versucht und Vergeltung geübt werden sollte, liegen die Ursachen bei von uns beobachteten Elternmißhandlungen in einer seit der frühen Kindheit disharmonischen Familienstruktur, in denen verbindliche Regeln und klare Zuständigkeiten der Eltern fehlen, in denen sich Mütter mit den Kindern gegen die Väter verbünden und umgekehrt oder Kinder bei einem Elternteil groß werden, der nicht imstande war, gleichzeitig die sonst gemeinsam von Mutter und Vater gesteuerte emotionale und moralische Entwicklung zu meistern. Dies führt dann dazu, daß sich unfreiwillig gleichberechtigte und nur bedingt entscheidungs- und kritikfähige Kinder sich im Laufe der Entwicklung zu Familiendespoten entwickeln, die eine Mißachtung ihrer Forderungen zunächst mit Beschimpfungen und später mit Schlägen und physischer Gewalt ahnden und durchzusetzen trachten.

Fallbeispiel

18jähriger Jugendlicher, in der Schule gescheitert, will ein berühmter Dirigent werden, lehnt jedoch trotz hoher Intelligenz jeden Unterricht oder eine andere Berufsausübung ab. Er sitzt meistens zu Hause herum, kritisiert und benörgelt die alleinstehende Mutter, die er zweimal so zusammengeschlagen hat, daß sie ärztliche Hilfe benötigte. Er zertrümmerte mehrfach Möbel und riß Gardinen herunter. Er übt manchmal wochenlang 8–10 Stunden täglich in einem Gemeindehaus Trompete, macht aber keine merklichen Fortschritte. Bei Vorhaltungen geht er auf die Mutter los, zerschlägt Geschirr, reißt Gardinen herunter, würgt und schlägt die Mutter. Die von Nachbarn herbeigerufene Polizei vernimmt ihn und rät zu einer ärztlichen Untersuchung. Die psychiatrische Untersuchung ergab Hinweise für eine schizoide Persönlichkeitsstruktur.

Solche Jugendlichen wuchsen nach dem Tod des Vaters oder einer Scheidung bei der Mutter auf, zu der sich oft eine besonders enge Beziehung entwickelte. Sie wurden von den Müttern früh emotional und materiell verwöhnt. Es wurde ihnen praktisch eine gleichberechtigte Partnerrolle eingeräumt: Alles wurde mit dem Kind besprochen und erörtert, Wünsche wurden berücksichtigt und überwiegend erfüllt. Aus dem Spiel „Du bist mein Freund, wir machen alles zusammen" entwickelte sich allmählich ein tyrannisches, egozentrisches Kind und später ein despotischer Jugendlicher, der wie früher, nun aber altersentsprechend höhere, Ansprüche, gestiegene materielle Forderungen, aber auch solche nach Unterordnung stellte und ihre unbedingte Durchsetzung durch Drohungen und zunehmenden Terror zu erzwingen versuchte.

Fallbeispiel

Ein 16jähriger Jugendlicher, der seine Macht dadurch demonstriert, daß er seine Mutter mit dem Messer bedroht, ihre Hand auf die erhitzte Herdplatte legt, sie in die Ecke drängt und würgt, niederdrückt und mit der flachen Hand ins Gesicht schlägt. Nach Scheidung der Eltern im 3. Lebensjahr des Kindes führte die Mutter zunächst alle Wünsche des Kleinkindes, die allmählich zu Anordnungen wurden, aus, weil es so „putzig" war. Als Jugendlicher verlangte er u. a., daß die Mutter sich bei ihm an- und abmeldete und nur seine Leibgerichte kochte (manchmal auch nachts), deren Zubereitung er genau kontrollierte. Mahlzeiten, die er nicht mochte, warf er weg. Er bestimmte, was und wo eingekauft werden sollte, stellte sie in Gegenwart anderer, die er manchmal bespuckte, bloß und verbot ihr jeden geselligen Verkehr. Die ängstliche und verschüchterte Mutter veranlaßte durch die Polizei die Klinikeinweisung, dort verhielt er sich höflich und angepaßt und war mit dem Wechsel in ein Internat einverstanden.

Aber nicht nur superliberale und gleichgültige Eltern und solche, die sich wenig Zeit für ihre Kinder nehmen erleben es, daß ihre Kinder dominant werden und überborden. In Einzelfällen kann es sich sogar um sadomasochistische symbiotische Eltern-Kind-Beziehungen handeln, die nur als Elternmißhandlungen imponieren, tatsächlich jedoch das Ergebnis hochkomplexer Stimulationen sind (s. Kap. IV. 2). Es ist davon auszugehen, daß es Elternmißhandlungen immer gab, aber von der Familie verschwiegen wurden. Auch heute werden Kinder und Jugendliche dringend gebeten, über ihre Taten zu schweigen: „Nun hast du mich schon verhauen, aber erzähl das bloß niemandem, daß du mich geschlagen hast. Diese Schande, wenn das die Leute in unserer Straße erfahren". Zum Thema Elternmißhandlung gehört auch, daß alte Eltern aus rein egoistischen Gründen von ihren erwachsenen Kindern bedrängt, terrorisiert und manchmal auch von ihren erwachsenen Kindern geschlagen werden, um aus egoistischen Interessen ihre Zustimmung zur Einweisung in ein Pflegeheim zu erhalten bzw., daß man sie nach Klinikaufenthalten nicht wieder nach Hause holt; aus den USA wird berichtet, daß vermehrt hilflose alte Eltern in Motels zurückgelassen oder an Autobahntankstellen ausgesetzt werden.

Eine wirksame *Prävention* der verschiedenen Formen der Kindesmißhandlung und des Kindesmißbrauchs, aber ebenso von schweren Formen der Elternmißhandlung ist auch davon abhängig, daß sie als kriminelle Delikte eingestuft und als solche behandelt oder/und bestraft werden.

4. Krisen in der Pubertät und Adoleszenz

Wenn auch die Welt im Ganzen vorschreitet,
die Jugend muß doch immer wieder von vorn anfangen ...
GOETHE

Neben der frühen Kindheit ist das Jugendalter der Lebensabschnitt, dem für die weitere Entwicklung die größte Bedeutung zukommt.

Die im Vergleich zu höheren Tieren erheblich verzögerte Reifung des Menschenkindes zum Erwachsenen, die *Pubertät,* bildet in fast allen Kulturen Anlaß zu Festen. Ihnen gehen *Prüfungen* voraus. Dafür, daß den Jungen und Mädchen Rechte zugebilligt werden, wie sie nur Erwachsenen zustehen, wird die Übernahme von *Pflichten* gefordert. Die Kinder trennen sich von ihren Eltern und Familien, ziehen etwa in Männer- oder Frauenhäuser und übernehmen bestimmte soziale Rollen. Sie sind unabhängig in ihrer Geschlechts- und Partnerwahl. Je differenzierter der kulturelle Hintergrund und je reicher die sozialen Rollen gegliedert sind, desto ausgeprägter wirken die Herrschaftsverhältnisse und um so größer ist die Bedeutung, die der Pubertät beigemessen wird.

Pubertätskrisen und *Generationenkonflikte* gehören neben den Sippen- und Stammesfehden und den Völkerkriegen zu den Stereotypien menschlichen Verhaltens, die uns, seit ihre Geschichte auf Tafeln, Pergamenten und Papier überliefert wird, überall begegnen. Seit der Jahrhundertwende finden sich in akademischen Festreden und bei der Besprechung von *Pubertätskrisen* in Lehrbüchern Wendungen wie „schon bei den alten Griechen und Römern ...", Hinweise auf das ehrwürdige Mittelalter oder das 19. Jahrhundert. Margaret Mead, deren Buch „Leben in der Südsee" (Mead 1965) in mehrfacher Hinsicht Aufsehen erregte, beschrieb die Pubertät in der Südsee-Gesellschaft als einen Lebensabschnitt ohne Angst und Aggression als das Resultat einer kollektiven Erziehung *ohne* ethische und sexuelle Zwänge. Diese emanzipatorisch wirk-

samen Thesen müssen nach den systematischen Nachuntersuchungen von Freeman (1983) gründlich revidiert werden. Sie haben sich als ein die politische Diskussion jahrzehntelang belastender Irrtum, als eine folgenschwere moderne Legende erwiesen.

Unter Pubertät soll hier die *Gesamtheit* aller somatischen und psychischen Veränderungen während der Reifezeit verstanden werden. *Konflikte* sind für diesen Lebensabschnitt typische, normale Auseinandersetzungen zwischen Erwachsenen und Jugendlichen. Als *Krise* ist eine Lebenssituation definiert, in der sich eine Wendung zur positiven oder negativen Seite, zur Heilung oder zum Scheitern vollziehen kann.

Das Schwergewicht der Jugendkrisen und Jugendrevolutionen der letzten Dezennien liegt nicht bei den Teenagern, sondern bei den Twens. Die *„skeptische Generation",* die *„zornigen jungen Männer",* die späteren *„Rebellen ohne Grund",* die *„Hippies",* *„Gammler",* die *„Popper"* und *„Punks",* die *„Grufties",* *„Skinheads",* sowie die Anhänger *„neuer Religionen"* werden oft apostrophiert, sie sind aber noch nicht umfassend wissenschaftlich untersucht worden. Das gilt ebenso für Angehörige der extremen politischen Szene.

Aus jugendpsychiatrischer Sicht gibt es *drei* Entwicklungsdimensionen von Krisen in der Reifungszeit:

1. *Jede* Pubertät verläuft qualitativ krisenhaft. Es ist ein Problem quantitativer Zuordnung, ob man von gehäuften physiologischen Konflikten oder von einer *„normativen"* Krise sprechen will.

2. In der pathologischen Pubertätskrise, die *„Pubertätskrise"* schlechthin, stehen typische Pro-

bleme des Jugendlichen im Mittelpunkt permanenter Auseinandersetzungen mit sich selbst, der Familie und Gesellschaft. Sie ist eine Ausschlußdiagnose und bedarf zu ihrer Bestätigung grundsätzlich einer Kontrolle des weiteren Verlaufs (Längsschnittanalyse).

3. Ein psychopathologisches Syndrom, das während der Zeit der Pubertät auftritt, wird, wenn eine sichere diagnostische Zuordnung nicht oder noch nicht möglich ist, häufig als Pubertäts- und Reifungskrise bezeichnet. Es wäre besser, hier von einer *„Krise in der Pubertät"* zu sprechen, da es sich nicht selten um erste Manifestationen einer endogenen Psychose handelt.

Die biologische Pubertät gleicht einer *Revolution*, deren Aufrührer die nach den Gesetzen der „inneren Uhr" freigesetzten Hormone sind, die *überfallartig* die eben erst gewonnene prästabile Harmonie der Kindheit zerstören. Das körperliche Wachstum war zum Stillstand gekommen, ehe der „*Pubertätsschuß*" den Phänotyp veränderte. Die Vergrößerung der Geschlechtsorgane, das Auftreten sekundärer Geschlechtsmerkmale und die manchmal dramatische Veränderung der Körpergestalt werden von vielen Jugendlichen als Deformation ihres persönlichen Ideals erlebt. Auch die Physiognomik und Psychomotorik erfahren eine tiefgreifende Umgestaltung. Die vorher von kindlicher Grazie und Anmut gestalteten Bewegungen werden durch unkoordinierte und vergröberte Bewegungsformen ersetzt, die oft überschießend und ausfahrend, dann wieder eckig und unfertig, gekünstelt und manieriert erscheinen. Der schlaksigen und latschigen, dann wieder aufrecht und gespreizten Körperhaltung entspricht eine tiefreichende *innere* Dissoziation, denn der Einfluß der Sexualhormone ist keineswegs nur auf die Psychosexualität (Bleuler 1954) gerichtet. Er durchdringt vielmehr die gesamte Existenz und beeinflußt die Aktivität, den Durchsetzungswillen und die Aggressivität. Sicherlich ist selbst im Hinblick auf die Sexualität die endokrine Pubertät keineswegs die einzige Voraussetzung für die psychosexuelle Reifung. Sie und die Entwicklung menschlicher Beziehungen müssen harmonisch zusammenspielen. Aber *endokrin* gestörte Jugendliche entwickeln, wie durch Beobachtungen an gonosomal bedingten Krankheitsbildern (M. Turner oder M. Klinefelter) bekannt ist, *keine* sexuelle Begierde, allenfalls eine

geschlechtliche Neugierde, die sich auf gleich- wie auf gegengeschlechtliche Partner richten kann.

Aus der Sicht der Jugendpsychiatrie kann man die Pubertätskrisen unterscheiden (Jaspers 1953) in ihr *„Dasein"* und in ihr *„Sosein".* Das Dasein, die Form und Existenz der Pubertät, wird unter der treibenden Kraft der Keimdrüsen in Gang gesetzt und unterhalten. Das Sosein, der Inhalt und die Darstellungsform der Pubertät, sind entscheidend von der Familie, der Gesellschaft und der Epoche abhängig. Es überrascht daher nicht, daß der Ausdrucksgehalt und die Ausdrucksformen gestörter Pubertätsabläufe einem ständigen *Wandel* in Abhängigkeit vom jeweiligen Zeitgeist unterliegen und in unterschiedlichen Kulturkreisen differente Erscheinungsformen zeigen. Mit der sukzessiven „*Freigabe* der Sexualität" werden etwa Pubertätsneurasthenien und Pubertätshypochondrien, die früher häufig in engem Zusammenhang mit Sexualskrupeln auftraten, kaum noch beobachtet. Dagegen ist ein *Stilwandel* der Reifungskrisen zu verzeichnen, der eine Tendenz von den aktiven zu den passiven Syndromen zeigt.

In der *„normativen"* wie in der *„pathologischen"* Krise finden sich häufig auffallende psychische und somatische Abweichungen wie:

1. Gesteigertes Hunger- und Durstgefühl mit konsekutiver Nahrungs- und Flüssigkeitszufuhr und tiefgreifenden Veränderungen des Schlaf-Wach-Rhythmus (spätes Zubettgehen, Tiefschlaf, spätes Aufstehen, Tagesschlaf),

2. starke Tendenzen zu einer negativistisch-autistischen Selbstisolierung in der Familie mit romantischen Identifikationsobjekten oder extremen Zuwendungen zum Kollektiv mit nächtlichen Dauerdiskussionen, Mediensüchtigkeit, Nikotin-, Alkohol- und Drogenexperimenten bis zur Abhängigkeit,

3. meistens gesteigerte, manchmal herabgesetzte Aggressivität und Konfliktbereitschaft. Ambivalente Selbstwerterlebnisse mit Oszillation von arrogant-überheblichen bis zu kindlich-naiv wirkenden Verhaltensweisen; exzessive Suche nach Identität und „Selbstverwirklichung" bei intensiver Introspektion, kritischer Inventur der eigenen Körpergestalt, der Begabung und der Intelligenz, des emotionalen Inventars, der familiären Genealogie und der Familienstruktur, die zu kritischer Einschätzung, aber auch zu ra-

dikalen Fehlurteilen über die eigene Erziehung, die Persönlichkeiten und die Ehe der Eltern und zu daraus resultierenden negativen Konsequenzen führen kann.

Unberechenbarkeit, Unverläßlichkeit und innere Disharmonie gehören zum Bild des sich *normal* entwickelnden Jugendlichen, ebenso wie das Fortbestehen einer kindlichen Harmonie und des inneren Gleichgewichtes während der Pubertät Kennzeichen einer abnormen Entwicklung (Freud, Ausg. 1960/61) ist. Das Pendeln zwischen gegensätzlichen Einstellungen führt über Selbstbejahung und Selbstverneinung im günstigen Fall zur Errichtung einer vorläufigen Identität und trägt damit im Rahmen des Entwicklungsprozesses zur Charakterbildung bei. Gegen Ende einer normalen Pubertät sind nicht nur viele Kinder von ihren Eltern, sondern auch viele Eltern von ihren Kindern enttäuscht; nicht allein wegen des mit Aufregungen und Konflikten verbundenen Emanzipationsprozesses, sondern auch deshalb, weil epochal- und generationsspezifische Denk- und Lebensinhalte sich als unüberbrückbar konträr erweisen.

Der gesunde Jugendliche reagiert auf vermeintliche oder tatsächliche *Übergriffe* auf seine Autonomie mit Angst oder Aggressivität. Sie äußert sich bei aggressiver Gehemmtheit in Unterwürfigkeit und Demut, bei direkter Aggressivität in offenem Aufruhr und in Gewalttätigkeiten. Sie ist immer von Haß und Feindschaft begleitet, aber oft in einer eigentümlichen Legierung, die sich aus dem Wissen um die Sorge und Liebe der Eltern zu ihnen ableitet und sich in einer manchmal karikaturhaft verworfenen Ambivalenz ausdrückt. Ein Mädchen, das mittags die Mutter wegen einer Bagatelle beschimpft und kränkt, schlüpft abends, um sich von ihr trösten zu lassen, in ihr Bett. Der Sohn, der morgens seinen „senilen und verkalkten" Vater zum Teufel und ihm den baldigen Tod wünscht, ersucht ihn mittags übergangslos um Vorschuß oder Erhöhung seines Taschengeldes.

Der *aggressiv-gehemmte Autoritätsprotest* Jugendlicher drückt sich in Absonderung und Resignation gegenüber allen Fragen und Problemen der Familie, der Schule und des Berufes aus, in einer resignierend-apathischen Gleichgültigkeit gegenüber den Forderungen des Tages. Sie gibt Veranlassung zum Tadel, zur Kritik und zu Verweisen, die ihrerseits wiederum mit einer aufreizenden Gelassenheit hingenommen werden. Diese Jugendlichen verhalten sich störrisch und abweisend, negativistisch und mutistisch. Manchmal gehen sie fanatisch übersteigerten Sonderinteressen nach und zeigen im neuen Engagement zunächst überraschende Begeisterungsfähigkeit, um danach bald wieder in den alten Trott zu verfallen. Der *aktiv-aggressive Autoritätsprotest* zeigt sich dagegen in immer erneuerten affektiven Ausbrüchen mit Gewaltandrohung und Tätlichkeiten, in beleidigenden und kränkenden Herabsetzungen von Erwachsenen, meist kombiniert mit überhöhter Sensibilität, einem gehobenen Selbstbewußtsein und übersteigertem eigenen Ehrgefühl, häufig im Wechsel mit starken Minderwertigkeitsgefühlen, manchmal mit abrupten Umschwüngen von der früher so genannten „*Hypomanie der Flegeljahre*" zu depressiven Verstimmungen.

Die *Jugendlichen der Vergangenheit* waren besser an ihre Umwelt angepaßt, weil ihre Ideale stärker mit der Realität übereinstimmten als heute. Auch sie mußten sich ihren labilen Status im Zwischenbereich von Kindheit und Erwachsensein immer erneut erkämpfen und sichern. Der Jugendliche unserer Tage ist jedoch wesentlich länger als früher *finanziell* von seiner Familie oder vom Staat abhängig. Auch wenn er die Schule verlassen hat, ist er weiterhin das Kind seiner Eltern, das ihrer Fürsorge und damit, wie einige Eltern meinen, auch ihrer weiteren Bevormundung bedarf. Im Umgang mit fordernden, werbenden und verführerischen Instanzen seiner Umgebung sieht der Jugendliche sich ständig wechselnden Situationen gegenüber, in denen er aus egozentrischen Motiven manchmal abgelegte Schablonen der Kindheit benutzt oder in noch nicht genügend erprobte altersadäquate Verhaltensweisen einsteigt und sich zusätzlich in ständiger Versuchung befindet, die noch nicht genügend erprobte Rolle als Erwachsener zu benutzen. Das bringt ihn oft in schwere, mit Angst, Trauer und Depression angefüllte Konflikte.

Präventivkriege ereignen sich nicht nur zwischen Völkern. Sie finden Tag für Tag zwischen Söhnen und Vätern, zwischen Töchtern und ihren Eltern statt. Aber sie sind in einer Familie nicht bedrohlich, solange Feindseligkeit und Haß nicht zum automatisierten Verhaltensrepertoire gehören. „Zum normalen Familienleben gehört ein gewisses Maß an Zank und Streit" (Ausubel 1954). So verwundert es nicht, daß es von seiten der Eltern neben Angst und Sorge auch Neid und Aggressivität im Hinblick auf die junge Generation gibt.

Wenn sie ihre eigene Jugend mit der ihrer Kinder vergleichen, stellen sie zwangsläufig fest, daß seitdem durchweg anstelle von Zwängen Freiheit und von Restriktion Liberalität getreten ist. Der Jugendliche verfügt in einer Gesellschaft, die die *„Jugendkultur"* zu ihrem Idol gekürt hat, nicht nur über größere finanzielle Mittel; ihm wurden mit der Freigabe der Sexualität Bereiche erschlossen, die den Eltern unzugänglich waren. Sie sehen allerdings oft nicht, daß an die Stelle von Phantasien bereits bittere Realitäten getreten sind, denn auch die neuen Freiheiten fordern ihren Preis.

Psychiatrische Krankheiten treten in der Pubertät erstmalig gehäuft auf. In ihrem Vorfeld finden wir häufig *unspezifische* psychische Störungen, die zunächst als Symptome einer normalen oder einer gestörten Pubertät und Adoleszenz imponieren, da alle Jugendlichen den „Dialekt der Pubertät" sprechen. Diese *„Krisen in der Pubertät"* haben eine eher *ungünstige* Prognose. Nachuntersuchungen von 110 Patienten (Langen u. Jäger 1964), die unter der Diagnose „Pubertätskrise" im Alter von 15 bis 20 Jahren psychiatrisch behandelt worden waren, ergaben, daß nur ein Drittel beschwerdefrei und sozial angepaßt als „praktisch gesund" eingestuft werden konnte. Ein weiteres Drittel zeigte eine starke puberale Akzentuierung abnormer Charaktereigenschaften; sie waren „psychisch gestört". Das letzte Drittel dagegen litt unter einer „initialen Schizophrenie" und befand sich in ambulanter oder stationärer psychiatrischer Behandlung.

Fallbeispiel

Ein 14jähriges, sehr begabtes Mädchen, das nach einer Ephedrin-Ingestion in fraglich suizidaler Absicht zur Aufnahme kam, weigerte sich, über Motive und Hintergründe zu sprechen und entwich wenige Tage später. Sie war vor einigen Monaten stationär mit einem psychischen Ausnahmezustand aufgenommen worden, der als exogene Psychose eingestuft wurde. Sie mußte kurze Zeit später erneut aufgenommen werden, weil sie mehrere Tage von zu Hause weggelaufen war und sich in einem Unruhe- und Erregungszustand befand. Der Verdacht auf eine Drogenabhängigkeit konnte nicht bestätigt werden. Die Eltern berichteten über eine unauffällige frühkindliche Entwicklung. Die Lehrer hätten sie als sehr kritisch und als zeitweilig unstet und ungestüm beschrieben. Sie sei überaus ordentlich und ehrgeizig. Der Großvater leide unter einer affektiven Psychose mit überwiegend manischen Phasen. Das Mädchen hatte sich mehrere Schnittwunden mit Keloidbildung „so aus Jux" beigebracht. Psychopathologisch war der Gedankengang beschleunigt, gehobene Grundstimmung mit psychomotorischen, theatralisch anmutenden Manierismen. In projektiven Tests konfabulatorische Tendenzen, herabgesetzte Kritikfähigkeit; sie berichtete über Depersonalisations- und über Déjàvu-Erlebnisse. Auffallend rascher Gedankenablauf bei herabgesetzter affektiver Steuerung. Sie gab an, unter extremen Stimmungsschwankungen zu leiden. Eine eindeutige Klärung, ob es sich um eine Krise in der Adoleszenz oder um eine beginnende endogene (familiäre Belastung) Psychose handelte, konnte nicht erfolgen. Das Mädchen verließ gegen ärztlichen Rat die Klinik. Vorläufige Abschlußdiagnose „Krise in der Pubertät", um dem weiteren Verlauf nicht vorzugreifen.

Während der Zeit der Pubertät sind vom Jugendlichen vordringlich drei Aufgaben zu lösen, die bei einem Versagen zu langwierigen Reifungskonflikten und zu Störungen in der Charakter- und Persönlichkeitsentwicklung führen können. Diese Aufgaben sind:

1. Lösung von den *bisherigen* Autoritäten und Errichtung einer *neuen* Hierarchie von Personen und von Werten und eine realitätsgerechte Wiederbindung an die Eltern *(Emanzipationskrisen),*
2. Findung der eigenen Identität durch *Individuation* und Selbst-Adoption und Adaptation an die Gesellschaft *(Identitätskrisen),*
3. Etablierung außerfamiliärer Erotik und Entwicklung und Integration der genitalen *Sexualität* mit adäquaten Triebzielen *(Sexualkrisen).*

Aus den Schwierigkeiten bei der Bewältigung dieser drei Aufgaben, die in manchen Fällen zeitlebens dissonant bleiben, erklären sich die meisten Symptome und Syndrome pathologischer Entwicklungskrisen, die mit Angst und Aggressivität, Ambivalenz und Depression, Expansivität und Introversion und Spannungszuständen zwischen Hoffnung und Verzweiflung einhergehen können.

1. *Emanzipationskrisen*

Der klassische *Vater-Sohn-Konflikt*, früher Inhalt vieler akademischer Festreden, ist selten geworden, selten auch deshalb, weil mit der Emanzipation der Frau und Mutter das Idol des Patriarchats verblaßt ist. Relikte des Vaterprotestes finden sich heute in der Rebellion von Jugendlichen im Kampf gegen die Gesellschaft und gegen autoritäre Institutionen. Neben teilweise aggressiven Autoritätsprotesten, die sich auch in Streiks und Demonstrationen mit entladen, deren Inhalte bei solchen Jugendlichen aber beliebig auswechselbar sind, lassen sich verstärkt passive Protesthaltungen in der Familie feststellen. Sie äußern sich in vordergründiger Resignation und Passivität ebenso wie in Weglaufen und Vagabundieren. Solche Jugendliche gehen „aus-dem-Felde", sie suchen die Ferne, weil sie mit sich oder ihren Eltern, mit der ganzen Welt unzufrieden sind. Sie laufen quasi aus „Heimweh" fort, in der Hoffnung, gesucht, gefunden und dann wirklich geliebt zu werden. Bis vor einigen Jahren stellte ein von den Eltern sanktionierter Exodus, das Übersiedeln 16- bis 18jähriger Jugendlicher aus der elterlichen Wohnung in ein eigenes Appartement oder eine Wohngemeinschaft einen besonders in Großstädten aktuellen Modetrend dar. Aus der Sicht der Jugendlichen wurde er als Befreiung von der elterlichen Bevormundung, von Kontrolle und Zensur erlebt; aus Sicht der Eltern war die schließlich tolerierte Separation ein Ausdruck ihrer Verzweiflung und Resignation. Die Kapitulation war das Resultat erschöpfender und zermürbender Erpressungen und Kämpfe.

Wer von der Angst vieler Jugendlicher als Motor in der Auseinandersetzung mit den Eltern spricht, darf die *Angst der Eltern* nicht vergessen, die sich in *Sorge,* Not und Verzweiflung um ihr Kind ausdrückt und damit eine zusätzliche Basis für viele familiäre Dauerkonflikte bildet. Permanente Zündstoffe dafür bilden das gestörte Leistungsverhalten in der Schule, im Beruf und an der Universität; ferner konträre ethische oder politische Wertvorstellungen und diskrepante Einstellungen zur Sexualität und zum Wesen der Partnerschaft.

Fallbeispiel

Ein 15jähriges Mädchen hat einen Suizidversuch unternommen, weil es seinen Eltern zeigen will, „wer kommt oder geht". Sie ertrage nicht, daß man ihr sagen wolle, was sie zu tun habe. Sie lasse sich von niemanden, schon gar nicht von ihrem Vater, irgend etwas vorschreiben. Ihre Freunde, fast alle wesentlich älter als sie, sind überwiegend delinquent und kriminell; bei Mitschülern habe sie einen „schlechten Ruf". Vor über einem Jahr habe sie die „Pille" bekommen, aber unregelmäßig eingenommen, deshalb Intrauterinpessar erhalten. Sie habe Probleme, ihren Zigaretten- und Alkoholkonsum zu kontrollieren; außerdem nässe und kote sie seit einigen Jahren ein. Sie habe deshalb der Klinikaufnahme zugestimmt. Ihre Hauptprobleme seien ihre Aggressivität, Depressionen und Selbstmordgedanken. Die Eltern sehen sich nicht in der Lage, ihr Grenzen zu setzen. Sie habe ein ausgeprägtes Geltungs-

bedürfnis, sei schon als Kleinkind „sehr quirlig" und schwer führbar gewesen; sie wechsele ständig ihre Freunde. Sei vor einem Jahr aus einem Internat „geflogen", bringe trotz guter Begabung (IQ 111) bei fehlender Motivation nur schlechte Noten. Es wurden einzel- und gruppentherapeutische Sitzungen und intensive familientherapeutische Gespräche durchgeführt, die insoweit zu tragfähigen Kompromissen führten, daß eine Aufnahme in einem Internat mit begleitender psychotherapeutischer Betreuung möglich wurde.

Asketische Jugendliche, die auf Freude, Erholung und Genuß verzichten, haben nicht selten Eltern, die innerlich solchen puristischen oder puritanischen Idolen huldigen, sich aber nicht gestatteten, sie zu praktizieren. Askese steht in engem Zusammenhang mit einer leibfernen Erziehung. Solche asketischen Jugendliche sind wegen ihrer fanatischen Triebfeindlichkeit dazu prädestiniert, kompromißlose Mitglieder autoritärer Sekten oder radikaler Parteien zu werden. Bei Jugendlichen mit einem „asexuellen Knabenideal" (Freud) findet man paradoxerweise Bilderbuchvorstellungen, die denen eines „goldenen Zeitalters" entsprechen, in dem Menschen und Tiere friedlich miteinander lebten. Sie hassen den technischen und zivilisatorischen Fortschritt, das „Gestell" (Heidegger), und gehören zu den kompromißlosen Jugendlichen, die aus innerer Überzeugung und selbstlos für ihre Ideale leben und sogar dafür sterben würden.

Im Gegensatz dazu stehen Jugendliche, die dem *Hedonismus* frönen, die in Genuß und Vergnügungen das höchste Ziel ihres Denkens und Handelns sehen. Solche Jugendliche, die der trivialen Philosophie des Genusses anhängen, haben zahlenmäßig zugenommen. Im Gegensatz zu den asketischen Jugendlichen, die unter der Repression ihres spartanischen Über-Ich leiden, lebt und handelt der hedonistische Jugendliche nach den Wünschen und Phantasien seines genußsüchtigen Es, den anarchischen Forderungen unbewußter chtonischer Mächte. In seiner subjektiven Wertskala steht nicht „Tugend ist Wissen" (Sokrates), es regieren Konsum und Genuß. Das Freizeitverhalten dieser Jugendlichen ist passiv und rezeptiv, viele geraten frühzeitig in Nikotin-, Alkohol- oder Drogenabhängigkeit, weil sie kein lohnendes Lebensziel akzeptieren können, ihnen ist der „Spatz in der Hand lieber, als die Taube auf dem Dache".

2. Individuationskrisen

Zu Schwierigkeiten der in der Pubertät zu vollziehenden *Selbstadoption* mit allen individuellen Mängeln und Fehlern führen häufig erst jetzt erkannte Diskrepanzen zwischen erwünschter und realer Intelligenz. Unter „Schulstreß" und Leistungsstörungen leiden neben emotional oder vegetativ gestörten Jugendlichen besonders für einen bestimmten Schultyp nicht ausreichend begabte Jugendliche. Gerade diese sind es aber auch, die unter den Folgen überhasteter Schulreformen am meisten zu leiden hatten. Ungenügend erprobte Schulreformen können gefährlich, ja lebensgefährlich sein; sie müßten ähnlich strengen Maßregeln wie die Erprobung neuer Medikamente unterworfen werden. Ausreichend begabte Jugendliche, die aus Familien mit einem traditionell hohen Leistungsanspruch stammen, sind im Hinblick auf ein mögliches Scheitern ebenso gefährdet, wie lernbehinderte Kinder und Jugendliche, die als Bestätigung und Statussymbol beruflich wenig erfolgreicher Eltern dienen sollen. Neurotische Depressionen, somatische Konversionen und suizidales Verhalten sind eine häufige Folge.

Im *Narzißmus* wird die seelische Energie, die Libido, ganz dem eigenen Ich zugewendet. Es resultiert ein pathologischer Egozentrismus. Die Selbstliebe gilt besonders dem eigenen Körper, aber ebenso überdurchschnittlichen seelischen und geistigen Eigenschaften, die sie zu besitzen glauben. Probleme treten immer dann auf, wenn die Umwelt ihren Vorstellungen nicht folgt. Egozentrische Mädchen, die durch ihr Aussehen tatsächlich oder vermeintlich Aufsehen erregen, setzen ihre körperlichen Vorzüge überall dort ein, wo sie sich Erfolge versprechen. Besteht eine emotionale Frigidität, wächst die Vorstellung, alle Lebensprobleme mit Hilfe ihres „hysterischen Charakters" lösen zu können. Das gleiche gilt für narzißtische männliche Jugendliche, die als liebes- und bindungsunfähige Don Juan-Typen nicht nur rasch wechselnde Beziehungen anknüpfen, sondern sich auch finanziell unterstützen und aushalten lassen, gelegentlich bis zur Erpressung, zur Hochstapelei und zum Heiratsschwindel.

Der Wunsch nach bedingungsloser *Unterwerfung* und Demütigung ist bei Jugendlichen mit einer sadomasochistischen Persönlichkeitsstruktur besonders dann gefährlich, wenn Verführung und Ausnützung hinzutreten. Nicht nur in Revolutionen und Kriegen werfen ekstatische Jugendliche bedingungslos Gesundheit und Leben für Symbole, Ideen und Idole in die Schanze; sie fallen auch in friedlichen Zeiten fanatischen Führern zum Opfer. Solche Jugendliche, die „nach Flammentod sich sehnen" gibt es zu allen Zeiten, nur die „Messiasse" ändern sich. Die Anziehungskraft religiöser Sekten, aber auch militärischer oder paramilitärischer Organisationen und Parteien, in denen „Gurus" und „Propheten" ihre abstrusen Ideen predigen, übt auf viele Jugendliche eine enorme Faszination aus. Sie wünschen sich Disziplin und Unterwerfung, weil diese ihren strengen anankastischen Vorstellungen entsprechen und ihnen die Furcht vor der Zukunft erleichtern.

Selbstmord (s. S. 157 ff.) steht in vielen Ländern an 2. Stelle der Todesursachen Jugendlicher. Immer dann, wenn die Suizidrate einmal die des Vorjahres übersteigt, reagieren die Massenmedien mit vehementen Schuldzuweisungen an die Gesellschaft. Betrachtet man jedoch die Suizidraten Jugendlicher während der letzten 100 Jahre, dann ergibt sich, daß die Selbstmordzahlen der Gegenwart nicht angestiegen sind. Die meisten Untersuchungen stimmen zwar darin überein, daß suizidgefährdete Jugendliche überwiegend aus disharmonischen Familien stammen. Persönlichkeitsstruktur, Umwelt und aktuelle Probleme („letzte Anlässe") sind aber immer sorgfältig zu analysieren. Familiäre Selbstmordserien lassen sich nicht als „erblich" erklären, sie sind vielmehr als Epidemien anzusehen, die sich aus einer Tendenz zur selektiven Nachahmung suizidaler Handlungen ableiten. In Familien, in denen suizidale Handlungen traditionell zur Lösung von Problemen eingesetzt werden, werden diese auch von Jugendlichen akzeptiert und praktiziert. In diesem Zusammenhang sei auch an epochale europäische Selbstmordepidemien (Goethes „Werther-Effekt") oder an die Faszination erinnert, die von modischen Suizidmitteln, von Todessprüngen von bestimmten Bauwerken oder von Filmen ausgeht.

In der *Depersonalisation* wird das Ich, die Existenz, der eigene Körper als fremd, unwirklich und traumhaft erlebt. In solchen Situationen stehen die Jugendlichen sich selbst in einer zeitlosen Verknüpfung von Traum und Wirklichkeit gegenüber, meist nur für kurze Augenblicke. Sie können ihren Körper mit ihrem „Ich" nicht einholen, sie erleben sich als gespalten und fürchten manchmal, geisteskrank zu werden. In der *Derealisation* werden Dinge und Sachen der Umwelt als merkwürdig fremd, als „noch nie gesehen", als eigentümlich matt und zwecklos erlebt. Derartige Entfremdungserlebnisse kommen im Reifungsalter relativ häufig vor; sie müssen von epileptischen Dämmerattacken und beginnenden endogenen Psychosen abgegrenzt werden.

Über „neue Religionen", insbesondere Jugendreligionen, Guru-Bewegungen und „Psychokulte" ist in den letzten 20 Jahren viel diskutiert und geschrieben worden. Die Bewegungen und Organisationssysteme der sogenannten neuen Religionen sind fast ausschließlich desintegrierende Systeme. Dabei ist es unerheblich, ob sie den Artikel 4 des Grundgesetzes (Recht auf freie Religionsausübung) für sich in Anspruch nehmen oder nicht. Es ist nämlich kein zwingendes Merkmal einer Religion, sozial integrierend zu wirken. Einer der schweren Vorwürfe gegen diese Bewegungen, die in ihrer Vielzahl, mit neuen Tarn- und Parallelgruppen beinahe unübersehbar geworden sind, war der der „Psychomutation", d. h. einer bewußt erzwungenen, also fremdgesteuerten Persönlichkeitsbeeinflussung. Dieser Vorgang geht meist in verschiedenen Schritten vor sich. Zunächst wird die eigene Existenz nach bislang nicht gekannten oder verwendeten Grundsätzen neu ausgerichtet. Sodann wird das Verhalten gegenüber der Umwelt umgestellt. Diese Umwelt wird nicht mehr als Ort der eigenen Existenz, sondern ausschließlich als feindlich und unbedingt zu verändernde Gegenwelt verstanden. Zunehmend wird in vielen Lebensbereichen eine Radikalisierung vollzogen, z. B. absolute Trennung von bestimmten Dingen, Ablehnung von Ausbildung außerhalb der Gruppe, strenges diätetisches Regime etc. Die vollkommene Unterordnung der eigenen Urteilsfähigkeit und des Urteilswillens unter eine andere Autorität wird vollzogen. Es entsteht eine Art „Festungskomplex", der darin besteht, daß man nur noch in der Nähe und Gemeinschaft von Gesinnungsgenossen (Ashram, Kommune) leben will. Eine enge Bindung an einen als oberste Autorität in allen Lebensfragen angesehenen Leiter oder dessen Beauftragten stellt sich dann heraus, die bis zur völligen Abhängigkeit geht. Dessen Weltsicht wird unkritisch übernommen und gegen Kritik von außen nahezu fanatisch verteidigt.

Der erste Schritt ist meist die Faszination. Deshalb sind jene Gruppen darauf aus, bei anderen Faszination zu bewirken. Die Mitglieder sind ständig in werbendem Einsatz, und deren Begeisterung und Begeisterungsfähigkeit wird teilweise gezielt eingeübt. Für viele Sorgen werden scheinbar einfache Lösungen angeboten, weshalb insbesondere Jugendliche auf der Suche nach einer eigenen Identität, labile Persönlichkeiten, aber auch manifest psychisch Kranke für solche Bewegungen besonders empfänglich sind. Im zweiten Schritt erfolgt die Zerstörung der personalen Sicherheit. Die bisherigen Lebensmodelle und Handlungsweisen des zu Missionierenden werden entwertet. Schließlich geschieht der Aufbau einer neuen Identität durch die jeweilige Organisation oder Gruppe. Der Missionierte ordnet sein Leben den Anweisungen der Gruppe unter (Haack 1989).

Solche Organisationen werfen ihre Schatten jedoch noch weiter. So werden z. B. Partner oder Angehörige von Sekten indirekt manipuliert. Denken sollte man aber auch an die, die sich in Abhängigkeit von überzeugten Mitgliedern befinden. So z. B. ein Schüler, dessen Lehrer sich in einer Sekte befindet. Oder Ahnungslose, die von überzeugten Mitgliedern „therapiert" werden. Bezeichnenderweise werden von einigen Gruppen wie „Scientology Church" und „Transzendentale Meditation" Psychotherapien angeboten. Interessant auch, daß im Wirtschaftssystem solche Gruppierungen zunehmend eine recht große Rolle spielen. Problematisch ist die Situation der Kinder, die in solchen Gruppen heranwachsen. Sie werden von klein auf indoktriniert und lernen nichts anderes kennen. Auch haben einige Gruppierungen die Kinder als Missionierungsobjekte entdeckt und haben Schulen, Kindergärten und Internate gegründet. Diese Kinder glauben dann, alles für die vermeintlich „gute Sache" geben zu müssen. Manche okkultistischen Kulte lassen Kinder auch wahnorientiert werden. Sie glauben, besondere Fähigkeiten durch Meditationen bekommen zu können (z. B. Fliegen), glauben, daß Krankheiten durch Handauflegen geheilt werden können, daß Geister existieren (New Age, Grals-Bewegung) und daß besonders hochtrainierte Individuen Materie, Raum und Zeit manipulieren können (Scientology-Church). Der Verweis auf die Religionsfreiheit wird dort zur Farce, wo andere Freiheiten durch desintegrierende Ideologien außer Kraft gesetzt werden.

Kenner der *Drogenszene* überrascht es nicht, daß zahlreiche drogen- und alkoholabhängige Jugendliche ängstliche und depressive Störungen zeigen. Bei einigen Jugendlichen ist der permanente Drogenmißbrauch als ein autoaggressives Syndrom, als ein protrahierter Suizid anzusehen, nicht nur bei denjenigen, die ihr Leben mit einem *„goldenen Schuß"* beendeten. Die Sehnsucht nach Geborgenheit, die viele Drogenabhängige durch chemische Ausschaltung ihres inneren Dialoges erreichen wollen, läßt sich auch durch Drogen immer nur temporär erfüllen. Da Lust aber „tiefe, tiefe Ewigkeit" (Nietzsche) will und damit realitätsfeindlich ist, ist für diese negative Kerngruppe Drogenabhängiger der Suizid einprogrammiert.

3. *Sexualkrisen*

Die psychoanalytische These, daß sexuelle Verdrängungen die Angstentwicklung steigern und seelische Krankheiten verursachen, hat sich nicht bestätigen lassen. Zwischen dem Grad der sexuellen Freiheit, psychischer Gesundheit und psychischer Störungen und der Entwicklung von Krisen im Jugendalter besteht keine direkte Beziehung. Auch Unterdrückung der Sexualität führt, wie schon Margaret Mead bei den Manos-Mädchen nachweisen konnte, nicht ohne weiteres und notwendig zu psychischen Konflikten. Dies steht im Widerspruch zu den Thesen einiger „progressiver Sexualpädagogen", die aus psychohygienischen Gründen weiterhin den Sexualverkehr von Kindern und Jugendlichen als eine notwendige Voraussetzung für eine gesunde psychische Entwicklung propagieren.

Fallbeispiel

Ein 14jähriges durchschnittlich intelligentes Mädchen lernt einen 22jährigen ausländischen Soldaten kennen, verliebt sich und geht eine intime Beziehung mit ihm ein. Die Einwilligung zur Rezeptur der „Pille" wird von den Eltern verweigert, die Fortsetzung der Beziehung dem Mädchen verboten. Vor einigen Wochen war das Mädchen mit ihrer Freundin, die ebenfalls mit einem Soldaten befreundet ist, nach einem „Krach" mit den Eltern für eine Nacht von zu Hause weggeblieben. Nachdem der Vater die Tochter bei einem heimlichen Treffen mit dem Freund überraschte, drohen die Eltern, die um den guten Ruf des Mädchens besorgt sind, dem Freund mit einer Anzeige wegen sexueller Verführung einer Minderjährigen. Das Mädchen ißt kaum etwas, spricht nicht mehr mit ihren Eltern und inszeniert einen betont demonstrativen Suizidversuch, um die Eltern zum Nachgeben zu veranlassen. Hinweise für eine psychische Erkrankung finden sich nicht, eine Wiederholungsgefahr ist aktuell nicht gegeben. In Familiengesprächen und in Einzelgesprächen mit dem Freund wird nur eine bedingte Annäherung der Standpunkte erzielt; die Eltern

vertreten ihr Sorgerecht und sind im Besitz der erzieherischen Kompetenz; weiterführende ambulante Beratungen werden angeboten.

Das Körperschema, das „body image", spielt für viele, besonders für männliche Jugendliche eine dominierende Rolle. Mädchen mit körperlichen Abweichungen finden viel leichter einen heterosexuellen Partner als disproportionierte junge Männer. Je gesichtsnäher solche Disproportionen sind, desto stärker ist ihre ästhetische Dominanz. Eine lange Nase, eine niedrige Stirn oder eine hochgradige Sehschwäche können zu anhaltenden Krisen bis zum Suizid führen. Bei psychotischen Jugendlichen gehören Störungen des Körperschemas zu den häufigsten Wahninhalten. Mädchen mit einer Anorexia nervosa berichten in monotoner Stereotypie über partielle körperliche Deformierungen oder paradoxe Vorstellungen ihres Übergewichtes. Bei körperlich leicht mißgebildeten, aber auch bei lern- oder geistig behinderten Jugendlichen entwickelt sich manchmal ein Dysmorphophobiesyndrom, ein „Thersites"-Komplex mit konsekutiver sozialer Isolation.

Nach einer neueren Meinungsumfrage bejahen 75 % der deutschen Jugendlichen das Zusammenleben ohne Heirat und sie handeln danach. Neben und an die Stelle alter sind neue Probleme getreten, das war zu erwarten. Das gilt auch für die Homosexualität, die, früher zwar verdammt, heute öffentlich legitimiert, weiterhin jedoch nur widerwillig akzeptiert und schweigend diskriminiert wird.

Eine fehlende Übereinstimmung mit der *Geschlechtsrolle* führt regelmäßig zu schweren, das ganze Leben überschattenden Problemen. Sie betrifft heute vor allem Mädchen und Frauen. Aber Anatomie ist insofern auch Schicksal, als sie nicht nur die physiologische Funktion und ihre Grenzen bestimmt, sondern auch die Persönlichkeitsentwicklung. Die Modalitäten der Hingabe und Beteiligung der Frau spiegeln ebenso wie das Geschlechtsverhalten des Mannes den Grundplan ihres Körpers wider. Jugendliche, die eine starke und dauerhafte homosexuelle Triebhaftigkeit bei sich entdecken, leiden initial oft nicht nur unter dem Gefühl des Andersseins, sondern auch unter den Problemen, die sie ihren Eltern bereiten. Einige entwickeln ein „biologisches Schuldgefühl"; andere fühlen sich hoffnungslos aus der heterosexuellen Gemeinschaft ausgeschlossen. Wiederum andere entwickeln eine elitäre Philosophie, durch die sie, wie viele Neurotiker, ihre Existenz überhöhen und idealisieren. Von denjenigen

„Schwulen", die ihre Veranlagung bedingungslos akzeptieren und ohne Störungen ausleben, ist hier nicht die Rede, weil sie keine psychiatrische Relevanz besitzen.

Die bei vielen Jugendlichen anzutreffende *Angst vor der Zukunft* hat aber auch andere Gründe. Es fehlen konstante, allgemein anerkannte Idole und Ideale. Den meisten Eltern ist es nicht mehr möglich, ihre Kinder nach eigenen Hoffnungen und tradierten Vorstellungen zu formen. Viele Lehrer stehen nicht mehr auf der Seite der Eltern, sondern unterstützen die Jugendlichen. Früher bedeutsame Werte wie Religion und Vaterland spielen in manchen Regionen der Welt, auch in Deutschland, nur eine untergeordnete Rolle. Dafür tragen die Massenmedien unterschiedliche, meistens verlockende und bequeme Formen von Moral zur Auswahl direkt in die Kinder- und Wohnzimmer. So ist die stereotyplarmoyante Klage vieler Jugendlicher, daß eine falsche Erziehung, ihr Vater, ihre Mutter, die Lehrer, ihre Probleme verursacht haben, keineswegs allein darauf, sondern auf unzulässig simplifizierte psychoanalytische Erkenntnisse zurückzuführen. Eine schwere Kindheit in Armut und Not, schwere und chronische Auseinandersetzungen in der Familie hat es immer schon gegeben, aber kaum jemand machte sie deshalb später für sein Schicksal verantwortlich. Heute aber gehört es fast zum guten Ton, über eine unglückliche Kindheit zu verfügen. Man könnte überspitzt sagen, daß die Psychoanalyse ungewollt dazu beigetragen hat, daß die vielbesungene selige Kindheit und glückliche Jugend aus der Mode gekommen ist.

5. Abhängigkeit und Sucht

Denn alle Lust will Ewigkeit, will tiefe, tiefe Ewigkeit.
NIETZSCHE

In den 70er Jahren breitete sich, von Nordamerika ausgehend, eine Drogenwelle unter Jugendlichen auch in Europa aus. Seitdem muß die Drogenabhängigkeit junger Menschen als ein endemisches Problem angesehen werden (Nello u. Griffith 1987). Zuverlässige Angaben über die Häufigkeit sind nur schwer zu gewinnen. So liegt die Schätzung der Anzahl von Cannabiskonsumenten in der Bundesrepublik Deutschland bei 250 000 oder aber dem 10fachen davon.

Die Zahl der Jugendlichen mit Drogenerfahrung nimmt von der Pubertät an kontinuierlich zu. Mädchen bekommen früher Drogenberührung, sind aber insgesamt weniger als Jungen daran beteiligt. Zwar besteht noch ein gewisses Stadt-Land-Gefälle, nicht jedoch hinsichtlich der sozialen Gruppen. Die jährliche Zuwachsrate an „Neueinsteigern" ist zwar etwas kleiner geworden, deutlich sichtbar aber ist der harte Kern der intensiven Mißbraucher, unter denen Kinder und Jugendliche häufiger als früher beteiligt sind.

Anstelle des früheren Begriffes Sucht, der inflationär gebraucht wurde, wurde vom Expertenkomitee der Weltgesundheitsorganisation (WHO) der Begriff der Drogenabhängigkeit *(Drug Dependence)* vorgeschlagen und definiert. Als *Droge* wird jede Substanz bezeichnet, die im Organismus eine oder mehrere Funktionen zu verändern vermag, insbesondere solche, die auf das Zentralnervensystem einwirken. Darunter fallen sowohl Medikamente als auch Rauschgifte und Rauschmittel. Für jede Droge gilt ein spezifischer Risikoindex, der in Gefährlichkeitsgruppen ausgedrückt wird. Unter *Mißbrauch* versteht man die Verwendung jeder Art von Drogen ohne medizinische Indikation oder in übermäßiger Dosierung. *Psychische Abhängigkeit* beschreibt ein

schwer bezwingbares Verlangen nach periodisch oder ständig wiederholter Einnahme der Droge, um Unlustgefühle zu vermeiden oder angenehme Erlebnisse hervorzurufen. Dieses Verlangen nach der Droge führt dazu, daß die Betroffenen „nicht mehr aufhören können". *Körperliche Abhängigkeit* liegt vor, wenn es nach dem plötzlichen Fehlen der über längere Zeit eingenommenen Substanz zu objektiv faßbaren körperlichen Störungen – dem Entzugssyndrom – kommt. Die Unterscheidung zwischen psychischer und körperlicher Abhängigkeit ist nicht sinnvoll, weil dabei nur nach dem Gegenstand der Abhängigkeit differenziert und zur Klärung der Ätiologie nicht beigetragen wird. Diese Unterscheidung hat leider dazu beigetragen, daß die psychische Abhängigkeit als die weniger gefährliche angesehen wird, obwohl dabei nur die isolierte Wirkung auf das ZNS im Blickfeld des Interesses ist. Eine *Toleranz* des Organismus entwickelt sich in der Regel bei längerer Zufuhr aller Drogen, die eine Abhängigkeit hervorrufen. Die Folge der Toleranzentwicklung ist die Dosissteigerung, um die gleiche erwünschte Wirkung hervorzurufen. In der „Szene" hat es in den letzten Jahren einige bemerkenswerte Veränderungen gegeben. Das Einstiegsalter wird zunehmend niedriger: In einigen Großstädten liegt es bereits bei $12^{1}/_{2}$ Jahren. Ein Peak zeigt sich im Alter von 18–22 Jahren. Zudem finden sich zunehmend weibliche Jugendliche in der Gruppe der Drogenmißbraucher, und in der Mehrzahl der Fälle liegt eine Polytoxikomanie vor.

Die mißbrauchten Substanzen sind zahlreicher geworden, sie sind stärker in ihrer Wirksamkeit und zudem leichter verfügbar geworden. So wird der Markt augenblicklich mit Kokain geradezu überschwemmt, und während es früher in weniger gefährlicher Form vorlag, wird jetzt die hochtoxische

Tabelle III-4. Quantität der polizeilich sichergestellten Drogen in der Bundesrepublik Deutschland. Der Kilogrammpreis für Heroin lag 1992 bei ca. 150.000 DM, für Kokain bei ca. 200.000 DM, für Amphetamin bei ca. 70.000 DM, für Cannabisharze bei ca. 10.000 DM und für Cannabiskraut bei ca. 6.000 DM (Quelle: Bundeskriminalamt)

Rauschmittel	1972	1977	1982	1987	1992
Heroin	4 kg	61 kg	202 kg	320 kg	1483 kg
Morphinbase	163 kg	4 kg	0,1 kg	2 kg	0,03 kg
Rohopium	48 kg	20 kg	7 kg	10 kg	19 kg
Kokain	2 kg	8 kg	33 kg	296 kg	1332 kg
Amphetamin	7 kg	16 kg	16 kg	62 kg	105 kg
Cannabisharz (Haschisch)	6114 kg	9822 kg	2407 kg	2604 kg	3806 kg
Cannabiskraut (Marihuana)	s. o.	s. o.	748 kg	393 kg	8361 kg
LSD	52272 Trips	14300 Trips	42170 Trips	19478 Trips	29517 Trips

Anwendungsform des „Crack" zunehmend mißbraucht. Während die Cannabinoide in den 60er und 70er Jahren nur 0,5–1 % THC als aktiven Anteil enthielten, so sind es heute 3 % (Teschner 1989). Der Angebotsdruck durch den weltweit organisierten Rauschgifthandel wirkt sich inzwischen auch in Europa aus. Die beschlagnahmten Mengen an Rauschdrogen nehmen immer mehr zu (s. Tabelle III-4).

Auch die Zahl der Drogentoten stieg in der Bundesrepublik Deutschland von 383 im Jahre 1982 auf 2099 im Jahre 1992 (Abb. III-5).

Mit den von Menschen mißbrauchten Substanzen lassen sich im Tiermodell Abhängigkeiten induzieren: Das Tier bevorzugt sie, wenn es zwischen diesen und normaler Nahrung wählen kann. Das Tier führt sie immer zu, trotz toxischer Nebeneffekte, trotz Nahrungsdefizit bis in den Tod (Fritze 1989). Die Substanz ist ein übermächtiger positiver Verstärker, mit dem Verstärker aus der Umwelt, um die womöglich unter Inkaufnahme von Frustrationen gekämpft werden muß, nicht konkurrieen können. Durch sekundäre biologische Adaptationsprozesse wird die Zufuhr der Substanz unverzichtbare Voraussetzung zur Aufrechterhaltung der Homöostase. Die Substanz wird nun nicht mehr „nur" als positiver Verstärker zugeführt, sondern als „Medikament zur Selbsttherapie".

Vor ca. 40 Jahren fanden Olds und Milner eine Region im Zentralen Nervensystem, die als „rewardsystem" oder „Belohnungssystem" bezeichnet wird. Dieses Rewardsystem befindet sich zentral im Gehirn in enger Nachbarschaft zu anderen Neuronen, so daß Stimmung und Wahrnehmung mitbeeinflußt werden. So konnte beobachtet werden, daß bei Heroinabhängigen deutliche Suchtreaktionen auslösbar waren, wenn ihnen Bilder vorgelegt wurden, auf denen sich Heroinabhängige spritzten. Diese Reaktionen waren auch bei mit Methadon substituierten Personen auslösbar.

Während eine manifeste Sucht im Tiermodell gut nachzuvollziehen ist, ist es bisher nicht gelungen, die Initiierung des Mißbrauchs im Modell darzustellen. Zahlreiche mißbrauchte Substanzen entfalten initial aversive Wirkungen, gegen die sich erst eine Toleranz entwickeln muß, damit die positiven Verstärkereffekte zum Tragen kommen. Gerade bei

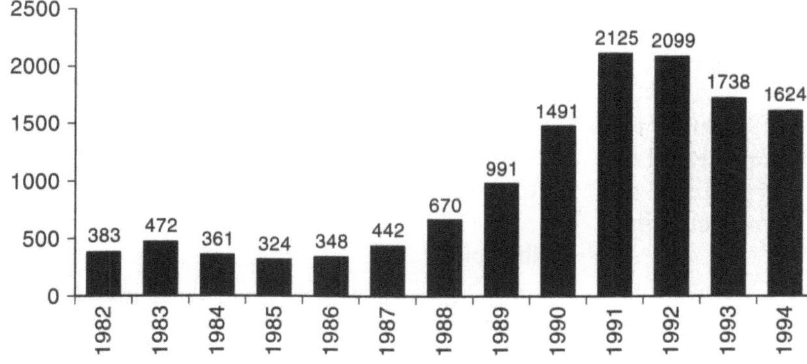

Abb. III-5. Drogentote in Deutschland 1982–1994 (nach Angaben des Bundeskriminalamtes)

der Initiierung scheinen Umweltfaktoren eine ganz wesentliche Rolle zu spielen, und hier sollten in der Zukunft auch verstärkt präventive Maßnahmen zum Tragen kommen.

Die sozialmedizinische Bedeutung des Drogenkonsums bei Jugendlichen ist nicht hoch genug einzuschätzen. Plötzliche Todesfälle, Suizide, aber auch fremdaggressives Verhalten sind in der Gruppe der Drogenabhängigen überrepräsentiert (Cambor u. Millman 1991). Psychiatrische Erkrankungen können durch den Drogenmißbrauch exazerbiert werden, noch häufiger gehen sie jedoch dem Drogenkonsum voraus (Belfer 1993). Jugendliche Abhängige nehmen in der Regel eine ungünstige soziale Entwicklung, es kommt zu einer Auflösung der familiären Bindungen, zu einem Scheitern der schulischen Laufbahn und zu einer Isolation in der Gruppe der Gleichaltrigen.

Alle bisherigen präventiven Bemühungen sind nicht sehr erfolgreich gewesen. Trotz großem Aufwand war es nicht möglich, die Zahl der suchtkranken Jugendlichen zu reduzieren. Die eher warnende Zugangsweise in der Prävention hat, wie niederländische Untersuchungen gezeigt haben, eher dazu geführt, das Neugierverhalten zu wecken und süchtiges Verhalten anzubahnen (Meyenberg 1988). Das Kindes- und Jugendalter ist in besonderer Weise für die Suchtforschung interessant. In diesem Lebensabschnitt erhöhter Risikobereitschaft, aber auch erhöhter Anforderungen an Selbständigkeit und Leistungsfähigkeit kommt es in der Regel erstmals zu einem Drogengebrauch. Bislang fehlen prospektive longitudinale Studien, die nähere Aussagen zulassen, welche Gruppe von Kindern und Jugendlichen in besonderer Weise suchtgefährdet ist.

Untersuchungen zu psychologischen Faktoren haben bereits vor 20 Jahren ergeben, daß jugendliche Drogenmißbraucher ein niedrigeres Selbstbewußtsein besitzen, in hohem Maße unzufrieden und pessimistisch sind und ein höheres Bedürfnis nach sozialer Anerkennung bei geringerem sozialen Vertrauen haben. Die Gruppe dieser Jugendlicher ist tendenziell ängstlicher, impulsiver und weniger zuversichtlich. Jugendliche Drogenmißbraucher scheinen früher Erwachsenenrollen zu übernehmen als Nichtgebraucher und fühlen ihr Leben eher durch externale Faktoren bestimmt.

Wiederholt wurde vermutet, daß Drogenmißbrauch eine Verhaltensstrategie zur Bewältigung streßbezogener affektiver Zustände darstellt. Die Einnahme von Cannabinoiden, Alkohol, Sedativa und Opiaten wird häufig als Versuch gesehen, schwer zu ertragende Affekte wie Scham, Depression, Angst oder Ärger erträglich zu machen.

Fallbeispiel

Mit 10 Jahren fing ein Mädchen mit einem zunehmenden Mißbrauch von Nikotin, Bier und Haschisch an, danach Schnüffeln und wahllose Medikamenteneinnahme (Benzodiazepine, Ephedrin, Amphetamine) „um mich aufzumöbeln", mit 13 Jahren begann das jetzt 15jährige Mädchen Heroin zu schnupfen oder zu spritzen. Das Gymnasium mußte sie nach einigen Monaten verlassen, weil sie kein Interesse am Unterricht hatte; seitdem Realschule. Geburt erfolgte durch Kaiserschnitt, unauffällige Kindheit. Nach Ehescheidung (im 2. Lebensjahr des Kindes) begann die Mutter zu trinken; mehrere abgebrochene Entziehungskuren. In beiden nachfolgenden Ehen der Mutter hatte das Kind Schwierigkeiten mit den Stiefvätern. Häufiges Weglaufen, auch nachdem sie mit 13 Jahren in ein Heim kam. Sie lebte 3 Monate in einer großstädtischen Punk- und Drogenszene und kam anschließend zur Großmutter. Das Mädchen ist überdurchschnittlich begabt, unauffälliges Persönlichkeitsprofil. Sie äußert mehrfach den Wunsch, abstinent zu werden. Nach Entziehungsphase Einleitung einer Einzel- und Familientherapie. Rückkehr zur Großmutter.

Obwohl psychopathologische Besonderheiten bei Jugendlichen mit Drogenabhängigkeit häufiger zu finden sind, ist diesen in den letzten Jahren nicht ausreichend Beachtung geschenkt worden. Menschen, die Denkstörungen oder paranoides Erleben an sich wahrnehmen, nehmen häufig Opiate. Jugendliche mit Borderlinestörungen gebrauchen häufiger Sedativa, Opiate oder Alkohol, um ihre dysphorische Stimmungslage oder das Gefühl der inneren Leere anzugehen. Alkohol wird insbesondere von sozial phobischen und ängstlichen Menschen eingenommen.

Bei drogenabhängigen psychotischen Jugendlichen läßt sich nicht immer eindeutig klären, ob es die ängstigende oder bedrohliche Symptomatik einer manifesten oder sich ankündigenden schizophrenen Erkrankung war, die sie veranlaßte, sich zu einem „Selbstheilungsversuch" mit Drogen verführen zu lassen oder zu entschließen, oder ob eine latente seelische Erkrankung nicht vielmehr, durch bestimmte Drogen ausgelöst, induziert wurde.

Fallbeispiel

Bei einem 17jährigen Mädchen traten während der Lektüre von Beschreibungen psychisch kranker Menschen Angst- und Unruhezustände auf, in denen sie fürchtete, ihre Seele zu verlieren oder umgebracht zu werden. Sie zog sich völlig zurück und isolierte sich und stellte ihre bisherigen Lebensgewohnheiten völlig um. Sie vermied Fleisch, Zucker und Salz. Sie kämmte sich nicht mehr, um die Haare verfilzen zu lassen. Ihre Aufsätze ließen keinen durchgehenden Sinn erkennen, waren zusammenhanglos und ungegliedert. Die Befragung ergab, daß sie sich einige Monate vor dem Beginn der massiven Symptomatik in einer hilf- und ratlosen Situation befand, in der sie sich durch regelmäßige Haschischeinnahme, später auch durch LSD und Meskalin Hilfe erhoffte. Eine ihr verordnete Entziehungskur brach sie nach wenigen Wochen ab. Ein Jahr später trat ein Rezidiv mit massiven akustischen Halluzinationen und Wahnvorstellungen auf, in denen sie sich von Freunden und Bekannten beobachtet und bedroht fühlte. Sie konnte nach einer kombinierten psychopharmakologisch-psychotherapeutischen Behandlung gut gebessert nach Hause entlassen werden.

Wenn auch der *„Neugierkonsum"* der Probierer zugunsten des „harten" Kernes der Drogenabhängigen, die „harte" Drogen (Heroin, Kokain) konsumieren, zugenommen hat, so gewinnen mit dem vorverlegten Drogeneinstiegsalter zwei verschärfende Momente an Gewicht: Kinder und Jugendliche sind kritikschwächer und leichter verführbar; im Reifungsalter (Vorpubertät, Pubertät und Adoleszenz) befinden sie sich außerdem in einer Entwicklungsphase, die durch eine erhöhte Experimentier- und Risikobereitschaft gekennzeichnet ist.

Die *Ursachen* der Drogenabhängigkeit sind polygenetisch, sie hängen bei Kindern und Jugendlichen vorwiegend von der aktuellen Situation (Familie, Schule, Bekanntenkreis), von der frühkindlichen Entwicklung und der Konstitution und von den Faktoren ab, die zur Drogeneinnahme hinführten und sie weiterhin ermöglichen (Abb. III-6). Die Gesellschaft wird zum Mitverursacher der Drogenabhängigkeit, wenn es ihr nicht gelingt, sie wirkungsvoll zu kontrollieren und zu eliminieren.

Soziale Faktoren spielen bei der Entwicklung eines Drogenproblems bei Jugendlichen eine entscheidende Rolle. Familiäre Einflüsse kommen sehr früh und meist gewichtig zum Tragen. Süchtiges Verhalten in der Familie kann über den Weg des Modell-Lernens eine bahnende Rolle spielen. Störungen der Familiendynamik, wie Ablehnung durch die Eltern, Instabilität und eine Disharmonie gehen mit einem erhöhten Drogenkonsum einher (Wechsler u. Thurn 1973). Als wesentlich für einen Mißbrauch im Jugendalter müssen die Normen der Peergroup sowie deren Verhaltensrituale angesehen werden (Dielman et al. 1991).

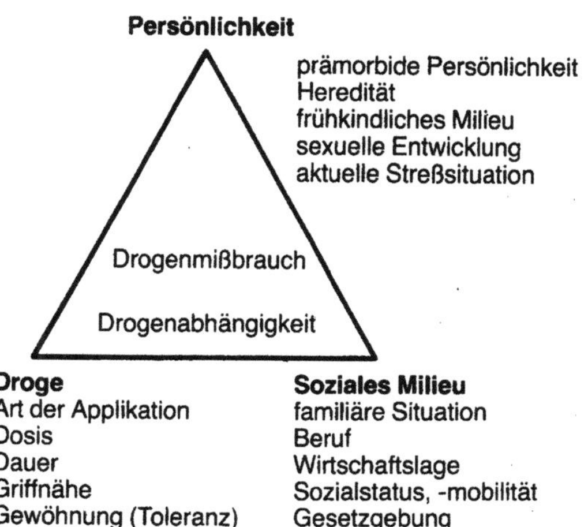

Abb. III-6. Trias (Persönlichkeit – Droge – Milieu) der *Entstehungsursachen* der Drogenabhängigkeit. (Nach Kielholz u. Ladewig 1971)

Bohman und Mitarbeiter haben in einer prospektiven Risikostudie 624 Kinder in Stockholm untersucht und im Alter von 11 Jahren 3 Persönlichkeitsmerkmale identifiziert (Neigung zur Problemvermeidung, hohe Experimentierfreude und starke Abhängigkeit von Belohnung), denen ein hoher prädiktiver Wert für das Risiko des Alkoholmißbrauchs im jungen Erwachsenenalter zukommt (Bohman 1991).

Fallbeispiel

Ein jetzt 14jähriges Mädchen hat im Alter von 12 Jahren erstmalig Haschisch und Medikamente eingenommen und betreibt seitdem einen zunehmenden Drogenkonsum, insbesondere mit Kokain und Heroin in immer kürzeren Intervallen. Häufiges Wegbleiben von zu Hause, Herumstreunen. Schulischer Leistungsabfall: Zunächst Besuch eines Gymnasiums mit guten Schulleistungen, danach Realschule, schließlich Hauptschule wegen Schulverweigerung. Eine wesentliche Ursache liegt in ihrer körperlichen Akzeleration. Sie sieht wesentlich älter, wie eine 20jährige Frau aus; ihre körperliche Vorentwicklung führte dazu, daß sie bereits als 12jährige überwiegend Kontakte zu Jugendlichen und Erwachsenen unterhielt, auch zu solchen, die Drogen konsumierten. Sie wurde zwangsweise in die Klinik eingewiesen; in ihrem Bekanntenkreis läuft ein polizeiliches Strafverfahren wegen illegalen Drogenbesitzes. Die Mutter war bei ihrer Geburt 17 Jahre alt, der delinquente Vater war alkoholabhängig und endete durch Suizid. Inkonsequente Erziehung durch zahlreiche, häufig wechselnde Bezugspersonen. Durch eine intensive psychotherapeutische Behandlung unter Einbeziehung der Mutter und enger Kooperation mit dem Jugendamt wurde nur ein zeitlich befristeter Erfolg erzielt.

Biologische Marker, die für eine Suchtentwicklung bahnend sein könnten, sind bislang insbesondere bei Kindern und Jugendlichen noch zu wenig untersucht worden. Die Erkenntnis aus dem Vietnamkrieg, daß sehr viele der Soldaten während der Kriegshandlungen Drogen mißbraucht haben, aber nur ein kleiner Prozentsatz davon süchtig geblieben ist, hat diese Forschungen begünstigt. Auch konnte in Adoptionsstudien immer wieder gezeigt werden, daß genetische Faktoren an der Entstehung von Süchten beteiligt sind (Schmidt u. Rommelsbacher 1990). Dem serotonergen System wird eine modulierende Funktion für sogenannte Belohnungsprozesse zugeschrieben. Ein hypothetischer Angriffspunkt könnten auch die Benzodiazepinrezeptoren vom peripheren Typ sein. Auch eine konstitutionell niedrige MAO-B-Aktivität in den Thrombozyten, die mit dem Merkmal „Impulsivität" und auch dem objektivierbaren „Sensation Seeking Behaviour" korreliert, scheint eine Mediatorfunktion zum Erwerb süchtigen Verhaltens zu haben.

Die folgende Aufstellung gibt einen Überblick über die in Mitteleuropa am häufigsten eingenommenen Rauschdrogen:

Rauschdrogenklasse	*Substanzen*
Opiate	Heroin
	Hydromorphon (Dilaudid)
	Methadon (Polamidon)
	Oxykodon (Eukodal)
Stimulanzien	Amphetamine
	Methylphenidat (Ritalin)
	Fenetyllin (Captagon)
	Kokain
Halluzinogene	Lysergsäurediethylamid (LSD)
	Meskalin
	Psilocybin
	Lösungsmittel (Schnüffeln)
ZNS-Depressiva	Alkohol
	Benzodiazepine
	Barbiturate
	Metaqualon (Normi-Nox)
Cannabinoide	Marihuana
	Haschisch
Arylcyclohexylamin	Phencyclidin (PCP oder „Angel-Dust")

Als die klassischen Rauschmittel wurden gewöhnlich die Opiate angesehen. Die am häufigsten mißbrauchten Opiate sind die halbsynthetischen Deri-

vate des Morphiums Hydromorphon (Dilaudid), Oxycodon (Eukodal) und Heroin. Heroin wird aus Morphinbase hergestellt und kommt in pulverisierter Form oder als Granulat vor. Meist wird das pulverisierte Rauschgift in Form von Einzelportionen („Hits") erworben, die nach Auflösung üblicherweise als intravenöse Injektion gespritzt werden. Auch orale, nasale („Sniefen") und inhalative Aufnahme (Rauchopium) ist möglich. Typische Anzeichen der Intoxikation sind eine Miosis (stecknadelkopfgroße Pupillen), eine Atemdepression und in der Folge eine Zyanose. Es kommt zu einem Abfall von Blutdruck und Körpertemperatur, die Sehnenreflexe sind abgeschwächt. Bei schweren Intoxikationen können Krämpfe und ein Lungenödem auftreten. Die Atemstörung und die beeinträchtigte Bewußtseinslage können mit spezifischen Opiatantagonisten (Naloxon) behandelt werden. Allerdings ist damit zu rechnen, daß unmittelbar Entzugssymptome auftreten können. Ca. 18–24 Stunden nach der letzten Applikation des Opiats können Blutdruck, Puls, Atemfrequenz und Temperatur ansteigen. Nach 24–36 Stunden entwickelt sich eine Dehydratation und eine Diarrhoe, 48–72 Stunden nach der letzten Einnahme entwickelt sich der Höhepunkt der Symptomatik mit starker innerer Unruhe, Nervosität, Schlaflosigkeit, Erschöpfung, Gähnen, Magenkrämpfen und Herzklopfen. Die Betroffenen frieren sehr stark, die Augen tränen und die Nase läuft. Es werden in der Regel starke Gelenk-, Knochen- und Muskelschmerzen angegeben. Das Opiatentzugssyndrom muß ärztlich behandelt werden.

Überdosierungen werden gerade bei Heroin häufig beobachtet und sind Ursache von Todesfällen aufgrund der depressionogenen Wirkung auf das zentrale Nervensystem (Koma, Atemdepression und Apnoe). Bei der typischen Opiatüberdosierung besteht ein herabgesetzter Bewußtseinszustand, eine Miosis mit nicht mehr auf Licht reagierenden Pupillen und eine oberflächliche Atmung.

Die am häufigsten mißbrauchten *Stimulanzien* sind Amphetamine und Kokain. Amphetamine finden bei der Behandlung der Narkolepsie und des hyperkinetischen Syndroms eine medizinische Anwendung. Bei diesen Indikationen ist bislang weder eine Gewöhnung noch eine Sucht beobachtet worden. Bei mißbräuchlichem Amphetaminkonsum werden auch meist Mengen eingenommen, die mehr als 200fach über einer ärztlich indizierten Dosierung liegen. Amphetamine werden in kleinen Dosen über den ganzen Tag verteilt oder in großen Mengen auf einmal eingenommen. Manchmal werden die Tabletten auch in Wasser aufgelöst und nach primitiver Filterung intravenös injiziert. Amphetamine sind relativ einfach herzustellen und durch Veränderungen einiger Seitengruppen in ihrer psychotropen Wirkung zu modifizieren. Die älteste synthetische Substanz ist das Amphetamin (1887), das Ähnlichkeit mit den Pflanzenalkoholen wie Kokain oder Ephedrin zeigt. Die starke zentralstimulierende Wirkung bedingt das Mißbrauchspotential. Die Müdigkeit wird unterdrückt, die motorische Aktivität erhöht, es kommt zu einer deutlichen Euphorie mit dem Gefühl körperlicher Stärke, sexueller Leistungsfähigkeit und erhöhter intellektueller Fähigkeiten. Wegen der appetithemmenden Eigenschaften wurden sie früher zur Adipositasbehandlung eingesetzt. Noch heute sind einige „Schlankheitsmittel" mit Amphetaminzusätzen sogar rezeptfrei erhältlich.

Kokain wird aus den Blättern des Kokastrauchs gewonnen. Die Blätter werden getrocknet und pulverisiert und mit Methanol extrahiert. Die einstmals „heilige Pflanze" der Inka durfte in früherer Zeit nur von den Priestern und dem Adel im Rahmen ritueller Feste und Opfer eingenommen werden. Als Rauschmittel wird Kokain meist durch „Schnupfen" aufgenommen, gelegentlich auch als wäßrige Lösung subkutan oder intravenös gespritzt. Auch oraler Gebrauch (Einreiben in das Zahnfleisch, Kauen von Kokablättern) ist möglich, was allerdings nur stimuliert und euphorisiert, ebenso auch die Inhalation des Rauches in Form der freien Base („Crack"), wobei die Wirkung schon nach wenigen Sekunden einsetzt und besonders intensiv ist. Beim einmaligen Konsum kommt es zunächst zu einem euphorischen Stadium, bei dem gehobene Stimmung, Antriebssteigerung, Angstabbau und gehobenes Selbstwertgefühl typisch sind. Im Rauschstadium treten Halluzinationen, vor allem akustischer, aber auch optischer Art auf, die schließlich von einem depressiven Stadium mit Angst, Niedergeschlagenheit, Verfolgungsideen und Suizidgedanken abgelöst wird. Die Wirkdauer beträgt 15–60 Minuten. Eine Intoxikation mit Stimulanzien zeigt sich körperlich durch eine Mydriasis, eine oberflächliche Atmung, eine Erhöhung von Blutdruck, Herzfrequenz und Temperatur sowie gesteigerten Sehnenreflexen. Die psychotischen Phänomene der Intoxikation reagieren gut auf die Gabe von Haloperidol, und durch Ansäuerung

des Harns mit Ammoniumchlorid kann eine schnellere Elimination ermöglicht werden. Ein typisches Entzugssyndrom existiert nicht. Betroffene schildern häufig ein gesteigertes Schmerzempfinden, Heißhunger und Schüttelfrost. Oft entsteht ein extremes Schlafbedürfnis. Die im depressiven Stadium nicht geringe Suizidalität kann durch die Gabe von Amitriptylin mitigiert werden.

Halluzinogene rufen eine vergrößerte Aufmerksamkeit auf innere und äußere Reize sowie Wahnwahrnehmungen hervor. Die potenteste Substanz ist das Lysergsäurediethylamid (LSD); Psilocybin und Meskalin sind weitaus weniger stark wirksam. LSD wird fast ausschließlich oral aufgenommen, kann aber auch injiziert werden. In der „Szene" wird es meist in Form sogenannter „Trips" gehandelt, oft als winzige, stecknadelkopfgroße Tabletten oder kleine, gleichmäßig mit LSD präparierte Löschpapier- oder Filzstückchen, als präparierte Blätter aus dünnem, bedruckten Karton, der durch Perforation in einzelne kleine Quadrate aufgeteilt ist, oder auf Zuckerstücken aufgeträufelt. Ein Trip enthält ca. 20–100 µg LSD (Daunderer 1991).

Meskalin wird aus einem in Mexiko heimischen Kaktus gewonnen, kann aber auch synthetisch hergestellt werden. Es wird als weißliches Pulver in Kapseln oder als wäßrige Lösung gehandelt.

Psilocybin stammt aus halluzinogenen Pilzen. Psilocybinhaltige Pilze sind weltweit verbreitet, auch in Deutschland wächst z. B. der Psilocybe semilanceata (spitzkegeliger Kahlkopf) und der Panaeolus subbaltatus (gezahnter Düngerling).

Halluzinogene Eigenschaften haben auch Lösungsmittel, deren Dämpfe, Gase und andere flüchtige Stoffe zum Zwecke der Rauscherzeugung inhaliert werden (Schnüffeln). Diese Substanzen sind leicht und ubiquitär verfügbar, es sind oft Stoffe aus dem Haushalts- und Bastelbereich, die frei verkäuflich und billig sind. Ende der 60er Jahre wurde der Lösungsmittelmißbrauch erstmals in einigen Großstädten der BRD beobachtet. In den 20er Jahren dieses Jahrhunderts war das Narkoseschnüffeln (Äther, Chloroform) in medizinischen Fachkreisen anzutreffen. Lösungsmittel sind lipophile Substanzen und fluten deshalb relativ schnell in hohen Konzentrationen im zentralen Nervensystem an.

Weil Schnüffelstoffe noch leichter als Zigaretten und Alkohol erreichbar sind, experimentieren Kinder und Jugendliche nicht selten damit, bevor sie erste Erfahrungen mit Haschisch oder anderen Substanzen machen. Gelegentlich werden sie davon sogar süchtig.

Fallbeispiel

Ein 13jähriger sozialisationsgestörter Junge, der seit dem 9. Lebensjahr zu Hause, in Geschäften und auf der Straße Geld, Geldbörsen oder Handtaschen entwendet, raucht seit dem 11. Lebensjahr 20–40 Zigaretten und inhaliert täglich größere Mengen Fahrradschlauchkleber. Er habe dadurch einen „eigenen Fernsehkanal", aus Tapetenmustern könne er lebende Bilder „herausträumen" und sie nach seinen Wünschen weitgehend lenken. Er sei dann benommen, torkele, könne nichts essen und werde leicht aggressiv, manchmal habe er dann einen richtigen Koller, schreie und tobe und habe Möbel demoliert. Aus mehreren Heimen sei er wegen „Heimunfähigkeit" entlassen worden. Desolate häusliche Verhältnisse, die Mutter war wegen mehrerer „Nervenzusammenbrüche" in der Klinik. Der alkoholabhängige Vater arbeitet als Leichenwart, er habe die Mutter wiederholt vor den Kindern brutal zusammengeschlagen. Zwei Geschwister des Jungen befinden sich in Heimen. Bei der Aufnahme machte der Junge einen bedrückten und verzweifelten Eindruck, er wolle nicht mehr leben und sich umbringen; bei geringsten Frustrationen ritzte er sich mit dem Messer, entwendete Tabletten oder verweigerte die Nahrungsaufnahme. Eine Behandlung sei zwecklos. Das Schnüffeln werde er nicht aufgeben, weil „die Träume" das einzige seien, weshalb es sich überhaupt noch zu leben lohne.

Symptome der Intoxikation mit Halluzinogenen sind vegetative Symptome wie Schwäche, Tremor und Schwindel. Es kommt zu einer Temperaturerhöhung und einer Tachykardie. Die Pupillen sind geweitet, Schweißausbruch und Tränenfluß sind zu beobachten. Die Sehnenreflexe sind gesteigert. Die Wahrnehmungsstörungen bestehen meist aus optischen Halluzinationen. Gefährlich können die während der Intoxikation auftretenden Omnipotenzgefühle sein (z. B. glauben einige, fliegen zu können), weshalb es nicht selten zu Todesfällen kommt. Gelegentlich treten als Komplikationen sogenannte „Horrortrips" mit Panikreaktionen auf. Bei starker Agitiertheit kann Diazepam gegeben werden, psychotische Symptome werden mit Haloperidol kupiert, kardiovaskuläre Komplikationen können mit Propranolol behandelt werden. Ein typisches Entzugssyndrom ist nicht beschrieben.

Die am häufigsten gebrauchten Suchtmittel sind die *ZNS-Depressiva* (wie Alkohol, Barbiturate, Benzodiazepine). Menschen, die diese Substanzen anwenden, sind durchaus nicht immer Angehörige einer Subkultur. Sie können von Medikamenten abhängig geworden sein, weil sie Angst hatten oder an quälender Schlaflosigkeit litten. Nicht selten sind es aber auch junge Menschen, die sich mit diesen Medikamenten versorgen, um mißbräuchlich angewandte stimulierende Substanzen in ihrer Wirkung zu mitigieren.

Barbiturate werden, da sie außer zur Behandlung epileptischer Anfälle kaum noch therapeutisch eingesetzt werden, nur noch sehr selten mißbräuchlich verwendet. Bei manchen Menschen erzeugen Barbiturate Euphorie. Zwischen Alkohol und Barbituraten besteht eine Kreuztoleranz.

Sehr verbreitet sind die Benzodiazepine, die zu den mit am häufigsten verordneten Medikamenten gehören. Bei kontinuierlicher und längerdauernder Einnahme kann sich eine Abhängigkeit ausbilden, deren Häufigkeit sehr unterschiedlich eingeschätzt wird. Insgesamt muß das suchterzeugende Potential dieser Substanzklasse wohl als eher niedrig eingestuft werden, die Häufigkeit ihres Konsums macht jedoch das Auftreten dieses Abhängigkeitstypes nicht selten. Eine Besonderheit liegt wohl darin, daß sich eine Abhängigkeit auch im therapeutischen Bereich (Low-Dose-Dependence) ausbilden kann.

Alkohol ist eine ubiquitär verfügbare Droge, die häufig im häuslichen Milieu konsumiert wird. In Deutschland sind 10 % der alkoholkranken Menschen Jugendliche. Die Vielgestaltigkeit der psychischen Phänomene bei einer Alkoholintoxikation sind den meisten Menschen bekannt, interindividuell und intraindividuell stabil ist lediglich die dosisabhängige zerebellare Ataxie. Alkohol führt dosisabhängig zum Koma (bei mehr als 4–5 Promille), und wie bei jedem Narkotikum beginnt die Wirkung mit einer Phase der Erregung, die subjektiv als „Angeregtheit" mit beschleunigtem Gedankenfluß und einer Entängstigung erlebt wird. Diese Effekte erklären sich durch die besondere Affinität zu limbischen Hirnstrukturen. So ist zu erklären, daß insbesondere junge Menschen im Reifungsalter bereits bei Alltagsproblemen zum Alkohol greifen, um im Rausch „alles vergessen" zu können. Nach unserer Erfahrung neigen insbesondere Angstkranke zu unkritischem Alkoholkonsum.

Beim *pathologischen Rausch* kommt es zur Enthemmung und zu Verkennungen, zur Desorientiertheit und nicht selten auch zu Gewalttaten, die persönlichkeitsfremd wirken. Die Behandlung des pathologischen Rausches ist schwierig, da viele Sedativa wie Barbiturate und Benzodiazepine eine Kreuztoleranz mit Alkohol ausbilden und die Erregung noch verstärken können. Am ehesten kann man mit Apomorphin medikamentös intervenieren. Intoxikationen können wie bei allen anderen ZNS-Depressiva eine starke Vigilanzminderung bis hin zur Narkose und über den Weg der Atemdepression zum Tode führen.

Ein *regelmäßiger Konsum* führt zu der Ausbildung einer Toleranz. Nach ungefähr 10 Jahren intensiven Konsums (mehr als 100 g/Tag) entwickelt ein Großteil der Betroffenen nach 1- bis 3tägigem Entzug ein Entzugssyndrom, das mit Schwitzen, Hypertonie, Tachykardie, Tremor, Schlafstörungen in Form eines vermehrten REM-Schlafes, Nausea, Erbrechen, Unruhe und Angstzuständen einhergeht. Nicht selten kommt es zu Halluzinationen und zu zerebralen Krampfanfällen. Die Behandlung eines Alkoholentzugsdelirs muß in einer Intensivstation erfolgen.

Der Hauptwirkstoff der *Cannabinoide* ist das Tetrahydrocannabinol (THC), ein harziges Sekret, das die weibliche Pflanze des indischen Hanfs absondert. Das Harz wird Haschisch genannt, die getrockneten Blätter und Blüten der weiblichen Pflanze enthalten 5- bis 10mal weniger aktive Wirkstoffe und werden Marihuana genannt. Meist wird Haschisch oder Marihuana pur oder gemischt mit Tabak geraucht, gelegentlich auch in Tee oder Plätzchen eingenommen. Bei der oralen Einnahme setzt die Wirkung verzögert und in geringer Intensität ein. Das Rauchen ist die effektivste Anwendung mit Auftreten erster Wirkungen nach 2 bis 3 Minuten, einem Maximum nach 10 Minuten und einem Abklingen nach ca. 3 Stunden.

Bei der Intoxikation fallen die verstärkt durchbluteten Konjunktiven („Karnickelaugen") besonders auf. Herzfrequenz und Appetit steigen. Es kommt zu einer Euphorie und dem Gefühl der Distanz zu Alltagsproblemen. Der Antrieb wird vermindert, das Kurzzeit- und das Langzeitgedächtnis gestört. Die auftretende Kritikschwäche wird oft als besonderer Tiefsinn fehlinterpretiert. Auch das scheinbar intensive Erleben von akustischen und optischen Eindrücken wird gelegentlich als Erhöhung geistiger Produktivität verkannt. Bei chronischem Konsum von Cannabinoiden ist ein ernstes Risiko die Ausbildung des sogenannten „Amotivationssyndroms" mit Abnahme des Interesses an sozialen Interaktionen und Leistungsverpflichtungen.

Phencyclidin (PCB oder „Angel Dust") wird als Tranquilizer und Anästhetikum in der Veterinärme-

dizin eingesetzt. Gelegentlich dient es als Ersatz für LSD oder als Streckmittel für Haschisch. Es wird inhaliert, intravenös oder intramuskulär injiziert oder aber oral eingenommen. In niedrigen Dosen kommt es zu Koordinationsstörungen, bei höheren Dosen zum erhöhten Muskeltonus, zu hypertonen Krisen und zu Atemdepression mit zerebralen Krampfanfällen. Die Betroffenen sind zeitlich, örtlich und zur Person desorientiert und leiden unter haptischen und visuellen Halluzinationen. Autoaggressives und aggressives Verhalten wird bei der Intoxikation nicht selten beobachtet. Die PCP-induzierten Psychosen können Tage bis Wochen bestehen, die produktive Symptomatik wird mit Haloperidol behandelt. Entzugssymptome sind nicht beschrieben.

In der letzten Zeit werden vermehrt auch einheimische Pflanzen mit psychotoxischen Wirkstoffen mißbräuchlich verwendet. Besonders zu erwähnen ist hier die Tollkirsche (Atropa belladonna), deren Inhaltsstoff L-Hyoscyamin zu Halluzinationen und Delirien führen kann. Der gleiche Wirkstoff ist auch im Stechapfel (Datura stramonium) enthalten, der ebenfalls zu Halluzinationen und Erregungszuständen führt, ebenso wie das Bilsenkraut (Hyoscyamus niger). Eine geringere Rolle spielt der gemeine Bocksdorn (Lycium barbarum) und die Giftbeere (Nicandra physaloides). Als Stimulanzien werden gelegentlich der bittersüße Nachtschatten (Solanum dulcamara) bzw. der schwarze Nachtschatten (Solanum nigrum) und die Rauschbeere (Vaccinium uliginosum) eingenommen.

Die Behandlung einer manifesten Abhängigkeit ist außerordentlich schwierig und aufwendig und in vielen Fällen leider nicht sehr erfolgversprechend. Unsere Bemühungen müssen also in Zukunft verstärkt dahingehend ausgerichtet sein, den Beginn des Drogenkonsums bei Kindern und Jugendlichen zu verhindern.

Bei präventiven Maßnahmen müssen der Reifezustand und die Kräfte im Jugendlichen, die Einflüsse seiner Umgebung und die Verfügbarkeit und Attraktivität der Droge berücksichtigt werden. Die meisten Bemühungen in der Vergangenheit haben bei der Droge eingesetzt. Jugendliche wurden ebenso wie Lehrer und Eltern über die Besonderheiten der einzelnen Substanzen informiert; leider war der Erfolg dieser Maßnahmen recht gering. Die Annahme, daß bessere Information vom Drogenkonsum abhält, hat sich nicht bewahrheitet. Vielmehr hat es sogar dazu geführt, daß die Droge manchmal an Attraktivität sogar noch gewonnen hat, daß die Zahl der Einsteiger und daß die Gruppenkonformität in jugendlichen Drogenkreisen sogar noch zugenommen hat („Werther-Effekt"). Der Freundeskreis und die Familie haben den größten Einfluß auf süchtiges Verhalten. Die Vorbildfunktion der Eltern und der Konformitätsdruck in der Gruppe der Gleichaltrigen führt in der Regel zum Einstieg in die Drogenkarriere. Der Jugendliche, der einsam und versteckt seine Drogen erstmals alleine einnimmt, ist eine Rarität.

In der Regel haben Menschen mit Drogenproblemen Schwierigkeiten, ihre Krankheit zu erkennen und fachliche Hilfe in Anspruch zu nehmen. Sie sind meist bemüht, ihre Problematik zu bagatellisieren. Die nächsten Angehörigen werden meist aus einem Gefühl der Scham oder aus der Überschätzung der eigenen Einflußmöglichkeiten zu „Koabhängigen".

Symptome, die auf Drogenmißbrauch hinweisen können, sind:

- Klagen über Appetitlosigkeit, Schläfrigkeit, Schmerz- und Lichtüberempfindlichkeit,
- blasses Aussehen, gerötete Augen, Gewichtsabnahme, Schwitzen, Tremor, Reizhusten,
- Leistungsabfall, neue Freunde, Vernachlässigung früherer Interessen und der Körperpflege,
- Einstichstellen, Zahnschäden, Ikterus.

Besteht der Verdacht eines Drogenmißbrauches bei Jugendlichen, dann sollte dies mit den Betroffenen klar angesprochen und die Eltern beraten werden. Die Behandlung der manifesten Drogenabhängigkeit stellt ein spezifisch medizinisches Problem dar, die Entwöhnung muß jedoch auch in besonderer Weise soziale Aspekte (Schule, Beruf, Bekanntenkreis, Familie) berücksichtigen. Die Arbeit von Suchtberatungsstellen ist sehr wichtig, und Angehörigengruppen sind für die Familien von suchtkranken Jugendlichen sehr hilfreich.

In der ICD 10 werden unter F 17 psychische und Verhaltensstörungen durch Tabak unter den Störungen durch psychotrope Substanzen aufgeführt. Nikotin wirkt auf dopaminerge und noradrenerge Neuronen des Locus caeruleus stimulierend und wird subjektiv mit dem Gefühl der Anregung, zeitweise auch der Entspannung verbunden. In der Regel werden Rauchgewohnheiten bereits in der Jugend geprägt, d. h. 80 % aller Raucher beginnen damit bereits im Schulalter, und nach dem 20. Lebensjahr haben sich in vielen Fällen die Rauchgewohnheiten schon so fixiert, daß gezielte Maßnahmen dagegen oft nicht mehr sehr aussichtsreich sind. Nach einer Untersuchung des Österreichischen Bundesministeriums für Unterricht, Kunst und Sport 1983 haben gut ³/₄ aller 15jährigen die ersten Rauchversuche bereits hinter sich, und jeder 10. Schüler, gleichgültig ob Knabe oder Mädchen, raucht bereits täglich (Tulzer 1988).

Die Vorbildfunktion von Eltern, Freunden und Geschwistern spielt beim Beginn des Rauchens eine große Rolle. Daneben wird von Jugendlichen das Rauchen häufig mit Erwachsensein assoziiert und dient dem Streben nach Prestige und Emanzipation. In der Werbung wird das Rauchen auch häufig mit Begriffen wie „modern", „jung", „Abenteuer" und „echt" verbunden, Begriffe, mit denen sich junge Menschen gerne identifizieren.

Zu einer Erhöhung des Zigarettenkonsums kommt es bei geselligem Zusammensein und in Situationen, in denen man nervlicher Anspannung ausgesetzt ist. Rauchen ist demnach ein überwiegend sozial bedingter Prozeß, und es ergibt sich, daß zur Prävention des Rauchens immer das gesamte soziale Umfeld mit einbezogen werden muß.

Die nicht stoffgebundenen Süchte werden sehr kontrovers diskutiert. Einige Autoren stellen sie mit den stoffgebundenen Süchten auf eine Ebene, während andere sie eher als ein Projektionsfeld neurotischer Fehlhaltungen sehen.

Das Glücksspiel und mit ihm die *Spielsucht* haben in zahlreichen Ländern, etwa in den USA, in Spanien, Japan und Deutschland, epidemieartige Ausmaße angenommen.

Vor 10 Jahren erschienen in der amerikanischen Fachliteratur die ersten Arbeiten über die Spielsucht, das „Pathological Gambling". In einer Erhebung der amerikanischen Regierung 1976 war von 1 Million Betroffenen in den USA die Rede. In einer nachfolgenden Studie 1985 wurde ein rasanter Anstieg verzeichnet. Auch in Deutschland ist das pathologische Spielen zu einem drängenden Problem der seelischen Gesundheit geworden. Oft wird es im Zusammenhang mit anderen psychiatrischen Syndromen wie Störung der Impulskontrolle, mit depressiven Syndromen oder auch mit Drogenmißbrauch gesehen.

Nach der Internationalen Klassifikation psychischer Störungen der Weltgesundheitsorganisation ICD 10 liegt ein pathologisches Spielen dann vor, wenn das häufig wiederholte episodische Glücksspiel die Lebensführung der betroffenen Person beherrscht und zum Verfall der sozialen, beruflichen, materiellen und familiären Werte und Verpflichtungen führt. Diese setzen ihren Beruf und ihre Anstellung aufs Spiel, machen hohe Schulden und lügen oder handeln ungesetzlich, um an das Geld zu kommen oder die Bezahlung von Schulden zu umgehen. Der Spieldrang wird immer intensiver und kaum noch kontrollierbar. Die gedankliche und bildliche Vorstellung des Spielvorgangs und seiner Begleitumstände steht bei den Betroffenen im Vordergrund. Diese Drangzustände verstärken sich häufig in belastenden Lebenssituationen.

Eine pathologische Spielsucht zeigt viele Ähnlichkeiten zur sexuellen Deviation, deren Kernsymptome die Gewohnheitsbildung, die Progredienz (d. h. die Automatisierung von Handlungsabläufen, die Bedürfnissteigerung und die Unfähigkeit der vollständigen Triebbefriedigung) und die psychische Abhängigkeit (eine unruhevolle Verstimmung bei Karenz) ist. Problematisch ist, daß für den Staat das Glücksspiel eine lukrative Einnahmequelle ist und inzwischen für Lotto sogar Reklame gemacht wird.

Die zuständige EG-Kommission erklärte, daß 1991 die EG-Bürger für legale Glücksspiele 100 Milliarden DM ausgaben. Unter ihnen befanden sich „normale" und „pathologische" Spieler, die hofften, mit geringen bzw. erheblichen und existenzbedrohlichen Anstrengungen große Gewinne zu erzielen, unter ihnen Jugendliche und zunehmend auch Kinder. Das pathologische Spielen gilt nach übereinstimmender Expertenmeinung (Hand 1994) als eine symptomatische Ausdrucksform potentiell völlig heterogener Störungen oder Erkrankungen, wobei vereinfachend von einem „Neurosenmodell" und von einem „Suchtmodell" ausgegangen wird. Pathologisches Spielen kann als Ersatz- und Übersprunghandlung angesehen werden, um damit von dysphorischen Zuständen wegen privater oder sozialer Schwierigkeiten abzulenken oder als Stimulanz bei „Langeweile" oder zur Beseitigung innerer Spannungs- und Ohnmachtszustände unlösbar scheinender Konflikte zu dienen, oder es wird zur Bewältigung und Kompensation von persönlichen oder sozialen Defiziten eingesetzt. Wird die Spielsucht unterbunden, treten unerträgliche Entzugserscheinungen auf, die nur durch erneutes Spielen zu beseitigen sind, das wiederum legal oder illegal erworbe-

nes Geld erfordert. Neben einem häufig gleichzeitig bestehenden Alkohol- und Drogenmißbrauch ist eine pathologische Spielsucht fast immer mit Delinquenz oder Kriminalität verbunden.

Fallbeispiel

Ein 15jähriger Junge verspielt seit 1 Jahr an Geldautomaten nicht nur sein Taschengeld, er verkauft in Warenhäusern gestohlene Gegenstände und hat aus einer Nebenbeschäftigung einen größeren Geldbetrag unterschlagen. Er wurde zunehmend unpünktlicher und unzuverlässiger, er ist uneinsichtig und ordnet sich nicht ein. Innerhalb eines Jahres wegen rapiden Leistungsabfalls Umschulung vom Gymnasium zur Realschule und von dort zur Hauptschule. Er ist durchschnittlich intelligent; emotional labil, mangelnde Impulskontrolle, depressive Merkmale, leidet unter Schuldgefühlen und einem geringen Selbstwertgefühl. Seine Mutter ist nikotinabhängig; der Vater ist alkoholsüchtig und leidenschaftlicher Kartenspieler. Er lebt bei einer Tante, die sich in psychiatrischer Behandlung befindet. Er wird von 3 älteren Cousinen, die ihm auch Geld zustecken, verwöhnt. Unter psychotherapeutischen Einzelgesprächen, Musiktherapie, Elternberatung und thymoleptischer Behandlung besucht er die Klinikschule und wird nach mehreren erfolgreich verlaufenden Wochenendurlauben nach Hause entlassen.

Fallbeispiel

Ein 17jähriger Jugendlicher kann an keiner Spielhalle vorübergehen; wenn er Geld habe, spiele er stundenlang oder so lange, bis er es verspielt habe. Alle Versuche, es sich abzugewöhnen seien gescheitert. Strikte finanzielle Einschränkungen durch die Mutter hätten zunehmende Gelddiebstähle innerhalb der Familie und ein Überziehen seines Kontos um einige 1000 Mark zur Folge gehabt. Vor seiner Mutter und seinen Freunden versuche er sein Spielen, das er als Trieb empfindet, durch Lügen zu verheimlichen. Durch Fernbleiben von der Berufsschule und vom Arbeitsplatz wurde der Lehrvertrag gekündigt. Er lebt gemeinsam mit einem psychotischen Bruder bei seiner Mutter, die ihn materiell verwöhnt hat. Er war früher sportlich und musisch interessiert, das habe nachgelassen. Die psychologische Untersuchung ergibt eine hohe Intelligenz, Persönlichkeitstests weisen auf Selbstunsicherheit und Gehemmtheit hin. Psychopathologisch kontaktschwach, ängstlichgehemmt, labil, unruhig-gespannt und latent aggressiv. Therapeutisch wurde nach einer Entwöhnungsphase mit einer Durcharbeitung des eigenen und familiären psychodynamischen Hintergrundes ein Verhaltenstraining durchgeführt.

Die Veränderungen auf dem Markt sind ebenfalls ein Punkt, der nicht übersehen werden darf. Der mögliche Gewinn von 150 DM bei 30 Pfennig Einsatz stellt einen Vermögenswert dar, der insbesondere Publikum mit geringem Einkommen anspricht. Im deutschen Sprachgebrauch wird zudem nicht zwischen „Gambling" und „Playing" unterschieden, beides wird verharmlosend „Spielen" genannt. Die Einstellung der Gesellschaft gegenüber Spielern ist auch höchst zwiespältig; auf der einen Seite wird jemand abgelehnt, der seinem Impuls zufolge unvernünftig reagiert und immer wieder sein Glück probiert. Auf der anderen Seite wird der Spieler, der gewinnt, dafür bewundert, daß er solche Risiken eingeht.

Eine Erklärung der Entstehung des pathologischen Glücksspiels muß von einem multikonditionalen Bedingungsgefüge ausgehen. Die Komponenten sind die spezifische Wirkung des Glücksspiels, die spezifischen Eigenschaften des Individuums und die Besonderheiten des sozialen Umfeldes.

Die spezifische Wirkung des Glücksspiels wird durch den finanziellen Anreiz bewirkt. Es ist eine Herausforderung, auf bequeme und vergnügsame Art und Weise Geld zu verdienen. Zudem wird die emotionale Befindlichkeit angesprochen; der Reiz der Ungewißheit und der Unsicherheit nach dem Einsatz sowie das Eingehen von Risiken baut eine emotionale Spannung auf. Es wird „Action" gesucht, die lustvolle Erregung. Aber auch der Zufall kann vom Spieler als Erfolg gewertet werden. Beim Glücksspiel können Menschen erfolgreich sein, die sonst nicht gerade damit verwöhnt sind. Das kurze Auszahlungsintervall ermöglicht zudem eine umgehende Reintegration des Geldes in den Glücksspielkreislauf. Die hohe Ereignisfrequenz tut das ihrige. Schon das nächste Spiel kann die Situation vollkommen verändern, große Verluste, aber auch große Gewinne können entstehen, nach wenigen Minuten kann sich die Situation wiederum umkehren. Der Grad der persönlichen Beteiligung und der damit verbundene Einfluß der Geschicklichkeit oder die Suggestion, der Spieler könne das Ereignis beeinflussen, führen zur Perpetuierung des Spieles. Das Wechseln des Geldes in kleine Einheiten oder die ersatzweise Verwendung von Jetons verschleiern das finanzielle Wertesystem.

Spezifische, typische Persönlichkeitsmerkmale bei pathologischen Spielern haben sich nicht sicher finden lassen. Allerdings erreichen Spieler in den speziellen testpsychologischen Persönlichkeitsverfahren durchgehend höhere Werte auf der Psychopathieskala. Gemeinsame Merkmale sind die Unfähigkeit, aus Erfahrung zu lernen, der Mangel an Einsicht, Selbstverantwortlichkeit und der Fähigkeit, das Verhalten vernunftsmäßig auszurichten. Bemer-

kenswert ist auch die Neigung zu impulsiver Reaktionsweise.

Das Glücksspiel ist eine weitverbreitete und legitimierte Unterhaltungsmöglichkeit. Zudem ist die materialistische Motivation in einer materialistisch orientierten Gesellschaft in allen Schichten anzutreffen. Das Glücksspiel ist eine von vielen Möglichkeiten der Realitätsflucht bei sozialen Belastungen wie Arbeitslosigkeit, Konkurrenzdruck, fehlenden Zukunftsperspektiven, beruflichem Versagen, Vereinsamungen und Belastungen im familiären Bereich. Und je stärker die Gewöhnung an apersonale Mittel wie vorgefertigtes Spielzeug, Fernsehen oder andere Formen der Bedürfnisbefriedigung durch Knopfdruck ist, desto stärker ist die Anfälligkeit für die Beseitigung von Unlustgefühlen durch apersonale Mittel.

Der *Computer* übt aus verschiedenen Gründen auf viele Jugendliche und zunehmend auch auf Kinder eine besondere Anziehungskraft aus. Mit ihm sind zwar, wenn man von Fälschungen und Betrügereien an Kassenautomaten und in der Datenverarbeitung (an denen Jugendliche immerhin mit 10–15 % beteiligt sind) absieht, anders als beim öffentlichen Glücksspiel keine direkten Gewinne zu erzielen. Seine Vorteile bestehen darin, daß er ständig präsent ist und die elterliche Kontrolle, ob mit ihm gespielt oder gearbeitet wird, nur schwer möglich ist. In beiden Fällen, auch dann, wenn der Computer von Kindern und Jugendlichen ganz oder weit überwiegend zur besseren Bewältigung von Lern- und Aufgabenprogrammen eingesetzt wird, besteht die Gefahr, daß er, der bei der großen Vielfalt der Programme und Methoden sowohl als „Partner" oder als „Gegner" erlebt werden kann, eine überwertige Bedeutung gewinnt. Viele Jugendliche verbringen einen großen Teil ihrer Freizeit und der Zeit, die sie für ihre Schularbeiten verwenden sollten, am Computer. Es ist deshalb nicht verwunderlich, daß bei der rechtswidrigen Softwarebeschaffung nach Angaben des BKA Kinder als 6 % und Jugendliche als 40 % der Tatverdächtigen bei der „Computersoftwarepiraterie" ermittelt wurden; rechnet man die Heranwachsenden (18–21 Jahre) hinzu, gehören 3 von 5 Delinquenten zu diesen Altersgruppen.

Die *Prognose* sowohl der stoff- als auch der nicht-stoffgebundenen Gewöhnung, Abhängigkeit und Sucht ist insgesamt eher ungünstig. Weder aus modifizierten psychoanalytischen noch mit standardisierten verhaltenstherapeutischen Therapieansätzen konnten regelhaft anwendbare Behandlungsmodelle entwickelt werden. Eine pharmakotherapeutische Intervention vermag die süchtige Intention selbst nicht auszuschalten; sie kann jedoch nützlich sein, soweit dadurch psychische Störungen, die durch die Persönlichkeitsstruktur bedingt sind, beeinflußt werden können. In Einzelfällen können bei genauer differentieller Indikation durch ambulante verhaltenstherapeutische Kurz- oder Langzeitverfahren befriedigende Erfolge erzielt werden. Die *therapeutische Effizienz* von Selbsthilfegruppen und die höhere Erfolgswahrscheinlichkeit von langfristigen stationären Behandlungen ist noch unzureichend untersucht.

IV. Emotionale Störungen

„Das habe ich getan" sagt mein Gedächtnis.
„Das kann ich nicht getan haben", sagt mein Stolz
und bleibt unerbittlich. Endlich – da gibt das
Gedächtnis nach.

NIETZSCHE

Unter den psychischen Störungen im Kindes- und Jugendalter stehen die *emotionalen Störungen*, die Neurosen, zahlenmäßig an erster Stelle. Der Begriff *Neurose* wird abweichend von den Regeln der sonstigen medizinischen Terminologie verwendet. Im medizinischen *Sprachgebrauch* versteht man unter einer *-itis* eine akute Entzündung, unter einer *-ose* eine chronische Erkrankung. Diese Definition ist auch für die *Neuritis* gültig. Unter einer *Neurose* ist jedoch *keine* chronische Nervenerkrankung, sondern eine *psychische*, in erster Linie eine emotionale Störung zu verstehen. Ätiologisch wird Neurose weitgehend mit milieureaktiv gleichgesetzt, sie wird synonym mit „psychogener Erkrankung" gebraucht, was aber *so* nicht zutrifft. Ebensowenig wie bei den *endogenen* Psychosen regelmäßig *erbliche* Faktoren eine entscheidende, wenn auch meistens sehr bedeutsame Rolle spielen, ebensowenig sind auch die emotionalen Störungen *ausschließlich* milieu- oder sozioreaktiv bedingt. Auch hier kommt nicht selten hirnorganischen Faktoren oder genetischen Sequenzen eine maßgebliche Bedeutung zu, wie verschiedene Studien an ein- und zweieiigen Zwillingen gezeigt haben. Im einzelnen sind bei den psychischen Störungen des Kindes- und Jugendalters die psychopathologischen Reaktionen, die „abnormen" oder „neurotischen" Reaktionen und die meist mit isolierten Symptomen beginnenden neurotischen Erkrankungen zu nennen, während oft erst während der Adoleszenz die „neurotischen Persönlichkeitsentwicklungen" in ihrer oft schicksalhaften Bedeutung erstmalig als solche erkannt und behandelt werden können (s. auch Abb. IV-1)

Emotionale Störungen sind psychische Erkrankungen, die je nach der diagnostischen Einstellung des Beurteilers als Störungen, Anomalien, abnormes Verhalten oder wie in dem US-amerikanischen Klassifikationsschema, dem DSM-III (1980), als *„disorders"*, als „außerhalb-der-Ordnung-stehend" betrachtet werden. Diese Störungen und Abweichungen wurden früher ganz allgemein dem neurasthenischen Syndrom, dann den Psychopathien zugerechnet und manchmal gar als leichte Geistes- oder Gemütskrankheiten registriert.

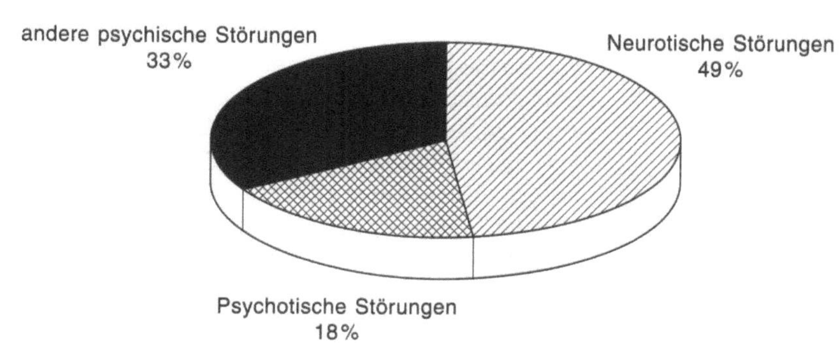

Abb. IV-1. Verteilung von neurotischen Störungen und Neurosen (49%) und psychosenahen Störungen und Psychosen (18%) bei stationär behandelten Kindern und Jugendlichen (n = 1419; 1979–1987); die restlichen 33% umfassen Entwicklungs-, Sozialisations- oder überwiegend genetisch oder hirnorganisch bedingte Störungen

Mehrere internationale Studien haben ergeben, daß prinzipiell *jeder* Mensch an einer emotionalen Störung erkranken kann. Es ist jedoch andererseits erwiesen, daß von mehreren Geschwistern, die in einem ungünstigen Milieu aufwachsen, keineswegs *alle* erkranken. Eine gewisse *Disposition* bzw. eine gesteigerte Vulnerabilität scheint eine notwendige Voraussetzung zu sein, da einerseits einige Kinder selbst unter günstigen Bedingungen erkranken, andere jedoch auch unter extrem ungünstigen Bedingungen nicht. Schließlich ergaben *Zwillingsuntersuchungen*, daß eine statistisch hochsignifikante Korrelation bei den eineiigen Zwillingen besteht, während bei zweieiigen Zwillingen keine derartigen Übereinstimmungen gefunden wurden (Tabelle IV-1; Schepank 1974). Andererseits konnte nachgewiesen werden, daß zwischen leichten Hirnfunktionsstörungen und emotionalen Störungen eine enge Beziehung besteht. Die Hollingshead-Studie (Hollingshead u. Redlich 1958) zeigte, daß keine über 1 % hinausgehende Differenz in den fünf sozialen Klassen für einzelne Neurosen besteht, wohl aber fanden sich 10 % mehr männliche Neurotiker in den unteren Sozialklassen, in den anderen Sozialschichten 10 % mehr weibliche Patienten.

Zur *Manifestation* psychischer Störungen ist zu sagen, daß sie prinzipiell in allen Altersklassen erfolgen kann. In zwei Dritteln aller Fälle kommt es bereits in der *Kindheit* zu einer ersten Manifestation von Neurosen. Primordialsymptome wurden am häufigsten zwischen dem 3. und 12. Lebensjahr ermittelt. Zwischen dem 5. und 7. Lebensjahr fand man bereits zwangsneurotische, vom 8. bis zum 12. Lebensjahr vermehrt hysterische Strukturentwicklungen. Insgesamt kann man davon ausgehen, daß etwa bei 5–6 % der 10jährigen Kinder bereits

Tabelle IV-1. Für die Manifestation *neurotischer Symptome* ist eine erbliche Komponente als erwiesen anzusehen (Schepank 1974). Der Unterschied zwischen den EZ- und den ZZ-Paaren ist statistisch sehr hoch signifikant

Neurosen
13 internationale Zwillingsserien

	konkordant	diskordant	Konkordanzrate
EZ	109	75	59,2 %
ZZ	46	117	28,2 %
			n = 347

Chi² sehr signifikant: p < .00025

eine ernsthafte psychische Störung oder Gefährdung vorliegt. Dabei überwiegt das männliche Geschlecht. Offenbar geraten die expansiveren und aggressiveren Jungen und Männer häufiger in Konflikte und zeigen entsprechende Symptome. Das Rückzugsverhalten aus Konflikten ist mit der überlieferten Rolle des Mädchens auch heute noch besser vereinbar als mit der des Jungen. So ist weiterhin das Leistungsversagen eines Jungen für viele Familien ein stärker alarmierendes Symptom als das eines Mädchens.

Zahlreiche statistische Untersuchungen zeigten die große *Häufigkeit* der emotionalen Störungen auf; man rechnet damit, daß etwa 20–30 % erwachsener Patienten wegen einer neurotischen Störung einen Arzt aufsuchen. Die Midtown-Manhattan-Studie (Langner u. Michael 1963) kam zu dem Schluß, daß 60 % aller Einwohner von New York neurotische Symptome zeigen, und eine Untersuchung in Neu-Schottland ergab, daß nur 17 % frei von psychischen Störungen waren.

Das frühere *Vorurteil*, daß Neurotiker hauptsächlich aus begüterten, aus sozial gehobenen Schichten stammen, wurde widerlegt. Es zeigt sich jedoch, daß in den *unteren* sozialen Schichten eine größere *Somatisierungs*tendenz als in den oberen besteht, z.B. grobmotorische Körperstörungen (hysterische Anfälle, Gangstörungen, Tremor), die aber auch alle eine kulturelle und epochale Abhängigkeit zeigen.

Quälende, lärmende und subjektiv schwer belastende Symptome, die für die Umgebung sehr dramatisch in Erscheinung treten, bilden sich oft spontan zurück. Die Kenntnis der *Neurosestruktur* ist deshalb nach übereinstimmender Ansicht wichtiger als die der Symptome.

Prognostisch günstig ist ein relativ „gesundes" Verhalten: Lebenstüchtigkeit, Begabung und Intelligenz; die Prognose ist um so ungünstiger, je abnormer und gestörter die prämorbide Persönlichkeit ist. Dabei werden milieubezogene, sozialbedingte und die Ausbildung betreffende Faktoren einbezogen. Ein *akuter* Krankheitsbeginn scheint für die Prognose günstiger zu sein als ein allmählich einsetzender und schleichender Verlauf. Der von einigen Autoren vertretenen Ansicht, daß die meisten emotionalen Störungen des Kindesalters sich spontan zurückbilden und nur eine Minderheit dieser Kinder als Erwachsene neurotische Störungen zeigen, muß mit großer Skepsis begegnet werden. Sie würde, wenn sie allgemein anerkannt wäre, zu einer

Einschränkung und Vernachlässigung der therapeutischen Bemühungen führen. Einige, insbesondere amerikanische Longitudinalstudien haben zwar die auch heute noch von einigen Schulen postulierte Gesetzmäßigkeit, nach der chronische frühkindliche Traumen regelmäßig zu persistierenden Neurosen und Persönlichkeitsstörungen führen, relativiert. Dies entspricht der praktischen und klinischen Erfahrung, daß immer wieder einige Kinder, die unter emotional äußerst ungünstigen Bedingungen heranwuchsen, sich zu psychisch unauffälligen Erwachsenen entwickelten und andererseits neurotische Erwachsene über eine unauffällige Entwicklung in der Kindheit berichteten, obgleich hier Zweifel hinsichtlich bewußter oder unbewußter Erinnerungstäuschungen angemeldet werden müssen. Schließlich haben aber andere, pro- und retrospektiv angelegte Nachuntersuchungen gezeigt, daß leider kein Grund zu einer generell eher optimistischen Prognose besteht, wenn der entwicklungsgeschichtliche Wandel der Erscheinungen und der Wechsel der Symptome ausreichend berücksichtigt werden. Eine katamnestische Erhebung depressiver Kinder und Jugendlicher 10–20 Jahre nach der Entlassung aus stationärer Behandlung (Nissen 1971) ergab, daß nur 15 % sich psychisch unauffällig entwickelt hatten. Zeitlin (1986) ermittelte unabhängig davon, daß depressive Syndrome im Kindes- und Jugendalter in mehr als 80 % eine Persistenz bis in das Erwachsenenalter zeigten. Zu ähnlichen Ergebnissen, wenn auch nicht nach so langen Katamneseabständen, gelangte hinsichtlich der Zwangsneurosen Knölker (1987). Schließlich sei daran erinnert, daß praktisch alle psychodynamischen Entwicklungs- und Behandlungsmodelle in schweren und anhaltenden Beeinträchtigungen in der frühen Kindheit einen wesentlichen Faktor für die Entwicklung von frühen und späteren psychischen Störungen sehen.

1. Aggressivität

Das sogenannte Böse.
LORENZ

Die *Aggression*, ein normales menschliches Verhalten, wurde ebenso wie die *Aggressivität* in den älteren kinder- und jugendpsychiatrischen Lehrbüchern nicht oder doch nur am Rande, etwa im Zusammenhang mit den explosiblen oder den reizbaren Kindertypen von Homburger (1924) dargestellt. Die Aggressivität ist aber auch heute noch ein „wenig gebräuchlicher Begriff in der Psychiatrie" (Dietrich 1973), dem aus ethologischer wie psychoanalytischer Sicht aber eine Bedeutung zukommt, die sich nur mit der der Sexualität vergleichen läßt.

Als *Aggressivität* beschrieb Adler (1922) einen „Trieb zur Erkämpfung einer Befriedigung" und wies damit auf die Vermeidung von Unlust durch Abwehr einer Frustration hin. Die Aussage „Aggression ist immer die Folge einer Frustration" bildet auch ein grundlegendes Postulat der Lernpsychologen (Dollard et al. 1970). Danach setzt aggressives Verhalten immer die Existenz einer Frustration voraus und umgekehrt führt die Existenz einer Frustration immer zu irgendeiner Form von Aggression. So vertreten Ethologen, Psychoanalytiker und Neurophysiologen *einerseits* eine biologische Theorie über die Grundlagen der Aggressivität, während *andererseits* Soziologen, Anthropologen und Psychologen unverändert auf das Frustrations-Aggressions-Modell, auf die reaktiv-erlernbare Basis der Aggressivität hinweisen.

Als *Heteroaggressivität* wird eine gegen eine andere Person oder Sache gerichtete feindselige Handlung bezeichnet, die in abgemilderter Form als Aktivität, als Durchsetzungs- und Bemächtigungswille imponiert und einen normalen Bestandteil des Selbstbehauptungswillens darstellt. Schon Säuglinge und Kleinkinder reagieren in unlustgefärbten Situationen oder auf nur leichte Versagungen individuell

unterschiedlich. Es gibt nicht nur Neugeborene und Säuglinge, die häufig und solche, die wenig weinen. Jede Hebamme weiß, daß einige leichter, „übelnehmen" als andere, es z.B. nicht ertragen, wenn sie die Flasche, sobald sie in ihren Gesichtskreis tritt, nicht sofort erhalten, während andere dies gleichmütig oder gleichmütiger hinnehmen. Für Psychoanalytiker, die einen Aggressionstrieb nicht akzeptieren, ist das kein theoretischer Widerspruch, wenn sie von der Existenz primärer Persönlichkeitszüge, „autonomer Ich-Anteile" (Hartmann 1972) überzeugt sind. Dazu gehört unter anderem das Temperament, das

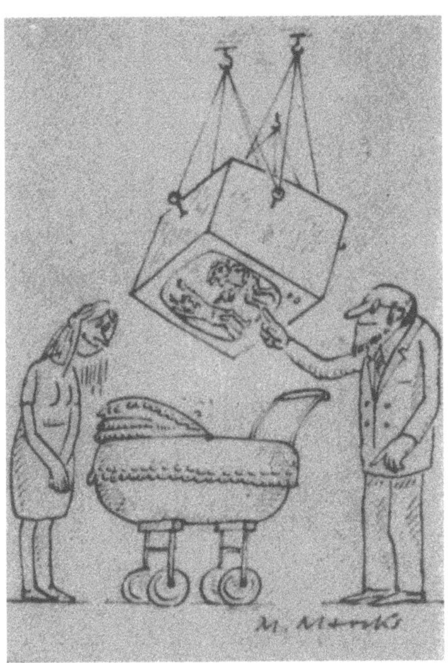

Abb. IV-2. Massenmedien als Vermittler des aggressiven „Know-how"

als Bestandteil der Grundstimmung und des „endothymen Grundes" (Lersch 1942) auch eine maßgebliche Rolle in der Bewältigung von Konflikt- und Krisensituationen spielt.

Auseinandersetzungen und Kriege ereignen sich nicht nur zwischen benachbarten Völkern, sondern ebenso zwischen Kindern und Eltern und untereinander. Zum normalen Familienleben gehört offenbar ein gewisses Maß an Zank und Streit. Sie sind nicht bedrohlich, so lange Feindseligkeit und Haß durch Harmonie und Fürsorge ausgeglichen werden. Neue statistische Untersuchungen zeigen jedoch (Center for Research on Aggression 1983), daß einerseits die pathologische Aggressivität bei Kindern allgemein ansteigt und daß andererseits aggressives Verhalten im Kindesalter eine starke Tendenz (40 bis 50 %) aufweist, im Jugend- und Erwachsenenalter in antisoziales Verhalten (Loeber 1982) überzugehen.

Die vorliegenden epidemiologischen Studien (Harnack 1958; Rifkin et al. 1986; Robins 1981, 1982; Rutter et al. 1975; Thalmann 1971) zeigen Schwankungen aggressiven Verhaltens von 5 bis 25 % bei Grundschulkindern. In einer kinder- und jugendpsychiatrischen Klinik (Hoffmeyer u. Trott) wurden 1985 bei 166 von 655 stationären Patienten, also bei ca. 25 %, ein auffallendes aggressives Verhalten festgestellt.

Dabei läßt sich bereits im frühen Kindesalter eine deutliche geschlechtsspezifische Tendenz ermitteln. Das vorwissenschaftliche Stereotyp, daß Mädchen leichter lenkbar sind als Knaben, wurde durch zahlreiche Untersuchungen bestätigt. Ein Überblick der Untersuchungen bei Ausubel u. Sullivan (1974) ergibt, daß Jungen rebellischer, negativistischer und chauvinistischer sind, während sich Mädchen anhänglicher, gehorsamer und gefühlvoller, aber auch mißtrauischer als Jungen verhielten. Jungen und Männer tendieren eher zu einer offenen, körperlichen Aggressivität, Mädchen eher zu einer verdeckten, verbalen Feindseligkeit (Maccoby u. Jacklin 1974); dies entspricht auch ethologischen Untersuchungen. Schon bei Kindern und Jugendlichen besteht eine Geschlechtsrelation der Suizide der Jungen:Mädchen von 3–4:1; dabei bevorzugen Jungen eindeutig aggressive Suizidmittel: 1985 erhängten sich 49 Jungen, aber nur 4 Mädchen unter 14 Jahren, während von den 10 Kindern, die durch Vergiftungen starben, acht Mädchen waren. Bei den Jugendlichen werden diese Geschlechtsdifferenzen noch erheblich deutlicher. Bezüglich der Geschlechtsproportion von Aggressivität und Intelligenz wurden von Merz (1979) vereinfachend festgestellt, daß aggressive Mädchen eher intelligenter, aggressive Jungen eher weniger intelligent sind.

Bei einer entwicklungspsychiatrischen Analyse der Aggressivität sehen wir, daß das Kindesalter einen Altersabschnitt darstellt, in dem sich allmählich eine „gute" von einer „bösen" Aggressivität zu trennen beginnt (s. auch Tabelle IV-2)

Dabei handelt es sich nicht um einen quantitativen Potenzverlust, sondern um eine qualitative Verschiebung; um einen ähnlichen Prozeß, wie er sich in der teilweise damit parallel laufenden „Entwicklung der Moral" (Kohlberg et al. 1983) darstellt. Sie reicht von einer naiven egoistischen Orientierung (Stadium 1) über die Orientierung an einer lobenden oder strafenden Autorität (Stadium 2) bis zu den selbstakzeptierten moralischen Prinzipien (Stadium 3). Aber auch wenn dieser Separationsprozeß

Tabelle IV-2. Metamorphose direkter und indirekter Aggressivität in Abhängigkeit vom Lebens- und Entwicklungsalter (schematischer Versuch, Nissen 1980)

Lebensalter (Jahre)	Aggressives Verhalten
18	Hetero- und Autoaggressivität
17	Psychosomatische Krankheiten
16	Delinquenz, Kriminalität
15	Ritzen, Suizidalität
14	Alkohol und Drogen
13	Fettsucht, Magersucht
12	Sadomasochistische Handlungen
11	Nörgeln und Stänkern
10	Petzen und Lügen
9	Zündeln, Brandlegung
8	Destruktive Handlungen
7	Schlagen, Tierquälerei
6	Einkoten, Toben und Balgen
5	Einnässen, Haarausreißen
4	Hinwerfen, Affektkrämpfe
3	Jaktationen, Obstipation
2	Daumenlutschen, Pica
1	Beißen und Kratzen
0	Wein- und Schreikrämpfe

befriedigend gelöst wurde, bleibt eine „offene Grenze" zwischen domestizierter und ungezähmter Aggressivität bestehen.

Bei *Kleinkindern* macht sich die heteroaggressive Tendenz, besonders im sogenannten „Trotzalter", manchmal bereits sehr störend bemerkbar. 20–30 aggressive Ausbrüche sind im Laufe eines Tages bei Kleinkindern nicht selten. Sie verhalten sich rechthaberisch und streitsüchtig, widerborstig und provozierend.

12 von Merz (1984) befragte Mütter berichteten über aggressives Verhalten von 12–24 Monate alten *Säuglingen* und Kleinkindern, die sie als Wut, Ärger, Verzweiflung, Panik und Angst erlebten. Alle berichteten, in der Regel genau zu wissen, ob ihr Kind sich aggressiv und fordernd verhalte oder unter Fieber oder Schmerzen leide. In dieser „kleinen Pubertät", in der sich das Ich und mit ihm das Bewußtsein stärker gegenüber dem Es und dem Unbewußten abzusetzen beginnt, befindet das Kind sich im „Stadium der kritischen Realitätsprüfung" (Harbauer et al. 1980). Es setzt sich gegenüber eine gängelnden Fremdbestimmung zur Wehr, es führt in Analogie zur Tierpsychologie erste „Revierkämpfe" durch und testet durch sein trotzig-oppositionelles Verhalten die Grenzen seiner Expansionsmöglichkeiten. Kleinkinder schlagen zum Beispiel die Mutter und ihre Geschwister und begehen Tierquälereien, wobei die infantile Neugierde, etwa beim Zerquetschen einer Fliege oder beim Beobachten einer Wespe, die in einer Flasche verendet, allerdings nicht ohne weiteres mit Aggressivität oder mit Sadismus gleichzusetzen ist.

Bei *Schulkindern* sind körperliche Auseinandersetzungen mit gleichaltrigen oder jüngeren Schul- und Spielgefährten die Regel, sadistische und masochistische Elemente fließen ein, eine sexuelle Miterregung wird bei aktiven und passiven aggressiven Akten häufig beschrieben. Neben die direkte heteroaggressive Handlung treten indirekte, versteckte, *„sublimierte"* Formen der Aggressivität: kritisierendes *Benörgeln* elterlicher Wünsche, *provozierendes* verbales Nachahmen von Anordnungen mit verstellter Stimme, das Hetzen und *Aufhetzen* von jüngeren Geschwistern oder von Klassenkameraden, die *hämische* Freude, wenn angestiftete Streiche gelingen. Nur scheinbar paradox ist eine gesteigerte Empfindsamkeit gegenüber leichten Kränkungen oder auf ein einlenkendes Verhalten attackierter Kinder oder Erwachsener, von dem sie vermuten, daß es

nur geschieht, „um Frieden zu haben": Sie wollen ihr Recht und wünschen ihre Rechtfertigung.

Fallbeispiel

Bei einem 12jährigen Jungen entwickelten sich im zeitlichen Zusammenhang mit jahrelangen elterlichen Auseinandersetzungen im Vorfeld der Scheidung, die mit Beschimpfungen, Bedrohungen und körperlichen Auseinandersetzungen einhergingen, schwere Verhaltensstörungen. In der Schule fiel er durch ordinäre Ausdrücke, abfällige sexuelle Bemerkungen, durch protziges Gehabe, unkontrolliertes aggressives Verhalten und unsittliche Annäherungen an Mädchen und Jungen auf und wurde zum verfemten Außenseiter, neben dem niemand sitzen wollte. Seine Schulleistungen verschlechterten sich trotz hoher Intelligenz infolge mangelnder Mitarbeit, Schlampigkeit und Vergeßlichkeit. Der Disziplinarausschuß der Schule beschloß einstimmig, ihm die Entlassung von der Schule anzudrohen. Als Kleinkind kontaktschwach, geriet er in der Grundschule in die Omegaposition der Klasse. Vom Vater, einem beruflich sehr erfolgreichen Mann, wird er als ein Egoist mit einem Hang zur Brutalität geschildert; er selbst habe sich in seiner Jugend ähnlich auffällig verhalten. Die Mutter, die „viel unterwegs" war, ließ die Kinder oft allein zurück. Sie seien „regelrecht verwahrlost" gewesen, hätten im Schmutz gelebt und sich von „Hamburgern" und „Pommes frites" ernährt und den Tag mit Fernsehen und Comic-Heften zugebracht. Der Stiefmutter gelang es nicht, ihn an ein Minimum von Ordnung und Disziplin zu gewöhnen. –
Psychopathologisch lag bei dem Jungen eine schwere Sozialisationsstörung mit Gefühlen der Insuffizienz, eines dezimierten Selbstwertgefühls und erhöhte Tendenzen auf Geselligkeit und Aktivität vor. In den Familiengesprächen wurde der Junge von den Eltern schwer attackiert und kam anfangs kaum zu Wort. Durch Einzelgespräche, Beschäftigungs- und Bewegungstherapie konnte eine so weitgehende Stabilisierung erzielt werden, daß er mit der Auflage zur Fortsetzung der Therapie nach Hause entlassen werden konnte.

In der Pubertät und *Adoleszenz* kommt es zu normativen und pathologischen Krisen, bei denen eine gesteigerte, manchmal auch herabgesetzte Aggressivität eine dominierende Rolle spielt. Ambivalente Selbstwerterlebnisse mit Oszillationen von arrogant-überheblichen zu kindlich-naiv wirkenden Verhaltensweisen mit einer kritischen Inspektion der Eltern und der Familie, mit manchmal radikalen Fehlurteilen über die eigene Erziehung, die Persönlichkeiten und die Ehe der Eltern kann zu dramatischen Konsequenzen führen. Gehäufte Wut- und Haßausbrüche gegen tatsächliche oder vermeintliche Autoritäten bei tatsächlicher oder vermeintlicher Inkongruenz von Idol und Realität sind an der Tagesordnung. Anders als früher existiert die nach eigenen moralischen oder religiösen Grundsätzen sich ausrichtende Familie praktisch nicht mehr. Mit den Massenmedien werden abweichende Ideale und oft konträre Idole direkt in die Kinder- und Wohnzimmer hineingetragen. Auch Eltern mit sehr präzisen Erziehungszielen scheitern damit, von ihren Kindern die Anerkennung stabiler Kardinaltugenden zu fordern, weil schon lange die Wahl zwischen mehreren Maximen möglich geworden ist.

Das *aggressiv gehemmte Kind*, dessen Geltungsstreben (Schultz-Hencke 1947) in der frühen Kindheit in allen Bereichen und auf jeder Entwicklungsstufe gehemmt wurde, zeigt dies in Beeinträchtigungen der Motorik ebenso wie in seinem musterschülerhaft-höflichen und demütigen Verhalten. Diese aggressiv gehemmten Kinder wurden durch Drohungen und Bestrafungen, durch Liebesentzug und Lieblosigkeit in ihrer Expansion so beeinträchtigt, daß sie ein gesundes Selbstwertgefühl nicht entwickeln konnten und auch berechtigte aggressive Handlungen nicht wagen. Sie stehen unter der Diktatur eines überstrengen Über-Ichs, das alle aufkeimenden heteroaggressiven Regungen unnachsichtig unterdrückt und verdrängt. Dabei kann es zu starken und übermächtigen Spannungen kommen, die zu Zerreißproben, zum „*aggressiven Durchbruch*" führen, zu einer explosiblen, blindwütigen Primitivreaktion mit Schimpfen und Gewalttätigkeiten, oft aus nichtigem Anlaß, die später die Ursache erneuter Schuldgefühle sind und zu einer weiteren Verfestigung der moralisierenden und unterdrückenden Gewissensfunktionen führen.

In der *Autoaggressivität* wird die Aggression in ihren direkten oder indirekten Formen direkt gegen die eigene Person gewendet. Es kommt zur psychischen oder physischen Selbstschädigung, meistens im Zusammenhang mit psychogenen hirnorganischen oder psychotischen Grundkrankheiten. Mit dem Haarausreißen oder dem Mit-dem-Kopf-gegen-die-Wand-Laufen werden symbolische Handlungen ausgedrückt, die in ausweglosen Situationen praktiziert werden können; sie weisen damit bereits auf die Pathogenese eines Teiles der autoaggressiven Handlungen hin.

Bei normalsinnigen *Kleinkindern*, die sich in anhaltenden Existenzkrisen befinden, etwa nach dem Tod der geliebten Mutter, nach der Trennung oder Scheidung der Eltern oder einer schweren Krise mit der Stiefmutter, kann es zu *Selbstverletzungen* durch Selbstschlagen, Kopfschlagen, Haarausreißen, Kratzen und Beißen kommen (Nissen 1975).

Fallbeispiel

Im Verlauf einer heftigen familiären Auseinandersetzung verletzte sich ein 15jähriges Mädchen dadurch massiv selbst, daß sie mit den Fäusten gegen die Wand schlug und mit dem Kopf dagegen rannte. Das Mädchen hatte sexuelle Kontakte mit einem Erwachsenen aufgenommen, die von den Eltern nicht gebilligt wurden. Im Aufnahmegespräch äußerte sie, daß sie selbst mit ihrem Verhalten nicht einverstanden sei, sich ärgere und ihre Eltern verstehe.

Bei Kindern können *Körperstereotypien* wie Daumenlutschen, Beißen an Nägeln, Nagelhäuten oder Wangenschleimhaut ebenso häufig wie nächtliches Kopfschleudern zu den graduell abgestuften Selbstbeschädigungen gezählt werden, die als umgeleitete aggressive Akte anzusehen sind. Das gilt auch für indirekte Autoaggressionen etwa im Suchtverhalten der nikotin-, drogen- und alkoholabhängigen Jugendlichen, ebenso in der Mager- und in der Fettsucht oder anderer mit chronischen Somatisierungen einhergehenden psychosomatischen Erkrankungen.

Fallbeispiele

Ein 6jähriges Mädchen, das sich nach dem Tod der Mutter in mehreren Pflegestellen befunden hatte, begann nach der Wiederheirat des Vaters plötzlich, sich tiefe Fleischwunden an den Oberschenkeln beizubringen, obgleich sich eine gute Beziehung zur Stiefmutter entwickelt hatte. Es konnte nur vermutet werden, daß die Rückkehr in das vertraute Milieu schmerzhafte Erinnerungen an die verstorbene Mutter weckte.

Ein 10jähriges Mädchen, das die Ermordung seiner Eltern miterlebte, rieb sich in den Tagen danach und über viele Wochen die Hände blutig und mußte wegen eine Phlegmone in eine dermatologische Klinik eingewiesen werden.

Kenner der *Drogenszene* überrascht es nicht, daß zahlreiche drogen- und alkoholabhängige Jugendliche eine zugleich ängstliche und aggressive Symptomatik aufweisen. Bei einigen Jugendlichen ist der permanente Drogenmißbrauch als ein autoaggressives Syndrom, als ein protrahierter Suizid anzusehen, nicht nur bei denjenigen, die ihr Leben mit einem „goldenen Schuß" beenden. Die Sehnsucht nach Geborgenheit, die viele Drogenabhängige durch die chemische Ausschaltung ihres inneren Dialoges erreichen wollen, läßt sich auch durch Drogen immer nur temporär gewinnen.

Autoaggressive Akte bzw. *Automutilationen* werden ebenso wie Leerlaufhandlungen auffallend häufig bei *schwachsinnigen Kindern* beobachtet. Bei dem *Lesch-Nyhan-Syndrom*, einem familiär-erblichen enzymopathischen Schwachsinnsleiden, das auf einer Purinstoffwechselstörung beruht, die mit einer stark vermehrten Harnsäureausscheidung verbunden und durch spastische Lähmungen und choreoathetotische Bewegungsstörungen gekennzeichnet ist, finden sich gehäuft zwanghafte *Selbstverstümmelungstendenzen* mit Abkauen der Lippen und Fingerkuppen. Das Syndrom ist an das männliche Geschlecht gebunden. Diese Kinder erreichen selten das Pubertätsalter.

Es ist wahrscheinlich, daß bei *schwachsinnigen* Kindern biologisch-zerebralorganische Ursachen oft die entscheidende Rolle spielen; auch ist bekannt, daß Funktionen, wie die Erfassung des eigenen Körperschemas, die Orientierung zur Zeit, zum Raum und zur Person, bei diesen Kindern oft gestört oder aufgehoben sind, ebenso die Fähigkeit, sich optisch oder akustisch zu informieren. Schwachsinnige Kinder können oft Zusammenhänge zwischen Schmerz und Schmerzauslösern nicht erkennen und nicht entsprechend reagieren. Viele geistig schwer behinderte Menschen erkennen nicht ihr eigenes Spiegelbild. Ihnen bleibt nur eine primitive Begegnung mit sich selbst auf der vegetativ-animalischen Ebene: im Lust- und Unlustgefühl der Nahrungsaufnahme und Defäkation, in genitalen Manipulationen oder in einer schmerzhaften Begegnung mit dem eigenen Körper. Schwestern und Ärzte, die mit geistig behinderten Kindern oder Erwachsenen arbeiten, stellen immer wieder erstaunt fest, daß diese Patienten eine offenbar reduzierte Schmerzempfindung besitzen, d.h., daß eine „Indolenz" nicht nur im seelischen, sondern auch im körperlichen Bereich vorliegt und somit wörtlich zu nehmen ist. Schwachsinnige Kinder stoßen sich oder fallen hin, ohne zu weinen oder zu schreien oder adäquate Schmerzäußerungen von sich zu geben, während gesunde Kinder, etwa beim Toben mit dem Vater, wirklich heftige Schmerzreize ignorieren und nur kurz innehalten, um dann das Spiel unverändert fortzusetzen. Das gleiche Kind schreit indessen laut auf, wenn es während einer unlustgetönten Situation einen Stoß empfängt oder hinfällt oder wenn es einen symbolischen Klaps als Strafe erhält. Das Kind reagiert, wie wir meinen, übertrieben oder theatralisch, tatsächlich spielen hier jedoch übergeordnete psychische Bewertungen,

dominierende Interessen und Probleme der Liebeszuwendung und des Liebesentzugs die entscheidende Rolle.

Fallbeispiel

Ein 9jähriges imbezilles Kind mußte wegen schwerer Selbstverletzungen mehrfach stationär behandelt werden. Aus nichtigen, oft aus unableitbaren Gründen begann es plötzlich, sich selbst mit der flachen Hand oder mit der Faust ins Gesicht zu schlagen. Gleichzeitig mit der Schmerzwahrnehmung, mit zunehmendem Weinen und Schreien, steigerte sich die autoaggressive Intensität der Handlungen, für die zufällig herumliegende Sachen, ein Löffel oder ein Schuh, manchmal aber auch scharfkantige Gegenstände benutzt wurden. Um diese paroxysmalen Gewaltanwendungen zu unterbinden, waren dem Kind Kunststoffmanschetten angelegt worden, zeitweilig wurde es auch festgebunden. Medikamente konnten diesen Teufelskreis nicht durchbrechen, auch nicht verhaltenstherapeutische Maßnahmen. Dies gelang erst einem engagierten Arzt, der sich intensiv mit dem Kind beschäftigte und zu Beginn solcher Gewalteskapaden das Kind in ein warmes Bad (37–38 °C) und sich danebensetzte und während des Festhaltens so lange beruhigend und monoton auf das Kind einsprach, bis es schläfrig wurde. Diese Methode wirkte auch bei Wiederholungen relativ zuverlässig und wurde seitdem auch in der Familie erfolgreich praktiziert.

In der *Tierpsychologie* finden sich im Hinblick auf die Aggressivität eine Reihe von *übereinstimmenden* Verhaltensweisen, die hier überwiegend als Ersatzbefriedigung oder *Übersprunghandlungen* gedeutet werden. Affenjungen, die man von den Müttern trennte und isoliert aufzog, entwickelten fast regelmäßig Jaktationen. Katzen oder Affen führten Stereotypien oder Jaktationen aus, wenn sie Frustrationen erfuhren. Mutterlos aufgewachsene Rhesusaffen sind hochgradig ängstlich. Sie richten ihre Verteidigungsmittel, die Aggressivität, jedoch gegen sich selbst. Sie beißen in ihre eigenen Körperteile, und zwar um so stärker, je größer die äußere Bedrohung ist. Harlow (1962) wies auf Selbstaggressionen bei Zootieren hin, die sich in der Situation heftiger Angst beispielsweise in den eigenen Fuß beißen. Untersuchungen (Ciompi u. Müller 1976) an gefangenen Affen ergaben, daß diese täglich bis zu 100 Beiß- und Reißbewegungen am eigenen Körper durchführen. Hühner, die in engen Käfigen gehalten werden, rupfen sich die eigenen Federn aus. Pferde zerbeißen ihre Krippen, wenn man ihnen genug Futter, aber nicht genügend Auslaufmöglichkeiten bietet. Hassenstein (1973), der diese Hinwendung zum eigenen Körper als Retrojektionen bezeichnete, wies darauf hin, daß es neutrale und positiv getönte Selbstzuwendungen gibt, in der Selbstaggressivität dominiere jedoch die negative Valenz, das heißt der *Lohn* des selbstaggressiven Verhaltens sei der Schmerz. Als Erklärung führte er an, daß die Verletzungen, die diese ängstlichen Tiere sich zufügen, von ihnen als entlastend erlebt werden und den selbsterzeugten Schmerz übertönen und aufheben. In Freiheit treten solche retrojizierten Verhaltensweisen nur in seltenen Ausnahmefällen auf.

In der Diskussion über die Art und *Entstehung* der Aggressivität stehen sich die ethologisch fundierte biologisch-genetische These und das psychoanalytische Konzept von „Aggressionstrieb" *einerseits* und *andererseits* das soziologisch-psychologische Konzept gegenüber, daß Aggressionen immer die Folge einer Frustration sei. Es ist anzunehmen, daß sowohl peristatische als auch genetische Kausalfaktoren an der Entwicklung der Aggressivität beteiligt sind, darauf wird auch von seiten der Ethologen hingewiesen. So Ploog (1975):

„Der Streit um die Ursache und das Wesen der menschlichen Aggression hält an. Die Streiter haben sich in zwei Lagern verschanzt. Betrachtet man das dem Streit zugrunde liegende Tatsachenmaterial, läßt sich durchaus ein geordneter Zusammenhang herstellen, aus dem eine einheitliche Lehre entwikkelt werden kann. Die Tatsachen scheinen aber für jedes der beiden Lager nur insoweit interessant zu sein, als sie Material zur Unterstützung des eigenen Bekenntnisses liefern."

Das psychologisch-soziologische *Frustrations-Aggressions-Modell*, das sich an der Auseinandersetzung mit Autoritäten, an Belohnung und Bestrafung orientiert, findet in aggressiven Fehlentwicklungen von Kindern, die in aggressiven Familien heranwachsen, seine Bestätigung. Überall dort, wo permanent eine gespannte, feindselige Atmosphäre herrscht, können gereizt-aggressive Dauereinstellungen resultieren, die auf Abfuhr drängen. Aggressionsfördernd ist eine diktatorisch-prügelnde Erziehungsform ebenso wie eine zynisch-nörglerische Erziehung durch „Nadelstiche". Besonders bei autoaggressiven Kindern lassen sich häufig aggressiv-mißhandelnde Väter oder Mütter feststellen, denen diese Kinder wehrlos ausgeliefert sind; sie können die nicht gewagte Aggressivität nur gegen sich selbst wenden.

Zur Autoaggression kommt es, wenn das Ausleben aggressiver Verhaltensweisen gehemmt wird.

Bandura (1973) wies dagegen nach, daß aggressive Vorbilder durch Modell-Lernen das Verhalten kindlicher Zuschauer aggressiv ausrichten. Kinder erfahren früh, daß man Wünsche aggressiv durchsetzen kann. Sie werden sich aufgrund dieser Erfahrungen solcher Strategien bedienen, wenn sich ihren Wünschen Hindernisse entgegenstellen. Dieses Modell wurde durch antiautoritär erzogene Kinder bestätigt, die keine Grenzen zu respektieren lernten und die sich später als reizbar, verunsichert und verängstigt erwiesen. Aber auch zu viele Gebote und Verbote können Aggressionen bei Kindern fördern. Zusätzlich verfestigt wird aggressives Verhalten durch Vergeltung oder soziale Ablehnung, auch deshalb wird sie von den Kindern als Bedrohung und damit als Anlaß zu präventiv-aggressivem Verhalten genommen. Solche Kinder befinden sich in einem Zustand erhöhter Alarmbereitschaft und reagieren auf nichtige Anlässe mit massiven Durchbrüchen. Ein 9jähriger, hochgradig aggressiver Junge äußerte mehrfach, daß er lieber ein Mädchen sein möchte: „Die läßt man ja in Ruhe, weil sie sich nicht wehren können. Ich haue bloß deshalb die anderen, damit sie mich in Ruhe lassen".

Zur *Instinkthypothese*, die von psychoanalytischer Seite mit dem Postulat des „Aggressionstriebes" unterstützt wird, führte Lorenz (1968) aus:

„Die Aggression, deren Auswirkungen häufig mit denen des Todestriebes gleichgesetzt werden, ist ein Instinkt wie jeder andere und unter natürlichen Bedingungen auch ebenso lebens- und arterhaltend. Beim Menschen, der durch eigenes Schaffen seine Lebensbedingungen allzu schnell verändert hat, zeitigt der Aggressionstrieb oft verderbliche Wirkungen, aber das tun in analoger, wenn auch weniger dramatischer Weise andere Instinkte ebenso."

Es ist besonders interessant, daß von dieser und von psychoanalytischer Seite auf das komplexe Spiel von Mischung und Entmischung mit der *Sexualität* hingewiesen wurde. Durch tierexperimentelle neuropsychologische Forschungen konnten „*Aggressionszentren*" im Hypothalamusbereich, im Höhlengrau des Aquäduktes, im Mandelkern und im limbischen System, aber auch im Bereich des Kleinhirns und der Brücke nachgewiesen werden. Bei Tieren ließen sich durch Reizung umschriebener Zellgruppen aggressive Handlungen auslösen, diese waren jedoch nie wahllos gerichtet.

Es wurden vorwiegend Tiere angegriffen, zu denen disharmonische und neutrale Beziehungen bestanden; befreundete Tiere wurden niemals attakiert. Daraus kann man ableiten, daß Frustrationen zwar eine Rolle in der Erzeugung von Aggressivität spielen können, daß es jedoch ein topographisches Substrat für Aggressivität gibt. Es läßt sich ferner daraus schließen, daß durch Reize zwar ein Aggressionsverhalten ausgelöst und unterhalten werden kann, daß es jedoch *übergeordnete* psychische Funktionen gibt, die die aggressiven Handlungen kanalisieren können (Benedetti 1973). Besonders interessant ist es, daß eine *topographische Nachbarschaft* der „Aggressionszentren" zu den Zellgruppen besteht, die für Funktion, Grad und Ausprägung von *Oralität* und *Sexualität* von Bedeutung sind.

Zahlreiche Autoren haben Zusammenhänge zwischen Aggressivität und erhöhten *Testosteronwerten* (Olweus et al. 1988; Dent 1983; Bain 1987) untersucht. Ebenso existieren Studien, die Zusammenhänge zwischen leichten zerebralen Schädigungen (Vitiello et al. 1990) oder fokalen Epilepsien (Herzberg u. Fenwick 1988) und Aggressivität nachgingen. Sie brachten einige interessante Hinweise, aber keine eindeutigen Resultate. Aggressives Verhalten sehen wir außerdem sowohl bei aggressiv-gehemmten, ängstlichen Kindern, den „Angstbeißern", gar nicht selten aber auch bei autistischen, anankastischen und besonders bei hyperaktiven und dissozialen Kindern. Auf allgemeine Zusammenhänge zwischen Serotinin und Aggressivität (Müller-Oerlinghausen 1989) soll hier ebensowenig eingegangen werden wie auf neurochemische Besonderheiten des Kindes- und Jugendalters (Trott et al. 1991). Die Neurochemie der Emotionalität und besonders die des Entwicklungsalters ist weitgehend unerforscht.

Wie bedeutsam sie sein könnte, zeigt die Tatsache, daß das serotonerge System im ZNS erst im Schulalter (Popper 1987) ausreift, in einem Entwicklungsabschnitt also, in dem sich bestimmte psychiatrische Erkrankungen erstmalig häufen.

Zwischen Aggressivität bei Kindern und Kriminalität im späteren Lebensalter bestehen enge Zusammenhänge (MacFarlane 1974; Tudenham 1959). Deshalb sind *Prävention* und frühzeitige *Therapie* sowohl auf heilpädagogischer als auch psychotherapeutischer und verhaltenstherapeutischer Ebene notwendig. Bei therapieresistenten aggressiven Kindern und Jugendlichen, die in der Familie, im Heim oder in der Schule gescheitert sind, bei solchen, denen Ausschulung droht oder ein Schulverweis erfolgte oder die langfristig in geschlossenen Heimen untergebracht werden mußten, ist nach Scheitern aller therapeutischen Maßnahmen zu entscheiden, ob ein Behandlungsversuch mit psychotropen Substanzen eingeleitet werden soll, der in Einzelfällen den Beginn einer psychotherapeutischen Behandlung ermöglicht und zu einer jedenfalls zeitlich befristeten Besserung führen kann. Es liegen ausreichende Erfahrungen über die Effektivität bestimmter psychotroper Substanzen (Stewart et al. 1989) vor. Im einzelnen wurden untersucht: Antikonvulsiva, insbesondere Phenytoin (Lefkowitz 1969; Looker u. Conners 1970) und Carbamazepin (Kuhn-Gebhardt 1976; Nissen 1984), von denen besonders das Carbamezepin oft eine anhaltend antiaggressive Wirkung (Rapport et al. 1983) zeigte. Der Einsatz von Stimulanzien (Conners et al. 1971; Maletzky 1974; Rifkin et al. 1986) führte zu widersprüchlichen Ergebnissen. Bei Kindern und Jugendlichen mit depressiven Verstimmungen (Carlson u. Cantwell 1980) wurden bei relativ kleinen Gruppen (Puig-Antich 1982) unter antidepressiver Therapie teilweise gute Resultate erzielt. Das gilt ebenfalls für die Therapie mit Thioridazin, Betablockern und Haldol (Stewart et al. 1989). Studien bei Kindern und Jugendlichen werden derzeit mit dem selektiven MAO-A-Inhibitor Moclobemid (Trott u. Nissen 1991) durchgeführt; Untersuchungen mit anderen serotonergen Substanzen stehen noch aus. Als besonders wirksam hat sich das Lithium (Campbell et al. 1984; Vetro et al. 1985; Steward et al. 1989; Nissen 1984) erwiesen; es ist beim hyperkinetischen Syndrom nicht wirksam (Campbell et al. 1984) und ebenso nicht bei Autismus, jeweils kombiniert mit Aggressivität.

2. Angst und Phobie

Angst ist Flucht.
AUGUSTINUS

Die bei *Erwachsenen* übliche, aus der Existenzphilosophie abgeleitete Abgrenzung einer objektgerichteten *Furcht* von einer diffusen, ungerichteten *Angst* läßt sich, schon weil die Furcht aus der Angstgestimmtheit des Menschen entspringt, nicht immer konsequent durchführen. Sie läßt sich beim *Kind* schon deshalb nicht realisieren, weil seine Angst weitgehend an die der Mutter oder des Vaters gebunden ist. An ihnen orientiert es sich in furchteinflößenden Situationen. Die dominierende Angst des Kleinkindes besteht darin, von der Mutter *getrennt* oder verlassen zu werden.

Angst und Furcht sind *normale*, für die psychische Entwicklung und die Lernfähigkeit eines Menschen *nützliche* Gefühlserscheinungen. Ihre Effizienz hängt weitgehend von den kognitiven Funktionen der Person ab; von ihrer Fähigkeit, Gefahren zu erkennen und sie anzugehen oder sie zu meiden (s. auch Abb. IV-3). Der Zeitpunkt, zu dem der Mensch – als Fetus, Neonatus oder Säugling – erstmalig Angst empfindet, ist ungewiß. Sicher ist, daß das intrauterine Leben keine spannungsfreie Periode darstellt. Es liegen zahlreiche Beobachtungen über fetale psychische Reaktionen vor, deren Effekte sich noch nach der Geburt (Bürgin 1984) nachweisen lassen.

Die *Abwesenheit* von Angst oder Furcht kann auf eine psychische Störung und Erkrankung hinweisen. Der *Mut* ist auch bei Kindern und Jugendlichen nicht immer einfach eine positive (oder negative) Eigenschaft; der scheinbare Mut kann ebenso das *Symptom* einer hirnorganischen Funktionsstörung wie einer Intelligenz- oder Sozialisationsstörung sein. Lernbehinderte oder geistig behinderte Kinder sind manchmal nicht imstande, selbst massive Gefahren zu erkennen und entsprechende Konsequenzen zu ziehen. Psychotische Kinder oder Jugendliche, die in einer irrealen Welt mit subjektivrealen Wahnvorstellungen und Sinnestäuschungen leben, fühlen sich manchmal extrem bedroht und geängstigt; sie fürchten, vernichtet zu werden. Stehen sie jedoch unter dem Einfluß imperativer und diktatorischer Gedankengänge, begeben sie sich

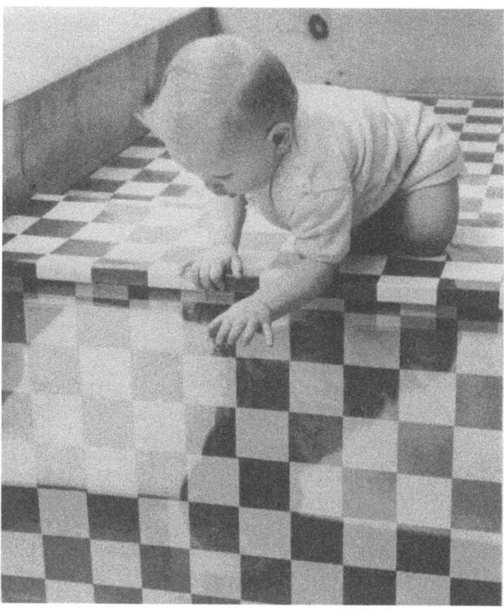

Abb. IV-3. Ein Säugling, der eine Glasplatte mit den Händen berührt und damit den taktilen Beweis hat, daß eine feste Unterlage vorhanden ist, weigert sich, dem Zuruf seiner Mutter zu folgen und darüberzukrabbeln; das gleiche Verhalten zeigt auch eine einen Tag alte Ziege. Diese Experimente mit der „visuellen Klippe" („visual cliff") stützen die Hypothese, daß dieses Verhalten angeboren ist. (Nach Zimbardo 1983)

manchmal anscheinend furchtlos in objektiv bedrohliche Situationen. Bei einem inadäquaten Angstverhalten ist bei Kindern und Jugendlichen zu analysieren, ob scheinbarer Mut sich als reflektionsfreier Leichtsinn entlarven läßt oder ob eine Waghalsigkeit nicht der Ausdruck einer intellektuellen Störung ist.

Eine *pathologische* Angst liegt vor, wenn eine grobe Diskrepanz zwischen dem angeschuldigten Angstobjekt und dem Grad der Angstreaktion besteht. Solche *Angstreaktionen* sind bei Kindern zwar meistens an erkennbare äußere Anlässe gebunden, sie treten aber auch scheinbar grundlos (nächtliche Angstattacken) auf. Zu den *körperlichen* Begleiterscheinungen gehören regelmäßig Weinen und Schreien, Schwitzen, Atemstörungen und erweiterte Pupillen, manchmal Zittern, Urindrang und Durchfall. Im „Erlkönig" (Goethe) wird über ein Kind mit pathologischen Ängsten berichtet, das sich offenbar in einem Fieberdelir befindet (Abb. IV-4). Zwischen dem zunehmend besorgten Vater und dem ängstlich-erregten Kind entwickelt sich ein Dialog. Es wird deutlich, daß es unter akustischen, optischen und haptischen Halluzinationen leidet. So geduldig und liebevoll der Vater auch auf das Kind eingeht, er kann ihm seine Todesangst nicht nehmen. „Angst ist Flucht" sagt Augustinus, im „Erlkönig" wurde das Kind auf der Flucht vom *Tod* eingeholt.

Bei vielen ängstlichen Kindern liegt eine latente *Angststimmung* vor, es besteht eine „*Angst vor der Angst*". Kleinkinder, die sich vor einer Trennung von der Mutter fürchten, kontrollieren ständig, auch nachts, ob sie anwesend ist. Sie fordern, daß sie sich in engster räumlicher Nähe zu ihnen aufhält; sie dulden es nicht, daß sie sich auch nur vorübergehend entfernt. Eine häufige Begleit- und Folgeerscheinung pathologischer Ängste ist ein tyrannisches Angst- und *Terrorregime*, dem sich die Familie unterwerfen muß, wenn es drohende Angstattacken des Kindes oder des Jugendlichen vermeiden will. Als „Angst" wird nach der ICD-10 (F41) definiert: „... Beschwerden wie ständige Nervosität, Zittern, Muskelspannung, Schwitzen, Benommenheit, Herzklopfen, Schwindelgefühle und Oberbauchbeschwerden gehören zu diesem Bild."

Ausgeprägte Angstsyndrome wurden in Deutschland (Schmidt u. Blanz 1991) bei 10–15 % der Grundschulkinder und bei 5–10 % der Jugendlichen angetroffen. In den USA fanden Lapouse u. Monk (1958) bei 43 % von 482 Kindern „many fears and worries" mit einer Relation von 50 % : 36 % von Mädchen zu Jungen und einer höheren Prävalenz bei Kindern aus ungünstigen Sozialschichten. Andere (Kashani u. Orvaschel 1988) ermittelten unter 150 Jugendlichen im Alter von 14–16 Jahren bei 17 % DSM-III-relevante Angstsyndrome, darunter 8,7 % behandlungsbedürftige Angstsyndrome.

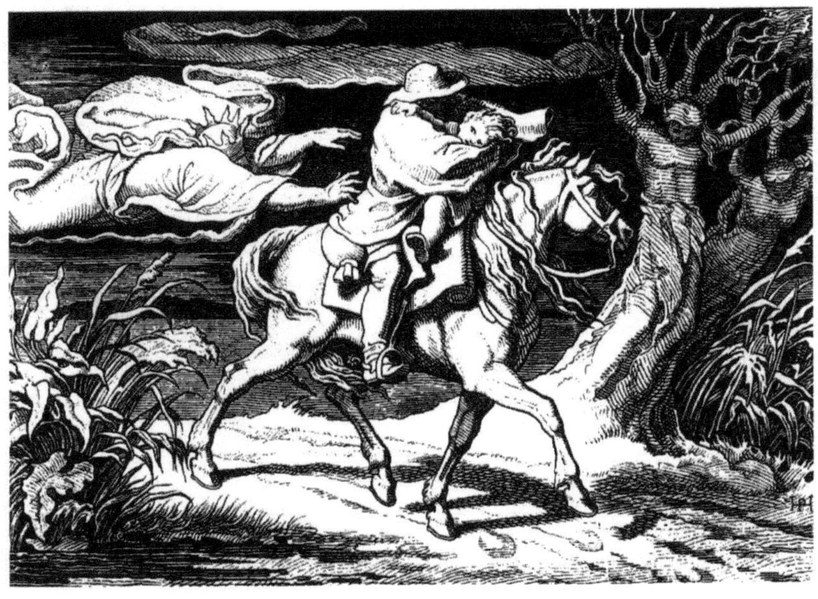

Abb. IV-4. Im „Erlkönig" kann der Vater, so geduldig und liebevoll er auf die optischen, akustischen und haptischen Halluzinationen auch eingeht, seinem Kind die Todesangst nicht nehmen; es stirbt

Tabelle IV-3. Einschätzung *kritischer und ängstigender Ereignisse* durch Kinder (1 = geringe Belastung, 7 = höchste Belastung; Schwarzer 1981)

Ereignis	Skalenwert	Erfahrungsanteil in %
Geburt eines Kindes	1,27	25,6
Vor der Klasse etwas vortragen	2,58	68,1
Zum Zahnarzt gehen	2,73	77,7
In einem Wettspiel verlieren	3,16	81,2
Als letzter in eine Mannschaft gewählt werden	3,30	49,6
Nicht alle Aufgaben lösen können	3,75	83,1
Ein Alptraum	4,08	76,6
In eine andere Schule überwechseln	4,60	42,8
Von der Klasse ausgelacht werden	5,28	46,9
Sich verlaufen	5,49	56,1
Sich einer Operation unterziehen	5,51	30,5
Sich beim Direktor melden müssen	5,75	42,0
Eine Klassenbucheintragung	6,23	46,0
Als Lügner verdächtigt werden	6,53	82,3
Beim Diebstahl ertappt werden	6,63	12,3
Handgreiflichkeiten zwischen den Eltern	6,71	64,0
In der Klasse einnässen	6,74	6,0
Sitzenbleiben	6,82	10,9
Erblinden	6,86	4,1
Tod eines Elternteils	6,90	20,2

Wie bei anderen psychischen Störungen sind auch die *Angstinhalte* einer alters- und entwicklungsabhängigen Metamorphose unterworfen (Tabelle IV-4). Sie reicht von den frühen *Separations*ängsten des Säuglings- über Trennungs- und *Verlust*ängste des Kleinkindes (Schlaf-Wach-Rhythmusstörungen, Pavor nocturnus) bis zur Kindergarten- und *Schul*angst und findet in der *Reifungs*angst der Pubertät einen vorläufigen Abschluß. Auch bei endogenen und exogenen psychotischen Störungen sind Inhalt und Ausdruck der Ängste alters- und entwicklungsabhängig.

Der *Säugling* und das *Kleinkind* reagieren in furchteinflößenden Situationen mit unüberhörbaren Äußerungen ihrer Angst. Sie weinen, schreien oder rufen nach der Mutter, auf die ihre Angst abgeleitet und durch sie neutralisiert wird. Das angstauslösende Ereignis bleibt existent, sein bedrohlicher Charakter wird durch die *Symbiose* mit der Mutter jedoch gelöscht. Bei fast allen überängstlichen Kindern und Jugendlichen läßt sich nachweisen, daß ihre Mütter oder Väter, manchmal sogar beide, unter pathologischen Ängsten leiden (Tabelle IV-5). Die familiäre Atmosphäre, der Alltag dieser Kinder ist *permanent* von Angst gestimmt und bestimmt. Belanglose oder geringfügige Anlässe können zu scheinbar bedrohlichen Auslösern von *Angstattakken* werden. Diese Kinder müssen angstbesetzte Kontrollen der Mütter tagsüber und nachts, vor dem Schulgang und nach der Heimkehr über sich ergehen lassen. Sie leben wie ihre Mütter oder Eltern in einer Welt ständiger Bedrohungen und Befürchtungen. Die meisten Mütter sind sich ihrer Ängste bewußt. Daraus resultieren *Schuldgefühle* im Hinblick auf ihre überängstlichen Kinder. Manchmal berichten Mütter überängstlicher Kinder, daß diese bereits im Mutterleib, etwa auf akustische Reize, überschießend reagierten. Es ist auch im Einzelfall *schwer* zu entscheiden, ob wirklich das ungeborene Kind „überschreckhaft" reagiert oder ob nicht die überängstliche Mutter alle Lebensäußerungen des Kindes überbesorgt registrierte.

Bei Kindern und Jugendlichen mit reinen Anstsyndromen sind diffuse Ängste, die sich in *Angstanfällen* und Panikattacken oder in umschriebenen Phobien manifestieren, leicht erkennbar.

Fallbeispiele

Seit dem 4. Lebensjahr bestehen bei dem jetzt 13jährigen Mädchen plötzlich auftretende, heftige Angstzustände mit Bauchschmerzen und kalten Händen und Füßen, später morgendliche Übelkeit, Schwindelgefühle und „Schwarz-

Tabelle IV-4. Metamorphose physiologischer und pathologischer Ängste in Abhängigkeit vom Lebens- und Entwicklungsalter (schematisch, Nissen 1971)

Lebensalter (Jahre)	Ängste
18	
17	Reifungsangst (Psychosomatische Erkrankungen)
16	
15	
14	Reifungsangst (Pubertätskonflikte und -krisen)
13	
12	Sozialisationsangst (Kränkung und Isolierung)
11	
10	Realangst (Krankheit und Tod)
9	Leistungsangst (Schulangst und Schulschwänzen)
8	
7	Verlustangst (Schulphobie, Pavor nocturnus)
6	
5	Umweltangst (Dunkel-, Gewitter-, Gespenster-, Tierphobien)
4	
3	Trennungsangst (Liebesverlust, „Separationsschock")
2	
1	Einpassungsangst (Achtmonatsangst)
0	

vor-den-Augen-werden oder Flimmern", seit einiger Zeit zusätzlich mit starkem Herzklopfen, Schweißausbrüchen und 1–2 Sekunden dauernden „Ohnmachten", in denen sie zusammensacke und danach ein starkes Schlafbedürfnis habe. In den letzten Monaten haben diese Beschwerden zugenommen. Keine Hinweise für ein epileptisches Geschehen. Pädiatrisch bestätigte sich ein zunächst echokardiographisch gesichert erscheinender Mitralklappenprolaps nicht; es wurde lediglich eine leichte, nicht behandlungsbedürftige kardiale Anomalie festgestellt. Während einer ambulanten Spieltherapie sistierten die synkopalen Anfälle, dennoch wurde von den Eltern die Fortsetzung der Behandlung, weil „nicht erfolgreich", abgelehnt. Von dem ängstlichen, unsicheren und innerlich unruhigen

Kind wird ein deutliches Krankheitsgefühl geäußert. Bei dem Vater liegt eine stationär behandelte schwere Angstneurose vor, die zu einer abgekapselten „Festungsfamilie" geführt hat, zu der neben dem Kind die überfürsorglichängstliche Mutter und ein zwangskranker Bruder gehören. In Familiengesprächen stellte sich das Kind als Trägerin der Angstsymptomatik der Eltern dar. Es wurden eine ambulante Gruppentherapie zur Stärkung der sozialen Kompetenzen empfohlen und eine stützende Einzeltherapie des Kindes eingeleitet; die Prognose ist ungewiß.

Ein 16jähriger Junge litt unter plötzlich auftretenden heftigen Angstanfällen mit Herzklopfen, Luftnot, Schweißausbrüchen. Im Zustand anflutender Angst suchte er mit „Mama, Angst" die körperliche Nähe der Mutter. Er mied Kinder, verließ nicht mehr die Wohnung, ging nicht in die Kirche und verweigerte über 2 Jahre den Schulbesuch durch simulierte Krankheiten. Wohl wegen starker Regressionstendenzen mit kleinkindhaftem Verhalten, situativem Mutismus und kleinkindhafter Sprache, Vermeiden des Blickkontaktes wurde eine endogene Psychose diagnostiziert und ambulant mit hochpotenten Neuroleptika erfolglos behandelt. Die Eltern, beide Lehrer, erwiesen sich im Hinblick auf den Sohn als entscheidungs- und erziehungsunfähig. Während eines stationären Aufenthaltes wurde der Schulbesuch eingeleitet.

Tabelle IV-5. Angstbereitschaft bei Eltern ängstlicher Kinder (n = 56); Angaben von Eltern pathologisch ängstlicher Kinder über eine durchschnittliche, oder vermehrte eigene Ängstlichkeit

	Mütter	Väter
„nicht besonders ängstlich"	7	5
„sehr ängstlich"	7	6
„extrem ängstlich"	29	2

Die Kinder solcher ängstlichen Eltern werden je nachdem, ob sie die von ihren Eltern erteilten *Maßregeln* einhalten können oder nicht, gelobt oder bestraft. Alles, was mit den Kindern in Berührung oder in Kontakt tritt, das Spielzeug ebenso wie Tiere und Situationen, werden fortlaufend daraufhin überprüft, ob sie eine Gefahr für ihre Entwicklung oder Gesundheit bedeuten könnten. Mitschüler und Kinder aus der Nachbarschaft werden abgelehnt, wenn sie nicht den „richtigen Umgang" darstellen, wenn sie sich oppositionell oder waghalsig verhalten. Die Mutter spielt lieber mit dem Kind allein, als es in einen Kindergarten zu schicken. Schon auf dem Weg dorthin oder zur Schule (Straßenverkehr, Hunde, Schulkinder) drohen Gefahren. Manchmal können extreme Mutter-Kind-Beziehungen einen „psychoseähnlichen" Charakter annehmen. In der emotionalen Verklammerung einer „*Symbiotischen Psychose*" lassen sich nicht selten „*doublebind*"-ähnliche Situationen registrieren: Zwischen den verbalen Aussagen und dem emotionalen Ausdruck der Mutter besteht eine Diskrepanz, die das Kind ratlos macht und seine Ängste verstärkt. Wenn die Mutter die Wohnung verläßt, um Abfälle zur Mülltonne zu tragen, und das Kind schreiend fordert, mitzugehen, beruhigt sie es zunächst. Sie beginnt dann vielleicht zu *schimpfen*, zieht dem Kind aber Mantel und Mütze an, streichelt und *küßt* es und drückt es eng an sich. Die Mütter signalisieren damit bewußt oder unbewußt, daß sie das überängstliche Verhalten des Kindes nicht nur billigen, sondern *anerkennen* und die übergroße Liebe des Kindes *dankbar* hinnehmen. Für einige solcher Mütter sind situative Angstattacken geradezu von existentieller Bedeutung. In einer *gestörten* Ehe kann die Mutter ein Kind mit latenten Separationsängsten zu sich oder in das Bett des Ehemannes nehmen, der dann im Kinderzimmer schläft. Ein zu Angstanfällen tendierendes Kind kann auch eine scheinbar von beiden Ehepartnern angestrebte *Berufstätigkeit* der Mutter vereiteln, ohne daß die Mutter deshalb Schuldgefühle entwickeln müßte. Es gibt noch zahlreiche andere angstbesetzte „*Schutz- und Trutz*"-Bündnisse zwischen Müttern und Kindern, die beiden Vor- und Nachteile bringen, immer jedoch die Ängste des Kindes verstärken und seine Entwicklung ungünstig beeinflussen.

Bei den *Umwelt- und Existenzängsten* von Klein- und Schulkindern, die sich vor toxischen Substanzen in Nahrungsmitteln, in Häusern oder in der Natur, vor nicht-biologisch angebautem Obst und Gemüse, dem sauren Regen und dem Waldsterben, dem Ozonloch oder vor einer Verseuchung mit Atomstrahlen fürchten, handelt es sich fast ausschließlich um Delegationen von Ängsten der Mütter oder Väter auf ihre Kinder. Selbst in realen und massiven Bedrohungen, wie etwa in den Bombennächten des Zweiten Weltkrieges, entwickelten Kinder, die sich mit ihren Müttern in den Luftschutzkellern befanden, weniger Ängste als solche, die evakuiert in sicheren Heimen, aber getrennt von ihren Müttern lebten.

Es gibt jedoch auch Kinder mit pathologischen Ängsten, die ihre Ängste in *scheinbar erpresserischer* Absicht einsetzen. Kleinkinder nämlich, die sich vor einer Trennung von der Mutter fürchten, fordern diktatorisch ihre permanente Anwesenheit. Sie dulden es nicht, daß sie sich aus ihrem Gesichtskreis entfernt. Sie lernen es rasch, gleichzeitig vorhandene Ängste ihrer Eltern zum Aufbau eines von diesen als *tyrannisches Angst- und Terrorregime* erlebtes Verhalten einzusetzen, dem sie sich unterwerfen müssen, wenn sie drohende Angstattacken vermeiden wollen. Solche als therapieresistent imponierende Situationen können manchmal nur durch eine zeitlich befristete Herausnahme des Kindes aus der Familie überwunden werden.

Beim *Pavor nocturnus* kommt es zu einem dramatischen nächtlichen Anfall, der scheinbar ohne Grund auftritt, sich in den Nächten darauf stereotyp meist zur gleichen Zeit einstellt und durch äußere Faktoren offenbar nicht zu beeinflussen ist. Die Kinder schrecken nachts plötzlich auf, schreien schrill, rufen laut nach den Eltern, sitzen oder stehen schweißbedeckt im Bett und reagieren nicht oder erst nach längerer Zeit allmählich auf beruhigenden Zuspruch. Sie sind in der Regel desorientiert und zeigen motorische Perseverationen. Begleitende physiologische Reaktionen sind Anstieg der Herz- und Atemfrequenz sowie Schweißausbruch und erweiterte Pupillen. Gelegentlich berichten sie über schreckliche Träume oder über entwicklungsadäquate Angstinhalte wie Geister oder Riesen, Gangster oder Polizisten, Zauberer oder Mörder. Die Kinder werden dabei nicht wach und fallen nach wenigen Minuten wieder in den Schlaf. Am nächsten Morgen haben sie keine Erinnerung an das nächtliche Ereignis. Abzugrenzen vom Pavor nocturnus sind *Alpträume*, die in den REM-Phasen des Schlafes auftreten und die erinnert werden können.

Bei einem großen Prozentsatz dieser Kinder (Schwidder 1972), die einen übermäßigen gefügigen und braven Eindruck machen, ließ sich ein Konflikt zwischen verdrängten motorisch-aggressiven Impulsen und dem Bemühen um Folgsamkeit und Anpassung nachweisen.

Fallbeispiel

Eine Mutter berichtete, daß ihr 9jähriger Sohn häufig nachts aufschreie und anschließend anhaltend weine und sich erst allmählich wieder beruhige. Manchmal laufe er wie im Traum in der Wohnung herum, stehe plötzlich vor ihrem Bett und reagiere verwundert, „wie von anderswo her", wenn sie ihn anspreche. Schließlich gebe es Zeiten, in denen er mit dem Kopf dröhnend gegen die Wand klopfe und sie dort, um ihn vor Verletzungen zu schützen, ein Kissen angebracht habe. Diese Vorfälle treten oft gehäuft vor Klassenarbeiten und nach Besuchen bei dem Vater auf. Die Eltern leben seit einigen Jahren getrennt. Die frühkindliche Entwicklung des Jungen sei ohne Besonderheiten verlaufen. Der Junge wirkte in der Untersuchung traurig und bedrückt, bei projektiven Verfahren überwogen angstbesetzte, aggressiv-gehemmte und depressive Themen. Er klagte über schlechten Schlaf und „schlimme Träume", meistens spielten Gespenster und Gewalttätigkeiten die Hauptrolle. Für das nächtliche Umherlaufen fehle ihm jede Erinnerung, er werde immer erst wach, wenn seine Mutter ihn anspreche. Er erwähnte mehrfach den Vater, mit dem er sich zu identifizieren schien, den er aber nur selten sehe. Therapeutisch wurden ausführliche Beratungsgespräche mit den Eltern durchgeführt und der überforderten und deprimierten Mutter zusätzlich eine Psychotherapie empfohlen. Außerdem wurde eine Besuchsregelung festgelegt und vereinbart, Beeinflussungen des Kindes zur Durchsetzung eigener Interessen zu unterlassen.

Das *Schlafwandeln*, ein somnambuler Zustand mit eingeengtem Bewußtsein, tritt in reiner Form ohne auslösende Ereignisse auf. Die Kinder verlassen nachts das Bett und gehen mit geöffneten Augen durch die Wohnung, manchmal auch in den Hausflur oder in das Treppenhaus. Sie sind nicht ansprechbar und wirken manchmal verstört; für die Vorfälle der Nacht besteht meistens eine *Amnesie*. Nur gelegentlich erinnern sie sich, daß „irgendetwas" war oder daß sie „die Toilette nicht finden" konnten. In der Aszendenz dieser Kinder findet sich manchmal eine *homologe* Belastung, bei anderen lassen sich im *EEG* Hinweise für eine gesteigerte zerebrale Irritabilität nachweisen, die entweder auf eine psychomotorische Epilepsie („Dämmerattacken") schließen lassen oder doch eine probatorische antiepileptische Therapie rechtfertigen.

Fallbeispiel

Ein 14jähriger Junge stand fast regelmäßig morgens gegen 4 Uhr auf, ohne irgendwelche Gründe dafür angeben zu können, und zog Jalousien in der Wohnung hoch, wodurch die Familie geweckt wurde. Eine Befragung des Jungen ergab, daß bei ihm zusätzlich häufiger tagsüber traumhaft-oneiroide Bewußtseinsstörungen, déjà-vu-Erlebnisse, auftraten. Das interiktale EEG zeigte typische, für eine fokale Epilepsie sprechende Veränderungen; unter der eingeleiteten Therapie (Carbamazepin) traten nächtliche Dämmerattacken nicht mehr und die „dreamy states" seltener auf.

Das *überängstliche* Schulkind ordnet sich seinen Lehrern und Mitschülern meistens *bedingungslos* unter. Es ist scheu und überempfindsam, leicht entmutigt und neigt zu ängstlich-depressiven Reaktionen. Die Eltern dieser übermäßig umsorgten Kinder haben oft große Erwartungen im Hinblick auf den Schulerfolg und empfinden es als übermäßige *Kränkung*, wenn diese ihnen nur durchschnittliche Erfolge präsentieren. Das von den Eltern extrem abhängige und lernbereite Kind identifiziert sich bereitwillig mit den Zielen der Eltern. Es ist deshalb von seinem Versagen ebenso *betroffen* wie sie, was sich in einer weiteren Schwächung seines Selbstwertgefühles ausdrückt. Nur dort, wo starke Ängstlichkeit mit ungebrochenem Selbstbewußtsein auftritt, resultiert eine zwar überängstliche aber *tyrannische* Einstellung dieser Kinder gegenüber den Eltern. Sie haben es gelernt, die Eltern durch Forderung nach ständiger Anwesenheit in der Wohnung zu kontrollieren. Sie haben es nicht geduldet, daß man sie in den Kindergarten schickte oder jedenfalls nicht allein dorthin gehen ließ. Sie lassen es auch jetzt nicht zu, daß ihre Schulleistungen kritisiert und getadelt werden.

Die *Schulverweigerung* ist ein Phänomen, das in Ländern mit einer traditionell straffen Schuldisziplin wie Deutschland, Frankreich, England oder Japan früher *nicht* bekannt war oder doch nur als „Schulschwänzen" vorkam. In den USA spielt dieses Problem bereits seit dem Zweiten Weltkrieg eine große Rolle. Es wurde danach in Skandinavien häufiger beobachtet und gehört seit den fünfziger Jahren auch in Deutschland zum Schulalltag. In Ländern, in denen Schulverweigerung rasch und konsequent geahndet wird, wie etwa in der früheren DDR und den Ostblockstaaten, ist sie weiterhin rar; es ist nicht bekannt, ob und in welcher Form dort Ersatzmanifestationen auftreten. Die personelle Situation in Kindergärten und Schulen hat sich im Westen wie im Osten verbessert. Was sich in den westlichen Ländern verändert hat, ist jedoch die *liberalere* Einstellung der Eltern und der Öffentlichkeit zu den Kindern und ihren Problemen. Der hysterische Charakter mancher Schulverweigerung spricht für die These, daß es sich um eine „Flucht vor der Schule" handelt.

Die Schulverweigerung läßt sich unterteilen in: *Schulphobie, Schulangst, Lernprotest und Schulschwänzen* (Tabelle IV-6)

Die *Schulphobie* stellt eine komplexe psychische Störung dar, die durch eine extreme Mutter-Kind-Symbiose charakterisiert ist. *Phobien* sind durch eine Verdrängung umschriebener Triebansprüche charakterisiert, die auf andere Objekte und Situationen der Außenwelt *verschoben* werden, die dann die Angstinhalte der verdrängten Objekte übernehmen. Das schulphobische Kind setzt an die Stelle einer verdrängten, oft nicht artikulierten, weil unsagbaren Angst, die Mutter zu *verlassen* und von ihr getrennt zu werden, die Furcht vor der *Schule*. Es weigert sich, die Wohnung zu verlassen, weil es in Ruf- und Reichweite der Mutter bleiben will. Diese kindliche Trennungsangst wird durch direkte oder indirekte Signale oder Einstellungen der Mutter oft bewußt oder unbewußt *unterstützt*. Das schulphobische Kind versucht zusätzlich die Eltern mit Klagen über ein schlechtes Allgemeinbefinden, Kopf- und Leibschmerzen, mit Weinen, Schreien, Erbrechen oder Übelkeit von der Unmöglichkeit des Schulbesuches zu überzeugen. Manchmal steigern sich solche Angstzustände bis zu panischen Angstattacken, Schweißausbruch, Tachykardie und Erbrechen und führen zu Erschöpfungszuständen bei Mutter und Kind.

Fallbeispiel

Ein 8jähriges Mädchen weigert sich seit Wochen, die Schule zu besuchen; es klagt über Übelkeit und Bauchschmerzen nach dem Aufstehen. Im Gespräch wird deutlich, daß das Kind Angst um die Mutter hat und deshalb den Schulbesuch verweigert. Der heroinabhängige Bruder hat während einer Auseinandersetzung der Mutter gedroht, sie umzubringen. Das Kind befürchtet, daß dies tatsächlich geschehen könne, da sie im Fernsehen eine ähnliche Geschichte gesehen habe. Das Mädchen war schon 2 Jahre vorher wegen einer Schulphobie vorgestellt worden und die Mutter deswegen zwei Jahre in psychotherapeutischer Behandlung. Eine Woche vor der erneuten Aufnahme hatte sie brieflich einen erweiterten Selbstmord mit dieser Tochter angekündigt, da sie neben dem Sohn große Probleme mit einer ebenfalls drogenabhängigen erwachsenen Tochter habe. Der Vater lebt von der Familie getrennt, kümmert sich nicht um die Erziehung. Das Kind besucht zunächst die Klinik-, dann eine Außenschule; für die Mutter ist eine längerdauernde stationäre Psychotherapie vorgesehen.

Das Kind mit einer *Schulangst* meidet aus subjektiv verständlichen Gründen die Schulsituation und weicht ersatzlos vor der Unterrichtssituation, vor Lehrern und Schülern aus Angst vor Demütigungen und Kränkungen aus. Es handelt sich dabei meistens um Kinder, die sich körperlich, seelisch oder intellektuell *überfordert* fühlen, um lerngestörte oder geistig behinderte Kinder in einer permanenten Überforderungssituation, Kinder mit *Teilleistungsstörungen* (Legasthenie, Dyskalkulie), mit *psychosomatischen* oder *Sprechstörungen* (Asthma, Migräne; Stammeln, Stottern, Mutismus) oder mit einer körperlichen *Behinderung* (gesichtsnahe körperliche Mißbildungen, Lähmungen, Anfälle). Von diesen Kindern wird die Schulsituation gemieden, weil sie sich insuffizient fühlen. Durch ihr Ausweichen erle-

Tabelle IV-6. Psychopathologische Differenzierung der Kindergarten- und Schulverweigerung (Nissen 1972)

Kindertagesstätten-, Kindergarten- und Schulprobleme	Kindergarten- und Schulangst	Schulschwänzen
Latente Angst vor dem Verlassenwerden von der Mutter: manifeste Angst vor Objekt Kindertagesstätte, Kindergarten, Schule	Angst vor Kränkungen und Demütigungen durch Altersgenossen, Kindergärtnerinnen, Lehrer: infolge physischer oder psychischer Defekte oder Defizite	Ambivalente, angst-lust-getönte Leistungsabstinenz: bei mangelhafter bzw. gestörter Gewissensbildung
(Verlustangst)	(Kränkungsangst)	(Strafangst)

ben sie zunächst eine emotionale Erleichterung und Entlastung, aber sie leben in ständiger *Schuld* und in den Fällen, in denen sie nicht von den Eltern gedeckt werden, in *Angst* vor dem Entdecktwerden und vor dem Liebesentzug der Eltern.

Fallbeispiel

Ein 13jähriger Junge verweigert seit über einem Jahr den Schulbesuch. Schon im Kindergarten massive Trennungsprobleme, weil er dort geneckt wurde. Jetzt liege er abends bis 23–24 Uhr wach im Bett, könne nicht einschlafen. Seit der Einschulung Ängste vor Lehrern, häufiges Fehlen wegen körperlicher Beschwerden. Im Internat weigerte er sich, dort zu übernachten, wurde deshalb vom Vater täglich fast 100 km hin- und zurückgefahren. Zu Hause destruktiv-aggressiv: warf Porzellanfiguren an die Wand, schlug Fensterscheiben ein, verschmutzte das Haus so, daß es renoviert werden mußte. Er erpreßte von den Eltern bis zu monatlich DM 800,–, die er für Naschereien und elektronische Artikel ausgab, habe außerdem Neigung zu „mysteriösen Sachen"; Anzeige bei der Polizei wegen „unerlaubten Waffenbesitzes", habe auf der Straße „herumgeballert". Die Eltern sind pädagogisch inkompetent, haben resigniert; die Mutter „vergöttert" und verwöhnt das Kind. Die psychologische Leistungsüberprüfung ergab eine intellektuelle Begabung im Grenzbereich zur Lernbehinderung bei unterdurchschnittlicher Konzentrationsfähigkeit (d 2 unter 20 %), erhöhte Extraversionswerte (HAPEF-K), psychopathologisch deutliche Hinweise auf eine emotionale Vernachlässigung und soziale Isolation. Stationäre Einzel- und Gruppentherapie, Nachilfeunterricht in der Klinikschule, anschließend Besuch einer Sonderschule; wegen erzieherischer und kognitiver Defizite wird Unterbringung in einem heilpädagogischen Heim empfohlen.

Das *Schulschwänzen* ist die bekannteste und am häufigsten praktizierte Form der Schulverweigerung. Das Kind *bejaht* seine Abwesenheit vom Unterricht und hält sich allein oder mit anderen Kindern in der Innenstadt oder in Bahnhöfen auf, es „flippert" in Spielsälen, sitzt vor dem Computer in Warenhäusern oder hält sich allein in der Wohnung auf. Das schulschwänzende Kind vermeidet bewußt die unlustgetönte Leistungssituation und wechselt in *lustbetonte* Verhaltensweisen über. Chronische Schulschwänzer sind verwahrlosungsgefährdet oder bereits manifest verwahrlost. Zum Gammeln, Bummeln oder Streunen tritt nicht selten *Weglaufen* hinzu und damit häufig auch delinquentes und kriminelles Verhalten. Die Ursachen dieser dissozialen Störung liegen in der frühen Kindheit, sie beruhen vor allem auf einer mangelnden Gewissensbildung und einem labilen Selbstwertgefühl.

Der *Lernprotest* (Nissen 1972) stellt ein *milderes* Äquivalent oder eine Vorform des Schulschwänzens dar, das man bei Schülern aller Altersklassen beobachten kann. Die Kinder und Jugendlichen sind zwar in der Klasse *präsent*, sie nehmen aber *nicht* am Unterricht teil. Sie „privatisieren". Sie träumen, spielen oder lesen unter der Tischplatte, beobachten kritisch die Lehrer und ihre Eigenheiten, die sie manchmal karikieren. Diese häufig superliberal (vernachlässigend, gleichgültig oder verwöhnend) erzogenen Kinder haben die konstante Erfahrung gemacht, daß man prinzipiell alles bekommt, was man möchte, wenn man es nur *konsequent* fordert. Sie sind trotz durchschnittlicher oder überdurchschnittlicher Intelligenz aus der Sicht der Lehrer noch nicht schulreif; sie verfügen häufig, wie zahlreiche andere angstneurotische Kinder über zusätzliche hysterische Strukturanteile.

Fallbeispiel

Einem 11jährigen Jungen, der nach dem Überwechseln von der Grundschule ins Gymnasium bereits nach einigen Wochen in eine Realschule umgeschult wurde, droht eine erneute Umschulung in eine Hauptschule, man habe sogar von einer Sonderschule gesprochen. Der Junge wird von den Lehrern als intelligent, aber ohne Leistungsmotivation beurteilt. Er verhält sich den Lehrern gegenüber höflich und stört den Unterricht nicht direkt, fällt nur durch gelegentliches Austrinken von Tintenpatronen und Essen von Radiergummis auf. Er beteiligt sich jedoch überhaupt nicht am Unterricht, führt erst nach Kontrolle durch die Mutter schriftliche Hausarbeiten aus, bereitet sich aber mündlich nicht vor. Während des Unterrichts verhält er sich „absolut autonom"; er lenkt Mitschüler, die ihn durchaus akzeptieren, dadurch ab, daß er in mitgebrachten Büchern liest, für sich schreibt, zeichnet oder malt. Die Mutter wuchs auf einer riesigen Farm in Australien auf und wurde von Privatlehrern unterrichtet. Die Vorstellung des Sohnes erfolgte nur auf Wunsch des Vaters, eines erfolgreichen Managers. Psychopathologisch keine Hinweise auf eine psychische Erkrankung. Die Leistungstests ergaben eine weit überdurchschnittliche Intelligenz. Im Einzelunterricht wurden unter psychotherapeutischer Begleitung die Lernrückstände so weit aufgeholt, daß er wieder in ein Gymnasium eingeschult werden konnte.

Die verschiedenen *Formen* der Schulverweigerung lassen sich nicht immer strikt trennen. Häufig finden sich bei jüngeren Kindern mit einer Schulangst eingesprengte schul*phobische* Anteile, und bei den schul*schwänzenden* Kindern spielt sicher sehr oft Angst vor der Leistung und dem Mißerfolg eine bedeutende Rolle (s. auch Abb. IV-5). Auch die Schule selbst und die Lehrer sind daran nicht unbeteiligt

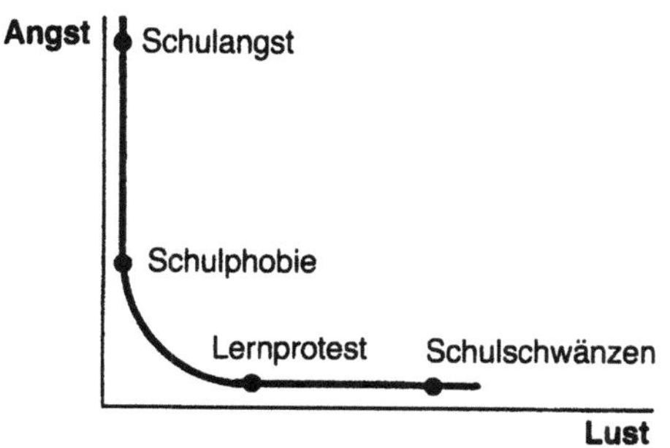

Abb. IV-5. Jede Form der *Schulverweigerung* (Schulangst, Schulphobie, Lernprotest, Schulschwänzen) enthält geringere oder stärkere Angst- und Lustanteile, die sich in unterschiedlichen Angstlust- bzw. Lustangststeigerungen ausdrücken können. Die Schulangst und die Schulphobie sind durch freie bzw. gebundene Angstanteile charakterisiert, während der Lernprotest und das Schulschwänzen oft überwiegend lustbetonte Komponenten enthalten. (Nach Nissen 1972)

(s. Kap. VII.1). Umfragen haben aber ergeben, daß es nicht selbstverständlich ist, daß Kinder *nicht* gern in die Schule gehen. Von 360 befragten englischen Schulkindern gaben 65 % an, gern in die Schule zu gehen, und nur 7 %, daß sie ausgesprochen ungern die Schule besuchen; 23 % verhielten sich indifferent (Kock 1960).

Der *Arzt* und das *Krankenhaus* können die normale Angst und eine latente pathologische Angstbereitschaft eines Kindes sehr aktivieren. Nicht nur *chirurgische* Eingriffe (Tonsillektomie, Appendektomie) können zu einer *„Kittelphobie"* führen, oft genügt bereits dazu ein Spatel, der zur Racheninspektion dient. Wenn sich bei *gesunden* Kindern Ängste vor Ärzten und Schwestern entwickeln, liegt das in erster Linie am Verhalten der Erwachsenen. Bei *überängstlichen* Kindern, die bereits im Sprechzimmer schreien, die die Hände auf dem Rücken verschränkt halten oder sich an die Eltern klammern, kann manchmal (notwendige Zahnbehandlung, Klinikeinweisung) eine psycho- oder verhaltenstherapeutische Behandlung notwendig werden. In den meisten Fällen ist es möglich, durch ein kindgemäßes, verständnisvolles Verhalten die Angstsperre so weit zu lockern, daß ein aufklärendes und entspannendes Gespräch möglich ist.

Phobien sind pathologische Furchtzustände, die im Unterschied zur freiflottierenden Angst und zu den diffusen Angstanfällen auf *bestimmte* Personen, Tiere, Gegenstände oder Situationen gerichtet sind. Manchmal kommt es zu Verschiebungen verdichte-

ter Ängste auf andere Objekte, wie Freud (Ausg. 1969) dies mit seiner Analyse des *„kleinen Hans"* geschildert hat. Solche Phobien sind manchmal schwer durchschaubar und erfordern eine analytische Durchdringung.

Phobische Reaktionen sind, ebenso wie alle anderen Formen psychischer (depressiver, hysterischer, aggressiver) Reaktionen relativ *häufig* und werden bei Kindern aller Altersstufen angetroffen. *Kleine* Kinder haben oft Furcht vor *Tieren*, meistens vor Hunden (Hundephobie), die ursprünglich vielleicht einem Bernhardiner galt, später aber, dem Wirkungsprinzip der Parallergie ähnelnd, das Schoßhündchen einschließen kann. Kleine Kinder haben eine physiologische Angst vor *fremden* Menschen, manchmal eine *Abneigung* gegenüber bestimmten Nahrungsmitteln oder vor Gerüchen, Furcht vor Wasser, Feuer oder vor der Dunkelheit der Nacht. Solche und andere phobischen Syndrome können erhalten bleiben und verstärkt werden, wenn nicht durch geeignete Maßnahmen eine reale Beziehung hergestellt wird. Werden beispielsweise bei einer *„Knopf"*-Phobie sämtliche Knöpfe an der Kleidung entfernt und durch Haken, Ösen und Reißverschlüsse ersetzt, bleibt das phobische Syndrom weiterhin bestehen.

Fallbeispiel

Zunächst nur während des Gottesdienstes setzte bei einem 14jährigen Mädchen plötzlich ein heftiges Kopf- und Körperzittern ein, das zu einer phobischen Vermeidung von Kirchenbesuchen führte. Seitdem weiteten sich die mit panischen Ängsten verbundenen „Zitteranfälle" auch auf die Schule aus. Ihren Zustand bezeichnet sie als qualvoll, sie sei extrem gehemmt, habe das Gefühl, ihren Körper nicht unter Kontrolle zu haben. Die Eltern berichten, daß sie immer ein besonders liebes, sehr braves und sehr ordentliches Kind gewesen sei, das in der Schule keine Probleme habe. In der Exploration berichtet sie, daß sie sich in den Pfarrer verliebt habe, sich deswegen schäme und glaube, eine Sünde zu begehen. Ihre Persönlichkeitsstruktur ist durch zwanghafte Züge mit histrionischen Anteilen und einer hochgradigen emotionalen Labilität und Irritierbarkeit gekennzeichnet. Therapeutisch standen eine Bearbeitung der bewußtseinsnahen Konflikte und eine Desensibilisierungsbehandlung im Vordergrund, danach Gesprächstherapie mit Selbstkontrolltechniken. Innerhalb einiger Wochen wurde dadurch ein guter Therapieerfolg erzielt.

Den phobischen Störungen liegt eine *psychogene*, meistens eine ängstliche, manchmal auch eine zwanghafte oder hysterische Entwicklung zugrunde. Sie sind häufig, aber nicht regelmäßig mit funktionellen Dysregulationen gekoppelt. Bei *älteren* Kindern und *Jugendlichen* treten manchmal bereits phobische Manifestationen auf, die sonst dem Erwachsenenalter vorbehalten sind (*Bazillen*phobie), vor Insekten oder Kleintieren (*Spinnen*phobie, *Mäuse*phobie), aber auch Furcht, höhere Gebäude oder Türme zu besteigen (*Höhen*phobie) und panische Ängste vor Prüfungssituationen (*Prüfungs*phobie). Die bei Erwachsenen häufig anzutreffende *Platzangst*, die sie daran hindert, Plätze und Straßen zu überqueren, in Gaststätten eine Toilette aufzusuchen, oder die Angst sich in geschlossenen Räumen, in der U-Bahn oder auf Schiffen aufzuhalten, ist bei Kindern und Jugendlichen selten.

Für die *Prävention* von Angstsyndromen im Kindes- und Jugendalter wurde immer wieder empfohlen, in der Erziehung angstauslösende Situationen nach Möglichkeit zu vermeiden. Doch die Hoffnung, dadurch die Angstentwicklung zu vermindern, hat getrogen. Lehrpläne, die die Anzahl der Klassenarbeiten drastisch vermindern, erhöhen die Angstschwelle vor der einen und damit entscheidenden dramatisch. Manches spricht dafür, daß eine

Befreiung von Angst nur durch das Gegenteil erreicht werden kann. Viele Kinder testen ihre Ängste durch Mutproben aus und versuchen, wahrscheinlich oft unbewußt, gleichzeitig, sie dadurch zu beherrschen und kontrollieren zu lernen. Offenbar läßt sich, wenn überhaupt, nur durch ein ansteigendes Training der Angstbewältigung die Angst allmählich bezwingen, läßt sich der gefährliche Sumpf der Angst nur durch konsequente Arbeit an sich selbst trockenlegen.

Für die *Therapie* von Angstsyndromen sind verhaltens-, familien- und psychotherapeutische Behandlungsverfahren die Mittel erster Wahl. Für die Therapie schwerer und chronischer Angsterkrankungen kommen psychoanalytische Kurz- und Langzeit- und Familientherapien in Betracht, während bei Phobien durch Verhaltenstherapie oft ausgezeichnete Erfolge zu verzeichnen sind. Sowohl bei Angstanfällen (Panikattacken) als auch bei therapieresistenten Schulverweigerungen haben sich antidepressive Medikamente (Imipramin, Clomipramin) bewährt, in schweren Fällen läßt sich eine stationäre Behandlung nicht umgehen.

3. Depression

*Das Furchtbare ist, wenn eines Menschen Bewußtsein von Kind
auf einen Druck erhalten hat, den alle Elastizität der Seele,
alle Energie der Freiheit nicht heben kann.*

KIERKEGAARD

Kinder und auch Jugendliche sagt man, sind immer *fröhlich und heiter.* Nach der eigenen glücklichen Kindheit und goldenen Jugendzeit sehnen sich, scheint es, alle. Solche Meinungen sind aber oft nur Stereotype, die die Realität verdecken. Tatsächlich sind Depressionen bei *Kindern* und Jugendlichen nicht selten. Depressionen bei Kindern werden aber auch heute noch oft nicht diagnostiziert und deshalb nicht gezielt behandelt. Depressive Kinder werden den Ärzten meistens wegen organischer Beschwerden vorgestellt, die sich unter einer entsprechenden Therapie nicht bessern. In psychologischen Beratungsstellen werden sie als ängstlich-gehemmt oder gereizt-aggressiv eingestuft und als „Verhaltensgestörte" psycho- oder verhaltenstherapeutisch behandelt, oft ohne Erfolg. Das Vorurteil, daß Kinder nicht über eine ausreichende „*Depressionsfähigkeit*" verfügen, wurde durch metapsychologische Spekulationen über das Fehlen „verdrängungsfähiger Ich-Instanzen" zeitweilig gestützt. Dabei hatten die Psychoanalytiker Freud (Ausg. 1968) und Abraham (1971) durchaus schon früh auf die ursächliche Rolle frühkindlicher oraler Fixierungen und narzißtischer Enttäuschungen für die Entstehung von Depressionen hingewiesen, und M. Klein (1960/61) entwickelte später mit ihrer Theorie eine physiologische „*depressive Position*" im Säuglingsalter, die als Grundlage für eine psychoanalytische Depressionstheorie ausgebaut wurde, jedoch keine allgemeine Anerkennung fand.

Der Begriff *Depression* wird mindestens in vierfacher Weise verwendet:

1. als eine physiologische *Befindlichkeit* („ich bin heute so depressiv"),
2. als ein *Symptom* („seitdem der Vater gestorben ist, bin ich depressiv"),
3. als klinisches *Syndrom*, als eine depressive Störung,
4. als eine nosologische *Entität* (mono- oder bipolare Affektpsychose).

Trauer und Depression müssen streng unterschieden werden. *Trauer* ist grundsätzlich motiviert, verständlich und einfühlbar. Sie tritt nach dem Tod oder Verlust nahestehender geliebter Menschen auf. Dabei lassen sich quantitative Korrelationen zwischen Tiefe und Dauer der Trauer und dem Grad und der Intensität der Gefühlsbeziehungen zum Verstorbenen nachweisen. Bei *Depressionen* stehen angeschuldigte Ursachen sowie Schwere und Dauer der Verstimmung in einem abnorm diskrepanten Verhältnis. Die Symptominhalte entsprechen meist dem Lebens- und Entwicklungsalter und machen eine daran gebundene Metamorphose durch. Daß ihre Symptome anders als bei Erwachsenen sind, spricht nicht dagegen, sie als typische Depression zu bezeichnen, in Analogie etwa zu den Varizellen des Kindes und dem Herpes zoster des Erwachsenen, die beide durch identische Erreger verursacht werden.

Depressionen im Kindes- und Jugendalter sind durch den eigentlichen Wortsinn von *deprimere* (lat.): herunterdrücken, niederdrücken, oder durch eine allgemeine Kennzeichnung der Depression als einen „Stimmungshintergrund, der durch das Unlustgefühl eines *psychischen Schmerzes* bestimmt wird" (Kraepelin 1909), besser definiert als durch eingehende Beschreibungen depressiver Störungen, die vorwiegend das Erwachsenenalter betreffen.

In den *Anfängen* der Kinderpsychiatrie, um die Jahrhundertwende, wurden in Hand- und Lehrbüchern der Psychiatrie und Pädiatrie Depressionen im Kindes- und Jugendalter *regelmäßig* abgehandelt.

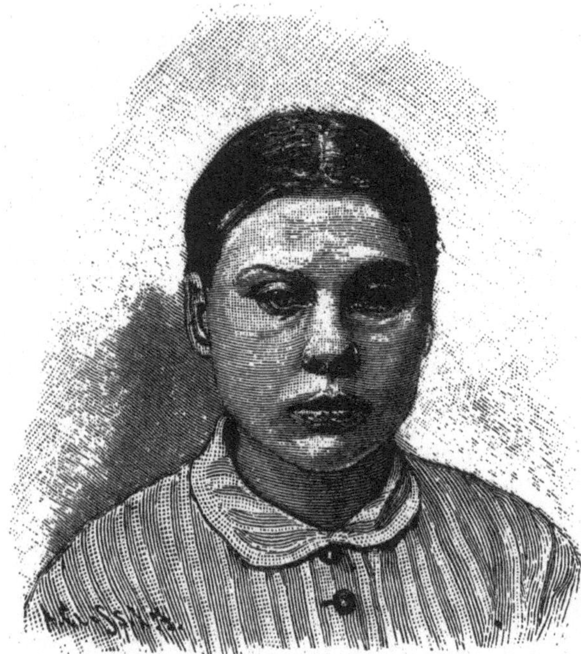

Abb. IV-6. Stahlstich: „Melancholia simplex bei einem 14jährigen Mädchen (aus: Emminghaus 1887); im 19. Jh. wurden alle damals bekannten Formen der Melancholie auch für das Kindesalter beschrieben

Der Psychiater Griesinger (Lit. 1964) hatte bereits 1845 ausgeführt: „Auch die melancholischen Formen kommen, obschon entschieden seltener, im Kindesalter in allen ihren Varietäten vor."

Die *experimentelle* Depressionsforschung von Harlow u. Suomi (1970) hat gezeigt, daß sogar junge Primaten unter entsprechenden Bedingungen alle klassischen Merkmale einer Depression aufweisen. Mit den Beobachtungen von Spitz (1946) über die anaklitische Depression wurden bei Säuglingen Krankheitsbilder beschrieben, die ihre terminologi-

sche Zuordnung rechtfertigen. Die Untersuchungen der letzten Dezennien haben gelehrt, daß schon Säuglinge relativ differenziert beobachten und lernen können. Sie reagieren auf Veränderungen in ihrer Umgebung besonders mit Veränderungen ihrer emotionalen Befindlichkeit.

Die *Häufigkeit* depressiver Störungen steht in direkter Beziehung zu ihrer Definition. Das gilt besonders für das *frühe* Kindesalter, in dem die beschreibende Diagnostik dominiert, während bei Schulkindern und Jugendlichen bereits verbalisierte Selbstbeurteilungen, unterstützt durch projektive Testverfahren und psychopathologische Querschnittsanalysen hinzugezogen werden können. Das Vorliegen leichter depressiver Verstimmungszustände wird auf *6–12 %* einer *ambulanten* kinderpsychiatrischen Klientel geschätzt. Mittlere und depressive Störungen bei Kindern und Jugendlichen lassen sich bei *1,8 %* (Nissen 1971) bis *3 %* (Weber 1968) der in einer kinder- und jugendpsychiatrischen Klinik vorgestellten Kinder nachweisen (s. auch Tabelle IV-7).

Das *Hauptmanifestationsalter* depressiver Störungen bei Kindern liegt zwischen dem *11. und 14.* Lebensjahr. Etwa 50 % aller depressiven Störungen im Kindesalter kommen in diesem Lebensabschnitt vor, im frühen Schulalter annähernd *25 %*; wesentlich *seltener* sind sie bei Säuglingen und Kleinkindern anzutreffen. Nach der *Pubertät* tritt eine starke zahlenmäßige Zunahme ein. Die *Geschlechtsverteilung* entspricht der des Erwachsenenalters: Auf zwei depressive Mädchen kommt ein depressiver Junge. Diese Zahlenrelation ist deshalb auffällig, weil in der Kinder- und Jugendpsychiatrie sonst eine generelle Jungenwendigkeit von 2 zu 1 die Regel ist.

Wesentliche Bestandteile der *emotionalen Befindlichkeiten* eines Menschen beruhen auf der Grundstimmung, der Stimmungslage und der Stim-

Tabelle IV-7. Studien zur Epidemiologie von Depressionen im Kindesalter

Autor	Jahr	Land	Anzahl der Kinder	Depressionen in %	Population
Rutter et al.	1970	UK	2199	0,14	unausgelesen
Nissen	1971	Deutschland	6000	1,8	Klinikpatienten
Meierhofer	1972	Schweiz	400	25,0	Heimkinder
Pearce	1977	UK	547	23,0	Klinikpatienten
Kashani	1983	USA	350	0,3	Kindergartenkinder
Kazdin	1983	USA		15,0	Klinikpatienten
Kashani u. Carlson	1987	USA	1000	0,9	Kindergartenkinder
Larsson u. Melin	1992	Schweden	471	10,0	Schulkinder

mungsqualität. Sie sind entscheidend an unserer Erlebnistönung, unseren Handlungen und Willensakten beteiligt. Stetigkeit und Wechsel, Konstanz und Labilität und die Größe der Schwankungen und Ausschläge der Grundstimmung sind entscheidende Kriterien des *„endothymen Grundes"* der Persönlichkeit, für ihre Ausdauer und Leistungsfähigkeit. Einen verläßlichen Einstieg in die Welt depressiver Kinder und Jugendlicher kann auch derjenige erhalten, der nicht ständig mit ihnen und mit den psychischen Störungen in diesem Lebensabschnitt konfrontiert ist. Er braucht sich nur an seine *eigene* Kindheit, seine traurigen Bedrückungen oder gar an depressive Episoden und Perioden zu erinnern. Wir erinnern uns alle an unstete oder mißlaunige Kinder und Mitschüler, an stille, ernsthafte, überangepaßte, oft traurige und gehemmte *Außenseiter*, die leistungsmäßig manchmal zu den Besten der Klasse zählten, häufig aber die Rolle von „Prügelknaben" einnahmen. Daß Temperament und emotionale Befindlichkeit genetisch mitbedingt und damit nur graduell korrigierbar sind, das beruht nicht allein auf Feststellungen von Humangenetikern, sondern auch von Psychoanalytikern (Schepank 1974). Es wird heute die Auffassung vertreten, daß vorwiegend *stammhirngesteuerte* Persönlichkeitszüge, wie vitale Antriebsspannung, affektive Erregbarkeit und Tiefe sowie die Wucht der affektiven Wallungen, besonders perio*stabil* sind, während die kortikalen Funktionen stärker von äußeren Lebens- und Entwicklungsbedingungen abhängig sind. Darüber hinaus sind wir alle in unserem *Vitaltonus* Schwankungen unterworfen, die aus biologisch-endokrinen Abläufen (Pubertät, prämenstruelles Spannungssyndrom, Klimakterium) resultieren oder sich als Reaktion auf gegebene Umweltsituationen darstellen. Jede Existenz ist endo- und exogenen Einflüssen und Schwankungen unterworfen, die sich überkreuzen, abschwächen oder überlagern, je nachdem ob äußeres Erleben mit dieser oder jener Phase der endogenen Stimmungskurve zusammenfällt.

Über die *Symptomatik* aller dieser depressiven Störungen lagen bis vor wenigen Jahren noch keine statistisch abgesicherten Untersuchungen an einem größeren, nach Lebens- und Entwicklungsalter, Intelligenz und Geschlecht relativ homogenen Krankengut vor.

Aus 42 Arbeiten der *Weltliteratur*, die in der Zeit von *1911* bis *1992* erschienen sind, ließen sich die Hypothesen über Form und Inhalt depressiver Störungen bei Kindern und Jugendlichen in 5 große Gruppen einordnen.

1. Depressionen kommen bei Kindern nur *selten* vor oder äußern sich bei Kleinkindern in Verlustreaktionen, bei größeren Kindern vorwiegend in Aggressionen; es wird auf die *unreife* Gewissensbildung bei Kindern hingewiesen.

2. Depressionen im Kindesalter *unterscheiden* sich wesentlich von denen Erwachsener, sie sind überwiegend *„maskiert"*. Jugendliche zeigen eine Erwachsenen ähnliche Symptomatik.

3. Depressionen bei Kindern *ähneln* sehr weitgehend den Depressionen Erwachsener, sie sind jedoch insgesamt *selten*.

4. Depressionen bei Kindern verlaufen *niemals* unter dem typischen psychopathologischen Bild Erwachsener. Sie haben ihre *eigene* Symptomatik.

5. Depressionen bei Kindern zeigen überwiegend eine *psychosomatische* Symptomatik, die meistens *nicht* als eine depressive Symptomatik erkannt wird.

Diese schillernden, im einzelnen noch facettenreicheren, teilweise jedoch widersprüchlichen Aussagen erklären sich nicht nur daraus, daß sie von unterschiedlichen Fachvertretern stammen: Pädiater und Psychiater, Psychoanalytiker und Kinder- und Jugendpsychiater sind die Autoren dieser Arbeiten. Bei *synoptischer* Betrachtung zeigt sich, daß die als *typisch* bezeichnete depressive Symptomatik bei Kindern und Jugendlichen bei sehr verschiedenen Alters- und Entwicklungsstufen registriert wurde. Das führte zu Mißverständnissen. Nicht immer wurde ausreichend berücksichtigt, daß sich die psychopathologische Symptomatik im Verlauf der psychischen Entwicklung kontinuierlich *verändert*. Bei Beachtung des *„Zeitfaktors"* (Tramer 1964) als ordnendes Prinzip des Werdens und Vergehens psychopathologischer Erscheinungen nimmt die Zahl der scheinbaren Widersprüche deutlich ab. Wenn man die fünf Thesen daraufhin durchsieht, dann sind 1. tatsächlich depressive psychische Störungen selten bei *Kleinkindern* nachzuweisen, weil diese sich vorwiegend nur psychosomatisch manifestieren und deshalb häufig nicht als depressive Störungen erkannt werden. Ferner ist 2. aus der Sicht der klassischen Depressionslehre eine kindliche Depression immer *dann* eine „maskierte" Depression, wenn sie nicht den Depressionen *Erwachsener* gleicht; 3. wenn erwartet wird, daß die Depressionen bei Kindern denen Erwachsener ähneln, dann ist es verständlich, daß sie bei Kindern nicht oder nur selten diagnostiziert werden. Die unter 4. und 5. angeführten Thesen stimmen sehr weitgehend mit neueren Untersuchungsergebnissen (Nissen 1983) überein.

Die *Symptomatik* depressiver Kinder und Jugendlicher ist in einem viel stärkeren Grade als die der Erwachsenen vom *Lebens- und Entwicklungsalter*, von der Intelligenz, dem Geschlecht und vom Milieu abhängig. Es läßt sich deshalb *nicht* wie in der Erwachsenenpsychiatrie eine typische formale und inhaltliche Symptomatik der Depression darstellen. Ähnlich wie für schizophrene Erkrankungen, für die eine kindereigentümliche Phänomenologie schon seit Jahrzehnten bekannt ist, mußte für depressive Säuglinge und Kleinkinder, für Schulkinder und Jugendliche versucht werden, alters- und

entwicklungstypische Krankheitsbilder herauszuarbeiten (Tabelle IV-8). Dabei ergab sich, daß *jüngere* Kinder vorwiegend eine Symptomatik zeigen, die einer *larvierten* Depression Erwachsener ähnelt (Nissen 1973). Bei grober Vereinfachung kann gesagt werden, daß typische Depressionen bei *Kleinkindern* sich vorwiegend in einer psychosomatischen und bei *Schulkindern* in einer gemischten mentalen und psychosomatischen Symptomatik ausdrücken, während sich die Symptomatik der *Jugendlichen* der des Erwachsenenalters annähert. Daraus und aus den Ergebnissen der *transkulturellen* Psychiatrie wurde geschlossen, daß es sich bei diesen leibnahen depressiven Störungen des Klein- und Schulkindes nicht um larvierte, sondern um *echte* alters- und entwicklungsadäquate Depressionen handelt. Sie müssen jedoch als die *primären Depressionen* in der Entwicklung des Menschen angesehen werden. Bei der larvierten Depression des Erwachsenen handelt

Tabelle IV-8. Alters- und entwicklungsspezifische psychische und psychosomatische Symptome im Kindes- und Jugendalter, denen aber nur dann eine diagnostische Bedeutung zukommt, wenn typische depressive Syndrome (s. Abb. IV-7) vorliegen (Prüfung auf Homogenität der Altersverteilung, n = 105; Nissen 1971; numerisch überprüft durch Untersuchungen von Weiermann 1980: n = 227; Warzecha-Knoll 1980: n = 65; Neuhaus 1991; n = 39)

Lebensalter (Jahre)	Psychische Symptome	Psychosomatische Symptome
18	Grübeln, Suizidversuche	Kopfschmerzen
17	Suizidimpulse, Bedrücktheit	Appetitstörungen
16	Minderwertigkeitsgefühle	
15	Stimmungsschwankungen	
14	Außenseiter, Hypochondrie	
13	Schulangst, Zwangssymptome	
12	Angst, Sozialisationsstörungen	
11	Gereiztheit, Unsicherheit	Enuresis
10	Spielhemmung, Kontaktsucht	Nägelknabbern
9	Konzentrationsschwäche	Genitale Manipulationen
8	Lernhemmung, Agitiertheit	Pavor nocturnus
7	Stilles Kind, Überängstlichkeit	
6	Leichte Erschöpfbarkeit	
5	Spielhemmung	Wein- und Schreikrämpfe
4	Unruhe, Agitiertheit	Enkopresis
3	Schüchternheit	Schlaf-Wach-Rhythmusstörungen
2	Apathie	Jaktationen
1		Appetitstörungen

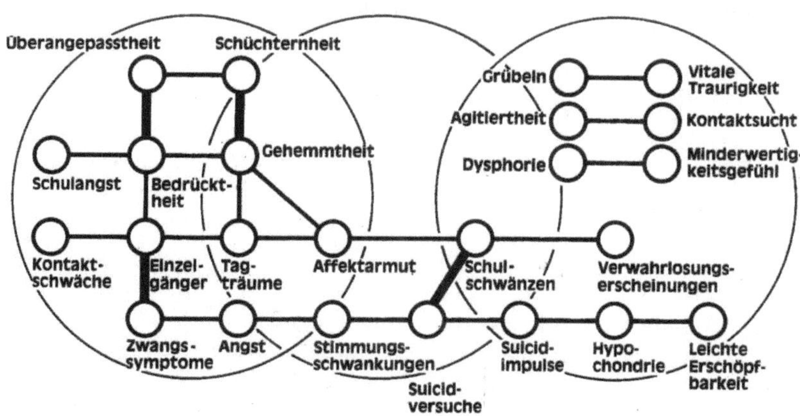

Abb. IV-7. Depressive Syndrome: Netzwerk psychischer Symptome bei Mädchen und Jungen (n = 105); Signifikanz ▬ > 95 %; — = 95 %. (Nach Nissen 1971)

es sich danach um eine Depression mit *regressiver* Symptomatik, um einen „Rückfall" in die typische Depression des Kindesalters.

Bei der Aufgliederung der *Symptome* nach Prozenträngen ergaben sich bei den depressiven Jungen und Mädchen (Nissen 1971) als die *fünf* häufigsten *psychischen* Symptome: Kontaktschwäche, Angst, Gehemmtheit, Selbstisolierung und Ängstlichkeit; *psychosomatische* Symptome waren: Aggressivität, Enuresis, Schlaf-Wach-Rhythmusstörungen, Mutismus und Nägelknabbern. Bei einer *geschlechtsspezifischen* Aufgliederung ergaben sich wesentliche Differenzen in Richtung einer passiv-gehemmten Symptomatik für Mädchen und einer aktiv-agitierten Symptomatik für Jungen. Die *Mädchen* wiesen als die fünf häufigsten psychischen Symptome auf: Gehemmtheit, Angst, Kontaktschwäche, Überangepaßtheit und „stilles Kind". Als psychosomatische Symptome dominierten bei ihnen: Mutismus, Aggression, Wein- und Schreikrämpfe, Enuresis und Naschsucht. Die *Jungen* zeigten als häufigste psychische Symptome Kontaktschwäche, Angst, Selbstisolierung, Gehemmtheit und Unsicherheit und als psychosomatische Symptome: Aggression, Enuresis, unmotiviertes Weinen, Schlaf-Wach-Rhythmusstörungen und Nägelbeißen.

Differenzen der depressiven *Symptomgestaltung* ließen sich auch beim Vergleich von *unter*durchschnittlich, *durchschnittlich* oder *über*durchschnittlich *intelligenten* Kindern nachweisen. Die Dominanz körperlicher Beschwerden und hypochondrischer Klagen bei intellektuell *schwach* ausgestatteten depressiven Kindern drücken sich in dem Leitsymptom *Affektarmut* aus, während bei Kindern und Ju-

gendlichen mit einem *höheren* Intelligenzquotienten *Selbstisolierungs*tendenzen dominieren.

Die nosologische *Klassifikation*, die neben der phänomenologischen Erfassung und Deskription die verläßlichste Basis für die Zuordnung kinder- und jugendpsychiatrischer Krankheitsbilder bietet, erlaubt vier große ursachenbezogene Gruppierungen (Abb. IV-8):

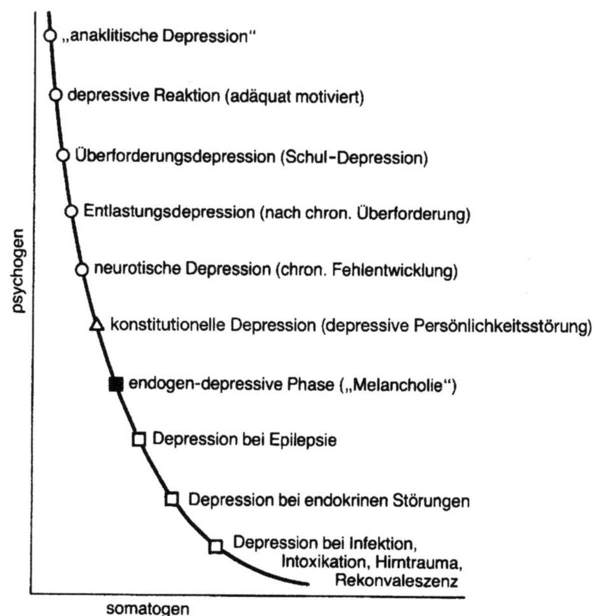

Abb. IV-8. Depressionen bei Kindern und Jugendlichen: multidimensionale Ursachen; ○ milieureaktive, neurotische, psychogene, △ konstitutionelle, ■ endogen-phasische, mono- und bipolare, □ somatogene, exogene, organisch bedingte Depressionen

1. *Milieureaktive* (psychogene) depressive Störungen,
2. *konstitutionelle* depressive Störungen (Persönlichkeitsstörungen),
3. *exogene* (organische, symptomatische) depressive Störungen,
4. *endogen-phasische*, mono- oder bipolare Affektpsychosen.

Die *diagnostische* Differenzierung wird durch die häufig vorhandene mehrdimensionale Ätiologie einer aktuell vorliegenden psychischen Störung allerdings oft erschwert oder läßt sich erst durch Längsschnittanalysen klären.

Pädiater haben bei *deprivierten* Säuglingen ein depressives Störungsbild beschrieben, das in späteren psychoanalytischen Untersuchungen als *anaklitische Depression* (Spitz 1946) eine überzeugende psychopathologische Darstellung fand. Einige Psychiater und Psychoanalytiker haben Bedenken, in diesem Lebensalter bereits von Depressionen zu sprechen. Sie ziehen neutrale Begriffspole wie „Lust" und „Unlust" vor. Wenn es auch metapsychologisch Schwierigkeiten bereitet, Depressionen in einer Altersstufe zu akzeptieren, in der ein verdrängungsfähiges Ich sich noch nicht formiert hat, so zeigt die Praxis doch, daß man von einem bewußtseinsnahen „Selbst" sprechen kann. Bei jungen Kleinkindern finden sich bereits erhebliche Temperamentsunterschiede. Sie drücken sich auch darin aus, ob, wie oft und bei welchen Anlässen die Kinder weinen und lachen.

Das *Initialstadium* anaklitisch-depressiver Säuglinge ist durch Weinen und Schreien, abweisendes und apathisches Verhalten gekennzeichnet. Die Gewichtszunahme stagniert und entwickelt sich dann rückläufig. Es stellen sich Ein- und Durchschlafstörungen und eine zunehmende Infektanfälligkeit ein. Die psychischen Entwicklungsquotienten (EQ) stagnieren ebenfalls zunächst, sinken dann rapide ab. Bei fortdauernder Trennung von der Mutter hört die Weinerlichkeit auf; an ihre Stelle tritt eine physiognomische Starre, die Kinder liegen mit weitgeöffneten, ausdruckslosen Augen da. Sie wirken wie abwesend und verweigern die Kontaktaufnahme. Wenn ein Säugling mit einer anaklitischen Depression im Laufe einiger Monate wieder mit der Mutter vereinigt wird, tritt meistens wieder eine rasche und vollständige Genesung ein. Dauerte die Trennung länger, wurde eine weitere Verschlechterung beobachtet.

Zu ähnlichen depressiven Störungen wie bei der Deprivation kann es auch bei einem *Mangel* an ausreichenden emotionalen Beziehungen zu einer an sich präsenten Mutter oder einer anderen kompetenten Beziehungsperson kommen. Der Mangel an mütterlicher Liebe und die emotionale *Kulturarmut* mancher Familien sind exogene Faktoren, die depressive Störungen verursachen oder richtunggebend verstärken können. Depressionsfördernde äußere Verhältnisse können eine uneheliche Geburt mit nachfolgender chaotischer Situation oder der frühe Tod der Mutter oder des Vaters sein. Trennung und Scheidung der Eltern sind ebenfalls mögliche pathogene Faktoren. Eine ähnliche Wirkung können anhaltend disharmonische Beziehungen der Ehepartner zueinander oder der Partner zum Kind, chronische Krankheiten der Eltern oder inkomplette oder häufig wechselnde familiäre Intimgruppen (wechselnde Beziehungspartner) ausüben.

Die depressive Reaktion wird als eine adäquat motivierte Antwort auf einen zureichenden psychischen Anlaß mit evidenter zeitlicher Verbindung aufgefaßt. Eine *abnorme reaktive Depression* ist hingegen eine seelische Antwort auf eine akute psychodramatische Gleichgewichtsstörung mit „Symptomen der Angst, Trauer und Erschöpfung". Dazu werden auch die reaktiven Depressionen gerechnet, denen nicht selten eine angeborene oder erworbene depressive Disposition zugrunde liegt. Prognostisch ist von Bedeutung, daß reaktive Depressionen in der Regel ohne psychische Dauerveränderungen abklingen und keine zusätzliche Bereitschaft zu weiteren depressiven Manifestationen hinterlassen. Zu den „abnormen depressiven Reaktionen" gehören die anaklitische Depression, die „Schuldepression" und andere reaktive Depressionsformen, die der vorstehenden Definition entsprechen. Reaktive Depressionen entstehen durch umweltbedingte psychische Traumen oder längere seelische Belastungen und bleiben inhaltlich und zeitlich auf die auslösenden Ereignisse und Belastungen zentriert.

Fallbeispiel

So ein 13jähriges Mädchen, das seit einigen Wochen traurig verstimmt wirke. Seitdem eine Mitschülerin eine Verabredung nicht eingehalten habe, habe sie den weiteren Schulbesuch abgelehnt und „seltsame Ideen" geäußert: sie wolle kein Abitur machen, die Schule verlassen, keinen Beruf erlernen, sich nur einen Job suchen. Sie vernachlässige die Körperhygiene, habe sich das Gesicht und das Genitale blutig gekratzt, wolle nachts bei den Eltern schlafen. Bei der Exploration hält sie die Augen niedergeschlagen, klammert sich fest an die Mutter, spricht mit leiser, kaum vernehmbarer Stimme. Nach der Geburt des Kindes depressive Verstimmung der Mutter, vor einigen Monaten stationäre Behandlung wegen depressiver Verstimmung und suizidaler Tendenzen. Ihre Tochter habe bis in die Schulzeit eingenäßt und eingekotet. Der vorgealterte Vater ist alkoholabhängig. Einzel- und Gruppengespräche mit dem Kind sind nicht möglich, es verhält sich mutistisch, liegt fast bewegungslos im Bett und blickt an die Decke. Nach einigen antidepressiven Infusionen und oraler Medikation allmähliche Besserung, unter stabilisierenden Gesprächen Besuch der Klinikschule und nach Wochenendbeurlaubungen Entlassung nach Hause.

Die *Schul-Depressionen* sind meistens das Resultat einer schulischen *Überforderung*. Aber schon vor der Einschulung werden innere Reaktionsmechanismen strukturiert; sie gehören zu einem genetisch verankerten oder peristatisch erworbenen persönlichkeitseigenen Emotionsinventar. Aber ebenso wie niemand eine angeborene geistige Behinderung nur deshalb als „Schulschwachsinn" bezeichnen würde, weil sie nach der Einschulung erst erkannt wurde, ebensowenig wird man eine „Schul-Depression" allein der Schule zur Last legen können. Es besteht aber auch kein Zweifel daran, daß latent depressionsgefährdete Kinder, die intellektuell durchaus den schulischen Anforderungen entsprechen könnten, unter ungünstigen Lern- und Schulverhältnissen depressive Störungen entwickeln können. Unter ungünstigen Schulverhältnissen (häufige Lehrerwechsel, große Klassen, ungeeignete Unterrichtsmethoden) können sich sogar bei emotional relativ *stabilen* Kindern depressive Verstimmungen ausbilden. Von Schul-Depressionen sind jedoch besonders *solche* Schüler bedroht, die nicht den ihrer intellektuellen Ausstattung entsprechenden Schultyp besuchen; etwa Sonderschüler, die eine Hauptschule, oder Hauptschüler, die ein Gymnasium frequentieren. Während ein gesundes Kind sich in der Regel *nicht* überfordern läßt, sind es gerade leistungsbeeinträchtigte, ich-schwache Kinder, die auf Wunsch der Eltern jahrelang in einem inadäquaten Leistungsmilieu verharren und dann der Überforderung erliegen. Typisch ist, daß sich solche Kinder nach Abschluß der Schule, manchmal bereits während der Schulferien, überraschend schnell erholen und sich später positiv entwickeln. Für viele überforderte Kinder stellen Konzentrationsstörungen, leichte Ablenkbarkeit und motorische Unruhe natürliche *Abwehrmechanismen* dar, die verhindern, daß sich

selbstwertbedrohende Depressionen entwickeln. Dadurch vermeiden solche Kinder eine Auseinandersetzung ihres Selbstwertgefühles mit der kritischen Umgebung (Lehrer, Eltern, Mitschüler) und mit ihrem eigenen Leistungsversagen.

Auf die besondere Bedeutung psychischer Störungen bei gehemmten, *lernbehinderten* und *geistig behinderten Kindern* und Jugendlichen mit *ehrgeizigen* Eltern wurde bereits hingewiesen. Besonders gefährdet sind Kinder solcher Eltern, die ihre emotionale Zuwendung vom Schulerfolg abhängig machen und Mißerfolge mit Liebesentzug bestrafen. Sie geraten bei *chronischer* Demütigung oft in schwere Identitätskonflikte mit Selbstisolierungstendenzen, manchmal in eine suizidale Vorbereitungssituation und zum Suizid selbst. Narzißtische Kränkungen der körperlich mißgebildeten Kinder können als Dysmorphophobie oder als „*Thersites-Komplex*" (Stutte 1972) eine ähnliche unheilvolle Rolle spielen.

Neurotische Depressionen zeigen im Kindesalter oft nur eine fragmentarische Symptomatik, die sich erst in der späteren Kindheit und in der Adoleszenz komplettiert. Ihr liegen Störungen der psychischen Verarbeitung zugrunde, die durch verdrängte oder abgekapselte frühkindliche Konflikte bewirkt werden. Von einer neurotischen Depression wird man nach Ausschluß endogener, endoreaktiver (Weitbrecht 1954) und exogener Depressionen dann sprechen, wenn neben einer alterstypischen depressiven Symptomatik aus der Lebensgeschichte des Kindes pathogenetische Korrelationen transparent werden, die tiefenpsychologische Gesetzmäßigkeiten ihrer Entstehung erkennen lassen. Aus psychoanalytischer Sicht lassen sich die Wurzeln depressiver Entwicklungen regelmäßig bis in die frühe Kindheit, in die „orale Phase" zurückverfolgen. Freud (1917) deutete die depressive Symptomatik als eine ursprünglich gegen einen anderen Menschen gerichtete Aggression, die sich gegen sich selbst kehrte. Andere Autoren weisen darauf hin, daß nicht immer eine Verdrängung von Triebansprüchen der Entstehung zugrunde liegen müsse. Es könne sich auch um Insuffizienzkomplexe im Bereich der höchsten Persönlichkeitsschicht handeln, z.B. durch Versäumnisse und Unterlassungen gegenüber ästhetischen, wissenschaftlichen oder ethischen Werten. Prädisponierend und für die Entwicklung begünstigend wirken fortdauernde ungünstige Umweltverhältnisse. Diese Kinder erfahren schon als Säuglinge nicht das notwendige Maß an Geborgenheit und Sicherheit für ihre emotionale Entwicklung. Neurotische Depressionen finden sich deshalb häufig bei Halb- und Vollwaisen, bei Scheidungskindern oder Kindern, die in wechselnden Pflegestellen oder Heimen aufwuchsen oder deren Eltern krank oder beide beruflich überfordert waren. Dabei soll sich der frühe Verlust des Vaters besonders in den späteren Kindheitsjahren traumatisierend auswirken, während die Trennung von der Mutter für alle Altersstufen eine krankheitsfördernde Zäsur bedeutet. Endogene Depressionen bei den Eltern haben für die Kinder sehr häufig einen ungünstigen, depressionsfördernden Einfluß.

Depressionen bei Müttern erzeugen nach A. Freud (1968) eine latente Bereitschaft zu depressiven Erkrankungen, die häufiger erst im späteren Leben manifest werden. Diese Kinder entwickeln aufgrund ihrer teilnehmenden Gefühlsbeziehung zur depressiven Mutter eine Bereitschaft, ihre Gefühlshaltung zu teilen und resignativ-depressiv zu reagieren.

Gefährdet sind besonders die nach außen fügsamen, weichen, nachgiebigen, distanzierten, verschlossenen und abweisenden Kinder und Jugendlichen, die hinter dieser Fassade ein starkes Anlehnungs-, Geborgenheits- und Liebesverlangen verschlossen halten. Neurotische Depressionen verstärken und verfestigen sich mit biographisch nicht bewältigten Schwierigkeiten und können in einzelnen Fällen durch eine unregelmäßige Periodizität einen wellenförmigen Ablauf erhalten und dadurch den phasenähnlichen Verlauf endogener Depressionen imitieren.

Fallbeispiel

Ein 12jähriges, überdurchschnittlich begabtes Mädchen, das mit 8 Jahren an Diabetes mellitus erkrankte und 2 Jahre später wegen einer offenen Tbc längere Zeit stationär behandelt werden mußte und bei der zusätzlich mehrere epileptische Krampfanfälle auftraten, die allerdings keine medikamentöse Dauerbehandlung erforderten, unternahm mehrere Suizidversuche. Sie fühlt sich von ihren Eltern nicht verstanden und nicht geliebt. Dagegen besteht eine intensive emotionale Beziehung zu einem verstorbenen Großvater fort, mit der ihr naiver Wunsch nach rascher „Wiedervereinigung im Himmel" begründet wird. Ihre frühkindliche Entwicklung war unauffällig, erhebliche Kontakt- und Beziehungsschwäche. Depressive Stimmungslage mit alexithymer Grundhaltung, latente autodestruktive Tendenz („Ritzen"). Neigung zu raptusartigen autoaggressiven Handlungen. Intensive Einzeltherapie, die ambulant fortgesetzt wurde, erbrachte eine deutliche Besserung; nach 2 Jahren jedoch weiterhin chronisch-depressive Stimmungslage.

Konstitutionell depressive Kinder und Jugendliche neigen früh zu einer bedrückten, pessimistischen, skeptischen Lebenseinstellung, wie man sie manchmal auch bei vorgereiften Klein- und Schulkindern antreffen kann. Die Bedeutung einer konstitutionellen *Disposition* für die Entwicklung einer Depression läßt sich jedoch kaum zuverlässig ermitteln. Auch bei depressiven Kindern depressiver Eltern lassen sich tradierte und genetische Faktoren nur schwer voneinander abgrenzen. Es ist bemerkenswert, daß sowohl in der europäischen ICD-10 als auch im amerikanischen DSM-III R die *depressive Persönlichkeitsstörung* für das Erwachsenenalter bislang nicht aufgenommen wurde und dementsprechend auch seine Vorformen, wie sie z.B. als schizoide oder aggressive Störungen angeführt werden, fehlen. Die *abnorme depressive Persönlichkeit* gehörte seit Koch (1891–93), dem Begründer der noch vor einigen Jahrzehnten gültigen, inzwischen verlassenen Psychopathielehre, die für Kinder und Jugendliche wenig Anwendung fand, zum festen Bestandteil der Psychiatrie, ebenso wie der weitgehend analoge *depressive Charakter* oder die *Kernneurose* in der Psychotherapie. Es hat nicht den Anschein, daß diese Formen der Persönlichkeitsstörung heute weniger häufig als früher auftreten, sie werden offensichtlich nur seltener diagnostiziert und/oder anderen Oberbegriffen subsumiert.

Fallbeispiel

Ein 15jähriges Mädchen wird wegen aktueller Suizidgefährdung aufgenommen. Bereits als Vorschulkind „unkindlich ernst" und Einzelgängerin, Einnässen und Einkoten, klagte nach der Einschulung ständig über Ängste und Schlafstörungen und wechselnde somatische Beschwerden, die immer wieder zu Schulverweigerungen führten. Sie habe alles immer „schwarz in schwarz" gesehen, habe als Kleinkind fast ausnahmslos mit schwarzen Tusch- und Filzstiftfarben gemalt, sei immer müde, initiativ- und antriebsschwach gewesen. Sie verweigerte monatelang den Schulbesuch; wegen zunehmender Spannungen mit der Mutter Plazierung in einem Internat, dort verhielt sie sich völlig teilnahmslos, aß und trank nicht mehr und wurde bereits nach einigen Tagen wieder entlassen. Sie begann Drogen einzunehmen, weil sie „diese Hoffnungslosigkeit nicht mehr ertrug". Bei der Mutter besteht eine schizoaffektive Psychose, die mehrere lange Klinikaufenthalte erforderlich machten. Psychopathologisch strukturschwaches Mädchen mit narzißtisch-moralisierenden Idolbildungen, die in einem als dramatisch erlebten Kontrast zur Realität und zum eigenen Ich stehen; fehlende Kompromißfähigkeit. Keine Zeichen für eine endogene psychische Erkrankung. Prognose insgesamt ungünstig. Da beide

Eltern pädagogisch inkompetent und überfordert sind, Einweisung in eine stationäre psychotherapeutische Langzeiteinrichtung.

Depressive Störungen als Folge substantieller Hirntraumen werden bei Erwachsenen den posttraumatischen Wesens- und Persönlichkeitsveränderungen zugeschrieben. Derartige symptomatische *somatogene Depressionen*, die eine direkte (somatogene) Folge der zugrundeliegenden Krankheit darstellen, werden auch bei epileptischen Erkrankungen, bei heredodegenerativen Erkrankungen (Stutte 1963), bei Intoxikationen und vor oder nach Infektionen, Meningitis und Enzephalitis, aber auch bei der Chorea minor (Ssucharewa 1956), beobachtet. Sie sind bei Kindern und Jugendlichen relativ häufig, werden aber nur selten diagnostiziert. Frühkindliche Hirnschäden können zu einer Deviation der noch nicht etablierten „Vorgestalt" (Conrad 1947), des Persönlichkeitsentwurfes, führen, die der einer depressiven Wesensänderung bei Erwachsenen entspricht. Während bei diesen jedoch die Diagnose durch einen Vergleich mit der prämorbiden Persönlichkeit relativ einfach sein kann, wenn man an die Hirnverletzten des Zweiten Weltkrieges denkt, kann bei frühkindlichen oder kindlichen Hirnschäden nur rückblickend spekuliert werden. Es gibt jedoch genug schlüssige Einzelfälle nach Verkehrsunfällen, um die Existenz symptomatischer Depressionen für das Kindesalter auch kasuistisch zu belegen. Städeli (1978) wies nachdrücklich auf Kinder mit chronischen Depressionen nach frühkindlichen Hirnschäden hin; leider sind bis heute dazu vergleichende und weiterführende Nachuntersuchungen nicht durchgeführt worden. Dies ist auch und besonders von therapeutischem Interesse, weil diese akuten oder chronischen Psychosyndrome manchmal auf eine ursachenzentrierte Therapie gut ansprechen oder sich mit der Besserung der Grundkrankheit, etwa bei Infektionen oder Intoxikationen, spontan zurückblicken.

Phasisch verlaufende mono- und bipolare *affektive Psychosen* sind im Kindesalter (s. S. 271) selten, treten jedoch im Jugendalter bereits häufiger auf.

Für die *Erforschung der Ursachen* psychischer Störungen im Kindes- und Jugendalter haben sich generell und auch bei Depressionen *drei* methodische Ansätze erfolgreich erwiesen:

1. Der *genetische* Ansatz. In der Kinder- und Jugendpsychiatrie wird den biologischen Grundlagen, insbesondere der Genetik psychischer Störungen und psychiatrischer Krankheiten wieder ein verstärktes Interesse gewidmet. Diese „*individuellen Differenzen*" (Rutter u. Hersov 1977) waren seit jeher ein Bestandteil tiefenpsychologischer Persönlichkeitsforschung. Sie wurden durch die moderne Zwillingsforschung (Schepank 1974) bestätigt. Bereits Säuglinge und Kleinkinder weisen individuelle Unterschiede in der Dauer und Stärke ihrer Gefühlsausschläge auf. Bei längerdauernden Depressionen muß deshalb die Frage geklärt werden, ob es sich um eine abnorme depressive *Reaktion* als Ausdruck einer depressiven Persönlichkeitsstruktur handelt oder um eine depressive *Erkrankung*, der ein peristatischer oder exogener Kausalitätsfaktor zugrundeliegt. Schon Pieper (1940) konnte durch Längsschnittuntersuchungen von Kindern mit „*konstitutionellen* Depressionen" nachweisen, daß diese „von der frühen Kindheit bis über die Reifezeit hinausreichen können". Dabei seien deutlich „kritische Tage" mit verstärkten körperlichen Mißempfindungen, depressiven Verstimmungen, kombiniert mit Weglaufen oder Suizidversuchen, zu beobachten.

2. Der *retrospektive* Ansatz. Retrospektive Berichte depressiver Erwachsener über depressive Episoden in ihrer Kindheit lassen meistens *mehrere* Ausdeutungen zu. So ist es durchaus möglich, daß manche Erwachsene sich zuverlässig an frühe depressive Zustände erinnern. Zweifel sind jedoch immer angebracht, weil rückblickend leicht jede traurige Verstimmtheit als Depression imponieren kann.

3. Der *prospektive* Ansatz. Er wurde theoretisch formuliert und auch bereits praktiziert, aber auf die depressiven Störungen im Kindes- und Jugendalter noch nicht *systematisch* angewandt. Die Voraussetzung hierzu wäre eine statistisch ausreichende Anzahl unausgewählter Kinder, die von der Geburt bis ins Erwachsenenalter in regelmäßigen Abständen untersucht werden müßte, um eine Vergleichsbasis für sich später manifestierende depressive Erkrankungen zu erhalten.

In unserer Studie (Nissen 1971) ließen sich nach ca. 10 Jahren an 96 von 105 Probanden Katamnesen erheben. Sie ergaben, daß langfristige depressive Verstimmungszustände im Kindes- und Jugendalter eine bemerkenswert ungünstige Prognose aufweisen (Abb. IV-9). Die Erwartung, daß depressive Syndrome in diesem Entwicklungsabschnitt häufig Vor- und Frühformen affektiver Psychosen darstellten,

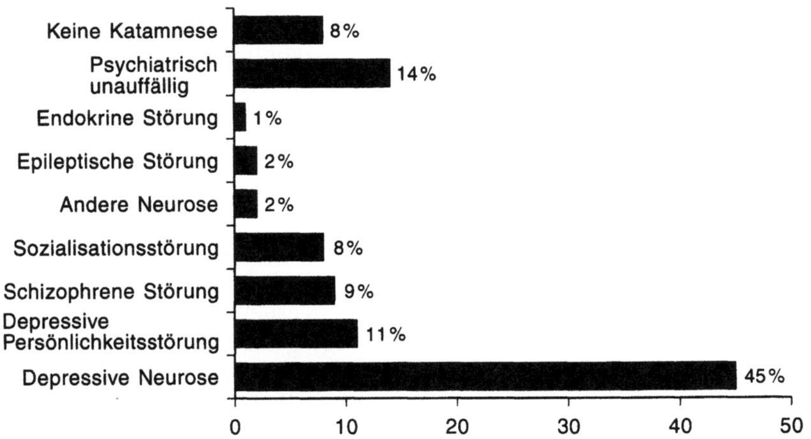

Abb. IV-9. Psychiatrische Abschlußdiagnosen bei der Zweitsicht (durchschnittlicher Katamnesenabstand ca. 10 Jahre). Nur bei etwa 14% wurde keine psychiatrische Diagnose gestellt. Außer bei 4 Patienten, die inzwischen verstorben waren (davon 3 durch Suizid!), wurden bei über 70% der Betroffenen psychische Störungen unterschiedlichen Schweregrades ermittelt (9% Schizophrenien, 55% depressive Störungen u. a.). (Nach Nissen 1971)

ließ sich nicht bestätigen; dies hängt sehr wahrscheinlich damit zusammen, daß die früheren Patienten zu dieser Zeit noch nicht das Hauptmanifestationsalter dieser Erkrankung erreicht hatten. Neben 4 Patienten, die inzwischen gestorben waren (3 davon durch Suizid!) waren 9 an einer Schizophrenie erkrankt, während über die Hälfte weiterhin an depressiven und weitere 13 an anderen psychischen Störungen litten, nur 15 % waren psychisch unauffällig. Diese Ergebnisse decken sich weitgehend mit den Ermittlungen von Zeitlin (1986), der vergleichbare Zahlen (80 % persistierende Störungen) ermittelte.

Die bisher durchgeführten *katamnestischen Untersuchungen* ergaben, daß die nosologischen Diagnosen sich nur zum Teil als brauchbare Parameter für die Pathogenese depressiver Störungen im Kindes- und Jugendalter verwerten ließen. Die Analyse der biographischen, genealogischen und psychiatrisch-neurologischen Daten und Fakten ergab (Nissen 1971), daß endogene und exogene Kausalfaktoren mit unterschiedlichen, kaum gegeneinander abgrenzbaren polyätiologischen Bedingungsfaktoren beteiligt waren. Über die Hälfte der Mütter und ein Drittel der Väter ließen Hinweise auf humangenetische, konstitutionelle, milieureaktive und somatische *Belastungen* erkennen. Ungünstige familiäre Verhältnisse ließen sich bei über *50 %* der Kinder nachweisen. Allein *24 %* hatten bis zum 15. Lebensjahr den Vater und *8 %* die Mutter verloren. Im Hinblick auf die Erziehungssituation ergab sich, daß die Frequenz depressiver Symptome wesentlich häufiger bei *autoritären* als bei demokratischen Erziehungsformen ist. Die Existenz des bei depressiven Kindern und Jugendlichen häufig anzutreffenden *„Broken home"* ergab *keinen* nachweisbaren ungünstigen Einfluß auf den weiteren Entwicklungsverlauf. Eine Feststellung, die auch im Hinblick auf andere neurotische Erkrankungen (Schwidder 1972) bekannt ist.

4. Zwang

Kinder sind alle moralische Rigoristen.
GOETHE

Als *Zwang* wird ein unwiderstehlicher Drang bezeichnet, bestimmte Denk- und Handlungsvollzüge zu absolvieren, obgleich sie als unsinnig und belastend empfunden werden. Die *Zwangsgedanken* (Obsessionen) und *Zwangshandlungen* (Kompulsionen) werden als abnorm und unsinnig erkannt und abgelehnt, erscheinen aber gleichzeitig als imperativ und unabweisbar: „Ich muß, ich weiß nicht warum". Obgleich sie als *persönlichkeitsfremd* empfunden werden, können sie *nicht* unterdrückt und abgewehrt werden, weil dies mit einer intensiven, unerträglichen Angstspannung verbunden wäre.

Erwachsene Zwangskranke berichten in einem Drittel der Fälle von einem Beginn vor dem 15. Lebensjahr. Nach Knölker (1984) bewegen sich die Inzidenzraten im Krankengut kinder- und jugendpsychiatrischer Kliniken zwischen 0,4 und 3 %. Während vor der Pubertät eindeutig die Jungen überwiegen, kommt es nach der Pubertät zu einer Angleichung der Häufigkeit bei beiden Geschlechtern (Adams 1973). Untersuchungen der kinder- und jugendpsychiatrischen Klinik am National Institute of Mental Health in Bethesda (USA) haben ergeben, daß man von einer Prävalenz von mindestens 1 % ausgehen kann. Bei dieser Feldstudie waren 50 % der eindeutig zwangskranken Kinder nicht in Behandlung.

Mehrer nordamerikanische Studien (z.B. Yale- und Midtown-Studie) haben ergeben, daß in höheren *sozialen Schichten* Zwangskrankheiten häufiger sind; es wird vermutet, daß in unteren Sozialschichten weniger intolerant, leistungsfördernd und einengend erzogen wird. Sie treten nicht selten bereits vor dem *10. Lebensjahr* (bei Jungen häufiger als bei Mädchen) auf und nehmen entweder einen remittierend-chronischen oder einen wellenförmig-episodischen oder phasenhaften Verlauf. In ungefähr einem Drittel der Fälle *bessert* sich die Symptomatik, in einem Drittel *verschlechtert* sie sich und in einem Drittel bleibt die Symptomatik bis zum Lebensende *bestehen*.

Beim Neugeborenen lassen sich *physiologisch* oral-motorische Saug- und Suchmechanismen nachweisen, die über ihren Zweck hinaus eine autonome Bedeutung im Finger- und Daumenlutschen erlangen und sich zu zwanghaften Manipulationen erweitern können. Beim Stillen oder beim Einschlafen lassen sich verfestigte Gewohnheiten in der Art des rhythmisch-alternierenden Strampelns und der Klammer-, Greif- und Beißbewegungen beobachten. Darüber hinaus gibt es zahlreiche Einzelbeobachtungen, z.B. über ein zwangsähnliches *Zeremoniell* bei einem Säugling, der nur einschlief, wenn er ein Tuch der Mutter an die Nase gelegt bekam. Die Mutter wußte, was es bedeutete: „Er glaubt, er hat seine Nase an meinem Hemd und liegt an meiner Brust" (Zulliger 1956). Bei *deprivierten* Kindern finden sich häufig multiple stereotype Schüttel-, Schleuder- und Drehbewegungen des Kopfes und des Rumpfes, oft kombiniert mit einförmigen mimischen oder Greif- und Streckbewegungen der Extremitäten, oder es treten nächtliche Jaktationen zu bestimmten Zeiten oder zwanghafte genitale Manipulationen auf. Es ist bekannt, daß schon junge Säuglinge mit einem unlustgetönten Weinen und Schreien die Mütter darauf aufmerksam machen, daß die Stillzeit oder die Zeit des Trockenlegens versäumt oder überschritten wurde. Bereits das Neugeborene verfügt über eine Reihe von physiologischen, *instinkt*gebundenen Stereotypien, die zunächst desynchronisiert ablaufen, später in rhythmische Perioden eintreten und sich nach Erfüllung ihrer biologischen Aufgaben zurückbilden.

Bei *Kleinkindern* sind pathologische Zwänge relativ selten, einfache und randständige *passagere* Zwangsphänomene dagegen häufig. In keinem Lebensalter sind „die Menschen so pedantisch wie in den ersten Lebensjahren" (Graichen 1979). Bei einer Befragung von Müttern ergaben sich in 68 % der Fälle Hinweise für abgelaufene zwanghafte Verhaltensweisen im 2. bis 5. Lebensjahr bei ihren Kindern (Nissen 1971). Als passagere Zwangsphänomene werden zeitlich befristete, abnorme stereotype Gewohnheiten bezeichnet, die den normalen Denk- und Handlungsablauf der Kinder unterbrechen und hemmen. Nach biologischen, entwicklungs- und neurosenpsychologischen Gesichtspunkten ließen sich instinktgebundene, entwicklungsbedingte und phasenspezifische Zwänge unterscheiden, die Übergänge von physiologischen zu pathologischen Erscheinungsformen erkennen lassen.

Konkret finden sich schon bei Kleinkindern im motorischen Bereich *Probier- und Wiederholungszwänge* im Nachahmen von Handlungen und Gebärden, Grimassieren und Fratzenschneiden oder im Kopieren von Ausdrucksformen Erwachsener. Im *verbalen* Bereich gehören perseveratorische und verbigeratorische Tendenzen des Lallens ebenso dazu wie das Festhalten an Wortneubildungen und die Vorliebe kleiner Kinder für lautähnliche Schüttel- und *Abzählreime* oder alliterierende Wiederholungen. Kleinkinder entwickeln ein starkes Bedürfnis nach pedantischer Einhaltung bestimmter Denk- und Handlungsabläufe, das sich in angedeuteten oder kompletten An- oder Auskleideritualen mit zwanghaften *Reihenfolgeordnungen* ausdrückt. Etwa 90 % aller Kinder bis zum 3. Lebensjahr befolgen bestimmte *Einschlafregeln*, davon ein Drittel komplizierte *Rituale* (Roberts u. Schoellkopf 1951). Die Kinder kontrollieren streng, daß beim Waschen und Auskleiden alles nach der Gewohnheit abläuft. Offenbar wirken solche Gewohnheiten entängstigend und beruhigend. Sie werden als „Entlastung" empfunden, besonders bei längeren Reisen oder nach einem Umzug. Die Kinder achten darauf, daß Abschiedskuß und Gebet in gewohnter Weise vor sich gehen, die Schlaftiere bereitliegen und Fenster und Türen geöffnet oder geschlossen sind. Aus solchen *Ordnungszwängen* entwickelt sich leicht eine Pedanterie, aus Genauigkeit eine Überkorrektheit. Schließlich treten *Kontrollzwänge* hinzu. Die erzählten Märchen kontrollieren sie sorgfältig daraufhin, ob sie der Urfassung gleichen und reagieren mit Un-

lust, nur selten mit Freude, wenn sie Abweichungen und Variationen feststellen können. Manche Kleinkinder legen bereits den Tagesablauf am Vortag fest. Diese als Probier-, Übungs- und Lernhandlung sich manifestierenden Phänomene lassen sich manchmal noch als *entwicklungs*bedingte Stereotype bezeichnen, manchmal weisen sie auf eine beginnende Zwangskrankheit hin.

Bei psychisch gesunden *älteren Kleinkindern* finden sich in der *Fragesucht*, die oft Forderungen nach vermehrter emotionaler oder sachlicher Zuwendung einschließt, manchmal deutlich aggressive Impulse, die sich in echohaft-karikierenden *Nachahmungen* von Gebärden oder des Tonfalls der Eltern ausdrücken, ebenso in einem ständigen Kritteln und Lamentieren. Solche zwanghaften Impulse der Nachahmung können gelegentlich selbst Erwachsene an sich feststellen, wenn sie etwa Bewegungsrudimente oder Gesten ihres Vaters oder ihrer Mutter, meistens mit einer ambivalenten Affekttönung, registrieren. Geht man von der *stereotypen Wiederkehr* bestimmter motorischer Handlungsansätze aus, gehören bei Kleinkindern auch das Nägelknabbern und Daumenlutschen oder das ständige Wiederholen von nicht tolerierten „Ausdrücken" oder von Melodiefetzen hierher. Kleinkinder entwickeln nicht selten zirkumskripte Interessengebiete, die durch Üben und *Sammeln* ausgeweitet werden. Schon bei der Entwicklung von passageren Zwängen sind reale oder irreale kindliche Ängste beteiligt, die dadurch abgefangen und gebannt werden sollen. Dabei werden naive magische *Beschwörungsformeln* entwickelt, etwa vor einem großen Hund: „Der beißt ja gar nicht" oder vor einem offenen Feuer: „Du darfst dich nicht brennen", wobei bereits von den Eltern introjizierte Über-Ich-Anteile beteiligt sind, was noch deutlicher wird, wenn ein Kind sagt: „Nicht anfassen, es ist heiß".

Fallbeispiel

Im Alter von 5 Jahren beobachtete der Dichter Gottfried Keller, wegen seiner Kleidung „Der grüne Heinrich" genannt, zu seiner „nicht geringen Qual eine krankhafte Versuchung, Gott derbe Spottnamen, selbst Schimpfworte anzuhängen, wie ich sie etwa auf der Straße gehört hatte. Mit einer Art behaglicher und mutwillig zutraulicher Stimmung begann immer diese Versuchung, bis ich nach langem Kampfe nicht mehr widerstehen konnte und im vollen Bewußtsein der Blasphemie eines jener Worte heftig ausstieß, mit der unmittelbaren Versicherung, daß es nicht gelten solle, und mit der Bitte um Verzeihung; dann konnte ich nicht umhin, es noch einmal zu wiederholen, wie auch die reuevolle Genugtuung, und so fort, bis die seltsame Aufregung vorüber war …".

Eine *pathologische Zwangssymptomatik* wird bei Kindern selten vor dem 10. Lebensjahr beobachtet, da zu ihrer Entstehung ein gewisses Maß an psychischer Differenzeitheit erforderlich ist. Besonders bei Kleinkindern ist es oft schwierig, entwicklungsbedingte passagere Fixierungen von beginnenden Zwangsneurosen abzugrenzen. In diesem Lebensalter spielen für ihre Entstehung offenbar in besonderem Maße genetische Belastungen und exogene Faktoren, etwa erhebliche psychomotorische Entwicklungsstörungen (Trott et al. 1992) eine manifestationsfördernde Rolle.

Fallbeispiel

Ein 4jähriges, püppchenhaft gekleidetes Mädchen entwickelte, nachdem es wegen seines aggressiven Verhaltens von einer Erzieherin massiv getadelt worden war, Ordnungs-, Zähl- und Wiederholungsängste, einen Pavor nocturnus sowie Ängste, die Eltern könnten sterben. Die Mutter des Kindes mußte wegen einer Zwangsneurose ein Jahr stationär behandelt werden, der Vater ist ebenfalls pedantisch-anankastisch. Extremes familiäres Harmoniestreben, das sich in Konflikt- und Spannungsvermeidung („Kinder sollte man vom Fernsehen fernhalten, damit sie nichts von der schlechten Welt erfahren") und einem überbehütenden Erziehungsziel manifestierten. Autoritär-moralisierende Großeltern. Bei dem Kind wurde bei mehreren EEG-Untersuchungen ein temporaler Fokus festgestellt, keine Anfälle. Katamnese nach drei Jahren: weiterhin anankastische Symptomatik.

Auch bei zwangskranken Kindern und Jugendlichen läßt sich eine *alters- und entwicklungsbedingte Metamorphose* (s. Tabelle IV-9) der Zwangssymptome beobachten, wenn auch nicht so ausgeprägt wie bei einigen anderen emotionalen Störungen (Angst, Depression). Zwangssymptome wie: Zwangsrituale, Wasch-, Kontroll-, Wiederholungs-, Ordnungs- und Rückversicherungsängste kommen ebenso wie Zähl- und Sammelängste und verschiedene Formen der Zwangsvorstellungen in allen Lebensaltern vor. Ihre Häufigkeitsverteilung in den verschiedenen Lebensabschnitten ist jedoch (Knölker 1987) unterschiedlich. So treten zwanghaftes Fluchen und Schimpfen, Zähl- und Wiederholungszwänge deutlich seltener bei Jugendlichen auf, während ein „zwanghaftes Berühren" nur bei 11 bis 15jährigen und „zwanghaftes Überschreiben" von Texten nur bei Kindern registriert wurden; Kontrolluntersuchungen an größeren Populationen stehen noch aus.

Tabelle IV-9. Altersverteilung (5–10., 11.–15. und 16.–20. Lebensjahr, n = 52) von Zwangsgedanken und Zwangshandlungen. (Nach Knölker 1987)

Lebensalter (Jahre)	Symptomatik
20	allgemeine Befürchtungen Rituale
19	Waschen Kontrollieren
18	Rückversicherungen Vorstellungen
17	Zwangsgedanken Ordnen
16	Gelübde
15	allgemeine Befürchtungen Rituale
14	Waschen Rückversicherungen
13	Zwangsgedanken Vorstellungen
12	Kontrollieren, Ordnen Berühren, Wiederholen
11	Zählen
10	allgemeine Befürchtungen Waschen
9	Rituale Zwangsgedanken
8	Fluchen, Schimpfen Kontrollieren
7	Rückversicherungen Wiederholen
6	Zählen Zwangsvorstellungen
5	

Bei *älteren Schulkindern* lassen sich pathologische Zwänge und zwangsneurotische Entwicklungen gehäuft registrieren. Die Eltern berichten über *imperative Zwangshandlungen*, über Wasch-, An- und Auskleidezwänge, manchmal auch über Kontrollzwänge. Die Kinder müssen sich nach dem Aufstehen in pedantischer Reihenfolge Kopf, Füße und Hände waschen und erst danach die Zähne bürsten, dann zur Toilette gehen und sich dann wieder die Hände waschen. Andere Kinder berichten über eine

Bakterienphobie die sie zwingt, Türgriffe nur mit Toilettenpapier oder Watte oder einem sauberen Taschentuch zu benutzen. Sie müssen ihre überkorrekt angefertigten Hausaufgaben immer wieder erneut auf Fehler und Form durchsehen oder, weil sie ihren Anforderungen nicht genügen, nochmals besonders sauber abschreiben und ihre mündlichen Aufgaben immer neu abfragen. Auf dem Schulweg zählen sie die Stäbe des Gitters oder die Kantsteine des Fußweges oder verbinden mit der Zahl vorbeifahrender Autos, je nachdem ob gerade oder ungerade, *orakelhafte* Aussagen über das Gelingen einer Klassenarbeit. Sie verweigern bestimmte Speisen oder Nahrungsmittel, weil sie diese angeblich nicht vertragen. Sie werden von Zwangsvorstellungen und Zwangsgedanken mit aggressiven, ekelerregenden oder obszönen Inhalten gequält, die sie aber auch erregend und interessant finden; sie haben dazu eine *ambivalente Einstellung.*

Es ist ihnen nicht möglich, die imperativen Grübel-, Zähl- und Berührungszwänge zu *unterdrücken,* sie müssen ihre Hausaufgaben präzise und korrekt ausführen, ihre Schultaschen, Hefte und Schreibgeräte immer erneut kontrollieren, weil sonst unerträgliche Schuldgefühle und Ängste auftreten, in der Schule zu versagen, sitzenzubleiben, die Liebe der Eltern zu verlieren, krank zu werden oder zu sterben. Sie entwickeln, sehr häufig nachhaltig von den Eltern dazu angeregt, spezielle, oft *abseitige* Interessengebiete. Bei den ärztlichen Konsultationen schildern die Eltern sie als zukünftige „Atom-" oder „Naturforscher" oder als „unwahrscheinlich begabt". Die psychologischen *Testuntersuchungen* ergeben ganz überwiegend durchschnittliche und überdurchschnittliche IQ-Werte (s. Kap. VI, 1. „Spiel- und Lernstörungen"). Diese überkorrekten, pedantischen, braven und ehrgeizigen Kinder mit Zwangsvorstellungen, -gedanken und -befürchtungen, mit Zwangsimpulsen und -handlungen sind in eine *zwangsneurotische Entwicklung* geraten, die im engen Zusammenhang mit dem Erziehungsdruck autoritär-überfordernder, *rigider* und aggressiver Eltern zu sehen ist, die intellektuelle und sachliche über emotionale Erziehungsziele gestellt haben. Diese Kinder wurden bereits als Kleinkinder in ihrer motorischen, intellektuellen und emotionalen Expansion schwer und anhaltend *eingeengt,* sie wurden gegängelt und bevormundet, die Entwicklung von Selbstinitiative und Kreativität unterblieb oder wurde unterdrückt. Die *moralisierende Erziehung*

erfolgte nach den Richtlinien von „gut" und „böse" möglichst unter Vermeidung von Kompromissen, es wurde gelobt oder gestraft, jedenfalls immer „Stellung genommen", ein kommentarloses Gewähren oder Dulden wurde als Entscheidungsschwäche angesehen. Die despotischen und perfektionistischen Eltern fordern von ihren Kindern meistens nur das, was sie sich selbst abfordern und womit sie sich oft genug selbst überfordern. Ihre Kinder sollen *Musterschüler* werden, sich auszeichnen und es zu etwas bringen. Die Kinder sind intensiv mit der Erfüllung der elterlichen Erwartungen beschäftigt, entwickeln aber daneben Schuldgefühle und Zwänge, um diese zu neutralisieren. Sie haben wenig freie Zeit, sondern sich immer mehr von den Mitschülern ab und werden Außenseiter und belächelte „Professoren" und *Spezialisten,* für die sich niemand interessiert. Die *Grundstimmung* dieser Kinder ist meistens unfroh, *mißmutig* und bedrückt. Sie wirken müde und erschöpft und sind manchmal depressiv. Zusätzlich treten, als Signale der Überforderung, motorische Stereotypien wie Ticerscheinungen auf, oder die Kinder nässen erneut ein bzw. entwickeln psychosomatische Störungen und Krankheiten.

Fallbeispiel

Ein 13jähriger Junge mit extrem hoher Intelligenz entwickelte nach einer sexuellen Aufklärung in der Schule starke Ängste vor der Sexualität, vor Geschlechtskrankheiten, vor dem Tod. Der sehr religiöse Junge mied die Beichte und hielt sich für unwürdig, die Absolution zu empfangen. Seine Ängste breiteten sich wie eine Parallergie abrupt aus. Giftige Pflanzen, Chemikalien, elektrische Geräte, Todsünde, Gotteslästerung, Sterben, Hölle gehörten ebenso dazu wie Angst vor einer Erektion seines Gliedes. Er fürchtete, daß ihm im Schlaf etwas passieren oder daß er von tabuierten Dingen träumen könne, und hielt sich absichtlich wach. Die Schularbeiten dauerten stundenlang, weil er Angst hatte, etwas falsch zu machen. Die Mutter war wie er von klein auf ausgesprochen ängstlich gewesen und prüde erzogen worden. Im Alter von 20 Jahren erlitt sie nach Exerzitien schwere Angstanfälle. Ihren eigenen Vater schildert sie als lebensuntüchtig und außerordentlich ängstlich. Die stationäre Behandlung gestaltete sich recht dramatisch. Anfangs ein stiller und braver Musterknabe, ging er später Raufereien nicht aus dem Wege, sondern zettelte sie an. Die Eltern schienen sich durch die hohe Intelligenz des Jungen irritiert, wenn nicht bedroht zu fühlen. Ein Rezidiv ist jetzt, 2 Jahre nach seiner Entlassung, nicht aufgetreten.

Trotz zahlreicher psychologischer Erklärungsansätze, die im Einzelfall überzeugend sein können, bleibt die *Ursache* der pathologischen Zwänge, der

Zwangsneurose, ungeklärt. Viele, aber nicht alle zwanghaften Kinder stammen aus zwanghaften Familien, in denen sich die Familienmitglieder gegenseitig kontrollieren und tyrannisieren. In Einzelfällen wurden zwangsneurotische Entwicklungen bei Kindern registriert, die als Ordnungsprotest gegen zerüttete, verwahrloste Familienverhältnisse gedeutet werden müssen. Häufig ergibt sich, daß in der *frühen Kindheit* die aggressive Expansion, aber auch die infantile Sexualität *gehemmt* und eingeengt wurde. Diskutiert wird auch eine „psychoasthenische *Disposition*", die vererbt wird. Es ist jedoch nicht gelungen, die Substanz dieser anankastischen Programmierung aufzuzeigen. Aus *psychoanalytischer* Sicht wurde auf schwere Deviationen in der analen Phase mit überstrenger, willkürlicher Reinlichkeitsstruktur und Einengung der Motorik hingewiesen. Mütter zwangskranker Kinder bestehen anscheinend besonders nachdrücklich auf sozialen Leistungen wie Sauberkeit und Ordnung, Anstand und Arbeitswilligkeit, tadelloser Artikulation und disziplinierter Motorik. Die oft als überstreng und liebearm, als straff-diziplinierend und demütigend beschriebenen und Unterwerfung fordernden *Mütter* führen zur Einschränkung der Eigenproduktivität und Lähmung der Gewissensbildung bei Kindern. Rigidität und Folgsamkeit sind die *Dressate* einer solchen Erziehung, die in schweren Fällen die Struktur eines *„analen Charakters"* bestimmen: Ambivalenz zwischen Bravheit, Korrektheit und Folgsamkeit einerseits, unterdrückte rebellische und aggressive Strukturen andererseits; übergroße Sparsamkeit bis zum *Geiz*, übertriebene Ordnungsliebe bis zur *Pedanterie* und Eigensinn, der in sterilem *Trotz* erstarrt. Ihre Entscheidungsfähigkeit bleibt kraß eingeschränkt, sie verhalten sich zögernd und zweifelnd. Der zwanghaft Geizige erlebt manchmal „Durchbrüche" und macht leichtsinnige Ausgaben, auch kann er in bestimmten Bereichen extrem unordentlich sein.

In den letzten Jahren rückten *biologische Erklärungsansätze* in den Vordergrund, die bereits Ziehen 1926 postuliert hatte. In Stimulationsstudien mit elektrischen Sonden führte eine Überaktivität im Cingulum zu Zwangssymptomen (Gray-Walter 1986), und in PET-Studien zeigte sich ein erhöhter Glukoseumsatz bei Zwangskranken im linken orbitalen Gyrus (Swedo et al. 1989). Auch neuroethologische Überlegungen stützen die Hypothese der Basalgangliendysfunktion der Zwangserkrankung (Wise

u. Rapoport 1989). In der phylogenetisch alten Hirnregion der Basalganglien werden angeborene und erlernte Bewegungs- und Verhaltensprogramme gespeichert, zugleich erfolgt dort auch die Abstimmung einzelner Phasen eines Verhaltens- oder Gedankenablaufs auf gleichzeitig einlaufende Informationen (Lesch 1991). Die guten Behandlungserfolge mit serotonergen Substanzen haben auch eine Serotonin-Hypothese der Zwangserkrankung entstehen lassen.

Bei *Jugendlichen* treten die für zwangskranke Erwachsene besonders charakteristischen *Waschzwänge* verstärkt auf. Sie waschen sich mit Wasser und Seife, manchmal mit verdünnten oder unverdünnten Desinfektionslösungen 40- bis 50mal täglich die Hände, kommen wegen der sich entwickelnden *Ekzeme* zum Dermatologen und erst von dort zum Psychiater. Zu Hause werden Wäsche und Bücher nach der Größe geordnet, die Abstände zwischen Kleiderbügeln mit dem Lineal kontrolliert; andererseits häufen sich in ihren Zimmern oft leere Flaschen und Dosen, altes Papier und Schachteln, schmutziger Unrat und Utensilien, die von der Straße mitgebracht und „gesammelt" werden. Gashähne, Lichtschalter, Fenster und Türen werden abends mehrfach kontrolliert. Die Stimmung ist unfroh und gedrückt, oft besteht eine *gespannte Reizbarkeit*. Nicht selten entwickeln sich zusätzlich vegetative und funktionelle Störungen, besonders häufig Herzbeschwerden (Herzklopfen), Kopfschmerzen und Obstipation, Schlafstörungen, ständige Abgeschlagenheit und pathologische Müdigkeit. Sie leiden zunehmend unter aggressiv-sexuellen, manchmal obszönen und unästhetischen Vorstellungen, die als unmoralisch und schuldbesetzt erlebt werden. Der Umwelt erscheinen diese Jugendlichen als kraß egoistisch und unmoralisch, verletzend, schädigend und kriminell, manchmal kommt es zu plötzlichen aggressiven Durchbrüchen, die wiederum schuldhaft vearbeitet werden. Man findet eine ansteigende *Skala* von normalen bis schwer pathologischen zwanghaften Persönlichkeiten: Pedanten, Kriecher, Nörgler, Zweifler, Zauderer, Streber, Radfahrer, bis zum Tyrannen, zum Autokraten und Despoten.

Fallbeispiel

Ein 16jähriges, psychomotorisch stark verlangsamtes, bedrückt und gequält wirkendes Mädchen, das nur leise und telegrammstilartig sprach, wurde aufgenommen, weil es seit Tagen schweißgebadet im abgedunkelten Zimmer lag und Suizidideen äußerte. Sie hielt Stuhl und Urin zurück und mußte gefüttert werden. Wenn die Mutter ihre geflüsterten Anweisungen nicht befolgte, schrie sie „wie eine Wahnsinnige". In den Monaten zuvor wusch sie sich bis 50mal in einem peinlich eingehaltenen Ritual die Hände. Sie ging mehrfach am Tag in die Kirche und betete zu Hause ununterbrochen. Sie beroch das Essen, betastete die Wurst und das Brot. Sie begann an bestimmten Stellen in der Wohnung zu klopfen und entwickelte Tics. Die früher sehr gute Schülerin verweigerte den Unterricht. Die Eltern gaben an, daß sie schon als Kleinkind extrem ängstlich und kontaktschwach war. Die Mutter, weich, gefühlvoll und überbesorgt, folgte bedingungslos den Anweisungen des pedantischen, pflicht- und leistungsbewußten Vaters, der seinem Sohn durch ein intensives Rudertraining zu einer olympischen Goldmedaille verholfen hatte. – Während der Therapie ergab es sich, daß die Schulaversion im Zusammenhang mit einem Perfektionsdrang stand, der sie zu einem erheblichen, ineffektiven Lernaufwand zwang. In Projektionstests ergab sich ein hoher Geltungsanspruch bei übergroßer Angst und Depressivität. In der Therapie wurde eine Angsthierarchie erarbeitet, an deren Spitze ihre Angst stand, „nichts mehr machen zu können". Unter einer systematischen Desensibilisierung gingen die angstbesetzten Zwangshandlungen langsam zurück. Sie kam nach der Entlassung in ein Internat und hat sich dort, ein Jahr nach der Entlassung, gut eingegliedert.

Die *Verschiebung von Angst und Zwang*, die durch Lockerung von Zwängen eine Anflutung von Angst bewirkt oder umgekehrt durch die *Zerstückelung* der Angst in kleine Anteile zu einer Vermehrung und Intensivierung der Zwänge führt, ist bekannt. Aus der *Verhaltenspsychologie* gibt es eine analoge Beobachtung (Lorenz 1968), die dies besonders deutlich illustriert.

Fallbeispiel

Die *Graugans* Martina hatte die Gewohnheit, ihren Mentor abends in sein Schlafzimmer zu begleiten. Das ängstliche Jungtier lief dabei anfangs unterwegs regelmäßig an ein Fenster, verweilte dort und setzte erst dann seinen Weg fort. Im Laufe der Zeit verkürzte sich der Weg zum Fenster immer mehr, schließlich war nur noch ein rudimentärer Bewegungsansatz vorhanden. Als eines Abends die Gans versehentlich ausgesperrt und später eingelassen wurde, lief sie ohne Umweg die Treppe hinauf. Sie stieß dann jedoch plötzlich einen Warnruf aus und legte aufgeregt den ganzen Weg zum Fenster zurück, bevor sie die Treppe hinaufkletterte. Als sie an der Stufe angekommen war, an der sie gewöhnlich den verkürzten Bewegungsansatz zeigte, blieb sie stehen und zeigte jetzt Bewegungen, die man an Graugänsen dann sieht, wenn ein erlittener Schrecken der Beruhigung Platz gemacht hat.

Dieses Beispiel enthält drei Inhalte, die auch Deutungsansätze für die Entstehung kindlicher Zwänge enthalten:

1. *Angst* läßt sich in stereotypen Bewegungsformen *fixieren*,
2. werden diese Gewohnheiten *gelockert*, entsteht *erneut* Angst, und
3. *ursprüngliche* Zwänge können sich in Denk- und Handlungsansätzen *zurückbilden* und verflüchtigen.

Die *Krankheitsgewinn* zwangskranker Menschen liegt in einem despotisch-tyrannischen *Regiment*, das sie über ihre Umgebung errichten; dadurch wird jedoch gleichzeitig ihre Symptomatik verstärkt und chronifiziert. Sie leben in einem scheinbaren *Sklavendasein*, engen ihren Lebensraum immer weiter ein und bilden dadurch einen ständigen Vorwurf für die Umgebung. Sie haben hochgespannte *Erwartungen* nach absoluter Sicherheit, Ordnung, Sauberkeit usw., sind jedoch unfähig zur Spontaneität, zum Natürlichsein, zu freien Entscheidungen. Sie fühlen sich zu Unrecht von der Umwelt ausgeschlossen und leiden darunter, daß sie keine *Kontakte* haben. Befürchtungen vor Berührungen, vor Berührtwerden, vor Gefühlskontakten und Sexualität stehen oft im Vordergrund. Eine dominierende Angst vor dem *Tod*, vor der Vergänglichkeit, motiviert ein verkrampftes, starres Festhalten am Alten und veranlaßt sie, Entscheidungen auszuweichen. Sie haben ein überspitztes und einseitiges *Bedürfnis* nach Dauer und Sicherheit, sind dabei aber zutiefst selbstunsicher und unglücklich. Sie wollen anderen ihre Prinzipien und starre, rigide, *ultrakonservative Einstellungen* aufdrängen und provozieren nicht selten aggressive Auseinandersetzungen.

Differentialdiagnostisch sind *postenzephalitische* Wesensänderungen (Grippeepidemie nach dem Ersten Weltkrieg) besonders nach Masern, Scharlach, Keuchhusten zu beachten; ergibt sich ein zeitlicher, ist manchmal auch ein *ursächlicher* Zusammenhang wahrscheinlich. Ferner treten sie nach frühkindlichen *Hirnschädigungen* auf, die mit motorischen Stereotypien, sprachlichen Iterationen, motorischen Perseverationen, mit komplizierten Zwangsstereotypien (zwanghaftes Fragen und Rufen) einhergehen. Abzugrenzen sind eine *Maladie Gilles de la Tourette* (Tic, Echolalie, Koprolalie) und eine *psychomotorische Epilepsie* (orale Mechanismen, Lecken, Schmatzen, Sprechstereotypien, szenenhafte Visionen), erste *schizophrene Manifestationen* (automatisierte Einförmigkeitshandlungen: Belecken, Beriechen, Schmatzen, Grimassieren) sowie eine *manisch-depressive Erkrankung* (Grübelzwänge, Schuldkomplexe, Selbstvorwürfe).

5. Hysterie

Ich habe außer meiner Person nie jemand angebetet.
O. WILDE

Als *Hysterie*, hysterische Reaktion oder hysterische Neurose *(Konversion)* werden psychische Störungen bezeichnet, die entweder mit einer gesteigerten Selbstdarstellung, Dramatisierung und Theatralik *(hysterischer Charakter)* einhergehen bzw. mit einer Einengung des *Bewußtseins* (Anfälle, Dämmerzustand; Ganser-Syndrom) oder sich mit funktionellen *Organstörungen* (Lähmungen, Dysästhesien u.a.) präsentieren (s. auch Tabelle IV-10). Neben dieser weitgehend synonymen Verwendung der Hysterie für psychogene Störungsbilder wurde in der *DSM-III* eine weitere Differenzierung (histrionische Persönlichkeitsstörung, dissoziative und somatoforme Störungen) vorgenommen, während in der *ICD-10* der Hysteriebegriff zugunsten dem der Konversion weitgehend eliminiert wurde. Diese und andere Versuche, den unpräzisen Begriff der Hysterie durch treffendere Definitionen zu ersetzen, wird durch eine seit langer Zeit bestehende Tendenz unterstützt, diesen Terminus wegen seiner starken moralischen Abwertung allmählich aufzugeben, obgleich Übereinstimmung besteht, daß damit nur Etiketten, aber nicht die Inhalte gewechselt werden.

Die *Geschichte* der Hysterie umfaßt einen Zeitraum von 2500 Jahren. Seit der Anerkennung der Hysterie bei *Kindern* sind dagegen gerade erst 100 Jahre vergangen. Dies ist ein Beispiel sowohl für die geringe Bedeutung, die psychischen Störungen bei Kindern früher beigemessen wurde, als auch für die Konstanz eines medizinischen Dogmas.

Solange die Hysterie als „Gebärmutter-", als „Männer-" oder *„Kindermangelkrankheit"* angesehen wurde, konnten Kinder nicht hysterisch sein. Aber auch sie wurden als „besessen" vom *Hexenwahn* nicht verschont. Unter 157 Personen, die von 1627 bis 1629 in Würzburg wegen Hexerei verbrannt

wurden, befanden sich auch 27 Kinder, einige unter 10 Jahre alt. Eine Überprüfung alter Regesten (vgl. Tramer 1944/45) ergab, daß bei den Kindern, die als Hexen verfolgt wurden, nicht nur oligophrene und psychotische, sondern auch hysterische Störungen

Tabelle IV-10. Altersabhängige Konversionssyndrome (schematisch, nach Nissen 1971; Blanz u. Lehmkuhl 1986)

Lebensalter (Jahre)	Sypmptomatik
20	Anfälle
19	Dämmerzustände
18	Steh- und Gehstörungen, Lähmungen
17	Sensibilitätsstörungen
16	Schluck- und Schlingstörungen
15	Atem- und Sprechstörungen
14	Anfälle
13	Steh- und Gehstörungen
12	Lähmungen
11	Dämmerzustände
10	Hör- und Sehstörungen
9	Schmerzzustände
8	Dämmerzustände
7	Übelkeit, Brechreiz, Erbrechen
6	Anfälle
5	Seh- und Hörstörungen
4	Wut- und Schreianfälle
3	Affektkrämpfe („Wegschreien")
2	Einschlafstörungen
1	

eine Rolle spielten. Das gilt ebenso für „psychische Epidemien" des Mittelalters wie der Gegenwart, für *Kinderkreuzzüge* und *Tanzwut*, für *Pop- und Schlagerszenen* wie für *Jugendsekten* und *Jugendkrawalle*. Die antike Vorstellung von der sexuellen Ätiologie der Krankheit blieb lange erhalten. Erst Frank (1780) rechnete sie zur Klasse der „Nervenkrankheiten". Zu Beginn des 19. Jahrhunderts erlangte jedoch die uterine Theorie, diesmal als *„Genitalneurose"* der Frau erneut Geltung. Schon im 18. Jahrhundert wurden „essentielle Lähmungen" bei Kindern beschrieben und ihr hysterischer Charakter erkannt. Ende des 18. Jahrhunderts beobachtete Seeligmüller (1881) bei hysterischen Kindern „eine große Neigung zu übertreiben und sich mit den Krankheitserscheinungen wichtig zu tun". Zu dieser Zeit wurde als Hysterie eine Gruppe verschiedener motorischer und sensorischer Erscheinungen zusammengefaßt: Lähmungen, Krämpfe, Somnambulismus und Stimmungsschwankungen. Nachdem Charcot (1886), ein maßgeblicher Lehrer von Freud, die Hysterie zum Hauptobjekt seiner Forschungen gemacht hatte, kam es auch zu einer Flut von Publikationen über die Hysterie im Kindesalter. Für ihre Entstehung machte er suggestive und pathogene Vorstellungen verantwortlich. In einer seiner Dienstagvorlesungen empfahl er als Therapie für einen 14jährigen Jungen mit hysterischen Anfällen die „Isolierung des Jungen, insbesondere die Trennung von der Kindesmutter". Er erkannte, daß allzu große Teilnahme oder gar Bewunderung von seiten der Umgebung die Entstehung der Hysterie fördert. Jolly (1892) stellte fest:

„Was mich bei den heutigen Mitteilungen leitet, ist die Erfahrung, daß die Seele des Kindes verhältnismäßig einfacher und durchsichtiger ist als die des Erwachsenen, und daß daher, da wir es bei der Hysterie ganz zweifellos mit einer hysterischen *Krankheit* zu tun haben, gerade durch die Beobachtung an Kindern einige Aufklärung auch über das Wesen der Krankheit der Erwachsenen zu erwarten sein wird."

Die *klassischen* hysterischen Störungen sind im deutschsprachigen Kulturkreis in den letzten Jahrzehnten *seltener* geworden. Sie kommen aber immer noch vor. An die Stelle greller und lärmender Krankheitsbilder sind larvierte *Intimformen* getreten, in denen das hysterische Element oft erst entdeckt und freigelegt werden muß. So finden wir hysterische Symptome nicht selten bei allen Formen der *Schulverweigerung*, ebenso aber auch in der ty-

rannisch-erpresserischen Attitüde anankastischer oder überängstlicher Kinder und Jugendlicher und bei der *Anorexia nervosa* und anderen psychischen oder psychosomatischen Störungen.

Dem proteushaften Syndrom, das spontan remittierende Reaktionen ebenso umfaßt wie histrionische Persönlichkeitsstörungen und therapieresistente somatoforme oder hypochondrische Krankheitsbilder, entspricht seine unterschiedliche *epidemiologische Einschätzung*. Die Prävalenzzahlen reichen von *0,08* (Robins u. O'Neal 1953) über *0,5 %* (Ljungberg 1957) und *1,5 %* (Blanz et al. 1987) bis zu *10–15 %*. Das Verhältnis von Mädchen zu Jungen ist altersabhängig; unter jüngeren Kindern erkranken mehr Jungen, bei Jugendlichen mehr Mädchen. Der *Altersmittelwert* bei Erstkontakt wird in der Literatur zwischen 9 und 13 Jahren angegeben. Die durchschnittliche *Erkrankungsdauer* mittelschwerer Störungen liegt bei 10–12 Monaten.

Es liegt im Wesen der Hysterie, daß praktisch alle psychischen Störungen simuliert, imitiert oder aggraviert werden können. Ob sie demaskiert und entlarvt werden, hängt ebenso von der subjektiven Erfahrung wie von der nosologischen Einstellung des Untersuchers ab.

Die Diagnose Hysterie ist bei Kindern wegen ihrer transparenten Inhalte und ihrer utilitaristischen Tendenz überwiegend einfach, sie gestaltet sich in leichteren Fällen allerdings manchmal dann schwierig, wenn ihre Denkinhalte oder Körpermanifestationen eine regressiv-infantile Tendenz aufweisen, die mit der realen Wunschwelt eines gesunden Klein- oder Schulkindes übereinstimmen.

Einfache hysterische *Reaktionen*, wie sie bei allen gesunden Menschen in extremen Situationen (Panik) vorkommen können, werden bereits bei *Kleinkindern* beobachtet. So kann ein Kleinkind, dem ein Spielzeug weggenommen wird, „starr vor Wut und Erregung" bewegungslos stehen, mit geschlossenen Augen schreien oder in einem unkontrollierten Bewegungssturm auf beruhigenden Zuspruch überhaupt nicht reagieren und nicht wahrnehmen, daß ihm das Spielding längst wieder zurückgegeben wurde. Im nächtlichen Erregungszustand, dem *Pavor nocturnus* oder in der *Symbiotischen Psychose* finden sich oft bereits Bestandteile einer Konversion.

Zur *klassischen* Hysterie gehören

1. Symptome einer *pathologischen Angstverarbeitung*,

2. *Konversionssymptome,*
3. *Bewußtseinsstörungen,*
4. *sexuelle Funktionsstörungen.*

Symptome einer *Konversionsneurose* („Hysterie" im engeren Sinne) treten erst nach Entwicklung einer hysterischen *Persönlichkeitsstruktur* auf; diese läßt sich im Kindesalter nur selten nachweisen.

Fallbeispiel

Ein 6jähriger Junge entwickelte kurz nach seiner Einschulung eine permanente Sprechverweigerung gegenüber Lehrern und Mitschülern. Nur in notfallähnlichen Situationen unterbrach er seinen *Mutismus* gegenüber einem neben ihm sitzenden Schüler, der als sein „Agent" eine Vermittlerrolle zu Lehrern und Schülern wahrnahm. Zu Hause sprach er zwar nur wenig und leise, aber ständig und uneingeschränkt mit Eltern und Geschwistern. Wegen seiner guten schriftlichen Leistungen wurde er regelmäßig versetzt und kam erst mit 14 Jahren in klinische Behandlung. Nach einer langen, völlig ineffektiven Einzel- und Gruppentherapie wurde in einer vorbereiteten Einzelsitzung mit Feedbackunterstützung von über 14 Stunden Dauer ein sprachlicher, als „Heilung" deklarierter Durchbruch erzielt, der dem Jungen erlaubte, in der Klinik und dann auch in der Klasse Fragen regelmäßig, wenn auch oft erst nach einer Pause und leise, zu beantworten.

Freud erkannte, daß das Konversionssymptom der körperliche Ausdruck eines verdrängten *unbewußten* Konfliktes ist und daß durch diese Konfliktlösung eine psychische Befriedigung (Krankheitsgewinn) angestrebt und erzielt wird. Es ist oft *schwierig*, zu entscheiden, ob es sich tatsächlich um unbewußte, vorbewußte oder bewußtseinsnahe Erlebensweisen handelt (Abb. IV-10). Die *Simulation*, die bewußte Vortäuschung von Krankheitssymptomen, muß von der *Aggravation*, der Verstärkung einer leichteren vorhandenen Symptomatik, abgegrenzt werden. Wie weitgehend epochale Einstellungen auch die *Intensität* des Auftretens und den Inhalt von Neurosen mitzubestimmen vermögen, ergibt sich daraus, daß massive und ungünstige Verlaufsformen, wie etwa gehäufte „Ohnmachtsanfälle" in der Biedermeierzeit oder „Schüttellähmungen" während des Ersten Weltkrieges, zurückgetreten sind und intimeren, weniger dramatischen Manifestationen im *psychosomatischen* Bereich (Herzneurosen, Magen-Darm-Erkrankungen) Platz gemacht haben.

   Zu hysterischen Reaktionen und zu Konversionen sind übermäßig bewunderte und verwöhnte Kinder prädisponiert, die immer im Mittelpunkt der

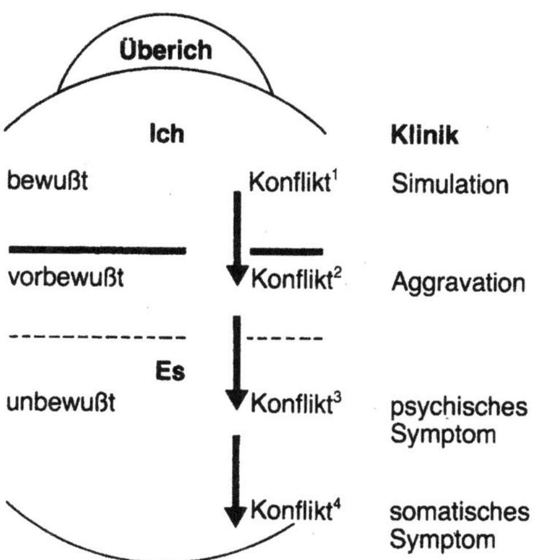

Abb. IV-10. Schematische Darstellung hysterischer Symptome in Abhängigkeit vom „Standort" des Konflikts: „Bewußt" oder „vorbewußt" ([1] und [2]) entwickelte Symptome werden als *Simulation* oder *Aggravation* bezeichnet; bei einfacher Verdrängung ins Es („unbewußt" = [3]) etabliert sich eine *psychische* Symptomatik, bei tieferer („zweiphasischer" = [4]) Verdrängung treten *somatische* bzw. *Konversionssyndrome* auf

Aufmerksamkeit stehen und stehen wollen, die als „süße" und „goldige" Kinder, als ungewöhnlich, ja „beängstigend" begabt bezeichnet werden und Starrollen in der Familie übernehmen. Schon bei kleinen Mädchen und Jungen lassen sich *tradierte Konversionsneurosen* oft bereits nach einem kurzen Gespräch mit der Mutter, die etwa ihre eigene Mutter als „hysterisch" bezeichnet, vermuten. Diese psychisch gefährdeten Kinder stammen häufig aus Ehen konversionsneurotischer Mütter mit „hysterophilen" (Willi 1970) Ehepartnern, die in einer durch Streit und Zwietracht gezeichneten *„hysterischen Defektehe"* miteinander leben, in der etwa der Vater seine Tochter extrem verwöhnt und die Mutter die Kinder gegen den Vater aufhetzt. Diese unbefriedigten, manchmal extrem ehrgeizigen, sexuell frigiden Frauen übertragen einerseits ihre infantilen Sehnsüchte auf das Kind, das sie andererseits aber nur als ein Objekt benützen, um ihre egoistischen Ziele zu verwirklichen. In einer solchen *hysterischen Familie* wird ein Vorschulkind etwa wie eine kleine Dame angezogen und herausgeputzt und an die Großmutter gegen Bezahlung „verliehen", damit diese es ihren Bekannten in einem Café präsentieren kann, dabei aber nicht zu berichten vergißt, daß ihr das Enkelkind nur „gegen Geld" zur Verfügung gestellt wurde. Solche konversionsgefährdeten Kinder leben bereits in *„Rollen"*, die sie unecht, theatralisch erscheinen lassen. Begabungsansätze, etwa im verbalen Bereich, oder körperliche Reize, die in einer normalen Familie mit einem gewissen Stolz oder mit Freude vermerkt werden, erhalten in einem konversationsfreundlichen Milieu einen überhöhten, dramatischen Akzent, der die Persönlichkeitsentwicklung ungünstig beeinflußt. Besonders die *ödipale* Phase, in der der kleine Junge sich gezielt der Mutter und das kleine Mädchen dem Vater zuwendet, bietet Voraussetzungen zu *Fehlidentifikationen*, die in diesem, aber auch in späteren Stadien die Einstellung des Kindes zum heterosexuellen Partner entscheidend prägen.

Fallbeispiel

Bei der Rückkehr nach Hause findet ein Vater seine 13 Jahre alte Tochter in einem Ausnahmezustand vor: Sie steht kalkweiß und starr mit weit aufgerissenen Lidspalten am Fenster, „sie stand neben sich", und reagiert zunächst nicht; erst auf eindringliche Fragen antwortete sie inadäquat langsam, verworren und in babyhafter Artikulation. Sie hat vor einigen Monaten einen demonstrativen Suizidversuch unternommen und wirkt seitdem verändert: Sie sei ständig müde, antriebslos und verstimmt. Kurz davor erfuhr sie damals, daß der Vater, alkoholabhängig und von Angehörigen als „krankhafter Lügner" bezeichnet, eine wesentlich jüngere Frau in die gemeinsame Wohnung holen wollte. Es entwickelte sich eine starke Rivalität zwischen beiden, die mehrfach zu schweren Auseinandersetzungen führte, in denen der Vater meistens die Partei der Freundin ergriff. Zwischen der Tochter und dem Vater bestand bis dahin eine stärker sexuell getönte Beziehung, er badete mit dem körperlich vorentwickelten Mädchen gemeinsam in der Badewanne; ob es zu intensiveren Kontakten gekommen war, ließ sich nicht eindeutig ausschließen. Kurz vor dem dissoziativen Ausnahmezustand hatte sie erfahren, daß der Vater einen Hochzeitstermin festgesetzt hatte. Das gut begabte, kokette Mädchen war auffallend gekleidet, schminkte sich stark, zeigte während des Klinikaufenthaltes ein demonstratives Gehabe und verhielt sich egozentrisch. Therapeutisch stand die Endaktualisierung des familiären Konfliktes und eine Einzeltherapie zur Erhellung der Erlebniswelt der Patientin im Vordergrund, es wurden feste Vereinbarungen mit dem Vater getroffen und die Unterbringung des Mädchens in einem Internat vorbereitet.

Bei Kindern in der Pubertät und bei *Jugendlichen* treten neben einer verfrühten Übernahme von Ansprüchen und Gewohnheiten der Erwachsenen, einem karikierenden *Männlichkeitsfimmel* bei den Jungen und einer gesteigerten *Anspruchshaltung* der Mädchen gegenüber Kleidung, Kosmetika u.a., die

durch die Zuwendung von Männern noch verstärkt wird, auch vermehrt Konversionssymptome auf. Bei jungen Mädchen zeigen sich etwa psychogene (konversionsneurotische) *Anfälle*, die durch eine lordotische Haltung des Rumpfes und koitusähnlichen Bewegungen, dramatischer Verzerrung der Gesichtszüge und einem theatralischen Griff an die Herzgegend gekennzeichnet sind. Oder es treten *Schmerz*anfälle auf, die kein oder kein überzeugendes somatisches Substrat haben. Bei Therapieresistenz führen sie zu operativen Eingriffen, die erneute („Verwachsungsbeschwerden") Laparotomien nach sich ziehen. Diese und weitere Konversionssymptome, etwa *Steh-* und *Gehstörungen*, funktionelle *Atmungs*syndrome usw. sind weitgehend zurückgetreten; sie finden sich gelegentlich aber auch heute noch bei Jugendlichen mit einer entsprechenden Persönlichkeitsstruktur.

Fallbeispiel

Bei einer 18jährigen Jugendlichen traten in rascher Folge unterschiedliche psychische und körperliche Erscheinungen auf, die überwiegend somatisch behandelt wurden: Schwindel, Übelkeit und Kopfschmerzen, ein „Zusammenbruch" auf der Arbeitsstelle, Behandlungen wegen Nierenschmerzen und Adnexitis. Da unter der Behandlung kein Rückgang der Beschwerden erfolgte, wurde eine Probelaparatomie durchgeführt, die ohne Ergebnis blieb. Bald darauf kamen Lähmungserscheinungen in den Beinen hinzu, die nur ein mühsames und kurzschrittiges, schmerzhaft erlebtes Gehen ermöglichten. Der Verdacht auf eine multiple Sklerose wurde in einer neurologischen Klinik ausgeschlossen. Das durchschnittlich intelligente Mädchen steht unter einer doppelten Belastung. Sie fühlt sich in ihrem Lehrberuf überfordert und möchte vor der bevorstehenden Gesellenprüfung in eine andere Tätigkeit überwechseln, was ihre Eltern nicht erlauben. Zum anderen wird ein junger Mann von den Eltern als künftiger Ehemann favorisiert, den sie jedoch ablehnt. „Ich habe die Verbindung zu dem Freund solange gelöst, bis ich wieder richtig gehen kann; in diesem Zustand kann ich mich keinem Mann zumuten". Unter tiefenpsychologisch orientierter fraktionierter Verhaltenstherapie mit Schwimmtraining und Krankengymnastik und allmählicher motorischer Aktivierung wurde die vollständige Gehfähigkeit wiedererlangt.

Der *Ganser-Dämmerzustand*, der auch bei jugendlichen Patienten differentialdiagnostisch gegenüber einer endogenen Psychose abgegrenzt werden muß, tritt heute nur noch *selten* auf. Er ist gelegentlich mit Konversionssymptomen (Anfällen, Lähmungen, Schmerzzuständen) kombiniert. Die Jugendlichen liegen entweder mit geschlossenen Augen im Bett, registrieren aber, wie einfache Prüfungen beweisen, sorgfältig alle Vorgänge in der Umgebung, oder aber sie verhalten sich „wie im Traum", reagieren verzögert, antworten nicht oder verhalten sich so, wie sie meinen, daß Geisteskranke sich verhalten: Sie stellen stereotype Fragen, lassen sich hinfallen, schreien und schlagen um sich. *Differentialdiagnostisch* müssen epileptische Dämmerzustände und Dämmerattacken ausgeschlossen werden.

Fallbeispiel

Ein 14jähriges Mädchen kommt liegend mit geschlossenen Augen zur Aufnahme, reagiert nicht auf Ansprechen. Die Eltern berichten, daß eine „totale Lähmung" vorliege. In einer neurochirurgischen Klinik wurden alle möglichen Röntgen- und Kontrastverfahren eingesetzt: ohne pathologischen Befund. Nach einem Schulausflug bezichtigte sie einige Jungen, sie vergewaltigt zu haben. Sie entwickelte eine Pseudogravidität mit massiver Harnretention, später eine psychogene Hemiparese. Ihre Anschuldigungen wegen Vergewaltigung erwiesen sich als haltlos. Sie verließ wegen der Gehstörung nur selten das Bett, mehrfach wurden „Dämmerzustände" beobachtet, wie sie Ganser beschrieben hat. Auch nach mehreren Klinikaufenthalten keine Heilung. Nach einer mit 20 Jahren erfolgten Heirat mehrere Selbstmordversuche, zuletzt durch Herabstürzen aus dem Fenster mit multiplen Knochenbrüchen beider Beine. Die Vorgeschichte ergab, daß das Mädchen als Kleinkind verwöhnt und eitel war und darauf bestand, immer im Mittelpunkt zu stehen. Sie haben durch „Schwäche und Hilflosigkeit" die Aufmerksamkeit der Mitschüler auf sich gezogen. Eine einmal gemachte Bemerkung der Mutter über sexuelle Manipulationen des Vaters in der Kleinkindzeit wurde, als sie gesprächsweise später einmal erwähnt wurde, massiv unter Hinzuziehung des Ehemannes als Mißverständnis und Lüge widerrufen.

Hinweise auf reale oder phantasierte inzestuöse Haltungen oder Beziehungen zu den Eltern oder zu anderen Erwachsenen, wie sie in den vorstehenden Fallbeispielen geschildert werden, finden sich nicht selten in der Vorgeschichte konversioneller Syndrome. Neben eindeutigen Einzelschicksalen fiel es schon Freud schwer, unbewußte Wunschvorstellungen oder Beschuldigungen von einem tatsächlich stattgefundenen sexuellen Mißbrauch abzugrenzen. Geisler (1959) und Schönfelder (1968) schilderten, daß in Einzelfällen Kindern, die häufig aus einem besonders ungünstigen häuslichen Milieu stammen, infolge ihrer entwicklungsbedingten ambivalenten Einstellung zum Täter eine Funktion als „Mittäter" zukommen kann.

Fallbeispiel

Eine 35jährige Mutter, extrem geltungssüchtig und kokett, berichtete, daß sie schon mit 8 oder 9 Jahren in einer Gegend promenierte, in der mehrfach Mädchen überfallen und mißbraucht worden waren, mit dem Wunsch, von einem solchen Mann angesprochen und mitgenommen zu werden. Sie war mit einem über 30 Jahre älteren Mann verheiratet, den sie mit überwiegend noch älteren Männern betrog.

Differentialdiagnostisch kann es manchmal auch bei Kindern und besonders bei Jugendlichen und Erwachsenen schwierig sein, *bewußtseinsferne* oder gar unbewußte hysterische Verhaltensweisen eindeutig von einer Aggravation oder einer Simulation abzugrenzen. Auch die hysterische Persönlichkeit, die sich als dominierend, faszinierend, als verwöhnungs- und begehrenswert erlebt, sieht und beobachtet ihre theatralischen Inszenierungen, sie genießt sie oder bedauert ihr Mißlingen. Sie ist, auch bei engeengter oder eingeschränkter Bewußtseinslage, durchaus zu besonnenen Handlungen fähig, wenn auch überwiegend nur das integriert wird, was der inneren Tendenz entspricht. Das gilt sogar für einen Teil der unbesonnenen Handlungen bewußtseinsgetrübter Menschen, bei denen fast regelmäßig die Fähigkeit zu zielstrebigen und in sich logischen Handlungsketten nicht völlig verloren gegangen ist. Wenn wir als *Simulation* die absichtliche und bewußte Vortäuschung und Nachahmung von Krankheitssymptomen verstehen und unter *Aggravation* ihre beabsichtigte und zweckgerichtete Übertreibung und Verstärkung subjektiv erlebter Krankheitssymptome, dann sind die Grenzen zur hysterischen Reaktion und zur Konversion fließend. In der *Simulationspsychose*, die gelegentlich auch bei Jugendlichen in Haftanstalten beobachtet werden kann, besonders aber in dem sogenannten *Münchhausen-Syndrom*, einem nicht immer leicht zu durchschauenden simulativ-aggravatorischen Störungsbild, schießt der gezielte Wunsch ein, als krank angesehen, verwöhnt, geliebt und behandelt zu werden, wenn nicht die Absicht dominiert, sich damit einfach dem Alltag (Schule, Lehre) und seinen Aufgaben zu entziehen. Das *Münchhausen-Stellvertretersyndrom* (s. S. 88) stellt eine spezielle Form der Kindesmißhandlung dar, bei dem induzierte und manipulativ erzeugte körperliche Symptome (Anfälle, Schmerzen, verfälschte Laborbefunde) eine Krankheit vortäuschen sollen, um unterschiedlich motivierte Absichten der Eltern (Verstärkung oder

Vernachlässigung einer Mutter-Kind-Beziehung, Gewinnung materieller Vorteile) zu verwirklichen.

Als *Ursachen* hysterischer und konversioneller Entwicklungen kommen individuell sowohl *biologische* als auch psychodynamische Faktoren in Betracht. Allein die Tatsache, daß in bestimmten Familien gehäuft histrionische Störungen auftreten, reicht für die Annahme erbgebundener Persönlichkeitsdeviationen nicht aus, da solche Verhaltensweisen in manchen Familien einen hohen und deshalb tradierten Stellenwert haben. Adoptionsstudien konnten im Hinblick auf somatoforme Störungen jedoch belegen, daß bei diesen Kindern diese Störung 5- bis 10mal häufiger (Cloninger 1986), als zu erwarten war, auftreten. Da bei dieser Störung eine biologisch angelegte relativ niedrige Schmerzschwelle einkalkuliert werden muß, wäre diese ebenso wie eine primär beeinträchtigte verbale Kommunikationsfähigkeit ursächlich mit zu berücksichtigen. Aus *psychodynamischer* Sicht wurde ursprünglich angenommen, daß den Konflikten unbewußte Wünsche und Phantasien zugrunde liegen, die im Zusammenhang mit einer gestörten Gefühls- und Liebesbeziehung zu den Eltern, insbesondere mit dem gegengeschlechtlichen Elternteil (ödipaler Konflikt) zugrunde liegen. Das reale oder vermeintliche Scheitern dieser Beziehung, die mißlungene Identifikation mit einem geliebten oder nicht geliebten Elternteil führen dann entweder zu einem unerlaubtem Protest, zur Auf- und Ablehnung und zu Rivalität oder zur

Installation von störungsverursachenden Abwehrmechanismen. Bei Konversionen und psychosomatischen Erkrankungen sogar zu einer besonders tiefen „zweiphasischen" Verdrängung, die schließlich zu einer somatischen Funktionsstörung (s. S. 171) führen kann. Daß eine derartige ödipale Problematik tatsächlich, wenn auch nicht regelmäßig, an der Entstehung von Neurosen beteiligt sein kann, ist an der großen Zahl von Folgeschäden inzestuöser oder halbinzestuöser Vater-Tochter-Beziehung abzulesen. Als begünstigend für die Pathogenese hysterischer Entwicklungen haben sich vor allem aber Beziehungspersonen erwiesen, die selbst unter einer hysterischen Persönlichkeitsstruktur leiden, besonders dann, wenn das Kind eine angeborene erhöhte Suggestibilität und übernachhaltige Einprägsamkeit oder andere Temperaments- und Charaktereigenschaften (Neurasthenie, s. S. 38 ff) aufweist, die ebenso wie früh erlittene psychische Beeinträchtigungen (Deprivation, s. S. 73 ff) zu der Etablierung wegbereitend beitragen.

Die von einigen psychodynamischen Schulen genährte Hoffnung, daß die Hysterie durch eine zunehmende sexuelle Freizügigkeit verschwinden werde, hat getrogen: Nur ihre Inhalte haben sich geändert. Damit bestätigt sich die alte Feststellung, daß „kein Machtwort, gleichgültig von wo es ausgeht, je vermögen wird, sie von dem Register der Krankheiten zu streichen" (Charcot 1886).

6. Suizidalität

„Nun ist alles für Euch und für mich gelöst."
AUS DEM ABSCHIEDSBRIEF EINES 15JÄHRIGEN MÄDCHENS

Suizide stehen bei Kindern im Alter von *10–15 Jahren* etwa an 9., bei Jugendlichen zwischen dem *15. und 20.* Lebensjahr sogar an 2. Stelle der Todesursachen. Das Verhältnis von Jungen und Mädchen beträgt bei den Jugendlichen etwa 3:1, bei den Kindern mehr als 4:1.

Im Jahre 1991 begingen in Deutschland 14 011 Menschen (davon 20 Kinder im Alter von 10–15 Jahren) *Selbstmord.* Zum Vergleich: im gleichen Zeitraum wurden durch *Unfälle im Straßenverkehr* insgesamt 10 883 Menschen (davon 336 Kinder im Alter von 5–15 Jahren) getötet.

Die Ansicht, daß die Anzahl der *Kinderselbstmorde* (10.–15. Lebensjahr) eine ständig steigende Tendenz aufweisen, läßt sich statistisch nicht bestätigen. Im Gebiet der alten Bundesrepublik bewegte sich in den Jahren von 1960–1990 ihre absolute Zahl zwischen ca. 60 und 120 auf und ab. Bei den *Jugendlichen* (15.–20. Lebensjahr) und den *Heranwachsenden* (20.–25. Lebensjahr) bestehen vergleichbare Relationen. In den letzten Jahren ist vielmehr sowohl absolut als auch nach den Zahlen 1:100 000 der jeweiligen Altersgruppe ein deutlicher *Rückgang* der Suizidraten zu verzeichnen (Tabelle IV-11). Aller

dings ist dieser Rückgang, wie langfristige Statistiken belegen, nur als vorübergehend anzusehen. Die Zahlenkonstanz der Selbstmorde über Jahrzehnte hinweg ist erstaunlich und nicht erklärbar.

Noch deutlicher wird diese Zahlenkonstanz, wenn man die Suizidraten *Bayerns,* bezogen auf 100 000 der gleichen Altersgruppe in der Zeit von 1900–1980 untereinander vergleicht (Abb. IV-11). Sie lagen unbeeinflußt von Krieg und Wirtschaftskrisen *konstant* zwischen 1,2 bis 1,6 bei Kindern (10–15 Jahre) und bei Jugendlichen (15–20 Jahre) zwischen 10,3 bis 13,9 pro 100 000 der vergleichbaren Altersklassen.

Wenn die Suizidraten von 1975–1989 der Kinder und Jugendlichen der *alten BRD* mit denen der *früheren DDR,* jeweils bezogen auf 100 000 der gleichen Altersgruppe, verglichen werden, ergibt sich eine 2- bis 3mal höhere Anzahl Selbsttötungen von Kindern und Jugendlichen in der früheren DDR (Abb. IV-12). Dies könnte Veranlassung zu sozialen und politischen Überlegungen geben, tatsächlich wurden jedoch für Sachsen und Teile Brandenburgs bereits vor 100 Jahren derartig überdurchschnittliche Suizidraten (Krose 1906) ermittelt. Bemerkenswert erscheint jedoch, daß im Hinblick auf die unterschiedlich hohe und relativ konstante Suizidhäufigkeit in den verschiedenen europäischen Ländern der abfallende Häufigkeitstrend in Ost- und Westdeutschland seit Beginn der 80er Jahre eine parallellaufende Tendenz zeigt.

Die Zahl der *Selbstmordversuche* beträgt etwa das 8- bis 10fache der Suizide. Sie werden etwa doppelt so häufig von Mädchen wie von Jungen begangen.

Bei Kindern und Jugendlichen ist die Entscheidung darüber, ob es sich um einen *ernsthaften* oder

Tabelle IV-11. Suizide im Kindes- und Jugendalter in der BR Deutschland in den Jahren 1975–1990. (Nach: Deutsches Statistisches Bundesamt 1993; 1:100 000)

	Kinder 5–10 Jahre	Kinder 10–15 Jahre	Jugendliche 15–20 Jahre
1975	0,0	1,5	11,2
1980	0,1	1,6	8,1
1985	0,1	1,7	8,8
1990	0,0	0,5	6,4

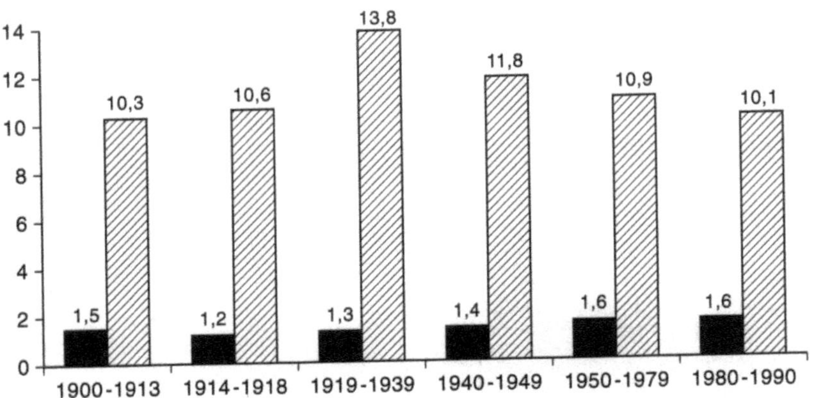

Abb. IV-11. Anzahl der Suizide in Bayern (Statistisches Landesamt) in den Jahren 1900–1990 von Kindern *(schwarze Säulen)* und Jugendlichen *(graue Säulen),* bezogen jeweils auf 100 000 der Altersgruppe

demonstrativen Suizidversuch gehandelt hat, im Einzelfall noch schwieriger als bei Erwachsenen. Das hängt damit zusammen, daß das *Suizidrisiko* von ihnen oft falsch eingeschätzt wird. So können aus Unkenntnis der tödlichen Dosis bei durchaus ernsthaften Suizidversuchen zu geringe und bei ursprünglich demonstrativen Suizidversuchen zu große Giftmengen eingenommen werden. Der *Grad* der durch die Selbstmordhandlung zugefügten Selbstschädigung ist deshalb bei Kindern und Jugendlichen im Gegensatz zu Erwachsenen als Unterscheidungskriterium nur bedingt brauchbar. Viel eher ist dies durch eine Einschätzung der sozialen Situation des Kindes oder des Jugendlichen vor oder zur Zeit der Selbstmordhandlung möglich.

Fallbeispiel

Ein 7jähriger Junge wurde von einem vorbeikommenden Passanten daran gehindert, das Geländer einer hochgelegenen Brücke zu überklettern, um sich in die Tiefe zu stür-

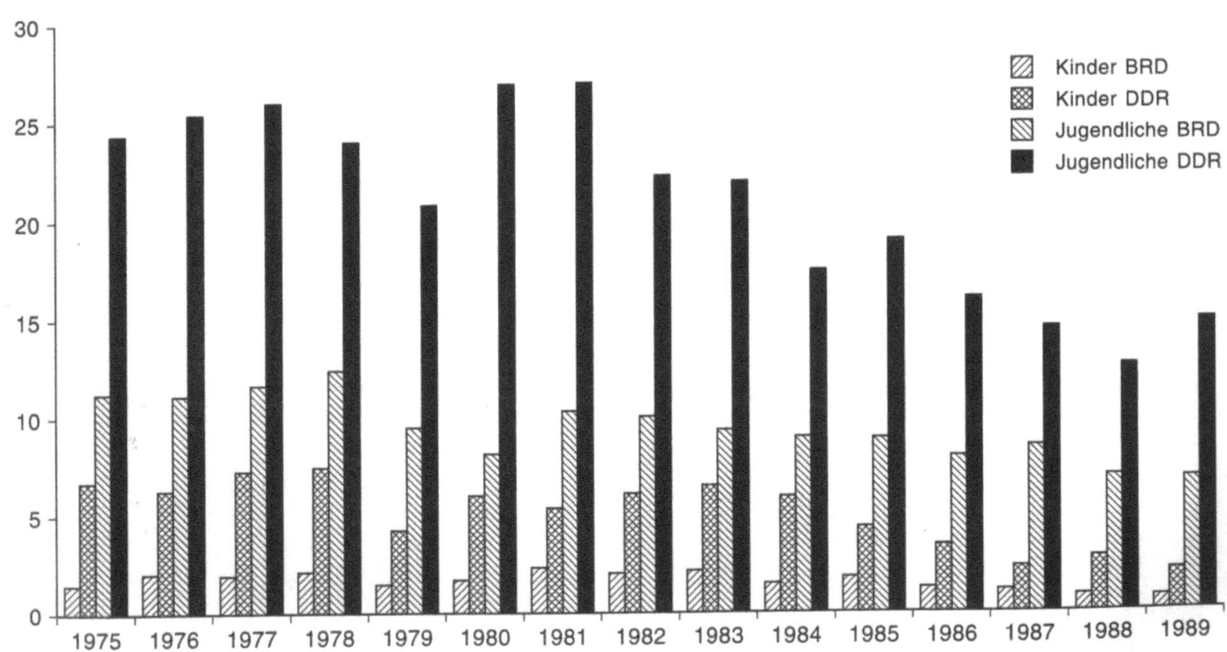

Abb. IV-12. Vergleich der Suizidraten der *alten* BRD 1975–1989 mit denen der *früheren* DDR

Tabelle IV-12. Geschlechtsspezifische Häufigkeitsdifferenzen der Suizide (1986) von Kindern und Jugendlichen (15.–24. Lebensjahr) bezogen auf 100 000 der jeweiligen Altersgruppe (Statistisches Bundesamt der BR Deutschland), die eine deutliche, wenn auch regional unterschiedliche Dominanz des männlichen Bevölkerungsanteiles in sämtlichen europäischen Ländern und in allen Altersgruppen aufweist

Deutschland	Österreich	Schweiz	Niederlande	Frankreich	England	Dänemark	Island
18 : 5	30 : 8	27 : 8	8 : 4	16 : 5	9 : 2	17 : 5	18 : 0

zen. Er brachte den sich sträubenden Jungen in eine nahegelegene Arztpraxis, dort äußerte er erneut, daß er sich umbringen wolle und wurde deshalb in die Klinik eingewiesen. Die Eltern berichteten, daß er bereits im Alter von 5 Jahren einen Suizidversuch unternommen habe. In letzter Zeit habe er bei geringen Anlässen mehrfach damit gedroht. Die Familienanamnese ergab, daß eine Tochter durch Suizid endete und ein Bruder einen Selbstmordversuch unternommen habe; in der Verwandtschaft seien in den letzten Jahren 2 Suizide begangen worden, außerdem mehrere Suizidversuche besonders väterlicherseits, aber auch in der Familie der Mutter. Die Eltern räumten ein, daß über das Für und Wider der Selbsttötung häufiger auch in Gegenwart der Kinder gesprochen worden sei. Der sprachlich vorentwickelte, redegewandte und gescheite Junge gab in einer Fallkonferenz eine Art Erklärung über den „Sinn des Lebens" ab: es lohne sich nicht zu lernen und zu arbeiten, da man jeden Tag erkranken könne und sicher früher oder später sterben werde.

Ein großer Teil der Selbstmordhandlungen enthält sowohl demonstrative als auch ernsthafte Anteile. Diese Selbsttötungsversuche gleichen dem „russischen Roulette", bei dem in der Trommel des Revolvers nur *ein* scharfer Schuß Munition steckt. Solche *Suizidspiele* mit „Gottesurteilcharakter" finden sich nicht selten. Es entspricht deshalb sicher der Wahrheit, wenn Kinder und Jugendliche später berichten, sie wüßten nicht, ob sie sich wirklich das Leben nehmen wollten oder nicht. Die abrupte Leichtigkeit, mit der viele Kinder Hand an sich selbst zu legen scheinen, ist immer wieder überraschend.

Während einer Party, die von Jugendlichen aus dem sozialen Randmilieu veranstaltet wurde, kam einer der Anwesenden auf die Idee, eine Mutprobe zu veranstalten. Es wurden vier Cola-Dosen aufgestellt, in einer davon befand sich eine größere Menge E 605, das man in einer Scheune auf einem Bauernhof gefunden habe. Die 16jährige T. beteiligte sich sofort an diesem „Spiel" und trank die Dose mit dem Gift leer. Obwohl einige Jugendliche den Notarzt bereits vor der Ingestion des Giftes verständigten, kam es zu einer Asystolie und trotz sofortiger notärztlicher Intervention dauerte die Reanimation 15 Minuten. Nach der stationär intensivmedizinischen Behandlung blieb ein schweres hirnorganisches Psychosyndrom und ein Parkinson-Syndrom bei Basalganglienekrose aufgrund einer cerebralen Hypoxie zurück.

Die Patientin war schon seit Jahren wegen ihres oppositionellen Verhaltens und ihrer hohen Impulsivität auffällig. In der Vorgeschichte gibt es bereits drei parasuicidale Handlungen. Sie lebte bei ihrer Großmutter, die mit der Erziehung des schwierigen Mädchens überfordert war. Ihre Mutter, die bei der Geburt 15 Jahre alt war, lebt in den USA und ist heroinabhängig. Der Vater lebt ebenfalls in den USA ohne bekannten Wohnsitz, sei aufgrund seiner Heroinabhängigkeit unehrenhaft aus der Armee entlassen worden und sei als Kind hyperaktiv gewesen.

Manchmal läßt sich auch nicht entscheiden, ob es sich um einen Suizid- oder um einen *Unglücksfall* gehandelt hat. Sicher werden gelegentlich Suizide als Unglücksfälle registriert. Die WHO legte einen Bericht aus 19 Industrienationen vor, aus dem hervorgeht, daß tödliche Vergiftungen etwa 1 % der gesamten Mortalität umfassen. Zufallsvergiftungen spielen nach diesem Bericht eine untergeordnete Rolle; dagegen gehen 75 % der tödlichen Vergiftungen auf das Konto Selbstmord.

Fallbeispiel

Ein 15jähriges Mädchen wurde nach einem Suizidversuch mit Tabletten bewußtlos aufgefunden. Es handelte sich um den 3. Selbstmordversuch in 6 Monaten. Der erste erfolgte in „Panikstimmung", weil ihr drogenabhängiger Freund wegen Beschaffungskriminalität eine Jugendstrafe antreten sollte. Nach seiner Rückkehr planten sie einen gemeinsamen Suizid mit einem gestohlenen Auto, mit dem sie gegen einen Brückenpfeiler fuhren. Der drogenabhängige Freund, der sie zum Freitod überredet hatte, kam ums Leben, sie erlitt nur einen Schock. Sie beschloß, ihm in den Tod zu folgen. Ihre Kindheit war unauffällig, das erste Wort des Kindes sei „nein" gewesen. Im Kindergarten sei sie durch „Konfabulationen" aufgefallen. Nach einem schweren Unfall der Mutter mit bleibender Pflegebedürftigkeit mußte das Mädchen vom Gymnasium auf eine Realschule überwechseln.

Die Wahl der bei den Selbstmordhandlungen angewandten *Suizidmittel* weist bei Kindern und Jugendlichen *geschlechtsspezifische* Unterschiede auf. Jungen und männliche Jugendliche zeigen in ihrer Auswahl und Anwendung eine stärkere Aggressivität gegen sich als Mädchen oder weibliche Jugendliche.

Von 20 Kindern zwischen dem 10. und 15. Lebensjahr kamen im Jahre 1991 15 Jungen durch Anwendung brachialer Gewalt (Erhängen, Erdrosseln, Ersticken, Ertrinken u.a.), aber nur 2 Mädchen zu Tode. Von den 212 Jugendlichen (15.–20. Lebensjahr) starben 134 männliche Jugendliche durch aggressive Gewaltanwendung gegen sich selbst, aber nur 27 weibliche Jugendliche.

Diese Tendenz wurde häufig allein dahingehend interpretiert, daß Mädchen und Frauen über weniger starke aggressive Impulse als Jungen und Männer verfügen. Dabei wurde außer acht gelassen, daß sowohl die Anzahl psychisch kranker Jungen mit 2:1 als auch die männlicher Suizidanten (Tabelle IV-12) generell wesentlich höher ist als die der Mädchen und Frauen, wodurch die geschlechtsbezogene Anwendungsdiskrepanz zwischen „harten" und „weichen" Suizidmitteln noch stärker hervortritt.

Über die unmittelbaren *Auslöser*, Motive und „letzten Anstöße" zu Selbstmordhandlungen liegen umfangreiche Untersuchungen vor. Von ihnen lassen sich einige feststellen, die immer wiederkehren:

1. Nach dem Tode einer geliebten Bezugsperson besteht der starke Wunsch nach *Wiedervereinigung* mit ihr. Die Selbstmordhandlung kann in Unkenntnis, aber auch bei vollständiger Einsicht über die Endgültigkeit des eigenen Todes durchgeführt werden. Dazu liegen Beobachtungen über die *Häufigkeit* von Selbstmordhandlungen an Todes- und Geburtstagen verstorbener geliebter Bezugspersonen vor.

2. Selbstmordhandlungen werden als letzter Ausweg begangen, als Notsignal mit *Appellfunktion* an die Umgebung in der Hoffnung, die Aufmerksamkeit auf die verzweifelte eigene Situation zu lenken, um liebevolle Zuwendung zu erfahren, d.h. mit der Selbstmordhandlung eine *Korrektur* der Realität zu erzielen.

3. Selbstmordhandlungen können auch als ursprünglich *nach außen* gerichtete aggressive Akte ausgeführt werden, um eine gehaßte und oft dennoch geliebte Bezugsperson in ihrer *Exi-*

stenz zu treffen; Motto: „Das hast du davon, wenn ich mich töte."

4. Selbstmordhandlungen können als eine *gegen sich selbst* gerichtete Aggressivität angesehen werden. Es bestehen enge Beziehungen zwischen Aggressivität, Autoaggressivität und Homizid, auf die schon Durkheim aufmerksam gemacht hat: „Wenn die Gewaltlosigkeit im sozialen Milieu keinem Widerstand begegnet, kann sie zur Tötung führen. Wenn sie durch Druck des öffentlichen Gewissens an ihrer Entfaltung behindert ist, wird sie zum Suizid" (Durkheim 1893).

5. Selbstmordhandlungen werden manchmal ausgeführt, um den *drohenden Verlust* einer geliebten Person zu verhindern, wie etwa bei Ehescheidung der Eltern oder Trennung von den Eltern bei Heimeinweisung; Motto: „Wenn du mich verläßt, ermordest du mich."

Der letzte, anscheinend nichtige *Anlaß* steht im Hinblick auf die Selbstmordhandlung oft in einer grotesken Disproportion. Im Verhältnis zur inneren Entwicklung auf die Selbstmordhandlung hin, bildet er nur das letzte, häufig unscheinbare Glied einer langen Kette tatsächlicher oder vermeintlicher Entbehrungen oder Kränkungen, Beschimpfungen, Versagungen und körperlicher Mißhandlungen.

Als sogenannte letzte Anlässe lassen sich registrieren: Verbot, den Freund zu treffen; Verbot, sich zu schminken oder an einer Party teilnehmen zu dürfen; Verbot, sich ein Tonbandgerät oder ein Motorrad zu kaufen oder die Haare lang zu tragen. Bei näheren Befragungen ergibt sich fast immer, daß diese akuten Verbote der Versagungen als Anlaß zur Begehung einer Selbstmordhandlung grundsätzlich auswechselbar sind und nur einen typischen Teilaspekt der chronischen Krisensituation dieser Kinder und Jugendlichen darstellen.

Gelegentlich spielt als definitiv bahnender Effekt eine Rolle, daß Kinder und Jugendliche etwas über Suizid hören oder lesen oder einen Film darüber sehen. Auf die Suizidnachfolgehäufung nach Erscheinen der „Leiden des jungen Werther" liegen schon zeitgenössische Berichte vor; Schmidtke u. Häfner (1986) wiesen nach, daß nach der Ausstrahlung der Fernsehserie „Tod eines Schülers", in der ein fiktiver Eisenbahnselbstmord gezeigt wurde, die Anzahl solcher Suizide stark anstieg.

Der *Schülerselbstmord* spielte schon um die Jahrhundertwende als Alarmsignal für chronische

Überbürdungs- und Überforderungssituationen von seiten der Schule eine besondere Rolle. Er wird auch heute noch als ein Beispiel für *rätselhafte*, scheinbar *motivlose* Suizide verwendet. Damals wie heute läßt sich jedoch feststellen, daß Suizidhandlungen von Schülern nur dann vorgenommen werden, wenn schwerwiegende Mängel in der *Eltern-Kind-Beziehung* bzw. in der *Persönlichkeitsstruktur* des Kindes vorliegen. Es finden sich z.B. Kinder, die aus Furcht vor Strafe oder vor Kränkungen der Eltern oder aus Enttäuschung über sich selbst nicht mehr im Einklang mit sich stehen und diese deprimierenden Realitäten nicht mehr ertragen können. Voraussetzung für die Begehung einer Suizidhandlung ist letzlich die durch Anlage und Umwelt geprägte präsuizidale Persönlichkeitsstruktur.

Konkrete Vorstellungen vom Wesen und von der *Endgültigkeit des Todes* bilden sich bei Kindern frühestens im Alter von 7–8 Jahren. Sie sind aber wie die meisten psychischen Vorstellungsinhalte bei Kindern auch dann noch oft von einer überraschenden Unschärfe. Kinder erleben den Tod naher Angehöriger als ein Verlassenwerden. Sie reagieren so darauf, als ob diese absichtlich fortgegangen seien und beschäftigen sich in eigenen Suizidphantasien mit Wiedervereinigungswünschen mit der verstorbenen geliebten Person. Je jünger aber ein Kind ist, desto näher liegt die Frage, ob es überhaupt weiß, was Sterben und Tod bedeuten. Ein Kind im Vorschulalter, aber auch ein psychisch gestörter Jugendlicher können an der Beerdigung eines nahen Angehörigen teilgenommen haben und sich später darüber wundern, daß sie von ihm kein Weihnachts- oder Geburtstagsgeschenk erhalten haben.

Das Vorliegen einer *genetischen Disposition* für die Begehung von Suiziden scheint schon wegen der Häufung in bestimmten „Suizidfamilien" naheliegend zu sein. Die moderne Zwillingsforschung erbrachte jedoch *keine* überzeugenden Hinweise für eine vererbte Suizidalität. Solche Familienselbstmordserien lassen sich vielmehr zwanglos als begrenzte psychische Epidemien ansehen: Das Kind lernt, daß Selbstmordhandlungen als Lösungsversuche von Konflikten und Krisen diskutiert und praktiziert werden.

Den Selbstmordhandlungen bei Kindern liegen nur *selten* Psychosen oder schwere hirnorganische oder körperliche Krankheiten zugrunde. Es ist aber auffallend, daß viele aus Familien stammen, in denen psychische Krankheiten, insbesondere schwere Neurosen und Psychosen gehäuft vorkommen. Es läßt sich nicht ausschließen, daß es sich bei einem Teil der Kinder um ein erstes *Wetterleuchten* einer sich ankündigenden psychischen Erkrankung handelt. *Depressiven* Erkrankungen im Kindes- und Jugendalter wurde bis vor 10–15 Jahren nur eine geringe Beachtung geschenkt, obgleich auf ihr Vorkommen von der Psychiatrie seit über 100 Jahren immer wieder hingewiesen wurde. Wir konnten in einer Untersuchung *depressiver* Kinder und Jugendlicher nachweisen, daß *jedes 4. Kind* sich gedanklich mit Suizidversuchen beschäftigt hatte, die Hälfte von ihnen hatte bereits Suizidversuche durchgeführt.

Alle Autoren stimmen darin überein, daß die suizidgefährdeten Kinder vorwiegend aus zerrütteten oder geschiedenen *Ehen* und aus unvollständigen *Familien* (Halb- oder Vollwaisen) stammen oder erziehungsunfähige, entweder diktatorisch-mißhandelnde oder superliberal-verwahrlosende Eltern haben. Auffallend bleibt, daß von Kinder aus ungünstigen häuslichen Verhältnissen nur eine Minorität mit Selbstmordhandlungen reagiert. Das heißt nicht, daß diese Faktoren unwichtig sind, im Gegenteil. Sie wirken suizidogen, wenn sie mit anderen pathogenen Faktoren der Persönlichkeit und der Umwelt zusammentreffen.

Fallbeispiel

Ein 10jähriges Mädchen wird nach einem Sprung aus dem 3. Stockwerk der Schule, durch den sie sich eine Fraktur des Fersen- und des Schienbeines und eine Kopfplatzwunde zugezogen hat, aufgenommen. Sie hatte sich aus dem Unterricht zur Toilette abgemeldet, ging in ein leeres Klassenzimmer und schrieb dort letzte Grüße an ihre Eltern und Freundinnen an die Tafel („Sag meinem Vater, daß es mir sehr leid tut und daß er sich nicht hängenlassen soll"). Als Gründe gab das überdurchschnittlich begabte Mädchen an, daß seine Eltern für es keine Zeit hätten. Der Vater, ein Unternehmer mit über 50 Angestellten, kommt regelmäßig erst nach Hause, wenn das Kind schläft. Die Mutter ist dort ganztägig berufstätig und mit Beruf, Haushalt und Erziehung völlig überfordert. Das Kind trug sich längere Zeit mit Suizidgedanken und habe auch einem Tutor gegenüber darüber gesprochen. Anläßlich eines Wochenendausfluges habe sie auf einem Berggipfel zu ihrem Vater gesagt, wie schön es wäre, da hinunterzuspringen, aber niemand habe darauf reagiert. Sie kam als „eher unerwünschtes" Kind zur Welt und lebte bis zur Einschulung bei Großeltern und einer Tante. Das auffallend eloquente Mädchen distanzierte sich vordergründig mit „ich bin mit dem Leben nicht zurechtgekommen" von ihrem Selbstmordversuch, sie habe sich einsam gefühlt und darunter gelitten, daß sie weder Eltern noch eine Freundin gehabt habe, der sie sich hätte anvertrauen können. Es wurde eine

Einzelpsychotherapie eingeleitet und mehrere konfliktorientierte Elternberatungen durchgeführt.

Die richtige *Abschätzung* der Suizidalität ist eine besonders schwierige und verantwortungsvolle ärztliche Aufgabe. Bei Kindern und Jugendlichen stellt *jeder*, auch der spielerisch und oberflächlich angelegte demonstrative Suizidversuch ein sehr ernstes und ernstzunehmendes Signal dar. Es ist nicht immer die vielzitierte „Wendung der Aggressivität gegen sich selbst", als die der Selbstmord interpretiert werden kann. Kinder und Jugendliche machen sich oft selbst zum Objekt einer Bestrafung oder Schädigung, um zu prüfen, inwieweit dadurch die Umwelt betroffen wird. Sie ist die Probe aufs Exempel, ob durch eine derartige Handlung eine Verhaltensänderung erzielt werden kann.

Aus dieser Sicht kommt dem *demonstrativen Suizidversuch* im Kindes- und Jugendalter eine ähnliche, wenn auch meistens schwerwiegendere Bedeutung zu wie etwa dem Weglaufen, der Delinquenz, dem Alkohol- und Drogenmißbrauch oder anderen lärmenden Verhaltensauffälligkeiten, die eine Intervention der nächsten Bezugsperson geradezu herausfordern.

Folgende Verhaltensweisen und Tatbestände sprechen für eine gesteigerte *Selbstmordgefährdung* bei Kindern und Jugendlichen:

1. Gezielte oder ungezielte *Selbstmorddrohungen*. Es werden Zettel oder Briefe mit Suiziddrohungen und Abschiedsbriefe geschrieben; sonst sorgfältig verschlossene Tagebücher bleiben offen liegen. Jedes solcher Signale ist ernstzunehmen.

2. Das *gehäufte Vorkommen* von Suizidversuchen und Suiziden in der *Familie* oder frühere eigene Suizidversuche der Kinder und Jugendlichen deuten auf eine gesteigerte Suizidgefährdung hin.

3. Es werden *konkrete Vorstellungen* über die Durchführung und den Ablauf des Suizidversuches bzw. Suizides, den Ort und den Zeitpunkt des geplanten Suizides und die Wahl und die Beschaffenheit der Suizidmittel entwickelt. Je konkreter diese Angaben, desto größer ist die Gefährdung.

4. Negativistisch-mutistische Perioden können als „*Ruhe vor dem Sturm*" geradezu auf eine suizidale Vorbereitungszeit hinweisen, die fälschlicherweise nicht selten als versöhnlicher Ausklang nach einer Periode von Auseinandersetzungen angesehen wird.

5. Latente *Suizidversuche* können sich zu konkreten suizidalen *Plänen* verdichten, wenn existentielle Konflikte (Schul- und Berufsschwierigkeiten, Liebeskummer, Delinquenz) oder depressive Verstimmungen hinzutreten.

Bei einem Versuch der *Quantifizierung* präsuizidaler Symptome ergab sich, daß etwa 40 % der Kinder und Jugendlichen depressive, 30 % angst- und konversionsneurotische Symptome zeigten, 16 % verhielten sich aggressiv und gereizt, 12 % wiesen dissoziale Verhaltensweisen auf (Otto 1972).

Kenner der *Drogenszene* überrascht es nicht, daß zahlreiche drogen- und alkoholabhängige Jugendliche über latente oder konkrete Suizidvorstellungen berichten. Drogenmißbrauch bei Jugendlichen ist in vielen Fällen als ein protrahierter Selbstmordversuch anzusehen. Die negative Kerngruppe leidet oft an einer schleichenden „*Krankheit zum Tode*": Sie wissen, daß sie mit der fortgeführten Selbstvergiftung Hand an sich selbst legen, sie vermögen jedoch nicht, sich selbst in den Arm zu fallen.

Die Behandlung suizidgefährdeter Kinder und Jugendlicher liegt in der Bekämpfung der Ursachen durch *Verhütung und Vorbeugung* psychischer Fehlentwicklungen und rechtzeitiger Erkennung des präsuizidalen Syndroms, d.h. in einer sorgfältigen psychiatrischen Diagnostik, in Elternberatung und Einzelfallhilfe bis zur antidepressiven und psychotherapeutischen Behandlung.

Selbstmord kann als Symptom einer *sozialen Krankheit* angesehen weden, an deren Entstehung die Gesellschaft mitbeteiligt und damit mitverantwortlich ist. Stengel (1969) ist der Ansicht, daß die Höhe der Selbstmordrate ein verläßlicher Indikator für die Qualität einer psychohygienisch-antisuizidalen Atmosphäre darstellt. Die *Selbstmordziffern* in *Deutschland, Österreich, Dänemark* und der *Schweiz* gehören traditionell zu den höchsten der Welt. Neben den Eltern und Lehrern sind besonders Ärzte in hohem Maße für die Suizidprophylaxe zuständig. Suizidgefährdete Jugendliche, aber auch Kinder, suchen vor der Suizidhandlung häufig wegen tatsächlicher oder vorgeschobener Beschwerden ärztlichen Rat und Beistand. In der akuten Krise muß versucht werden, das Kind, den Jugendlichen aus seiner ausweglos erscheinenden Vereinsamung und Verzweiflung herauszulösen. Die Durchführung einer regelrechten psychotherapeutischen Behandlung kommt erst nach Überwindung der akuten Krise in Betracht. Drohende *Suizidgefahr* ist auch bei Kindern und Jugendlichen eine absolute Indikation für eine stationäre kinder- und jugendpsychiatrische Behandlung.

Konkrete *Selbstmordprophylaxe* ist nur dann wirksam, wenn es gelingt, das suizidgefährdete Kind und seine suizidale Umgebung als solche zu erkennen und entsprechende Maßnahmen zu ergreifen. Prinzipiell ist jeder Mensch suizidfähig, aber im unterschiedlichen Maße, wie schon das Verhalten in Katastrophen und aussichtslosen Situationen zeigt. Die beste Selbstmordprophylaxe liegt in einer beständigen *Fürsorge und Liebe* der Bezugspersonen zum Kind. Eine materielle Verwöhnung kann seelische und körperliche Kontakte nicht ersetzen. Nur von Liebe zu reden, ist für Kinder zu abstrakt. Kinder wollen *keine Versprechungen*, sie wollen *Handlungen* sehen. Sie fordern *Zeit* zum Spielen, Basteln und Spazierengehen. Sie wollen nicht ständig korrigiert und nach Zensuren befragt werden. Sie wünschen, daß man ihnen zuhört und manchmal auch dort für sie Partei ergreift, wo sie im Unrecht sind. Schließlich: Wir wissen, daß viele suizidgefährdete Kinder aus Liebe zu den Eltern keinen Suizid begehen, weil sie sie nicht allein lassen wollen. Andererseits aber gibt es auch Kinder und Jugendliche aus intakten und harmonischen Familien, deren Selbsttötung man nicht verhindern kann. Hier spielen besonders beginnende oder bereits manifeste *psychotische* Erkrankungen eine verhängnisvolle Rolle.

Die *Prognose* ist bei Erwachsenen von einer Rückfallquote von 10–20 % bestimmt, davon 6 % Suizide. Bei *Kindern* und *Jugendlichen* konnte Otto (1972) in Schweden bei Nachuntersuchungen nach 10 Jahren bei 10 % der Jungen und 3 % der Mädchen Suizide registrieren.

V. Psychosomatische Störungen

Das ist der große Irrtum unserer Tage
in der Behandlung des menschlichen Körpers,
daß die Ärzte die Seele trennen vom Leib.

PLATO

Begriff und Bedeutung der Psychosomatik sind umstritten. Die Wortverbindung *psychosomatisch*, die der romantischen Medizin entstammt, unterstellt, daß es möglich sei, psychische und somatische Anteile zu trennen oder psychophysische Wechselwirkungen verläßlich zu analysieren. Alles Psychische ist indes somatisch fundiert, und es gibt kaum eine somatische Störung, die keine psychische Repräsentanz findet. Es ist deshalb zweckmäßiger, von „psychosomatischen" bzw. von „somatopsychischen" *Störungen* zu sprechen. Denn nicht alle „psychosomatischen Krankheiten" werden psychisch verursacht oder unterhalten; es gibt auch nicht-psychosomatische Erscheinungsformen des gleichen Krankheitsbildes.

Die psychischen *Auswirkungen* somatischer Krankheiten sind so geläufig, daß sie nur angedeutet werden müssen, ebenso die somatische Mitbeteiligung bei emotionalen Erlebnissen. Bei der Trauer kommt es zu Tränen. Die Erwartung läßt die Pulse höher schlagen. Die Spannung vor dem Examen regt die Darmtätigkeit an. Die Wut erweitert die Pupillen. Die sexuelle Erregung geht mit körperlichen Sensationen einher. Das gilt auch für unbewußte Prozesse und damit im Zusammenhang stehende Affekte. Unbewußte Emotionen, die nicht ausagiert werden, können zur Bildung von Symptomen führen.

Der „*Faktor X*", der für Disposition oder Konstitution gesetzt werden kann, spielt offensichtlich eine entscheidende Rolle. Dementsprechend finden sich psychosomatische Störungen besonders häufig bei vegetativ labilen oder bei emotional gestörten Kindern und Jugendlichen, manchmal auch als Begleiterscheinungen einer somatischen Erkrankung.

Die *Zuordnung* somatischer Krankheiten, die erfahrungsgemäß häufig psychogen entstehen, ausgelöst oder unterhalten werden, ist unterschiedlich, ja manchmal willkürlich. Die „*psychotoxischen Störungen*" des Säuglingsalters sind für viele Pädiater eindeutig somatische Erkrankungen, auch wenn organische Ursachen nicht festgestellt werden können. Die psychogene Konstellation, die primäre Ablehnung des Säuglings durch die Mutter, wird als „Conditio sine qua non" für die Entstehung einer Resistenzschwäche oft nicht erkannt oder anerkannt. Das liegt auch daran, daß aus dem psychopathologischen Syndrom selbst keine verbindlichen ätiologischen Aufschlüsse gewonnen werden können.

Allen psychosomatischen Manifestationen ist gemeinsam, daß bei ihnen stärker als bei anderen somatischen Erkrankungen *psychogene Kausalfaktoren* eine Rolle spielen. Ihre Erkennung ist deshalb von großer Wichtigkeit, weil davon die Art der therapeutischen Maßnahmen abhängig ist. Diese Tatsachen sind in der Medizin allgemein bekannt. Dennoch stehen wir erst am Beginn einer Ära, weil noch nicht alle theoretischen Erkenntnisse in die Praxis umgesetzt werden konnten. Die Hindernisse, die der Realisierung von Einsichten und Erkenntnissen entgegenstehen, sind bekannt: Sie liegen nicht *allein* in der bislang unzureichenden psychologischen und psychiatrischen Ausbildung der Ärzte begründet, sondern auch in einem Mangel an ausgebildeten therapeutischen Fachkräften.

Aus psychodynamischer Sicht wird „psychosomatisch" einmal fast synonym mit „psychogen" verstanden, was für viele einen diskriminierenden Aspekt einschließt, weil damit leicht Begriffe wie „Demonstration", „Einbildung" und sogar „Simulation" assoziiert werden. Niemand bezweifelt, daß es rein psychogene Lähmungen, Seh-, Hör- oder Sprachstörungen gibt, sie sind insgesamt jedoch selten. Andererseits werden körperliche Störungen ohne pathologischen Körperbefund per Ausschlußdiagnose als „psychosomatisch" bezeichnet, wenn eine sogenannte „funktionelle Störung" oder eine „vegetative Dystonie" (mit Kopf-, Herz-, Rückenschmerzen u. a.) vorliegt. Schließlich wurden und werden auch weiterhin bestimmte Erkrankungen (die „*heiligen Sieben*": Asthma bronchiale, essentielle Hypertonie, endogenes Ekzem, Ulcus pepticum, Colitis ulcerosa, primär-chronische Polyarthritis und Hyperthyreose) als „psychosomatisch" eingestuft. Insgesamt ergab sich jedoch kein feststehendes Muster an auslösenden, disponierenden und krankheitserhaltenden Faktoren. Gesichert ist nur die Erkenntnis, daß Disposition und Konflikt für die Manifestation solcher Erkrankungen von großer Bedeutung sind.

Bei vielen psychosomatisch Kranken läßt sich als persönlichkeitseigenes Merkmal eine „*Alexithymie*" nachweisen, eine Unfähigkeit, Gefühle wahrzunehmen und auszudrücken. Der Mangel an Phantasie und damit an gedanklichen Lösungsversuchen, die Unfähigkeit, Kontakte herzustellen und zu festigen sowie eine aggressive Gehemmtheit, die ein konsequentes Sich-Durchsetzen und Rivalisieren-Können ausschließt, können zu einer Somatisierung führen. Solche Patienten mit einem „*emotionalen Analphabetismus*" können ihre Ängste nicht artikulieren, ihre „innere Befindlichkeit" nicht detailliert wahrnehmen und nicht beschreiben, es entsteht der Eindruck einer „inneren Leere". Inzwischen wurde

erkannt, daß dieser Zustand, der als Rat- und Hilflosigkeit imponiert, zwar häufig vorkommt, aber nicht obligat für die Entstehung psychosomatischer Störungen ist.

Schon Plato formulierte die bis heute bestehende Dichotomie einer überwiegend biologischen und einer vorwiegend psychodynamischen *Therapie*, das heißt aus aktueller Sicht: *Tabletten oder Gespräche*. Die alte Medizin glaubte bis in das 19. Jahrhundert, schon im Besitz wirksamer Medikamente zu sein. Tatsächlich handelte es sich damals jedoch überwiegend um *Placebos*, von denen sich gezeigt hat, daß sie in 30–40 % therapeutisch wirksam sind. Mit dem danach einsetzenden Siegeszug der naturwissenschaftlichen Medizin wurde der psychische Anteil jeder Krankheit zwar nicht geleugnet, psychische Kausalkonzepte jedoch strikt abgelehnt. Die „Psychosomatik" der deutschen romantischen Medizin, metapsychologisch erneuert durch Freud (1915) und Alexander (1950), erkannten dagegen *Konflikten und Krisen* bei bestimmten Krankheiten eine kausale Wirkung zu. Ihr Postulat lautete, daß eine gestörte Funktion beim Vorliegen einer entsprechenden Vulnerabilität zu einer Veränderung der Funktion und Morphologie führen kann. Dieser These wurde seit Bertalanffy (1968), der Strukturen als „langsame Funktionen" auffaßte, theoretisch kaum mehr widersprochen. Psychosomatik ist heute zu einer Betrachtungsweise geworden, die für alle medizinischen Disziplinen von Belang ist.

1. Funktionelle Störungen

*Die Seele ist auf eine unbegreifliche Weise an den Körper gebunden;
in dieser Gebundenheit nennen wir ihn Seele, durch welche der Körper
zum Leibe wird.*

E. VON FEUCHTERSLEBEN, 1845

In der *somatischen* Medizin sind Symptome Bausteine der *Diagnose*. Wie in der Psychiatrie sind Symptome *nicht* spezifisch: Fieber ist oft, aber keineswegs immer das Zeichen eines Infektes. Die Aufgabe des Arztes ist es, die *Ursache* zu finden, um eine gezielte Behandlung durchzuführen. Anders als in der somatischen Medizin ist es in der Psychiatrie, auch in der Kinder- und Jugendpsychiatrie, nur selten möglich, durch das Labor, das Röntgenbild oder ein Computertomogramm eine diagnostische Klärung zu erreichen. Zwar gelingt es häufig, relativ spezifische Störungen in der Persönlichkeits- und Charakterentwicklung nachzuweisen, aber immer noch werden deskriptive *Symptome* quasi als Diagnose verwendet.

Im Rahmen der *dualen* psychischen oder somatischen Kausalität spielen bei einigen psychischen Manifestationsformen überwiegend *somatische* (Asthma bronchiala, Colitis ulcerosa) bei anderen überwiegend *psychische* Ursachen (respiratorische Affektkrämpfe, Magersucht) die dominierende Rolle. Während viele Pädiater die meisten, wenn nicht alle körperlichen Erkrankungen ausschließlich oder doch überwiegend für somatisch bedingt halten, sind psychodynamisch orientierte Ärzte davon überzeugt, daß es auch psychisch bedingte Funktionsstörungen gibt, die sich sekundär somatisieren können. Diese divergierenden Meinungen beruhen darauf, daß Symptome allein *keine* ätiologischen Zuordnungen erlauben.

Gemeinsam ist *allen* psychosomatischen Störungen, daß bei ihnen stärker als bei anderen somatischen Erkrankungen *psychogene* Noxen eine maßgebliche Rolle spielen. Wie unterschiedlich eine überwiegend als psychogen eingestufte Funktionsstörung *ätiologisch* betrachtet werden muß, zeigt als

Beispiel die *Enuresis nocturna* (s. S. 185). Das nächtliche Einnässen persistiert als *primäre* Enuresis bei vielen Kindern ohne nachweisbare äußere Ursachen; eine konstitutionelle *Disposition* (verzögerte Hirnreifung?) läßt sich gelegentlich, aber nicht immer nachweisen. Als Ausdruck eines Konfliktes tritt die *sekundäre* Enuresis reaktiv-*psychogen* auf, etwa nach der Geburt eines Geschwisters, nach einem Umzug oder dem Tod der Mutter. Bei universell *retardierten* Kindern ist das nächtliche Einnässen als Ausdruck einer Entwicklungsverzögerung zu sehen, das sich meistens mit dem Voranschreiten der Entwicklung verliert. Bei einem *geistig behinderten* Kind liegt dagegen ein chronisches Einnässen deshalb vor, weil infolge des mentalen Defektes Zusammenhänge zwischen dem Druck der Blase und der Notwendigkeit des Wasserlassens nicht erfaßt werden können. Bei dem unwillkürlichen Urinabgang als Begleiterscheinung einer *organischen* Blasenerkrankung handelt es sich *nicht* um eine Enuresis, sondern um eine *Inkontinenz*.

Jeder Mediziner weiß aus Erfahrung, daß es kaum eine somatische Erkrankung gibt, die nicht eine psychische Repräsentanz findet, die sich etwa in Klagen und Verstimmungszuständen ausdrückt. Er wird diese Erkenntnisse regelmäßig und selbstverständlich in seine Therapie einbeziehen. Er weiß seit seinem Studium aber auch, daß alle psychischen Abläufe, gleich, ob kognitiver, emotionaler oder vegetativer Natur, immer eine biologische Grundlage haben. Die Feststellung, daß psychische Störungen, verursacht durch chronische Konflikte und Krisen, ebenfalls regelmäßig mit zentralnervervösen Kodierungen einhergehen, ist ebenso unumstritten. Daß sie auch somatische Funktionsstörungen verursachen können, ist naheliegend. Dies wird jedoch besonders dann leicht übersehen oder ignoriert, wenn körperliche Beschwerden vorliegen, wie sie auch bei organischen Leiden auftreten können.

Aus *biologischer* Sicht ist davon auszugehen, daß jeder lebensgeschichtlich bedeutsame *chronische Konflikt* Streß darstellt. Streß führt zur Aktivierung des Hypothalamus. Von dort werden Schutz- und Abwehrmechanismen auf motorischen, viszeralen und neurohormonalen Bahnen in Gang gesetzt. Gleichzeitig gehen Signale an die Hirnrinde, durch die Emotionen wahrgenommen und erkannt werden. Dauert die Bedrohung an, entsteht chronischer Distreß, es müssen Energien zur Erhaltung des inneren Gleichgewichts mobilisiert werden. Dabei können funktionelle und organische Störungen an der Peripherie hervorgerufen werden mit der Gefahr, daß aus einer der zunächst „unorganisierten" Krankheiten (Bauchschmerzen, Kopfweh) eine „organzentrierte" Krankheit entsteht.

Die *Erkennung* einer psychosomatischen Störung, die sich auf psychische Ursachen zurückführen läßt, ist deshalb von großer Bedeutung, weil davon die *Therapie* abhängig ist. Wenn bei einem Kind oder einem Jugendlichen eine psychogene Körperstörung als ein somatisches Leiden aufgefaßt und fortlaufend *medikamentös* behandelt wird, so wird dies vielleicht zu einer vorübergehenden Linderung, wahrscheinlich aber nicht zu einer dauerhaften Besserung führen; es droht zusätzlich die Gefahr einer *iatrogenen* Fixierung. Der Kinder- und Jugendpsychiater muß deshalb über die wichtigsten Krankheiten dieses Grenzgebietes informiert sein; er wird außerdem im Zweifelsfall einen Kinderarzt konsultieren.

Als Beispiel für die multifaktorielle Genese eines scheinbar diagnostisch und pathogenetisch einheitlichen, überwiegend als passagere Funktionsstörung eingestuften Syndroms sei die Enuresis (s. S. 185) angeführt.

Psychodynamisch kommen als *Ursachen* vorwiegend zu frühzeitige und perfektionistische Sauberkeitsgewöhnungsversuche in Betracht, ferner gleichgültig-verwahrlosendes Verhalten von Müttern, die die soziale Leistung der Sauberkeitsgewöhnung ihres Kindes nicht adäquat honorieren. Hinzu treten noch eine Reihe von pathogenetischen Faktoren, die allein oder zusätzlich das Einnässen verursachen oder begünstigen: etwa der *Tiefschlaf* vieler Kinder, der von etwa 80–90 % der Eltern bestätigt wird. Es wird vermutet, daß diese Kinder im abnor-

men Tiefschlaf Blasendehnungsreize nicht wahrnehmen und nicht wach werden. Eine homologe hereditäre Belastung liegt bei etwa 40–60 % der einnässenden Kinder vor; ungeklärt ist, in welcher Weise sich diese Disposition auswirkt oder nicht auswirkt. Die *Persönlichkeitsstruktur* der Enuretikerkinder ist uneinheitlich. Frühere Beobachtungen, daß es sich vorwiegend um depressive, ängstliche, scheue und stille oder um „übernachhaltige" Kinder handelt, haben sich als nicht zutreffend erwiesen; auch die Annahme einer *„enuretischen Depression"* läßt sich nicht bestätigen. Die Tatsache, daß die Enuresis unter antidepressiv wirkenden Medikamenten zurückgeht, ist nicht allein auf den antidepressiven Effekt zurückzuführen, sondern vor allem auf andere Wirkungen des Medikaments.

Der in der *DSM*-Klassifikation unternommene Versuch, die *Vielfalt körperlicher Symptome ohne nachweisbaren körperlichen Befund* übesichtlicher zu gestalten, ermöglicht partiell eine bessere Systematisierung, läßt aber keine lückenlose diagnostische Einordnung der alters- und entwicklungsabhängigen funktionellen (psychosomatischen) Störungen zu. Sie sind überwiegend auf erwachsenenspezifische Syndrome ausgerichtet, sie sollten jedoch, alters- und entwicklungsspezifisch auf Kinder und Jugendliche bezogen, hier informatorisch abgehandelt werden.

1. Bei körperlichen Erkrankungen, bei denen *psychische Faktoren eine Rolle spielen* (DSM-316.00) steht die Exazerbation, der Beginn oder eine Verschlimmerung des Leidens oft in einem engen zeitlichen Zusammenhang mit psychischen Reaktionen auf Umweltreize. Als Beispiele, die für das Kindesalter zutreffen, werden genannt: Pylorospasmus, Kardiospasmus, Migräne, Neurodermitis, Akne, Asthma, Ulkuskrankheit, Colitis ulcerosa, gastroenterale Syndrome.

Der *Bauch*, beim Kleinkind der prominenteste Körperteil, spielt für die Entwicklung des Körperschemas eine dominierende Rolle. Gefühle des Behagens und Mißempfindungen werden besonders hier wahrgenommen oder in den Leib projiziert; er ist der Körperteil, den das Kind als ersten bezeichnen und benennen kann. Mehrere epidemiologische Studien ergaben, daß bis zu 90 % der Bauchschmerzen im Kindesalter funktionell bedingt sind.

Bei den *Nabelkoliken* handelt es sich um plötzlich auftretende, nicht selten rezidivierende Schmerzzustände im Oberbauch, die mit spastischer Obstipation und Erbrechen einhergehen können. Solche Schmerzzustände werden bei Kindern so *häufig* beobachtet, daß sich dafür eine besonderer Begriff eingebürgert hat. Die *Ursachen* sind vielfältig. Sie lassen sich manchmal, aber durchaus nicht regelmäßig, erschöpfend klären. Bei vielen Kindern lassen sich Hinweise für eine „nervöse" oder neuropathische Konstitution feststellen wie gesteigerte vegetative Reaktionsbereitschaft. Die *Eltern* dieser Kinder sind nicht selten überängstlich und hypochondrisch, überbesorgt und verwöhnend. Typisch für funktionell verursachte Nabelkoliken ist, daß sie sich unter *suggestiver* Behandlung (Placebo) manchmal rasch bessern.

Die *Ulkuskrankheit* ist bei Kindern selten oder wird nicht als solche erkannt, jedenfalls weisen die Prävalenzraten eine erhebliche Streuung (0,1–12 %) auf. Für Jungen und für 12- bis 15jährige Mädchen wurde in mehreren epidemiologischen Studien eine deutlich höhere Morbidität festgestellt (Steinhausen 1981). Seit der Entdeckung des Helicobacter pylori wurde die Pathogenese eher einseitig, wenn auch immer konstitutionelle Faktoren (familiäre „Organwahl") mit berücksichtigt wurden, psychodynamisch interpretiert. Der zentrale Konflikt wurde in einer Kontroverse zwischen einer frühkindlich erworbenen aggressiven Gehemmtheit und extremen Geborgenheitswünschen lokalisiert, aber auch in zahlreichen anderen persönlichkeitseigenen Merkmalen.

Häufige Persönlichkeitsmerkmale von Kindern und Jugendlichen mit Ulkuskrankheit (zusammengestellt von Knölker 1987):

- Selbstunsicherheit, Insuffizienzgefühle,
- mangelndes Durchsetzungsvermögen,
- hoher Leistungsehrgeiz,
- übermäßige (scheinbare) Anspruchslosigkeit und Bescheidenheit,
- steter Argwohn, zu kurz zu kommen („orale Ungeduld"), *Schwidder*),
- überkompensierte Strebungen nach Unabhängigkeit und Überlegenheit,
- starkes (uneingestandenes) Anlehnungsbedürfnis,
- ängstlich, sensibel, verletzlich,
- ernst, verschlossen, gehemmt, aggressiv,
- emotional und vegetativ labil.

Diese psychodynamischen Kausalmodelle sind durch die fast regelmäßige Präsenz des Bakteriums nicht hinfällig geworden; diese Faktoren spielen vielmehr weiterhin in dem pathogenetischen Modell eine bedeutsame Rolle. Das ergibt sich schon daraus, daß nur ein kleiner Teil der Menschen, bei denen sich der Helicobacter nachweisen läßt, an einem Ulcus pylori oder ventriculi erkranken.

Die *Colitis ulcerosa* ist trotz zahlenmäßiger Zunahme bei Kindern und Jugendlichen ein weiterhin noch relativ *seltenes* Leiden. Es kann in jedem Lebensalter, auch bei Säuglingen, auftreten. Es beginnt akut oder schleichend und kann sich anfangs nur durch ein beeinträchtigtes Allgemeinbefinden bemerkbar machen, bis *Durchfälle* mit und ohne Blutbeimengungen und Leibschmerzen auftreten. Neben Appetitlosigkeit, Gewichtsverlust und Anämie werden *Fieberschübe* und eine erhöhte Blutsenkung beobachtet. Die Rektoskopie sichert die *Diagnose*. Als Ursache wird ein allergisches, *autoimmunologisches* Konzept diskutiert. Die meisten Autoren nehmen zusätzlich psychodynamische Vorgänge als Teilursachen an, die von anderen jedoch bestritten werden. Oft handelt es sich um sehr sensible Kinder mit durchschnittlicher bis guter Intelligenz. Über die *Familienstruktur* besteht keine Einigkeit. Einige Autoren fanden keine stärkeren emotionalen Probleme als in Kontrollgruppen. Andere wiesen auf außerordentlich schwere chronische emotionale Belastungen der Kinder durch hochabnorme emotionale Beziehungen zwischen den Angehörigen hin. Die *Mütter* haben teilweise ähnliche Tendenzen wie die Mütter obstipierter Kinder. Sie kontrollieren ständig die Darmfunktionen, unterdrücken aggressive Expansionen und Verselbständigungstendenzen der Kinder. Die *Väter* wurden als dominierend, brutal, drohend und bestrafend beschrieben. Erwachsene mit einer Colitis ulcerosa stehen oft unter dem Eindruck einer nicht zu bewältigenden *Ohnmacht*, einem Ausgeliefertsein gegenüber übermäßigen Anforderungen, die aktivierend auf die Darmfunktionen wirken und zu gehäuften lästigen Durchfällen führen können (Benedetti et al. 1962). Von zahlreichen Autoren wird eine abnorme und pathologische Dauerreaktion nach Zurückweisung oder räumlicher Trennung von einem Liebesobjekt beschrieben. Bei Kindern und Jugendlichen nimmt die Krankheit oft einen besonders *ungünstigen* Verlauf. Nicht selten sind operative Maßnahmen erforderlich; manchmal führt sie zum Tod.

Persönlichkeitsmerkmale von Patienten mit Colitis ulcerosa (zusammengestellt von Knölker 1987):

- *Zwanghaftigkeit:*
  Ordentlichkeit, Pünktlichkeit, Gewissenhaftigkeit, Unentschlossenheit, Überanpassung, Skrupelhaftigkeit, Neigung zum Moralisieren und Rationalisieren.
- *Aggressionshemmung:*
  übertriebene Duldsamkeit und Rücksichtnahme, Opferhaltungen, starke Kränkbarkeit, Schüchternheit, narzißtische Tendenzen, gestörter Sinn für Humor.
- *Eingeengte Emotionalität und Affektivität:*
  mangelnde Spontaneität, depressive Gehemmtheit, Alexithymie, Sexualfeindlichkeit.
- *Kontaktstörungen:*
  symbiotische Objektbeziehungen, Leben durch eine Schlüsselfigur, von der magische und omnipotente Eigenschaften erwartet werden.

Bei *chronischer Obstipation* müssen, wie bei allen psychosomatischen Manifestationen, grundsätzlich organische Erkrankungen ausgeschlossen werden. Psychogene Obstipationen bei *Kleinkindern* kommen vor, sind jedoch selten; sie werden bei Mädchen häufiger als bei Jungen beobachtet. Häufig finden sich homologe Belastungen bei den *Eltern*. Ähnlich wie bei den Kindern mit Schlaf- und Appetitstörungen finden sich relativ häufig pedantisch *kontrollierende* Eltern. Sie registrieren die Defäkation des Kindes ebenso sorgfältig wie ihre eigene und halten sie nicht selten schriftlich fest. Sie richten sich genau nach einer speziell nach ernährungsphysiologischen Grundsätzen erstellten Diät und werden bereits unruhig, wenn der Stuhlgang einmal einen oder zwei Tage ausbleibt. Durch das strenge Kostregime und durch die *Stuhlkontrollen* kommt es regelmäßig zu Mutter-Kind-Konflikten, die durch Gaben von Abführtee-, -tabletten und -zäpfchen zusätzlich fixiert und gesteigert werden. Die zwanghaft-rigide Einstellung vieler Mütter zu natürlichen Lebensabläufen betrifft oft nicht nur diesen Bereich, sondern das ganze Leben und die Erziehung des Kindes; der spontane Verdauungs- und Entleerungsvorgang des Kindes wird manchmal schon dadurch schwerwiegend beeinträchtigt. Bei anderen Kindern kann eine *passagere* Stuhlverhaltung dadurch begünstigt werden, daß sich die Toilette außerhalb der Wohnung befindet und sie Angst haben (Dunkelheit, Nachbarn) oder es aus anderen Gründen vermeiden, sie aufzusuchen.

Respiratorische Affektkrämpfe kommen ausschließlich bei Kleinkindern vor, bei Jungen häufiger als bei Mädchen. Aus Wut oder Trotz, im Schreck oder aus Angst beginnen sie zu klagen, zu weinen und schließlich zu schreien. Im *„Wegschreien"*, das abrupt abbricht, schlagen sie mit den Armen um sich, werden *bewußtlos* oder sind bewußtseinsgetrübt und zeigen eine zyanotische Verfärbung des Gesichtes; manchmal fallen sie hin; einige nässen sogar ein. Nur selten treten tonische oder klonische Zuckungen auf. Nach einigen *Minuten* sind sie wieder bewußtseinsklar, wirken aber oft erschöpft und müde. Körperlich und neurologisch wird, auch im EEG, *kein* krankhafter Befund erhoben. Nicht selten finden sich Zeichen für eine psychische Labilität oder eine neuropathische Konstitution; in 25 % der Fälle ergab sich eine familiäre Disposition für respiratorische Affektkrämpfe, jedoch keine für Epilepsie. Die *Prognose* ist günstig, nach dem 5. Lebensjahr werden derartige Anfälle nicht mehr beobachtet.

Das *Asthma bronchiale* stellt eine polygenetische Krankheit dar, die hauptsächlich von *allergischen*, dessen Verlauf aber auch von infektiösen und psychischen Faktoren abhängig ist. Es ist durch anfallsweise auftretende heftige *Atemnot* gekennzeichnet und geht mit einem starken Leidensgefühl einher. Jungen erkranken häufiger als Mädchen. Bereits im ersten Lebensjahrzehnt treten 30–40 % der Anfälle erstmalig auf. Während des Anfalls besteht ein Krampf der glatten Muskulatur der kleinen Bronchien und *Bronchiolen*, verbunden mit einer Schwellung und verstärkten Sekretion der Schleimhaut. Dadurch wird eine Einengung der Atemwege herbeigeführt. Zur Psychodynamik der Erkrankung wird immer wieder angeführt, daß die Konflikte sich um die *Mütter* zentrieren, insbesondere werden Ängste vor Trennung und Liebesverlust bei oft überbeschützend-verwöhnendem Verhalten beschrieben. Die Mütter sind durch das Leiden ihres Kindes *verunsichert*, ratlos und ambivalent; fast immer entwickeln sie starke Dominanzhaltungen. Eine latente Eifersucht der Mütter verhindert oft Freundschaften und verzögert die Findung der Ich-Identität des Kindes, so daß die Anfälle von einigen Autoren auch als *„unterdrücktes Weinen"* oder *„Angstschreie gegen die Mutter"* interpretiert wurden. In zwei Drittel der Fälle (Rees 1956) werden psychosomatische Faktoren als wichtig für die Manifestation eines Asthma bronchiale angesehen.

2. Bei der *körperdysmorphen Störung* (DSM III-R 300.70), der Dysmorphobie, liegt eine über-

wertige Beschäftigung mit eingebildeten oder geringfügigen körperlichen Anomalien (Form der Nase oder des Kinns, der Körpergestalt u.a.) vor, die zu einer übertriebenen Besorgnis führen und zu sekundären (ängstlichen, depressiven) Störungen führen kann. Es handelt sich um Störungen des Körperschemas, des „body image" (s. S. 178), die besonders in der Adoleszenz auftreten und zu erheblichen Störungen der Ich-Identität, zu operativkosmetischen Eingriffen, Selbstmordversuchen und Suiziden führen können. Bei der Magersucht lassen sich fast regelmäßig, manchmal sogar extreme Verwerfungen des Körperschemas nachweisen, die gewisse prognostische Einschätzungen erlauben.

Fallbeispiel

Ein 16jähriger, gesund und völlig unauffällig aussehender, überdurchschnittlich intelligenter Jugendlicher wird wegen eines dramatischen schulischen Leistungsabfalls vorgestellt. Vordem zu den leistungsstärksten Schülern der Klasse gehörend, wird die Versetzung in Frage gestellt. Frühere Freizeitaktivitäten hat er aufgegeben. Er hält sich seit über einem Jahr tagsüber mehrere Stunden vor dem Spiegel auf und betrachtet sein Gesicht, insbesondere seine Nase. Er fühlt sich häßlich und unansehnlich, er werde von gleichaltrigen Mädchen gemieden; wahrscheinlich würden sie sich hinter seinem Rücken über ihn lustig machen. Auch seine Freunde würden sich zurückhalten; sie würden sich schämen, mit ihm gesehen zu werden. Seine Nase sei unproportional groß, passe nicht in sein Gesicht. Er war mehrfach bei HNO-Ärzten und schließlich bei einem kosmetischen Chirurgen, um sich operieren zu lassen. Man habe das abgelehnt, was er nicht verstehen könne. Für eine psychotische Störung fanden sich weder bei der Erst- noch bei einer nach 3 Jahren stattgefundenen Nachuntersuchung Hinweise; er teilte mit, daß alles „unverändert" sei, daß er sich mit „dieser Sache" jedoch abgefunden habe.

3. Bei dem *Somatisierungssyndrom* (DSM III-R 300.81) handelt es sich um rezidivierende vielgestaltige somatische Beschwerden von längerer Dauer, die im wesentlichen durch passagere konversionsneurotische Störungen bedingt sind. Die Klagen werden oft in übertriebener, dramatischer Weise vorgetragen und betreffen verschiedene Organe und Organsysteme: gastrointestinale Beschwerden, pseudoneurologische Lähmungen, Blindheit, Schwindelgefühle, Erbrechen, Schmerzzustände u.a. Schon im 2. Lebensjahrzehnt werden Anfälle, Kopfschmerzen, Leibschmerzen und zahlreiche andere, oft auch wechselnde Symptome beobachtet. Diese Störungen werden beim weiblichen häufiger als beim männlichen Geschlecht registriert.

Fallbeispiel

Ein 17jähriges Mädchen, wegen unabgeklärter Körperbeschwerden mehrfach in chirurgischen Kliniken behandelt, kommt nach Ausschluß einer Beckenvenenthrombose und nach Entfernung einer Ovarialzyste in stationäre jugendpsychiatrische Behandlung. Sie gibt an, seit über 4 Jahren unter rezidivierenden Kopf- und Bauchschmerzen zu leiden, außerdem seien Ausschlußuntersuchungen wegen eines Reizkolons durchgeführt worden. Sie habe Angst, eines Tages im Bus oder auf der Straße zusammenzubrechen. Psychisch subdepressive Verstimmung, keine Hinweise für demonstratives oder simulatives Verhalten. Sie berichtet, sich seit der Kindheit körperlich „eigentlich nie richtig wohlgefühlt" zu haben. Sie fühle sich in ihrem Beruf überfordert. Diagnose: Somatisierungssyndrom bei depressiver Verstimmung (DD larvierte Depression, neurasthenische Persönlichkeit).

4. Die *Konversionssyndrome* (DSM III-R 300.11) gehen mit der Veränderung oder dem Verlust einer körperlichen Funktion einher, was auf körperliche Erkrankung hinzuweisen scheint. Sie tritt oft, aber keineswegs ausschließlich im Zusammenhang mit einer histrionischen Persönlichkeitsstruktur auf; psychische Faktoren sind jedoch regelmäßig beteiligt. Es besteht häufig ein direkter zeitlicher Zusammenhang zwischen äußerem Reiz und körperlicher Reaktion; das Symptom selbst steht nicht unter willkürlicher Kontrolle.

Fallbeispiel

So bei einem 16jährigen Mädchen, das morgens von der Mutter bewegungslos und mit starr zur Decke gerichtetem Blick im Bett vorgefunden wurde. Sie reagierte nicht auf Ansprache und wurde zunächst in einer internistischen Poliklinik vorgestellt, wo auffiel, daß sie auf Schreckreize mit Abwehrbewegungen reagierte. In unserer Klinik blickte sie bei Nichtbeachtung um sich und änderte ihre Körperhaltung, am selben Abend verlor sich ihre Symptomatik. Die Eltern berichteten über familiäre Spannungen, die sich in letzter Zeit verdichtet hätten und unter denen die Tochter sehr litt, und über Probleme in der Berufsausbildung und in der Berufsschule sowie über eine unmittelbar bevorstehenden Prüfung.

5. Für ein *psychogenes Schmerzsyndrom* (DSM III-R 307.90) sprechen Schmerzen ohne adäquaten körperlichen Befund mit Hinweisen auf ursächliche psychische Faktoren. Solche Zusammenhänge gelten als wahrscheinlich, wenn ein zeitlicher Zusammenhang zwischen einem Konflikt und akuten Schmerzzuständen besteht oder wenn der Schmerzzustand einem Betroffenen dazu verhilft, einen Krankheitsgewinn (Schul- oder Arbeitsbefreiung) zu erhalten.

Fallbeispiel

Bei einem 12jährigen, gut durchschnittlich begabten, leistungsorientierten Jungen treten häufiger vor Klassenarbeiten, aber auch vor freudigen Erlebnissen (Abreise in den Urlaub, vor Geburtstagsfeiern) nächtliche heftige Kopfschmerzzustände auf, die er durch Analgetika überwiegend so weitgehend kupieren kann, daß seine Teilnahme möglich ist. Keine eindeutigen Hinweise für eine Migräne, doch gehäuft Spannungskopfschmerzen in der Familie.

6. Bei der *Hypochondrie* (DSM III-R 300.70) liegt eine unrealistische Interpretation von Körpersensationen vor, verbunden mit der Überzeugung, eine schwere Erkrankung zu haben, für die sich keine Befunde finden lassen. Die Störung erweist sich als therapieresistent und führt zum Nachlassen kognitiver und sozialer Leistungen.

Fallbeispiel

Ein 14jähriger, überdurchschnittlich begabter Junge klagt über leichte Erschöpfbarkeit, Niedergeschlagenheit. „Ich habe immer etwas. Es arbeitet immer etwas in meinen Gliedern. In mir steckt etwas Schlimmes drin, vielleicht eine unheilbare Krankheit." Er weint häufig, schläft schlecht. Bei einer Nachuntersuchung nach 10 Jahren verstärkte hypochondrische Beschwerden, die zur Aufgabe seines Berufes führten; 2 Bauchoperationen ohne Besserung; mehrfache Klinikaufenthalte in internistischen Kliniken, ständige ärztliche Behandlung. Er habe die Absicht, in „eine wärmere Gegend auszuwandern".

Die verschiedenen Formen der *Schlafstörungen* sind, soweit sie nicht im Zusammenhang mit körperlichen Störungen (DSM III-R 780.50) stehen, bei Kindern und Jugendlichen überwiegend funktionell bedingt. Sie sollen wegen ihrer relativen Häufigkeit und der dadurch bedingten oft erheblichen Beeinträchtigung der Familien hier etwas ausführlicher dargestellt werden.

Das Schlafverhalten wird von Schlafrhythmus, Schlafdauer und Schlaftiefe bestimmt. Kinder bilden einen sehr individuellen Schlafrhythmus aus, wobei ausgehend vom ganztätig verteilten Schlaf des Säuglings im 2. Lebensjahr eine Konzentration des Schlafens zur Nacht und Mittagszeit hin erfolgt. Später wird der Mittagsschlaf abgebaut und die gesamte Schlafdauer zugunsten des Abendschlafes verringert. Die Schlafdauer reduziert sich von 16–18 Stunden beim Säugling auf 13,5 Stunden im 2. Lebensjahr, weiter auf ca. 11 am Ende des 4. Lebensjahres und auf 10 Stunden im 6. Lebensjahr. In der Pubertät entwickelt sich eine individuelle Typologie,

„Kurzschläfer" brauchen 6 Stunden, „Langschläfer" 8–9 Stunden Schlaf.

Wie bei allen kinderpsychiatrischen Auffälligkeiten ist auch das Bild der Schlafstörungen stark vom Alter abhängig. Im *Säuglingsalter* entwickelt sich durch zentralnervöse Reifungsprozesse der Schlaf-Wach-Rhythmus. In den ersten 12 Wochen ist der Schlaf noch stark vom Sättigungsgefühl abhängig. Nächtliches Aufwachen ist meist ein Hungergefühl, und es wäre nicht sinnvoll, hier ein Kind schreien zu lassen. Nächtliches Weinen kann jedoch auch eine Art „Kontaktweinen" sein. Meist verstummt es, wenn Vater oder Mutter erscheinen. Oft genügt schon ein Schnuller oder eine Wiegebewegung, bis der Säugling beruhigt ist. Der Schnuller ist deshalb so effektiv, weil die mit den Lippen gefühlte Mamille das Anwesenheitssignal der Mutter ist. Zu denken ist beim nächtlichen Schreien in diesem Alter auch an somatische Erkrankungen wie akute und chronische Infektionen, vor allem der Atemwege. Wuchernde Adenoide und hyperplasierte Tonsillen können die Luftwege verlegen und Kinder in Angst- und Panikstimmung bringen. Gelegentlich kann auch ein gastroösophagealer Reflux Ursache häufigen Weinens sein. Auch nächtliche Krampfanfälle können sich hinter Schlafstörungen verbergen. Im *Kleinkindalter* können sich die Kinder abends kaum von den vielen Eindrücken des Tages lösen. Manchmal stehen sie nachts auf und lassen ihrer Neugier und Entdeckungsfreude freien Lauf (Insomnia laeta). Die Schlafstörung kann aber auch Ausdruck des Trotzes oder Folge von Trennungsängsten sein.

Die häufigste Form der Schlafstörung ist die *Einschlafstörung*, die in engem Zusammenhang mit kindlichen Ängsten steht. Die Kinder äußern Furcht vor der Dunkelheit und schlafen nur ein, wenn die Tür einen Spalt offen ist. Gelegentlich fürchten sie sich vor wilden Tieren oder vor einer fremden Person, die im Zimmer versteckt sein könnte. Meist sind diese Ängste transitorisch. Viele Kinder helfen sich in diesen Situationen selbst. Sie lutschen am Daumen, erzeugen bestimmte Geräusche mit dem Mund oder streicheln bestimmte Körperteile (z.B. die Wange oder den Haarschopf) oder ein Stück Stoff. Genitale Manipulationen werden hier ebenfalls nicht selten gesehen, denen keine pathologische Bedeutung beikommt. Kinder, die viel sich selbst überlassen sind, zeigen dann rhythmische Bewegungen (Jaktationen). Diese Selbststimulation wirkt auf einige Kinder beruhigend.

Bei der Überwindung von Trennungsängsten spielen „Übergangsobjekte" eine große Rolle. Solche Übergangsobjekte können ein Stück Stoff, ein Wollknäuel, ein Taschentuch, eine Puppe oder ein Zipfel der Bettdecke sein. Die Zuflucht zu solchen Übergangsobjekten ist ein normales Entwicklungsphänomen in der Übergangsphase zwischen der ursprünglichen oralen Beziehung zur Mutter und späteren reifen Objektbeziehung, wo die Mutter als ganze Person wahrgenommen wird und das Kind in der Lage ist, teilweise auf die Mutter zu verzichten und deren Abwesenheit kurzfristig zu tolerieren. Einschlafgeschichten, Nachtlieder und Abendgebete helfen Kindern, zur Ruhe zu kommen, Abendrituale geben als Gewohnheiten Sicherheit, Übergangsobjekte stellen die Beziehung zur vertrauten Umgebung her. Eine Indikation für schlafanstoßende Mittel gibt es nur in den seltensten Fällen. Meistens wirken solche „psychohygienischen" Maßnahmen und eine Beratung der Eltern, lediglich bei hartnäckigen Schlafstörungen ist initial eine zeitlich limitierte Gabe von Hypnotika angezeigt.

Der Schlaf ist kein passiver Vorgang, in dem viele Funktionen ausgeschaltet werden, sondern vielmehr ein aktiver Regenerationsprozeß. Die meisten motorischen Störungen (wie Tremor und Tics) sistieren im Schlaf. Während des normalen Schlafes kann es zu Wiegen mit der Hand, zum Armeschütteln, zum Nasekratzen und zum Beineausschlagen kommen. Ruckartige Bewegungen im Schlaf werden bei vielen Menschen gesehen. Die Beine sind häufiger betroffen als die Arme. Meist treten sie in der Einschlafphase auf und sind unter psychischer Anspannung und Angst verstärkt. Auch bestimmte Genußmittel, wie z. B. Koffein, können diese Phänomene erzeugen.

Das Zucken einzelner Muskelgruppen (fragmentarische Myokloni) werden praktisch nur beim männlichen Geschlecht gesehen und stehen in Verbindung mit Sauerstoffmangel im Schlaf. Von besorgten Eltern werden diese Phänomene nicht selten als Krampfanfälle fehlinterpretiert. Fragmentarische Myokloni kommen familiär gehäuft vor, insbesondere in den ersten Lebensmonaten sind sie häufiger zu beobachten, vor allem wenn Infekte der oberen Luftwege vorliegen. In diesen Fällen ist das EEG völlig unauffällig, eine Behandlung erübrigt sich. Periodische Bewegungen im Schlaf an Händen und Füßen treten meist im Non-REM-Schlaf auf. Die Großzehe wird meist angezogen und die Fußsohle extendiert.

Diese Phänomene dauern meist wenige Sekunden an und treten unter verstärkter psychischer Anspannung gehäuft auf. Schlagen mit dem Kopf während des Schlafes ist häufig mit einem heftigen Stöhnen verbunden, und es tritt bei Jungen dreimal häufiger als bei Mädchen auf. Es ist gelegentlich schon im Säuglingsalter zu beobachten und endet meist in der Adoleszenz. Meist dauern diese Attacken nicht länger als 15 Minuten, psychische und physische Komplikationen sind dabei nicht festzustellen.

Der *Bruxismus* (Zähneknirschen) bereitet häufig zahnärztliche Probleme. Der Druck auf die Kauflächen kann so stark sein, daß eine zahnärztliche Intervention notwendig wird. Oft ist dies schon zum Zeitpunkt des Zahndurchbruchs zu beobachten. Der Bruxismus tritt im Non-REM-Schlaf auf und zeigt eine starke Streßabhängigkeit.

Somnambulismus (Schlafwandeln) wird bei bis zu 10 % der gesunden Kinder gesehen. Sie sitzen im Schlaf im Bett und machen einfache, sich wiederholende Bewegungen für einige Sekunden. Gelegentlich laufen die Kinder auch in der Wohnung umher, sie sind dabei nicht ansprechbar; weckt man sie, dann sind sie oft desorientiert. Gelegentlich kann es während des Schlafwandelns auch zu aggressivem Verhalten kommen.

Hypnagoge Zustände während der Einschlafzeit treten im späten Kleinkind- und frühen Schulalter nicht selten auf. Die Kinder berichten von Mikropsien und Makropsien, über Veränderungen des eigenen Körpers oder der Umwelt. Gelegentlich berichten sie über illusionäre Verkennungen oder halluzinatorische Erlebnisse; die hypnagogen Zustände haben jedoch eine gute Prognose und müssen scharf von den endogenen Psychosen unterschieden werden.

Alpträume treten während der REM-Phasen auf, die Kinder sind weckbar, können dann meist ihre Träume erzählen, schlafen dann jedoch erst wieder mit Verzögerung ein. In Phasen erhöhter Ängstlichkeit nehmen auch Alpträume zu.

Schlafstörungen können aber auch ein Symptom einer Erkrankung sein. Einige Medikamente, wie Rhinologika, Antiasthmatika und Antiallergika können Schlafstörungen provozieren. Depressive Kinder und Jugendliche berichten fast regelmäßig über ausgeprägte Schlafstörungen. Auch bei beginnenden endogenen Psychosen kann der beeinträchtigte Schlaf das erste Symptom der Erkrankung darstellen.

Vermehrtes Schlafbedürfnis (Hypersomnie) findet sich meist hirnorganisch bedingt bei postenzephalitischen Residuen und bei Schilddrüsenfunktionsstörungen. Eine seltene Erkrankung mit vermehrtem Schlafbedürfnis ist die *Narkolepsie*. Sie zeichnet sich durch Schlafanfälle aus, die auch den Ausgeruhten zum Schlaf zwingen, insbesondere in schlaffördernder Umgebung. Die Schlafperioden dauern 10–15 min, die Betroffenen sind jedoch jederzeit weckbar. Es kann ein affektiver Tonusverlust in einzelnen Muskelgruppen oder in der gesamten Körpermuskulatur auftreten. Die schlaffen Körperteile sind dann nicht zu bewegen. Dieser kataplektische Anfall kann durch affektbetonte Situationen ausgelöst werden.

Das *Kleine-Levin-Syndrom* ist noch nicht ganz pathogenetisch aufgeklärt. Es handelt sich dabei um periodisch auftretende Hypersomnien, die Tage oder Wochen anhalten können. Die Betroffenen sind zwar weckbar für Nahrungsaufnahme und Blasen- und Mastdarmentleerung, schlafen aber sonst mit wechselnder Schlaftiefe. Daran gekoppelt kann ein gesteigerter Eßtrieb sein, ab dem Pubertätsalter auch ein gesteigertes sexuelles Verlangen. In der Aufwachphase sind nicht selten Verstimmungszustände zu beobachten. Als Ursache werden Funktionsstörungen im Mittelhirn-Hypothalamus-Bereich diskutiert.

Bei Kleinkindern mit *chronischen* Ein- und Durchschlafstörungen ungeklärter Ursache läßt sich fast immer ein *disharmonisches* Milieu nachweisen. In anderen Fällen liegen den Störungen des Schlaf-Wach-Rhythmus' extreme *Verwöhnungen* zugrunde. Wenn die Eltern durch die Schlafstörung des Kindes verunsichert oder ratlos sind, werden oft Großeltern, Nachbarn oder Bekannte konsultiert, die unterschiedlicher Meinung darüber sind, wann ein Kind einschlafen oder aufwachen soll, oder ob es nur nachts oder auch tagsüber schlafen darf. Manche Kinder reagieren in solchen Situationen mit erpresserisch-*tyrannischen* Forderungen. Sie wollen nur im Elternschlafzimmer oder nur bei Licht schlafen oder nur dann, wenn bei geöffneter Tür im Nebenzimmer das Radio- oder Fernsehgerät eingeschaltet ist. Das Kind wacht nachts mehrfach auf. Es weckt die Eltern auf und will *unterhalten* werden: Sie sollen ihm z.B. eine Geschichte vorlesen. Dadurch „zerhackt" das Kind nicht nur den eigenen Schlaf, sondern auch den der Eltern, die am nächsten Morgen erschöpft und zerschlagen aufstehen. Psychogene Schlafstörungen münden nicht selten in einen „*Teufelskreis*" ein: Die Kinder sind morgens müde und weigern sich aufzustehen, kommen zu spät zur Schule oder verweigern den Schulbesuch. Sind sie in der Schule, können sie sich nicht konzentrieren und bringen schlechte Noten nach Hause, was schließlich wieder zu Auseinandersetzungen mit den Eltern und zu neuen Schwierigkeiten führt.

Ursachen von Schlafstörungen im Kindes- und Jugendalter sind (Schmidt 1984):

- Varianten des normalen Schlafverhaltens,
- alterstypische Einschlafängste und Durchschlafstörungen von Kleinkindern,
- Pavor nocturnus,
- Somnambulismus,
- passagere Schlafstörungen als Ausdruck bewußtseinsnaher Konflikte,
- Ein- und Durchschlafstörungen im Rahmen emotionaler Störungen,
- fixierte Schlafstörungen,
- Schlafstörungen im Rahmen von Depressionen mit neurotischem oder endogenem Anteil,
- idiopathische Schlafstörungen,
- symptomische Schlafstörungen bei schizophrenen Psychosen, Manien, nach Hirnschädigung und bei hyperkinetischen Syndromen.

2. Appetit- und Eßstörungen

„Als ich 30 kg wog, fand ich mich wunderschön."
Eine 17jährige Magersuchtpatientin

Störungen des Appetits und der *Nahrungsaufnahme* ohne oder ohne erkennbare organische Ursachen finden sich bei Kindern und Jugendlichen häufig. Appetitstörungen lassen sich bei etwa 20 % der Schulanfänger und bei 10jährigen Schulkindern zu 14 % (v. Harnack 1958) nachweisen. Sie kommen bereits bei Neugeborenen und Säuglingen vor, allerdings muß hier der konstitutionell-organische Aspekt besonders sorgfältig berücksichtigt werden. Der Säugling wird mit *„Milch und Küssen"* ernährt. Die Mutter gibt viel, aber sie erhält auch viel und ist deshalb fähig, weiterhin zu geben. Ein Säugling, der die Nahrung gut aufnimmt, weckt bei der Mutter Befriedigung. Ein schlechter Esser hingegen provoziert Spannungen. Die Angst der Mutter, im Stillen ungeschickt zu sein, kann zur Folge haben, daß sie weniger Milch hat und das Kind schlechter trinkt. Die *Muttermilch* ist durch keine künstliche Säuglingsnahrung zu ersetzen. Diese enthält etwa 8, die Muttermilch über 150 verschiedene Eiweißverbindungen, daneben eine Fülle von Enzymen und Immunstoffen, die noch nicht alle chemisch identifiziert sind. Im Gegensatz zu Flaschenkindern, bei denen eine Überernährung relativ häufig vorkommt, garantiert das Stillen an der Mutterbrust weitgehend ein normales Gedeihen ohne Übergewicht.

„Speikinder", bei denen ein *Magenpförtnerkrampf* manchmal zu lebensbedrohlichen Zuständen führen kann, haben durchaus nicht immer primär ängstliche oder unsichere Mütter. Die ausgesprochene Jungenwendigkeit (3 bis 9:1) und die umschriebene Manifestation in den ersten Lebenswochen, die Häufung in bestimmten Familien und die hohe Konkordanz eineiiger Zwillinge weisen auf *genetisch*-dispositionelle Faktoren hin.

Als *Appetit* wird ein gerichtetes Nahrungsverlangen bezeichnet. *Hunger* ist das nichtgerichtete Verlangen nach Nahrung, der einfache Wunsch nach Sättigung. *Essen* dagegen ist die Handlung zur Aufnahme und Einverleibung der Nahrung. Der Appetit ist physiologischen Schwankungen unterworfen. Er ist größer im Säuglings- und im frühen Kleinkindalter und stärker im späten Schulalter und in der Pubertät.

Appetitstörungen finden wir bereits bei Kleinkindern. Es gibt geborene *„Gastrosophen"* (Feinschmecker), die eine feine Zunge mitbringen. Schon Babies haben eine Vorliebe für süße Substanzen, und jeder kennt ihre Reaktionen auf unerwartete Geschmacksempfindungen. Es gibt Säuglinge, die Spinat mögen, und solche, die ihn konsequent ablehnen. Kinder und Jugendliche, die gern essen und ihre Eltern drängen, mit ihnen essen zu gehen, haben auch sonst mehr spontane Interessen, Freude am Auswählen und am Genuß. Kinder mit wenig Freude am Essen merken oft gar nicht, was sie essen; fragt man sie nach ihrem Lieblingsgericht: „Ich esse, was auf den Tisch kommt".

Die Klagen und Ängste von Müttern *appetitgestörter Kinder* stehen oft im Widerspruch zu einem guten Ernährungszustand dieser Kinder. Oft läßt sich ermitteln, daß solche Kinder zwischen den Mahlzeiten viel naschen oder kalorienhaltige Getränke (Milch, Fruchtsäfte) zu sich nehmen und deshalb bei den Hauptmahlzeiten nicht besonders hungrig sind. Sie sind wählerisch, weisen bestimmte Speisen zurück, kauen abnorm lange und behalten Eßbrocken im Mund zurück. Sie wollen von den Müttern während des Essens mit Geschichten unterhalten werden. Einige Kinder essen prompt und ausreichend, wenn eine besonders geliebte Beziehungs-

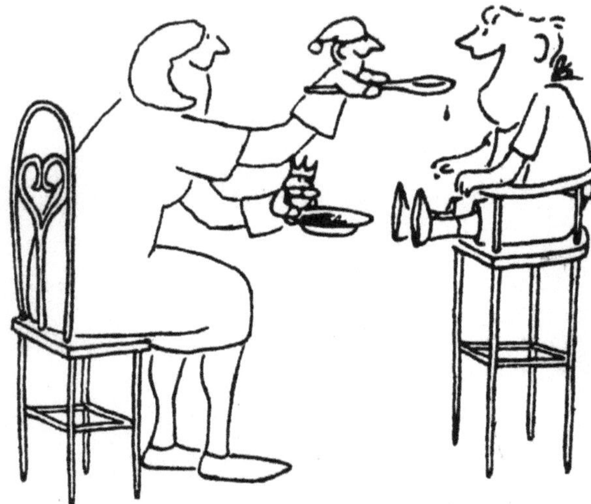

Abb. V-1. Appetit- und Eßstörungen im Kleinkind- und frühen Schulkindalter weiten sich nicht selten zu Machtkämpfen mit Belohnungen und Bestrafungen aus

person anwesend ist, sie eingeladen sind oder in Gaststätten essen dürfen. Viele Kinder benutzen das Essen als *Machtinstrument*. Ein solches Kind ißt nicht, trödelt oder verweigert die Nahrung; es gibt solche Positionen manchmal aber überraschend auf, wenn es merkt, daß es sein Nahrungsquantum *selbst* bestimmen darf, wenn es sich soviel auffüllen und essen darf, wie es will, und die Mutter ihre überängstliche, manchmal unbewußt feindselige Reglementierung und Bevormundung zurückzieht, die meistens im Zusammenhang mit anderen unbewältigten alten oder aktuellen Konflikten stehen. Bei einigen Kindern kann sich eine Hypoappetenz zur *Inappetenz* steigern, zum fast völlig fehlenden Verlangen nach Nahrungsaufnahme, zu einem fehlenden Antrieb zum Essen überhaupt. *Hyperappetente* Kinder, deren „Augen immer größer sind als der Magen", sind quasi appetitübererregbar. Sie werden von ihrem Verlangen angetrieben, sich nichts entgehen zu lassen. Sie werden vom Essen häufig enttäuscht, weil ihre Wünsche und Phantasien überwertig sind; bei ihnen lassen sich auch sonst „Riesenerwartungen" feststellen.

Die Fütterstörung im Kindesalter kann eine Vielzahl von *Ursachen* haben. Die Nahrungsverweigerung kann kurz nach der Geburt beginnen. Entweder wacht der Säugling nicht auf, er saugt nicht oder trinkt nur geringe Mengen. Im 4. Lebensmonat ist ein Kind in der Lage, aktiv die Lippen zu schließen, wenn eine Flasche oder ein Löffel ihm an den

Mund gebracht wird. In anderen Fällen verweigern die Kinder jede aktive Beteiligung am Essen. Löffel und Gabel werden nicht in die Hand genommen, alle Dinge, die mit Essen zu tun haben, rufen kein Interesse hervor. Gelegentlich treten solche Fütterprobleme in vorübergehenden Streßsituationen wie Wechsel der Bezugsperson, Geburt eines Geschwisters und bei Infektionskrankheiten auf. Bei längerer Dauer liegen die Ursachen wohl eher in der Unfähigkeit der Bezugsperson, die emotionalen Bedürfnisse der Kinder zu erkennen. Körperlich behinderte und chronisch kranke Kinder entwickeln oft Eßprobleme, die von den Eltern lange Zeit toleriert werden. Gelegentlich bilden sich Eßstörungen während eines Krankenhausaufenthaltes aus, zunächst als verständliche Reaktion auf das Essen oder die Art der Fütterung, die Probleme entwickeln jedoch eine Eigendynamik und bleiben zu Hause weiter bestehen. Solche Fütterprobleme scheinen bei Kindern ängstlicher und überfürsorglich-kontrollierender Eltern häufiger vorzukommen.

Für das *Kleinkind* ist die Nahrungsaufnahme nicht nur physiologisch-stoffwechselmäßig von Bedeutung. Es findet auch eine Identifizierung mit Geliebt- und Umsorgtwerden statt. Diese Verbindung von Essen und Liebe, „Liebe geht durch den Magen", verliert sich nie ganz. Nach der *Einschulung* kommt es häufiger zu einer morgendlichen *Eßverweigerung*, of gepaart mit Übelkeit, Bauchschmerzen und Erbrechen. Diese Kinder stehen unter dem Erwartungs- und Leistungsdruck der Eltern und können schulische Mißerfolge oft nur schwer verarbeiten. Hier kann es wie in der Kleinkindzeit manchmal zu heftigen Machtkämpfen um das Essen kommen, in denen mit Belohnungen und Bestrafungen gearbeitet wird. Manche Kinder essen überhaupt nur noch auf Zureden und nur brockenweise, andere erdulden passiv die Überfütterung bis zur Fettsucht. Kinder, die zwar genug essen, aber zu wenig Liebe erhalten, können mit vermehrtem Verlangen nach Essen den Liebesmangel zu befriedigen suchen. Eßlust oder Freßzwang, Appetitstörung und Nahrungsverweigerung finden sich nicht selten im biographischen Vorfeld später mager- oder fettsüchtiger Kinder und Jugendlicher.

Als *Pica* bezeichnet man den anhaltenden Verzehr nicht eßbarer Substanzen (Schmutz, Farbschnipsel, Abfälle, Sand, Kot), was man vor allem bei geistig behinderten und schwer deprivierten Kindern findet. Unter *Rumination* versteht man das willkürliche Heraufwürgen der zuvor geschluckten Nahrung einschließlich erneuten Kauens und Verschluckens. Es manifestiert sich fast ausschließlich im Säuglingsalter, und man findet es bei Knaben häufiger als bei Mädchen. Körperlich können die Kinder unter Dehydratation und Störungen des Elektrolythaushalts leiden. Von zentraler Bedeutung bei diesem Krankheitsbild ist, neben einer biologischen Prädisposition im Sinne einer besonderen Sensitivität der Sphinkter-Muskulatur des oberen Gastrointestinaltraktes, eine Störung der Mutter-Kind-Beziehung.

Die *Therapie* solcher Fütterstörungen besteht zunächst in einer gründlichen Aufklärung der Eltern. Oft bestehen falsche Vorstellungen über den Nahrungsmengenbedarf von Kindern, die Füttertechniken sind falsch, oder es werden dem Kind nichtadäquate Speisen angeboten. Oft erschweren übergroße Erwartungen an die Sauberkeit der Nahrungsaufnahme die Essenssituation. Ein Kleinkind kann mit dem Essen einmal alleine gelassen werden, um die konfrontative Situation zu entkrampfen. Gelingt das Essen, dann sollte dies eine positive Verstärkung erfahren. Essen als Belohnung (z.B. Bonbons oder Schokolade nach dem normalen Essen) sollte dabei vermieden werden. Die Therapie solcher Fütterstörungen muß immer die Beratung der nächsten Angehörigen mit einschließen.

Die *Magersucht (Anorexia nervosa)* ist eine typische Erkrankung der Vorpubertät und Pubertät, die überwiegend bei Mädchen auftritt. Sie hat eine Häufigkeit von 0,5 % bei Mädchen und von 0,02 % bei Jungen (Lucas 1991). Einige Bevölkerungsgruppen, wie etwa Ballettänzerinnen, scheinen weitaus höhere Raten zu haben. Ob die Häufigkeit in den letzten Jahren zugenommen hat, wird kontrovers diskutiert, da sich heute sehr viel mehr Patienten wegen dieser Erkrankung in Behandlung begeben und im letzten Jahrhundert „auszehrende Erkrankungen" als Tuberkulose, okkulte Tumore etc. bezeichnet wurden. Im England des ausgehenden 19. Jahrhunderts war die „Chlorosis" eine häufige Erkrankung (Loudon 1984).

Die Magersucht gilt als die klassische psychosomatische Erkrankung. Das Nebeneinander von schwerer psychopathologischer Symptomatik und oft erheblichen somatischen Komplikationen erschwert die Behandlung. Viele internistisch orientierte Kliniker kommen wegen der psychopathologischen Besonderheiten Magersüchtiger schnell an ihre Grenzen, und viele psychotherapeutisch orientierte Ärzte können eine Behandlung wegen der somatischen Komplikationen oft nicht durchführen.

Für die *Diagnose* ist eine extreme Gewichtsabnahme charakteristisch. Das tatsächliche Körpergewicht liegt mindestens 15 % unter dem erwarteten Gewicht, der Quetelets-Index (Körpergewicht in Kilogramm dividiert durch Körpergröße in Meter im Quadrat) beträgt 17,5 oder weniger. Bei Patienten in der Vorpubertät kann die erwartete Gewichtszunahme während der Wachstumsperiode auch ausbleiben. Dieser Gewichtsverlust wird von den Patienten meist durch Vermeidung hochkalorischer Speisen, durch selbstinduziertes Erbrechen, durch die Einnahme von Laxanzien, Appetitzüglern und/oder Diuretika oder durch übertriebene körperliche Aktivität herbeigeführt. Typisch ist eine Körperschemastörung in Form einer abnormen Angst, zu dick zu werden, die eine tief verwurzelte überwertige Idee

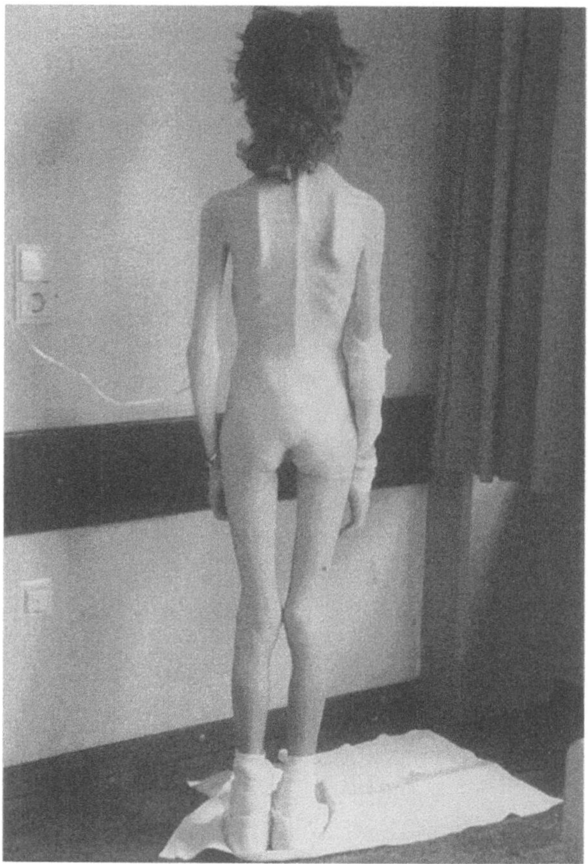

Abb. V-2. Anorexia nervosa bei einem 12½ Jahre alten Mädchen

wird. In der Folge dieses Gewichtsverlustes kommt es zu einer endokrinen Störung auf der Hypothalamus-Hypophysen-Gonaden-Achse. Bei Frauen kommt es zu einer Amenorrhoe, bei Männern zu Libido- und Potenzverlust. Liegt der Erkrankungsbeginn vor der Pubertät, dann sind die pubertären Entwicklungsschritte verzögert oder gehemmt.

Im Vordergrund des klinischen Bildes stehen der deutliche *Gewichtsverlust* und die Nahrungsverweigerung, die nicht immer offen geschieht. Meist wird unter allen Umständen ein weiterer Gewichtsverlust angestrebt. Ein Krankheitsgefühl und eine Krankheitseinsicht bestehen meistens nicht. Schlankheit wird meist mit geistig höherstehend oder ästhetisch gleichgesetzt. Im Kontrast zur eigenen reduzierten Nahrungsaufnahme steht die Vorliebe für die Lektüre von Kochbüchern, sie kochen sehr gerne und sehen in der Familie meistens danach, daß alle genug zu essen haben. Durch das Tragen sehr weiter Kleidung wird oft vor der Umwelt der kachektische Ernährungszustand verborgen.

Ein Kind, das nicht ißt, stürzt seine Eltern meist in große Verzweiflung. Nicht wenige Betroffene fühlen sich dann plötzlich im Mittelpunkt der Familie und erfahren eine bislang ungewohnte Zuwendung. Ein sonst strenger und autoritärer Vater verwöhnt sie plötzlich und liegt ihnen weinend zu Füßen. Nach erfolglosen Disziplinierungsmaßnahmen werden Geschenke und Belohnungen versprochen, wenn auch nur geringste Essensmengen aufgenommen werden. Die Eltern machen sich Vorwürfe und nehmen sich für das Kind sehr viel mehr Zeit. In der Schule werden sie von den Gleichaltrigen wegen ihrer „Stärke", Reduktionsdiäten durchzuhalten und entsprechend an Gewicht abzunehmen, bewundert. Erst bei erheblichem Gewichtsverlust spüren dann die Betroffenen, daß die körperlichen Kräfte nachlassen und sie ihren täglichen Verpflichtungen nicht mehr nachkommen können. Nicht wenige *möchten* in diesem Zustand wieder essen, *können* es aber nicht mehr.

Ein gründliche *körperliche Untersuchung* zum Erfassen der somatischen Einschränkungen ist unbedingt notwendig (s. auch Abb. V-3). Neben dem Untergewicht findet man meist eine massive Reduktion des Unterhautfettgewebes bis hin zum Einschmelzen des Baufetts. Im CT sehen wir in der Regel eine erhebliche kortikale Pseudoatrophie, die nach bisherigen Forschungsergebnissen reversibel sein soll. Es kommt zu einer Vielzahl von Funktionseinschränkungen, die unter teleologischer Sicht dem Einsparen von Energie dient. So findet man eine erniedrigte Körpertemperatur, eine Bradypnoe und eine Hypotonie. Herzfrequenzen unter 40/min sind nicht selten, gelegentlich treten Arrhythmien auf. Es kommt zu einer Akrozyanose und zu der Ausbildung von Ödemen peripher, im Douglas-Raum und am Perikard. Das Haupthaar wir dünner, die Körperbehaarung nimmt jedoch zu (Lanugobehaarung). Durch die verminderte Salivation kommt es nicht selten zu Zahnschmelzanomalien. Gelegentlich ist die Untersuchung Magersüchtiger durch Täuschungen der Patienten erschwert. Wir erleben nicht selten, daß Patienten kurz vor dem Wiegen große Flüssigkeitsmengen zu sich nehmen, in der Unterwäsche Gewichte befestigen etc.

Irritierend können auch bestimmte *Laborbefunde* sein, wenn sie nicht als Folge einer Anorexie interpretiert werden. Eine Leukopenie mit Werten um 1 000 sehen wir nicht selten bei akut Kranken. Die erniedrigte periphere Konversion von T4 zu T3 ist typisch bei der Anorexie. Auch ein ADH-Mangel und die erhöten Spiegel des Aldosterons infolge der Hypovolämie werden häufig gesehen. Niedrige Nüchternblutzuckerwerte sind ebenso typisch wie eine Hypercholesterinämie, die wohl aus der Glukoneogenese resultiert. Das Serumphosphat ist leicht erniedrigt, die Gonadotropin- und Östrogenausscheidung ist herabgesetzt, der LH- und FSH-Spiegel ist erniedrigt. Als unspezifische Reaktion auf Streß findet man eine Erhöhung des Plasmaacortisols, der Dexamethasonhemmtest verläuft in der Regel negativ.

Über die *Ätiologie* der Magersucht wurden bereits viele Spekulationen angestellt. Die oft extreme körperliche Abmagerung, verbunden mit der fehlenden Krankheitseinsicht und dem fehlenden Krankheitsgefühl hat die Menschen in der Vergangenheit mal an teuflische Besessenheit, mal an göttliches Auserwähltsein denken lassen (Bell 1986). Im Laufe dieses Jahrhunderts gingen die Theorien von der „Simmonds'schen Kachexie" (Simmonds 1914) über die hypophysäre Magersucht (Sheehan 1954) bis hin zur Familienkrankheit (Bruch 1952; Minuchin 1970). Inzwischen hat sich ein multikausales Bedingungsgefüge als ätiologisches Modell herausgeschält, bei dem eine psychische Disposition und soziale Erwartungen in Verbindung mit einer biologischen Vulnerabilität eine Rolle spielen (Abb. V-4).

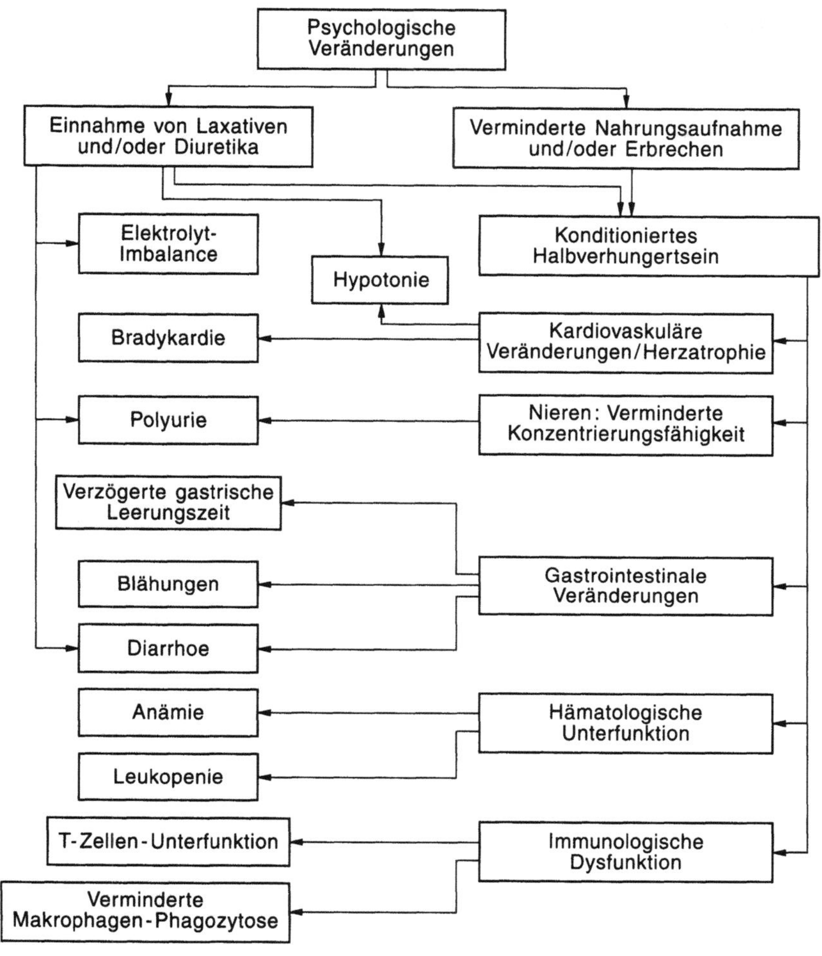

Abb. V-3. Metabolische und morphologische Veränderungen bei Anorexia nervosa. (Nach Meermann u. Vandereyken 1987)

Man geht davon aus, daß es eine biologische Vulnerabilität geben muß, zumal die genetische Häufung dieser Erkrankung bemerkenswert ist. Hinzu treten psychische Prädispositionen wie frühe Erfahrungen mit dem Essen und der Nahrungsverweigerung, familiäre Einflüsse sowie intrapsychische Konflikte. Dazu kommt ein soziales Klima, das von den gesellschaftlichen Erwartungen an Schlankheit und Schönheit geprägt ist. Diese Faktoren beeinflussen die Persönlichkeit, die durch pubertäre endokrine Veränderungen noch getriggert werden. Die Betroffenen halten nun eine Diät ein, die schließlich den Gewichtsverlust zur Folge hat. Das „Nichtaufhörenkönnen" führt zu einer Mangelernährung, die wiederum physiologische Adaptationen des Körpers herbeiführt. In der Folge davon treten psychische Veränderungen auf, die die Betroffenen dazu bringen, das diätetische Regime noch strikter zu halten. So kommt schließlich ein sich selbst unterhaltender Kreislauf in Gang.

Mit der allgemeinen Zunahme der Erkrankungshäufigkeit wird im letzten Jahrzehnt eine Senkung des Prädelektionsalters der auch als Pubertätsmagersucht bezeichneten Störung beobachtet.

Fallbeispiel

So ein 8jähriges Mädchen, das immer weniger aß, sich an Kalorienzahlen orientierte, im Essen herumstocherte, sich

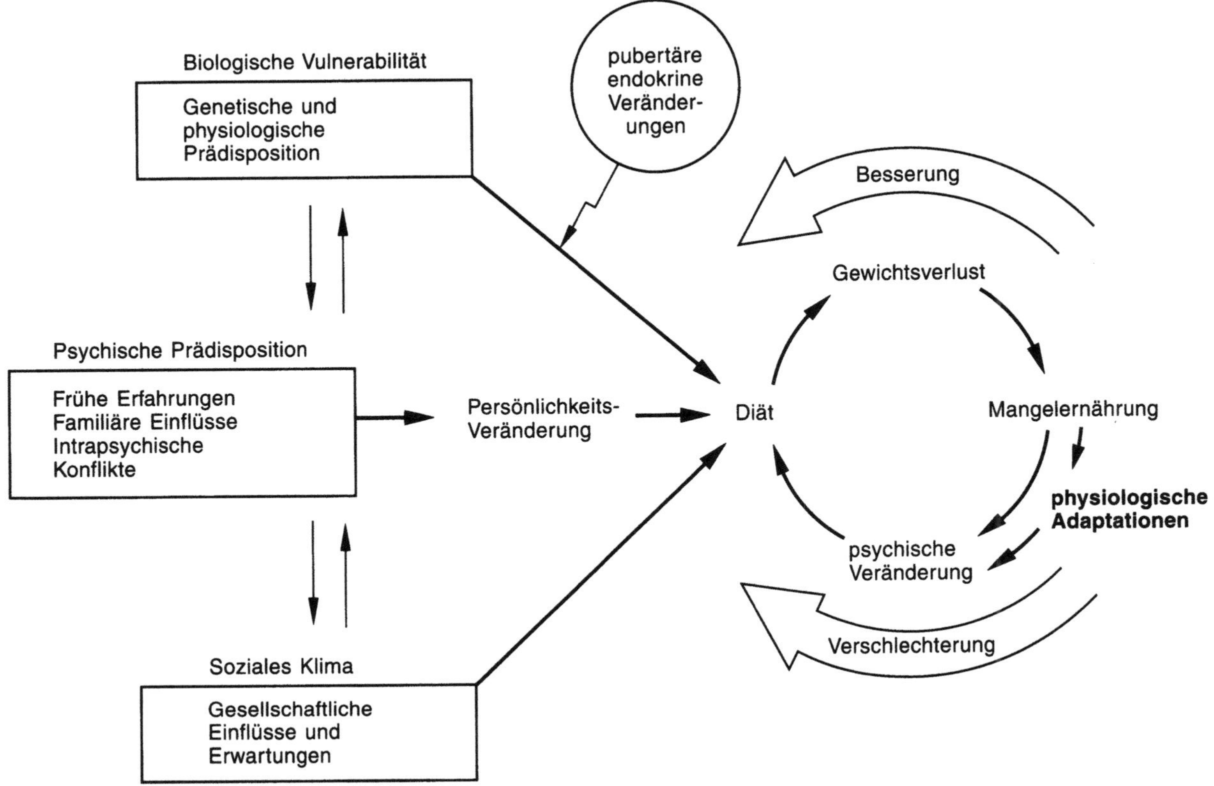

Abb. V-4. Biopsychosoziales Modell der Anorexia nervosa. (Nach Lucas 1981)

wochenlang eintönig und nur mit kleinsten „Mäusebissen" ernährte. Ein- und Durchschlafstörungen. Zog sich innerhalb der Familie mehr und mehr zurück, versorgte sie aber fürsorglich während der Mahlzeiten. In der Schule verbissener Leistungsehrgeiz, lehnt Spiele mit Mitschülern ab. Klassenbeste. Stolz, wenn sie von Jungen als „bubenhaft" bezeichnet wird. Erledigt alle Gänge im Laufschritt, joggt, macht keinen „normalen Schritt" mehr. Schließlich stationäre Einweisung wegen vollständiger Nahrungsverweigerung, wo sie notwendige Infusionen streng auf das Vorhandensein von Glukose kontrolliert. Mustert Mitpatienten genau und wendet sich von ihnen angeekelt ab, wenn sie ihr als „zu dick" erscheinen. Bei der Aufnahme 19 kg bei 126 cm Körperlänge, trockene Haut, kühle Akren, Bradykardie, Lanugobehaarung am Rücken. Ehe der Eltern geschieden; sehr enge Beziehung zu einer Großmutter, deren Bruder sich in einer Depression erhängt hat.

Magersuchten bei Jungen und männlichen Jugendlichen sind relativ selten, nehmen manchmal aber einen besonders schweren Verlauf.

Fallbeispiel

Ein 16jähriger Junge befand sich wegen einer hochgradigen Inanition (28 kg) in stationärer pädiatrischer Behandlung. Er hatte ein Askeseideal entwickelt, das sich nicht auf das Essen und die Verdauung beschränkte, sondern Indianer- und Jägeridole einschloß, von einsamen Menschen handelte, die in friedfertigem Einklang mit der Natur, in einem „lost paradise", in Urwäldern, Steppen oder Eiswüsten lebten. Er hatte ein „asexuelles Knabenideal" („ein Wallach ist ein viel edleres Tier") entwickelt und war stolz darauf, anders als andere zu sein. Er sprach, lange vor Etablierung der „Grünen", Frauen in Pelzmänteln oder Reptilienschuhen erregt auf der Straße an, er bewunderte Vögel, die bei strengem Frost auf Telegraphenleitungen saßen und wollte so wie sie werden. Er zog immer weniger an, bekam im Winter blaue Hände und Füße, entwickelte eine eigene „Ernährungstheorie" und aß schließlich nur noch Quark und Käse. Vorher Bester der Klasse, sanken seine Schulleistungen rapide ab, er bestand nur mit Schwierigkeiten das Abitur. Nach einer Langzeitanalyse allmähliche Besserung, mehrere Rezidive.

Die vielschichtige Ätiologie macht in der Regel auch eine *mehrgleisige Behandlung* erforderlich. An erster Stelle steht die körperliche Restitution (Herpertz-Dahlmann 1993). Bei schwerer Kachexie müssen die Patienten immobilisiert werden, diese Phase sollte jedoch möglichst kurz gehalten werden, da durch den reduzierten Stoffwechsel und das resorbierte Unterhautfettgewebe die Thrombose- und Dekubitusgefahr groß ist. Zudem wird unter anderem durch die hohen Plasmacortisolwerte und die niedrigen Östrogenspiegel die Entwicklung einer Osteoporose begünstigt. Bei erheblicher körperlicher Erschöpfung ist in der Regel eine Ernährung durch eine Nasensonde sinnvoll. In der Regel können in diesem Stadium die Patienten nicht mehr essen, und die Sonde entlastet die Betroffenen von der aktiven Nahrungsaufnahme, die sie nicht mehr alleine steuern können. Die Kalorienmenge sollte allmählich gesteigert werden, da durch die Verschiebung von extrazellulärem Phosphat in die Zellen ein oft vorbestehender leichter Phosphatmangel gelegentlich zu vitalbedrohlichen Krisen führen kann. Auch wegen einer Verdauungsinsuffizienz und reduzierten Peristaltik sollten die Nahrungsmengen langsam gesteigert werden. Eine eiweißreiche Ernährung ist dann indiziert, wenn aufgrund eines Eiweißmangels und des sekundären Hyperalosteronismus Perikardergüsse und Flüssigkeitsansammlungen in der Excavatio rectouterina auftreten.

Verschiedene *psychopharmakologische* Behandlungsansätze sind versucht worden, wobei sich jedoch keine allgemeinen Empfehlungen ableiten lassen. Ein gleichzeitig bestehendes depressives Syndrom sollte ebenso wie ein anankastisches Syndrom mit Thymoleptika behandelt werden. Bei starker innerer Unruhe ist die Gabe von niederpotenten Neuroleptika wie z.B. Levomepromazin (Neurocil) sinnvoll, um zu einer affektiven Distanzierung zu führen. Soziale Kontakte sollten in diesem Stadium nur kontrolliert erfolgen, um pathologische Interaktionsmuster zu verhindern.

Wenn eine gewisse körperliche Erholung eingetreten ist, wird die Ernährung der Patienten wieder normalisiert. Zunächst werden leicht einzunehmende und gut resorbierbare Speisen als Zwischenmahlzeiten verabreicht, auf eine Sondierung kann dann schließlich ganz verzichtet werden. Die Patienten werden an ein normales Eßverhalten allmählich wieder herangeführt. Die eigentliche psychotherapeutische Behandlung ist erst in einem Stadium

außerhalb der gesundheitlichen Gefährdung durchführbar. Der akute Mangelzustand führt zu psychophysischen Veränderungen, die die Krankheit unterhalten und jeden psychotherapeutischen Zugang extrem schwierig, wenn nicht gar unmöglich machen. Die gestörte Selbstwahrnehmung akut anorektisch Kranker hat nicht selten Psychosewertigkeit.

Die *Prognose* der Magersucht wird recht unterschiedlich beurteilt. Nach wie vor sterben ca. 8 % der Magersüchtigen an den unmittelbaren Folgen ihrer Erkrankung. Die meisten Patienten erholen sich, für sie bleibt das Essen jedoch gelegentlich lebenslang ein Problem, das vermehrten Kontrollaufwand erfordert. Ziel einer Behandlung sollte sein, die körperliche Erholung herbeizuführen, intrapsychische Konflikte aufzudecken, die soziale Kompetenz zu erhöhen und ein normales Eßverhalten anzubahnen.

Bei der *Bulimie (Eß-Brech-Sucht)* treten wiederholte Anfälle von Heißhunger, in denen sehr große Mengen Nahrung aufgenommen werden, mit anschließendem selbstinduzierten Erbrechen auf. Die Betroffenen sind sich der Abnormität ihres Eßverhaltens bewußt und fürchten, aus eigenem Antrieb mit dem Essen nicht mehr aufhören zu können. Sie beschäftigen sich übertrieben mit der Kontrolle ihres Körpergewichts, messen ihm für ihr Selbstbild eine besondere Bedeutung bei und versuchen, meist ohne Erfolg, durch strenge Diät oder Fasten ihr Gewicht in Kontrolle zu halten. Depressive Verstimmungen und ausgeprägte Schuldgefühle mit Selbstvorwürfen sind häufig anzutreffen, und von den nächsten Angehörigen wird diese Erkrankung bisweilen erst nach einigen Jahren bemerkt.

Fallbeispiel

Ein 18jähriges hübsches, sehr schlankes Mädchen (48 kg bei 173 cm Körperlänge), die sich selbst als freßsüchtig bezeichnet, nimmt mehrfach täglich, auch nachts, größere Nahrungs- und Flüssigkeitsmengen (Süßigkeiten, Lieblingsspeisen, Fruchtsäfte) zu sich, die sie bald darauf erbricht. Zunächst mußte sie dazu noch einen Finger in den Rachen stecken, jetzt kann sie den Brechakt willkürlich auslösen. Sie kontrolliert ständig ihr Gewicht und reagiert auf kleine Abweichungen mit der Einnahme von Abführtabletten und langen Fahrradfahrten. Sie legt großen Wert auf Äußerlichkeiten; gelegentliche Diebstähle in Modegeschäften. Vor einigen Monaten hat sie, auf ihre Initiative, wie sie betont, mit einem Geschäftsfreund ihres Vaters eine intime Beziehung aufgenommen und begleitet ihn, seine Frau und Kinder in den Urlaub. Sie fühlt sich dadurch und durch Annäherungsversuche junger Männer in

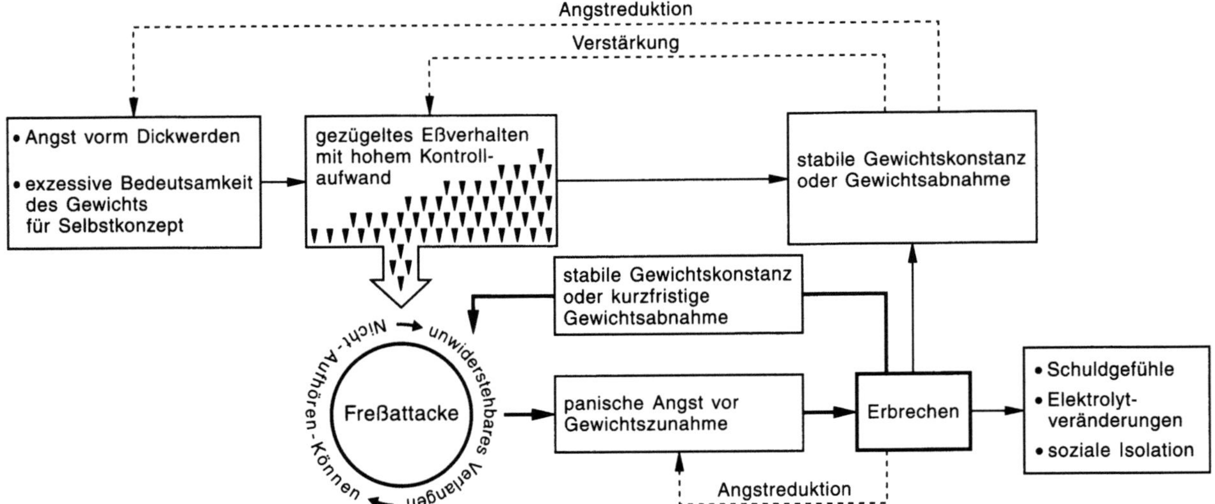

Abb. V-5. Funktionales Modell der Bulimia nervosa. (Nach Brand-Jacobi 1984)

ihrer Attraktivität bestätigt, die sie auf ihr bulimisches Verhalten zurückführt. Sie wird von ihren Eltern vorgestellt, wünscht keine Behandlung.

Die *Symptomatik* manifestiert sich meist etwas später als die Anorexia nervosa, die nicht selten dieser vorausgegangen ist. Ausgeprägte Gewichtsschwankungen um den Normbereich werden nicht selten beobachtet. Im Gegensatz zur Anorexia nervosa haben die Betroffenen ein ausgeprägtes Krankheitsgefühl, wegen der hohen Schamgrenze suchen sie jedoch meist erst relativ spät ärztliche Hilfe auf.

Ursächlich für die Erkrankung sind ähnliche Konflikte wie bei der Anorexie. Auch hier führt ein neurotischer Grundkonflikt in Verbindung mit einer Selbstwertproblematik, unterstützt durch soziale Erwartungen, zu einem ausgeprägtem Schlankheitsideal. Die Betroffenen versuchen, durch Fasten dieses zu erreichen, es kommt jedoch durch mangelnde Impulskontrolle immer wieder zu zum Teil extremen Eßattacken, in denen bis zu 15000 kcal aufgenommen werden. Zunächst kommt es zu einer Reduktion der Gefühle innerer Spannung, die Angst vor der Gewichtszunahme erhöht jedoch wieder die innere Unzufriedenheit, was das Erbrechen zur Folge hat, um wiederum eine Angstreduktion herbeizuführen. Diese Entlastung dauert jedoch nur kurz an, meist kommt es dann zu Schuldgefühlen, körperlichem Unwohlsein und Elektrolytentgleisungen. Diese Gefühle bahnen ihrerseits wieder die nächste Eßattacke an. Da die Betroffenen ein hohes Bestreben haben, ihre Symptomatik zu verbergen, ist eine soziale Isolation nicht selten die Folge (Abb. V-5).

Die Bulimie führt nicht selten zu teilweise erheblichen *somatischen Komplikationen*. Im Heißhungeranfall wurden akute Dilatationen des Magens mit entsprechenden Folgen beobachtet (Trott et al. 1990). Menstruationsstörungen werden häufig registriert, ebenso wie schmerzlose Speicheldrüsenvergrößerungen, speziell der Parotis. Der Salzverlust beim Erbrechen führt zum Chloridmangel und zur Hypokaliämie, die nicht selten Herzrhythmusstörungen nach sich ziehen. Auch Tetanien, periphere Parästhesien und sogar epileptische Anfälle kommen als Folge der metabolischen Störungen vor. Die hohe Säurekonzentration im Mund führt zu Erosionen des Zahnschmelzes und gelegentlich zur chronischen Heiserkeit. Ein chronischer gastrointestinaler Reflux wird ebenfalls häufig beobachtet. Psychopathologisch fällt die gleiche Zentrierung der Gedanken auf Figur und Gewicht wie bei der Anorexia nervosa auf. Überzufällig häufig sieht man bei den Betroffenen eine emotionale Labilität, erhöhte Ängstlichkeit und verminderte Impulskontrolle. Die Comorbidität mit anderen Süchten ist relativ hoch.

Die *Behandlung* muß ähnlich wie bei der Anorexie mehrgleisig erfolgen. Verhaltenstherapeutische und kognitive Behandlungsansätze haben sich recht gut bewährt, die die Normalisierung der Eßgewohnheiten zum Ziel haben. Meist fällt es den Betroffenen leichter, in einer veränderten Umgebung, wie z.B. in der Klinik, ihre Nahrungsaufnahme zu regulieren. Angestrebt werden feste Mahlzeiten, die mit der entsprechenden Vorbereitung bei Tisch eingenommen werden. Der Speiseplan sollte abwechslungsreich sein, nach dem Essen sollten die Patienten mindestens eine Stunde unter Aufsicht anderer bleiben. Ein weiteres Behandlungsziel stellt die Verbesserung des Körperbildes dar. Hilfreich haben sich hier Musiktherapie und verschiedene Entspannungsverfahren gezeigt. Des weiteren sollte das Selbstwertgefühl verbessert und die soziale Sicherheit erhöht werden.

Da die Bulimie erst seit ca. 20 Jahren als eigene Krankheitseinheit betrachtet wird, liegen noch nicht sehr viele Studien zum *Langzeitverlauf* vor. Die bisherigen klinischen Erfahrungen sprechen für chronisch intermittierende Verläufe über viele Jahre, wobei akute Phasen mit Zeiten normalen Eßverhaltens und gelegentlich auch anorektischer Episoden sich abwechseln können. Die Suizidalität bei den Betroffenen scheint erhöht zu sein.

Die *Adipositas* spielt für eine Vielzahl anderer Erkrankungen eine bahnende Rolle. Die meisten übergewichtigen Erwachsenen waren übergewichtige Kinder. Die Diagnose der Adipositas kann wegen entwicklungsbedingter Veränderungen und der individuell unterschiedlichen Konstitution nicht allein mittels des Körpergewichts gestellt werden. Verschiedene spezielle Untersuchungsverfahren, die geschlechts- und altersbezogene Normen berücksichtigen, sind hierzu entwickelt worden.

Wegen der nicht einheitlich gebrauchten Kriterien sind die Zahlen zur Prävalenz der Adipositas nicht immer vergleichbar. Man geht davon aus, daß etwa 20 % der Schulkinder übergewichtig sind.

Trotz der großen sozialmedizinischen Bedeutung gibt es bislang nur wenige überzeugende Untersuchungen zur *Ätiopathogenese* der Adipositas. Eine Hypothese geht von einer von Geburt an im Übermaß angelegten Zahl von Fettzellen aus (Hirsch u. Batchelor 1976). Nach dieser Theorie hat jeder Mensch sein individuelles Normalgewicht (Set-Point-Theorie) und diätetische Maßnahmen führen nur zur Hypotrophie der einzelnen Zellen, die bei verstärktem Nahrungsangebot sofort wieder hypertrophieren. Untersuchungen bei adipösen Mäusen haben ergeben, daß das Enzym Adipsin bei diesen Tieren zu wenig gebildet wird. Die Regulierung der Gene für die Schlüsselenzyme des Triglyze-

ridmetabolismus sowie das Adipsingen ist erheblich verändert (Plat 1989). Eine englische Untersuchung verglich Säuglinge übergewichtiger Mütter in einer Follow-up-Untersuchung mit solchen normalgewichtiger Mütter. Bei den übergewichtsgefährdeten Babys zeigte sich im Alter von 3 Monaten ein Absinken des Energieverbrauchs bei gleicher Energiezufuhr, was bei den Kindern normalgewichtiger Mütter nicht gesehen wurde (Lucas 1991). Eine dänische Untersuchung 40 Jahre alter Adoptierter hat ergeben, daß die leibliche Mutter im wesentlichen das Körperbild der Kinder bestimmte (Stunkard 1986). Die gleiche Arbeitsgruppe konnte bei 4000 erwachsenen Adoptierten, die frühzeitig von den Eltern getrennt wurden, feststellen, daß der Body-Mass-Index der leiblichen Geschwister um so höher war, je übergewichtiger die Adoptierten gewesen sind (Sörensen et al. 1989). Genetischen Einflüssen scheint also eine hohe Bedeutung zuzukommen. Zweifellos spielen aber auch lebensgeschichtliche Faktoren eine nicht unerhebliche Rolle. Durch unangemessenes Nahrungsangebot beim Äußern von Mißempfindungen kann bereits der Säugling eine gestörte Wahrnehmung von Hunger und Sättigung erlernen. Nicht selten sehen wir bei Adipösen eine vermehrte Nahrungsaufnahme bei emotionaler Belastung auch im Erwachsenenalter. Daneben spielen familiäre Eßgewohnheiten ebenfalls für die Ausbildung der Adipositas eine bahnende Rolle.

Fallbeispiel

Ein 11jähriger adipöser Junge (73 kg bei 156 cm Körperlänge) klage ständig über Hunger, zeige ein gieriges Eßverhalten, schlinge Speisen hinunter. Er esse oft aus Langeweile, gehe an den Kühlschrank, bevorzuge „Dickmacher" (Pommes frites, Pizza, Marzipan, Schokolade), kein Obst oder Gemüse. Manchmal knabbere er auch an den Händen und beiße Löcher in die Kleidung. Geburtsgewicht 3800 g. War schon als Kleinkind „nicht sattzukriegen". Mutter und Großmutter ebenfalls adipös. Mehrere, auch stationäre Diätkuren erfolglos.

Die meisten bisherigen Behandlungsansätze sind relativ unbefriedigend geblieben. Weder tiefenpsychologische noch verhaltenstherapeutische Ansätze haben langfristig einen dauerhaften Erfolg zeigen können. Aufgrund des beeinträchtigten Sättigungs- und Hungergefühls können die Betroffenen Reduktionsdiäten meist nur kurze Zeit durchhalten. Als günstig hat sich erhöhte körperliche Aktivität erwiesen, da dadurch nicht nur der Grundumsatz erhöht wird, sondern auch das Hunger- und Sättigungsgefühl günstig beeinflußt wird. Pharmakologische Interventionsversuche haben sich bislang als unbefriedigend erwiesen.

Bei adipösen Kindern und Jugendlichen sehen wir gehäuft emotionale Störungen. Übergewichtige Kinder erfahren in besonderer Weise ein soziales Stigma, das sie in der Beliebtheit unter Jugendlichen noch hinter körperlich behinderten Kindern am Ende der Rangreihe stehen läßt (Steinhausen 1988).

Die *Prognose* im Hinblick auf eine konstante Gewichtsreduktion ist eher ungünstig.

3. Ausscheidungsstörungen

„Ich hatte einen neuen, beinahe tödlichen Titel zu tragen: Bettnässer!
THOMAS BERNHARD

Ausscheidungsstörungen, d.h. die nicht ausreichende willentliche Kontrolle über *Blasen- und Mastdarmfunktion* stellen sowohl für Eltern als auch für Kinder eine außerordentliche Belastung dar. Wenn zu dem erwarteten Zeitpunkt die Blasen- und Mastdarmkontrolle nicht erreicht ist, glauben viele Eltern, pädagogisch versagt zu haben, aber auch für die betroffenen Kinder sind diese Symptome außerordentlich belastend und schambesetzt. Sie versuchen in der Regel auch, vor Gleichaltrigen diese Schwäche zu verbergen.

Bei der *Enuresis* handelt es sich um eine Störung mit unwillkürlichem Urinabgang bei Tag oder Nacht, der im Verhältnis zum geistigen Entwicklungsstand des betroffenen Kindes abnorm und nicht Folge einer mangelnden Blasenkontrolle aufgrund einer neurologischen Erkrankung, epileptischer Anfälle oder einer strukturellen Anomalie der ableitenden Harnwege ist. Von einer primären Enuresis spricht man, wenn eine Blasenkontrolle noch nicht erreicht wurde, d.h., daß die normale infantile Inkontinenz abnorm verlängert ist. Die sekundäre Enuresis ist die Form mit späterem Beginn und tritt gewöhnlich im Alter von 6–8 Jahren auf. Bei diesen Kindern war eine Blasenkontrolle für mindestens 6 Monate schon einmal erreicht. Die Enuresis kann eine monosymptomatische Störung sein oder aber von einer Störung der Emotionalität oder des Verhaltens begleitet sein.

Die Enuresis gehört zu den häufigsten kinderpsychiatrischen Erkrankungen. Ihre *Häufigkeit* nimmt mit steigendem Alter ab (Abb. V-6). Im Alter

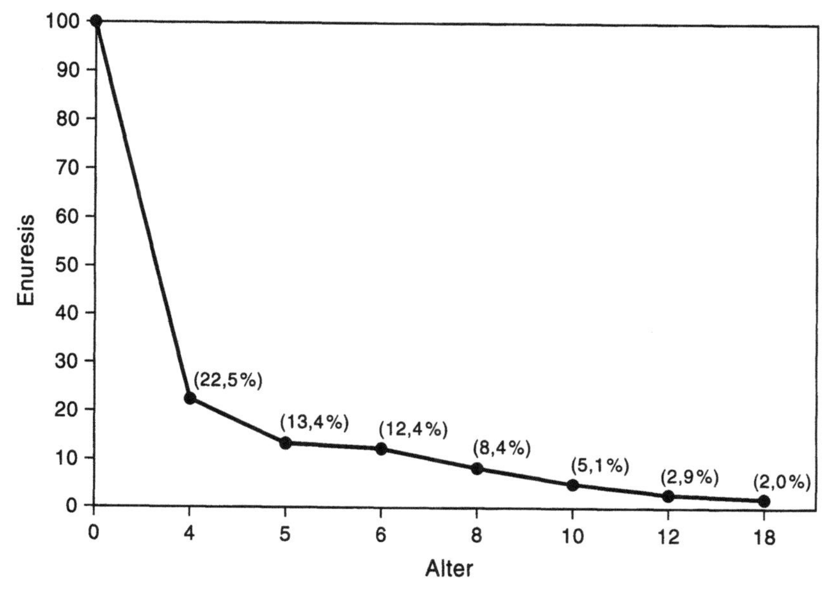

Abb. V-6. Häufigkeit der Enuresis in verschiedenen Altersstufen. (Nach Bakwin 1973)

von 4 Jahren wurde eine Prävalenz von 26,1 % festgestellt, die im Alter von 8 Jahren auf 8,9 % zurückgeht und sich im Alter von 12 Jahren auf 2,8 % vermindert (Klackenburg 1981). Das Verhältnis Knaben/Mädchen liegt nach der Isle of Wight-Studie von Rutter im Alter von 5 Jahren bei 1,5 Jungen zu 1 Mädchen und im Alter von 12 Jahren von 4,5 Jungen zu 1 Mädchen. Eine neuere skandinavische Studie konnte den starken genetischen Einfluß belegen; das Risiko für eine Enuresis ist 7,1mal höher, wenn der Vater und 5,2mal höher, wenn die Mutter an dieser Symptomatik gelitten hat (Järvelin 1988). Belastende Lebensereignisse scheinen die Rate der Enuresis zu erhöhen.

Fallbeispiel

Der Schriftsteller Thomas Bernhard berichtet in seiner Lebensbeschreibung *Ein Kind* über seine Ängste, Schrecken und Demütigungen als Enuretiker: „Keine Nacht zu Hause, ohne daß ich auf einem Leintuch aufwachte, zutiefst erschrocken, wie sich denken läßt. Bettnässen hat seine Ursachen, aber davon hatte ich keine Ahnung. Wenn ich aufwachte, war ich schon in das größte Unglück gestürzt. Ich zitterte vor Angst. Kaum war ich aufgestanden, ich hatte immer noch mit der Decke meine Schande verbergen wollen, hatte meine Mutter mir das Leintuch übers Gesicht geschlagen. Monatelang, jahrelang schließlich. Ich hatte einen neuen, beinahe tödlichen Titel zu tragen: Bettnässer! Wenn ich von der Schule nach Hause kam, schon auf halber Höhe der Schaumburger Straße, sah ich mein Leintuch mit dem großen gelben Fleck aus dem Fenster hängen. Meine Mutter hängte mein nasses Leintuch abwechselnd in der Schaumburger Straße und dann wieder auf dem Taubenmarkt aus dem Fenster, *zur Abschreckung, damit alle sehen, wie du bist!*, sagte meine Mutter". Im Kindererholungsheim aber „hatte ich einen Leidensgenossen. Ihm passierte jede Nacht etwas viel Schlimmeres als mir, er beschmutzte sein Bett mit Kot. Im Waschraum unten, wo nur noch die Keller waren, wurde ihm das kotbeschmutzte Leintuch um den Kopf geschlagen, während man mir, neben ihm, die wundgewetzten Oberschenkel an den Hoden mit einem weißen Puder bearbeitete" (Bernhard 1982).

Das Erlernen der *Blasenkontrolle* ist an zentralnervöse Reifungsvorgänge gebunden. Sie kann nur dann erlangt werden, wenn das Blasenvolumen ausreichend ist, der Sphinkter regelrecht innerviert werden kann, der Füllungsdruck ausreichend wahrgenommen wird und die Sphinkter-Detrusor-Koordination regelrecht ist. Morphologische oder funktionelle Abnormitäten bei enuretischen Kindern konnten signifikant häufiger bislang nicht nachgewiesen werden. Eltern berichten immer wieder, daß ihre enuretischen Kinder abnorm tief schlafen und

nachts kaum weckbar sind. Telemetrische EEG-Ableitungen haben ergeben, daß bei Jüngeren die Einnäßereignisse in allen Schlafphasen, mit Ausnahme der REM-Phasen, auftreten können, sich bei Älteren jedoch eine striktere Kopplung der Einnäßereignisse an die Schlafphasen 3 und 4 entwickelt (Evans 1971). Häufig wird eine nicht angemessene Sauberkeitserziehung als Ursache einer Enuresis angeschuldigt. Es wird vermutet, daß zu früher Beginn des Trainings und zu strikte und fordernde Vorgehensweise die Entwicklung der Blasenkontrolle negativ beeinflussen könnte, ebenso wie eine inkonsistente und permissive Sauberkeitserziehung. In kontrollierten Studien konnte dies jedoch nicht bestätigt werden (Garfinkel 1990).

Die Annahme, daß es sich bei der Enuresis um eine Entwicklungsstörung handelt, wird durch Beobachtungen gestützt, daß auch bei Follow-up-Untersuchungen eine enge Korrelation zwischen leichter neurologischer Dysfunktion und einer primären Enuresis nocturna besteht (Lunsing et al. 1991).

Aber nicht bei jedem Einnässen handelt es sich um eine funktionelle Störung. Vielmehr gehen zahlreiche urologische und neurologische Erkrankungen mit Anomalien der Ausscheidung (z.B. häufiges Wasserlassen bei einer Zystitis oder eine Inkontinenz infolge einer Schließmuskelschwäche) einher. Deshalb sollten in allen Zweifelsfällen, unbedingt aber bei allen chronischen, therapieresistenten Verläufen, Ausschlußuntersuchungen durchgeführt werden. Daß selbst damit in Einzelfällen schwere organische Störungen nicht immer ausgeschlossen werden können, zeigt der nachstehende Krankheitsverlauf.

Fallbeispiel

Ein Mädchen kam wegen gehäuften nächtlichen Wasserlassens und gelegentlichen Einkotens zu uns. Sie wirkte depressiv, klagte über Kopfschmerzen, Übelkeit und Erbrechen. Die Eltern berichteten, daß sie sich im Laufe einiger Monate psychisch völlig verändert habe. Vorher ausgeglichen und kontaktfreudig, kapsele sie sich zunehmend ab, zog sich von ihren Freundinnen zurück und beschäftigte sich nur noch mit Tieren. Sie wirkte im Gespräch ängstlich und depressiv, verschlossen und gehemmt und in ihrer Phantasie und Kreativität deutlich eingeengt. Da erhebliche familiäre Probleme vorlagen, wurde in einer Kinderklinik, nachdem dort und in einer orthopädischen und einer urologischen Klinik während stationärer Aufenthalte eine organische Ursache ausgeschlossen worden war, eine schwere depressive Verstimmung diagnostiziert und zu uns verlegt. Der Analreflex fehlte jetzt, der Sphinktertonus war erhöht, BSG beschleunigt, zunehmende Rükkenschmerzen, Obstipation und Gewichtsabnahme. Der CT-Befund ergab einen raumfordernden Prozeß im unteren Bauchraum, es handelte sich um ein nichtoperables Fibrosarkom: Einige Wochen später starb das Kind.

Bei einer *Enuresis diurna*, die nicht selten auch auf eine konversionelle Störung hinweist, sollte vor Einleitung einer rein psychotherapeutisch ausgerichteten Behandlung immer eine urologische Diagnostik erfolgen. Gerade bei diesen Kindern ist gelegentlich eine Sphinkterdysfunktion zu beobachten (Olbing 1989). Von der Enuresis unterschieden werden sollte die *Dranginkontinenz*. Darunter wird der ungewollte Harnabgang bei plötzlichem überstarken Harndrang verstanden. Bei den meisten der hiervon betroffenen Kinder findet sich eine funktionelle Störung der Blasenentleerung, die mit Verhaltenstherapie in Verbindung mit einer medikamentösen Therapie mit Oxybutynin angegangen werden kann. Bei Kindern mit einer *Streßinkontinenz* kommt es bei einer Anspannung der Bauchpresse z.B. durch Niesen, Husten oder schwerem Heben zum unwillkürlichen Abgang meist kleiner Harnmengen. Ursache ist hier oft eine Sphinkterinsuffizienz, die sich mit physikalischen Maßnahmen wie Beckenbodengymnastik und ggf. einer medikamentösen Therapie beheben läßt.

Nächtliches Einnässen kann aber auch das erste Symptom eines Diabetes mellitus oder eines Diabetes insipidus sein. Bei der Diagnostik ist stets eine umfassende kinderpsychiatrische Untersuchung notwendig, wo neben einer gründlichen körperlichen Untersuchung auch in der Anamnese nach Besonderheiten in familiären Beziehungen, nach körperlichem oder sexuellem Mißbrauch, Trennungserlebnissen, Entwicklungsverzögerungen und Lernstörungen, expansiven Verhaltensstörungen, abnormer Trennungsangst sowie nach den bisherigen Sauberkeitserziehungsmethoden gefragt werden sollte.

Obwohl bei der *Behandlung* der Enuresis recht gute Behandlungsergebnisse zu erzielen sind, erhalten erstaunlich wenige betroffene Kinder eine fachgerechte Therapie. Nach Shaffer (1985) werden weniger als 30 % der einnässenden Kinder im Alter von 11 Jahren wegen dieses Symptoms untersucht und behandelt. Noch immer wird gelegentlich empfohlen, die Trinkmenge bei diesen Kindern zu reduzieren. Mehrere kontrollierte Studien haben zeigen können, daß eine Reduktion der Flüssigkeitsmenge

am Nachmittag und am Abend nicht zu einer Verminderung der Einnäßfrequenz führt. Durch solche Maßnahmen erzielt man meist eher eine sekundäre Neurotisierung. Auch urologisch-chirurgische Eingriffe zur Behandlung der Enuresis wurden immer wieder propagiert. Die Ergebnisse sind jedoch enttäuschend gewesen.

Heute wird in der klinischen Praxis der psychodynamische, der verhaltenstherapeutische und ein kombinierter psychotherapeutisch psychopharmakologischer Zugang gewählt. Therapieevaluationsstudien haben belegen können, daß eine *tiefenpsychologische Behandlung* allein nicht in der Lage ist, das Symptom zu beheben. Bei den *verhaltenstherapeutischen Maßnahmen* kommen das nächtliche Wecken, das Retentionskontrolltraining, Kontingenzprogramme mit Vorsatzbildung, Erfolgskontrolle und positive Verstärkung sowie die klassische Konditionierung mit Hilfe der Klingelmatratze zum Einsatz. Das nächtliche Wecken wird häufig praktiziert und führt nicht selten zu einer erheblichen Verringerung der Einnäßfrequenz. Man empfiehlt den Eltern, wenn diese ins Bett gehen, die Kinder zu wecken, zur Toilette zu führen und sie zum Urinieren anzuhalten. Wichtig dabei ist, daß die Kinder wirklich wach werden und die Blase gut entleeren. Ein mögliches Wirkagens liegt hier in der „Störung" des Schlafes. Das Retentionskontrolltraining soll das Blasenvolumen und den Sphinktertonus erhöhen. Die Kinder werden gebeten, am Tag, wenn sie Harndrang verspüren, solange wie möglich den Urin zurückzuhalten. Die Methode der *Konditionierung* wurde bereits 1904 von dem Pädiater von Pfaundler zufällig entdeckt, als er den Zeitpunkt des nächtlichen Einnässens bei den Kindern bestimmen wollte. Er konstruierte ein Gerät, das bei Durchfeuchtung der Einlage einen Kontakt schloß und so ein Wecksignal auslöste. Hierdurch wird ein bedingter Reflex zwischen Blasendruck, Einnässen und Wachwerden gesetzt, der oft die Kinder trocken werden läßt (Garfinkel 1990).

Die besten Erfolge werden unter einer *Kombination* (Nissen 1972) zwischen der Verordnung eines *trizyklischen Antidepressivums* (Imipramin), das die Schlaftiefe herabsetzt und dadurch die Wahrnehmung von Weckreizen (Harndrang) ermöglicht, die Blasenkapazität erhöht (Tonusminderung des Detrusor vesicae), daneben eine Tonussteigerung des Blasenschließmuskels und eine allgemeine psychische Tonisierung bewirkt, und formelhafte Vorsatzbildung sowie Elternberatung erzielt. In über 50 Doppelblindstudien konnte die gute Verträglichkeit und die hohe Effizienz beim alleinigen Einsatz des Medikamentes nachgewiesen werden. Die Erfolgsrate steigt jedoch erheblich an, wenn eine Reihe *zusätzlicher Maßnahmen* streng und konsequent befolgt werden. In 50–60 % kommt es zu einem vollständigen Sistieren, in weiteren 20–30 % zu einer drastischen Verminderung der Einnäßfrequenz; bei einem Rezidiv sollte besonders auf die Einhaltung der Rahmenmaßnahmen geachtet werden, die evt. verbessert und erweitert werden müssen.

Dem *Kind* ist in Gegenwart seiner Eltern deutlich mitzuteilen, daß es für sein Einnässen nichts könne. Durch die Wirkung des Medikamentes sei jedoch seine Mitarbeit möglich. Es könne jetzt wie am Tage nachts wahrnehmen, wenn die Blase drücke. Um sich täglich daran zu erinnern, solle es jeden Abend vor dem Einschlafen 3mal halblaut sagen: „Ich merke jetzt nachts, wenn die Blase drückt. Ich stehe dann auf und gehe zur Toilette." Jedesmal, wenn es nicht eingenäßt habe, dürfte es in einem Kalender eine Sonne malen.

Den *Eltern* ist mitzuteilen, daß das Einnässen ein Symptom sei, das mehrere Ursachen habe und durch das sich Eltern oft mehr betroffen fühlen als ihr Kind. Das Einnässen reagiere aber weder auf Zureden noch auf Bestrafungen. Sie sollten, statt gekränkt zu sein oder sich provoziert zu fühlen, dem Kind ihr Mitgefühl zeigen und ihre Zusammenarbeit anbieten. Nach abendlichem Wasserlassen in ein Standgefäß mit ccm-Einteilung (Meßbecher, Urinmenge im Kalender notieren), zwei Stunden vorher und unmittelbar vor dem Schlafengehen, sollten sich Vater oder Mutter für 10 oder 20 Minuten ans Bett setzen und abschließend die vereinbarte formelhafte Vorsatzbildung anhören. Bei ängstlichen Kindern empfiehlt es sich, einen dunklen Flur zu beleuchten (Steckdosenlicht) oder einen Topf oder einen Eimer an das Bett zu stellen.

Wenn durch die Behandlung kein Erfolg erzielt wird, sollte das häusliche Behandlungsarrangement überprüft und erforderlichenfalls korrigiert oder erweitert werden. Es stellt sich die Frage der ambulanten Vorstellung oder Einweisung zur stationären kinderpsychiatrischen Behandlung.

In den letzten Jahren wird das antidiuretische Hormon *Vasopressin* zur Behandlung der Enuresis propagiert. Vor einer unkritischen Anwendung dieser Substanz ist jedoch vorerst zu warnen. Bislang bestehen keine gesicherten Erkenntnisse dafür, daß es in der Nacht zu einem verminderten ADH-Anstieg kommt, auch zeigen Kinder mit einer Enuresis keine klinischen Zeichen einer Störung des Wasserhaushaltes. Über Nebenwirkungen der Daueranwendung des Vasopressins ist noch zu wenig bekannt, gelegentlich wurde die Entwicklung eines Hirnödems und auch exogener Psychosen unter Vasopressin-Therapie beobachtet.

Alle Hypothesen, die die Enuresis als *rein psychogene* Reaktionsbildung ansehen, müssen als widerlegt gelten. Sie ist durch ein kompliziertes psychosomatisches Bedingungsgefüge verursacht, das einer umfassenden Diagnostik und Therapie bedarf. Der verhaltenstherapeutischen Behandlung in Verbindung mit der Gabe von trizyklischen Antidepressiva kommt eine große Bedeutung zu. Wichtig ist es, eine möglichst hohe Eigenbeteiligung beim Kind zu erreichen und die Besorgnisse der Eltern, die oft das Gefühl haben, bei der Erziehung versagt zu haben, zu versachlichen.

Die *Enkopresis* ist eine Entwicklungsstörung, deren Hauptmerkmal das wiederholte unwillkürliche Entleeren der Faeces an nicht hierfür vorgesehenen Stellen (wie z.B. Kleidung oder Bett) ist. In der internationalen Klassifikation der Weltgesundheitsorganisation wird gefordert, daß diese Symptomatik mindestens 1mal im Monat über einen Zeitraum von 6 Monaten auftreten muß. Das tatsächliche und das Entwicklungsalter muß mindestens 4 Jahre betragen, und körperliche Störungen, die eine Stuhlinkontinenz hervorrufen können, müssen ausgeschlossen sein. Die Enkopresis wird als primär bezeichnet, wenn das Kind den Stuhlgang zuvor weniger als 1 Jahr kontrollieren konnte, und als sekundär, wenn es bereits mehr als 1 Jahr die Mastdarmkontrolle beherrschte. In 25 % der Fälle tritt neben der Enkopresis auch eine Enuresis auf, auch kann sie, ebenso wie die Enuresis, Nebenmerkmal eines hyperkinetischen Syndroms sein.

Epidemiologische Untersuchungen haben ergeben, daß die Enkopresis im Alter von 8 Jahren eine Prävalenz zwischen 1,5 % (Bellman 1966; Rutter et al. 1970) und 3,5 % (Linna et al. 1991) hat. Bei Knaben kommt sie 3mal häufiger als bei Mädchen vor. Zuverlässige demographische Angaben sind nicht verfügbar, einige Studien kamen zu dem Schluß, daß diese Symptomatik in niedrigeren sozialen Schichten häufiger vorkommt. Auch Entwicklungsbesonderheiten wie verzögerte Sprachentwicklung, leichte neurologische Auffälligkeiten, unterdurchschnittliche Intelligenz und beeinträchtigte motorische Koordination werden bei diesen Kindern häufiger gesehen.

Die *Symptomatik* kann sehr variabel sein. Meist wird am Tag eingeschmutzt, isoliertes nächtliches Einkoten wird sehr selten beobachtet. Manche Kinder beschmutzen ihre Wäsche nur leicht, so daß die Angehörigen lange Zeit meinen, daß der After nach der Defäkation nur ungenügend gereinigt worden sei. Häufig werden aber größere Mengen geformten Stuhls in die Wäsche entleert. Das Kind meldet sich oft nicht und fällt erst durch seinen penetranten Geruch auf, den es selbst kaum wahrzunehmen scheint. Dies kann zu einer erheblichen Belastung der sozialen Interaktion werden. Die meisten enkopretischen Kinder geben an, den normalerweise auftretenden Stuhldrang nicht wahrzunehmen. Die verschmutzte Wäsche wird oft schamhaft versteckt, was wiederum nicht selten zu Konflikten mit den Eltern führt. Bei emotional sehr beeinträchtigten Kindern kann es zum Beschmieren der Wäsche, des Bettes und von anderen Stellen kommen.

Die meisten Kinder wirken dysphorisch, manchmal depressiv, stimmungslabil und frustrationsintolerant. Überzufällig häufig sind bei diesen Kindern erhöhte Schwierigkeiten im Umgang mit der eigenen Aggressivität festzustellen. Es ist bislang jedoch nicht gelungen, eine typische psychopathologische Konstellation des enkopretischen Kindes herauszuarbeiten.

Bei der Enkopresis handelt es sich, ähnlich wie bei der Enuresis, um eine *psychosomatische Erkrankung*, bei der konstitutionelle Besonderheiten mit psychischen Belastungen interagieren. Die lange Zeit geäußerte Vermutung, daß die meisten enkopretischen Kinder an einer Überlaufenkopresis aufgrund einer Obstipation leiden, konnte nicht bestätigt werden, ebenso wie rein psychogene Erklärungsmodelle.

In den letzten Jahren wurden unabhängig voneinander intensive Untersuchungen zur *physiologischen Basis* der Enkopresis vorgenommen (Loening-Baucke et al. 1987; Nissen et al. 1991). Der Stuhldrang wird durch Druck und Dehnung im unteren Rektum hervorgerufen, der damit die Kontrolle bewirkt. Eine intraluminale Druckzunahme im Rektum erregt den Plexus mucosus der Darmwand, die hierbei entstehenden Reizimpulse werden über den Plexus myentericus unter sympathikotoner Modula-

tion auf die Muskulatur übertragen. Dadurch entsteht eine propulsive Welle. Durch Dehnung der Darmwand im Sigma und Rektum bewirkt die propulsive Welle eine reflektorische Relaxation des Musculus sphincter internus. Bei erwünschter Defäkation kommt es durch supraspinale Förderung der spinalen Reflexwege zum Enddarm zur reflektorischen Kontraktion von Colon descendens, Sigma und Rektum. Der Tonus des willkürlich innervierten muskulären Sphinkters wird aktiv reduziert und die Stuhlentleerung mit gleichzeitiger Bauchpresse eingeleitet. Bei nicht erwünschter Darmentleerung kontrahiert sich die Anorektalmuskulatur reflektorisch unter Einwirkung supraspinaler, insbesondere kortikaler willkürlich gesteuerter Mechanismen. Das Rektum paßt sich infolge der plastischen Eigenschaften seiner Muskulatur an die zurückgehaltene Stuhlmenge an, die Wandspannung nimmt ab und in der Folge auch das Stuhldranggefühl.

Die Darstellung der physiologischen Abläufe zeigt, daß die Mastdarmkontrolle ein hochkomplexer und damit auch störempfindlicher Prozeß ist. Verschiedene Untersuchungen konnten zeigen, daß rektoanale Funktionsstörungen bei enkopretischen Kindern häufig anzutreffen sind. Die anorektalen Manometriewerte sind bei enkopretischen Kindern meist erniedrigt, gelegentlich aber auch erhöht. Viele Kinder können den Füllungsdruck im Rektum nicht ausreichend wahrnehmen, andere sind nicht in der Lage, den physiologischen Ablauf der Kontinenzreaktion richtig zu koordinieren (Nissen et al. 1991).

Fallbeispiel

Bei einem 9jährigen Jungen, der 1 Jahr nach erfolgter Sauberkeitsgewöhnung mit Eintritt in den Kindergarten über mehrere Monate erneut einkotete, trat nach Geburt einer Schwester ein weiteres, diesmal lang anhaltendes Rezidiv mit Einkoten und Kotschmieren auf. Trotz intensiver ambulanter Verhaltenstherapie und Lactulosegaben wurden mehrfach täglich kleinere Kotmengen in die Hose abgesetzt. Nach seiner Geburt bestand eine Hyperbilirubinurie, außerdem wurde eine penile Hypospadie mit Penisverkrümmung festgestellt. Der Vater hatte ebenfalls, jedenfalls bis zu seinem 6. Lebensjahr, eingekotet und unter Fieberkrämpfen gelitten. Bei der rektalen Untersuchung des Kindes perianales Ekzem, digital zeigte sich ein schlaffer Sphinktertonus, der durch die Sphinktermanometrie eindeutig bestätigt wurde. Im EEG amplitudenhohe hypersynchrone Aktivität mit SW-Komplexen. Unter täglichen Elektrostimulationen (Perzeptionstraining), verhaltenstherapeutischem Toilettenprogramm u.a. wurde der Junge innerhalb kurzer Zeit völlig sauber. Dieser Fall zeigt ein häufig anzutreffendes latentes multikonditionales Bedingungsgefüge (leichte genitale Mißbildung, leichte elektrobiologische Abweichungen im EEG, schlaffer Sphinktertonus, homologes familiäres Vorkommen einer Enkopresis), das durch psychogene Auslöser (Eintritt in Kindergarten, Geburt einer Schwester) dekompensiert und zur Symptombildung führt.

Bei der *Behandlung* ist es wichtig, daß sowohl die Eltern als auch das Kind umfassend über die Physiologie der Mastdarmkontrolle informiert werden. Bei den Kindern muß ein individueller Zugang gefunden werden, und die Aufklärung muß in kindgerechter Form erfolgen. Eine versachlichte Information soll dazu dienen, die psychische Belastung, die das Symptom in der Familie hervorgerufen hat, zu reduzieren. Die Behandlung besteht aus psychotherapeutischen Maßnahmen, die das Kind von Schuld- und Schamgefühlen entlasten und eine Korrektur des Selbstbildes herbeiführen sollen, aus einer Beratung der Eltern, einer gezielten Symptomentlastung beim Kind sowie flankierenden medizinischen Maßnahmen. In den letzten Jahren hat sich das Biofeedbacktraining der Analsphinkteren in Kombination mit einer Verhaltenstherapie sehr gut bewährt (Nissen 1991; Koletzko 1993).

4. Psychosexuelle Störungen

Grad und Art der Geschlechtlichkeit eines Menschen reicht bis in den letzten Gipfel seines Geistes hinauf.

NIETZSCHE

Die *sexuellen Störungen*, definiert als Abweichungen von der *Durchschnittsnorm*, unterliegen wechselnden *epochalen, sozialen* und *kulturellen* Wertungen. Sie haben in allen diesen Bereichen in den letzten Jahrzehnten eine tiefreichende *Wandlung* erfahren. Die sexuelle *Aufklärung* betraf nicht allein Kinder und Jugendliche, sondern auch viele Erwachsene. Sie konzentrierte sich einseitig auf den genitalen Vollzug und *vernachlässigte* weitgehend den erotischen Anteil. Die *Liberalisierung der Sexualität* wirkte sich nachhaltig auf die psychosexuelle Entwicklung der Kinder und Jugendlichen und auf ihre Störungen aus. Psychosexuelle Auffälligkeiten im Kindes- und Jugendalter sind häufig; sie werden allerdings oft gar nicht bemerkt oder von den Eltern pädagogisch „reguliert". Bei den meisten sexuellen Vorkommnissen, wie dem *Schau-* und *Zeigetrieb* des Kleinkindes („Doktorspiele") oder vorübergehenden *homophilen* Tendenzen im Reifungsalter, handelt es sich um entwicklungspsychologische *Durchgangsstadien*, die ohne nachhaltige Bedeutung sind.

Der Begriff der *Perversion* war im Kindes- und Jugendalter schon früher wegen seiner teilweise *passageren* Manifestation wenig gebräuchlich. Er wird heute wegen seiner *diskriminierenden* Aussage generell abgelehnt. Aus *psychoanalytischer* Sicht handelt es sich bei einer Perversion um eine Abwendung des Sexualtriebs vom biologischen Sexualobjekt. Diese begriffliche *Trennung* ließ sich jedoch nicht konsequent durchführen, weil auch der heterosexuelle Vollzug von „perversen" Praktiken durchsetzt ist. Mit dem Begriff der sexuellen *Verirrung* (Bräutigam 1969) wird die biologische Abweichung stärker betont.

Die *emanzipatorischen* Forderungen der letzten Jahrzehnte betrafen, soweit sie auf das Kind zielten, in erster Linie seine *Erziehung*, die *Schule* und die *Sexualität*. Nach einer jahrhundertelangen *Tabuisierung* der Sexualität ließ sich nicht vermeiden, daß enthusiastische Wünsche und Hoffnungen artikuliert wurden, die sich nicht erfüllen konnten. Das Kind unterliegt gleichen biologischen Gesetzmäßigkeiten wie alle anderen Lebewesen. Es ist nur bedingt manipulierbar. Ein Kind, das in einem *Prostituiertenmilieu* aufwächst, menstruiert nicht früher als andere Kinder. Aber das Kind anatolischer Eltern wird, auch wenn die Familie bereits seit 2 oder 3 Generationen in Deutschland lebt, *vorzeitiger* als seine Altersgenossinnen geschlechtsreif sein. Die *Akzeleration* führte nicht nur zu einer Vorverlegung der sexuellen Reifung; sie betrifft, wie die vorverlegten ersten genitalen Kontakte belegen, auch die *psychosexuelle* Entwicklung des Kindes- und Jugendalters.

Es ist ein gravierender *Irrtum* einiger Sexualpädagogen, zu glauben, daß durch eine „totale" sexuelle Aufklärung des Kleinkindes oder gar durch eine „Freigabe der Kindersexualität" die psychische Entwicklung des Kindes *störungsfreier* verlaufen und die Häufigkeit psychischer Erkrankungen reduziert werden könnte. Freud hat nachgewiesen, daß Störungen der libidinösen Entwicklung häufig zu Neurosen führen. Sein Begriff der *Sexualität* beschränkt sich jedoch *nicht* auf genitale Sexualität; er schließt alle sinnlichen Begierden, auch Kontaktsuche und Zärtlichkeitsstreben ein. Nicht zuletzt durch die sich daraus ergebenden *Mißverständnisse* verzögerte sich die Akzeptanz der Psychoanalyse um Jahre, wenn nicht um Jahrzehnte. Der *ödipale Komplex* des gesunden Kleinkindes verdichtet sich eben *nicht* in dem konkreten Wunsch, mit der Mutter oder dem Vater sexuell zu verkehren; es handelt sich allenfalls um eine zärtliche und liebende Zuwendung zum heterosexuellen Elternteil. Der „Ödipuskomplex" gewinnt nur manchmal *retrospektiv* eine pathogenetische Bedeutung für die Entwicklung psychischer Störungen. Die *ödipale Phase*, in der manchmal erst genitale Regungen bei Kindern erkennbar werden, kann deshalb einen wichtigen Lebensabschnitt darstellen, weil hier erstmalig sexuelle Fehlidentifikationen auftreten können, die dann später verstärkt und verfestigt werden.

Die *sexuelle Aufklärung* ist kein ein- oder mehrmaliges Ereignis, das in Form von Gesprächen im 3., 6. oder 14. Lebensjahr erfolgt. Sie geschieht seit der Geburt als permanenter *Prozeß*, sie entspricht der Haltung und Einstellung der Eltern zur Sexualität. Die sexuelle Aufklärung sollte der prozeßhaften intellektuellen, emotionalen und körperlichen Entwicklung des Kindes *angeglichen* werden. Wollte man *didaktische* Grundsätze aufstellen, sollte man sich daran orientieren und nie ausweichend oder unwahr, sondern *konkret* auf sexuelle Fragen des Kindes antworten. Spontan sollte es alters- und entwicklungsangepaßte Informationen erhalten, die das beinhalten, was es *versteht*, aber nicht ängstigt. Sexuelle Störungen können nicht dadurch verhindert werden, daß eine fehlerfreie sexuelle Erziehung, wenn es eine solche gibt, erfolgt. Eine *natürliche* Einstellung zur Sexualität, die sie nicht verdammt, sondern als einen wesentlichen, *wertfreien* Bestandteil der menschlichen Existenz ansieht, kann spezifische Konflikte und Krisen mildern. Die prüde Sexualmoral des 19. Jahrhunderts mit ihren weitverbreiteten Masturbationsskrupeln veranlaßte Psychiater, vorübergehend selbst Freud, diese als Ursache von Psychosen anzusehen. Solche Skrupel und Hypochondrien werden *heute* nur noch selten angetroffen. Aber in vielen harmonischen Familien besteht heute noch ein tiefreichendes sexuelles *Mißtrauen* zwischen Eltern und Kindern, das sich oft in eifersüchtigen oder aggressiven Entladungen verdichtet. Daraus resultiert ein Teil der *Pubertätsproblematik* und der sich daraus entwickelnden Pubertätskrisen. In diesem Lebensabschnitt kommt es unter dem Einfluß der *Sexualhormone*, die zwar nicht das psychosexuelle Verhalten qualitativ bestimmen, aber das bisherige sexuelle Neugierverhalten zum Sexualtrieb transformieren, zu einem ersten massiven Auftreten von sexuellen Störungen. Der *ätiologische* Katalog sexueller Störungen entspricht dem anderer psychischer Störungen und Krankheiten. Er ist wesentlich durch die *Trias:* Anlage, Konstitution, Um-

welt bestimmt. Für die sexuellen Störungen läßt sich *grundsätzlich* sagen, daß mißglückte sexuelle Identifikationen in der frühen Kindheit, emotionale Frustrationen, defizitäre familiäre und soziale Situationen, Hirnschädigungen und Intelligenzdefekte neben den genetischen Radikalen (Zwillingsuntersuchungen) eine bestimmende *ursächliche* Rolle spielen.

Bereits im *Säuglingsalter* werden, besonders bei Mädchen, in einzelnen Fällen stereotype *genitale Manipulationen* mit Schweißausbruch, Schnaufen und Keuchen von erschrockenen Müttern, Pflege- oder Adoptivmüttern beobachtet. Sie stellen sich die Frage, ob eine *abnorme* sexuelle Triebhaftigkeit vorliegt, die zu einer späteren sexuellen Verwahrlosung führt.

Fallbeispiel

Eine Adoptivmutter stellte ihre 14 Monate alte Tochter wegen „ständigen Onanierens" vor. Sie hatte das Mädchen mit 9 Monaten aus einem Kinderheim geholt. Schon in den ersten Tagen beobachtete sie, daß der Säugling während der Mittagsruhe „wie beim Liebesverkehr" stöhnte. Das Gesicht verfärbte sich rot und Schweißtropfen traten auf die Stirn.

Bei männlichen Säuglingen werden genitale Erektionen zwar häufig beobachtet, systematische Manipulationen kommen in diesem Lebensalter jedoch kaum vor; wahrscheinlich deshalb, weil sie eine schwierigere motorische Koordination erfordern würden. Bei kleinen *Jungen* finden sich manchmal, wenn auch selten, „heterosexuelle Handlungen" an kleineren Geschwistern.

Fallbeispiel

Ein 4jähriger deprivierter Junge beschädigte Türen, Möbel und Wände mit Bohrern, Schrauben und Gabeln; nachdem sich während eines längeren Aufenthaltes im Krankenhaus eine wochenlang bestehende Vulvitis bei seiner 6 Monate alten Schwester zurückgebildet hatte, berichtete er, daß er auch in ihrer Vagina und in ihrem Anus „gebohrt" habe.

Frühe *genitale* Betätigungen sind *nicht* als Masturbationen, die prinzipiell mit hetero- manchmal mit homosexuellen Partnerphantasien einhergehen, einzustufen, sondern als *lustbetonte, genitale Manipulationen*, die ebenso wie Daumenlutschen oder Manipulationen an der Nase und den Ohren in besonders *sensiblen* Bereichen vorgenommen werden. Genitale Manipulationen sind *keineswegs* regelmäßig bei Kleinkindern anzutreffen, sie sind eher *selten*; sie werden häufiger bei deprivierten Heim- und Familienkindern angetroffen.

Fallbeispiel

Ein 6jähriges Mädchen fiel der Lehrerin im Unterricht durch ständiges Reiben („Wetzen") der Genitalzone an der Stuhlkante, aber auch durch direkte manuelle Hantierungen auf. Das Kind werde dadurch abgelenkt und reagiere manchmal erst auf wiederholtes Ansprechen. Die sehr besorgten Eltern, die in der Kleinstadt lebten und einer gehobenen Sozialschicht angehörten, befürchteten diskriminierenden Klatsch und vergewisserten sich ausdrücklich der ärztlichen Schweigepflicht. Durch entängstigende Gespräche mit ihnen, in denen sie über den spielerischen Charakter des Verhaltens informiert wurden, und mit dem Kind, auf das seit Schulbeginn ein erheblicher elterlicher Leistungsdruck lastete, gelang es durch einfache verhaltenstherapeutische Maßnahmen, das Symptom zu beseitigen.

Die infantile *Schau- und Zeigelust* ist ein physiologisches Durchgangsstadium im Rahmen der kindlichen Neugierde und Wißbegier, die sich im „*Doktorspiel*", im Anschauen und Betasten der Genitalien ebenso ausdrückt, wie in einer „Tierquälerei", die ebenfalls oft nur der Befriedigung der *Neugierde* dient und keine Hinweise auf eine sadistische Entwicklung erlaubt. Die im Vorschul- und Schulalter einsetzende infantile *Sexualforschung*, die sich nicht nur auf den eigenen und den Leib von Altersgenossen erstreckt, sondern auch auf den erwachsener Frauen und Männer, führte früher besonders bei Jungen zu heimlichen Beobachtungen von *Entkleidungsszenen*, etwa in Schwimmbädern. Dieses Neugierverhalten war in einer Zeit, in der Arme und Beine, Nabel und Brust der Frau okkulte Zonen waren, verständlich. Ob mit der öffentlichen Sanktionierung *pornographischer* Literatur und der weiten Verbreitung des Nacktbadens die Zahl der *Voyeuristen* zurückgegangen ist, läßt sich kriminalstatistisch nicht ermitteln, weil sie nicht mehr registriert werden.

Durch den sexuellen Mißbrauch von Kindern (s. S. 88) werden, abgesehen von der Zerstörung der Familie und den daraus besonders auf das Kind rückwirkenden Schädigungen, nach neueren Untersuchungen sehr häufig lang anhaltende und schwere psychische Beeinträchtigungen hervorgerufen, die an der Entstehung von Neurosen, psychosomatischen Erkrankungen und Persönlichkeitsstörungen

entscheidend und richtunggebend beteiligt sein können.

Fallbeispiel

So bei einem Mädchen, das mit 8 Jahren brutal vergewaltigt worden war und lebensbedrohliche Verletzungen mit Scheidenabriß, Dammriß mit Eröffnung des Peritoneums, Trachealruptur und schweren Bißwunden erlitten hatte. Nachfolgend schwere Angstzustände, Schlafstörungen, innere Unruhe und Zerrissenheit, die sich zunächst in einem regressiven, später aggressiven Verhalten äußerten. Die Täterschaft wurde nie geklärt, das Mädchen brachte dazu immer wieder nebulöse Verdächtigungen vor. Ihre psychische Entwicklung wurde durch Scheidung der Eltern und eine ambivalente Beziehung zum Stiefvater ungünstig beeinflußt. Es kam zu mehreren Schulwechseln und Heimunterbringungen wegen einer sehr stark ausgeprägten Aggressionsbereitschaft bei mangelndem Selbstwertgefühl, Kontaktstörungen und herabgesetzter Kritikfähigkeit. Sie wurde schließlich als „nicht mehr heimfähig" erklärt, als es im Zusammenhang mit intim anmutenden Beziehungen zu einem anderen Mädchen zu schweren körperlichen Auseinandersetzungen kam. Nach einer längeren stationären Psychotherapie, in der erstmals die erotische Komponente der Sexualität angesprochen und bearbeitet werden konnte, war die Rückkehr in ein von dem Mädchen besonders akzeptiertes Heim möglich.

Der *Inzest*, meistens sexuelle Beziehungen des Vaters, des Stief- oder Adoptivvaters mit der Tochter, wird besonders in sozialen Unterschichten *gehäuft* registriert; in Mittel- und Oberschichten gibt es vielleicht eine höhere Dunkelziffer. Inzestuöse Beziehungen werden gehäuft von aggressiven, brutalen, alkoholabhängigen Männern aufgenommen, deren Ehefrauen verstorben, krank oder abwesend sind oder die diese Beziehungen dulden. Als *Sexualobjekt* dient meistens nicht die geliebte, sondern oft die ungeliebte Tochter. Das *Durchschnittsalter* der Mädchen liegt zwischen 12 und 15 Jahren, die durchschnittliche Dauer der Beziehungen zwischen 2 und 4 Jahren. Zwischen *Geschwistern* kommen inzestuöse Handlungen gelegentlich vor, manchmal intendiert von Kindern und Jugendlichen mit Hirnfunktionsstörungen oder Psychosen; Dauerbeziehungen sind selten.

Fallbeispiel

Ein 14jähriges Mädchen, das wegen einer Magersucht aufgenommen wurde, berichtete über im 12. Lebensjahr begonnene, über mehrere Monate bestehende sexuelle Beziehungen mit ihrem älteren Bruder. Sie und ihr Bruder lebten seit ihrer Einschulung praktisch allein in einem abgetrennten Teil des weitläufigen Elternhauses. Nur gelegentlich traf sich die Familie einmal zu einer gemeinsamen Mahlzeit. Der Vater befand sich berufsbedingt überwiegend auf Reisen; aber auch sonst lagen Interessen ausschließlich außerhalb der Familie. Die Mutter war berufstätig und ging ehrenamtlichen Verpflichtungen nach, sie wirkte depressiv und vereinsamt. Metaphorisch drängte sich im Hinblick auf das Geschwisterpaar ein Vergleich mit Hänsel und Gretel auf, da sie in mancher Beziehung, trotz materiellen Wohlstandes, sich ebenso wie diese allein in der Welt zurechtfinden mußten.

Die Entstehung von *Sadismus* und *Masochismus*, die lustbetonte Bereitschaft zur Zufügung oder zur Erduldung von körperlichen und seelischen *Schmerzen*, hängt mit der Erziehung und besonders mit den Erziehungsmitteln eng zusammen. Die *Prügelstrafe* kann, darauf wies schon Rousseau (1980) hin, zur *sexuellen Miterregung* führen und spielt manchmal später eine maßgebliche Rolle für das sexuelle Erleben. Das gilt auch für sadistische Aktivitäten, die sich *nicht* nur im körperlichen, sondern auch im mentalverbalen Bereich ausdrücken können. Eltern, die nicht schlagen und prügeln, aber ständig ihre Kinder wegen nichtiger Kleinigkeiten kritisieren und benörgeln, herabsetzen und demütigen, können gleichsinnige psychische Störungen verursachen. Solche mit Strafangst und Angstlust erlittenen *Erziehungspraktiken* sind maßgebliche Bestandteile einer deformierten Sexualität, in der nicht ein liebender Partner, sondern nur ein Sexualobjekt benötigt wird. Diese psychosexuellen Abweichungen gehen oft mit gleichsinnigen Dominanz-Autoritätsansprüchen einerseits und Demuts- und Dulderrollen andererseits einher.

Fallbeispiel

Eine Mutter, die nach der Scheidung mit ihrem 15jährigen Sohn zusammenlebte, rief mehrfach die Polizei ins Haus, weil er sie nicht nur bedrohte und erpreßte, sondern ihre Arme zerkratzte, ihr Brandwunden beibrachte, mit einem Stielkamm auf sie einstach und sie mit Faustschlägen und Ohrfeigen traktierte. Sie wehrte sich dabei nicht, rief vielmehr, wenn er aufhörte: „Schlag doch weiter drauf". Der Junge berichtete, ihm werde beim Schlagen ganz heiß. Er habe seine Mutter sehr gerne, „wir sind wie aus einem Stück". Die Mutter berichtete, daß sie häufiger von ihrem Mann geschlagen worden sei, aber immer wieder zu ihm zurückkehrte. Als sie auf ihren Sohn angesprochen wurde, „kicherte und lachte sie" und meinte, das werde sich auch wieder geben, sie wolle ihn auf jeden Fall bei sich behalten. In einem Gesprächsprotokoll heißt es: „Ich habe noch nie eine so offenkundige erotische Beziehung erlebt wie zwischen dieser Mutter und ihrem Sohn. Teilweise hatte ich

das Gefühl einem Geschlechtsakt beizuwohnen. Das Gespräch zwischen Mutter und Sohn erzeugte bei mir einen tiefen Ekel".

Von einer *exzessiven Masturbation* wird man auch bei Kindern und Jugendlichen nur *dann* sprechen, wenn die masturbatorischen Befriedigungstendenzen so stark sind, daß geltende *Schamschranken* durchbrochen werden oder beim Jugendlichen der Weg zum sexuellen Partner dadurch *verstellt* wird. Solche Kinder masturbieren während des *Schulunterrichts* oder in Gegenwart der Eltern. Bei Jugendlichen treten *phantasierte* Sexualobjekte an die Stelle möglicher Partner, wenn Kontakt- und Sozialisationsstörungen vorliegen. Psychische Störungen und intellektuelle Leistungsschwäche als direkte Folge häufiger masturbatorischer Akte sind *nicht* zu erwarten; eine bereits bestehende psychische Störung wird jedoch regelmäßig verstärkt.

Der *Exhibitionismus*, das Zeigen und Vorzeigen der männlichen Genitalien gegenüber Mädchen und Frauen, wurde *früher* als inkomplette *Notzucht* oder als Notzuchtversuch eingestuft und unnachsichtig bestraft. Die Jungen und männlichen Jugendlichen sind jedoch meistens sexuell *unreif*, oft schwachbegabt und hirngeschädigt und immer kontaktschwache Außenseiter und Sonderlinge, die *unfähig* zur gegengeschlechtlichen Kontaktaufnahme, zu einer liebenden Mitexistenz und zur sexuellen Partnerschaft sind. Die aggressive sexuelle Demonstration vermittelt diesen ich-schwachen Jugendlichen ein Gefühl der *Macht* und das Erlebnis des *Triumphes*, eine infantile Lust, bei Mädchen und Frauen *Angst und Schrecken* zu verbreiten und damit für „voll genommen" zu werden. Bei diesen ängstlichen, scheuen aber häufig aggressiven Kindern und Jugendlichen ist Strafe fehl am Platze; sie benötigen eine psychotherapeutische oder heilpädagogische Behandlung.

Fallbeispiel

Ein 14jähriger, geistig leicht behinderter Junge erregte Aufsehen und Ärger dadurch, daß er auf dem Fahrrad sitzend auf abseitigen Wegen einer Schrebergartenkolonie vor Frauen sein Hemd hochzog und seinen Bauch zeigte. Von einer exhibitionistischen Handlung im engeren Sinne konnte nicht die Rede sein. Der Effekt war jedoch derselbe, da einige Frauen mit Ärger und Empörung reagierten. Aus psychoanalytischer Sicht handelt es sich um einen regressiven Schau- und Zeigetrieb, wie er nicht selten bei gesunden Kleinkindern angetroffen wird.

Die *männliche Homosexualität*, die *häufigste* sexuelle Abweichung (1 % bis 5 %), wird bei Kindern und Jugendlichen selten vor der Pubertät beobachtet. Mädchenhafte Vorlieben für Puppen und Kleider, die von Eltern, die sich sehnlich ein Mädchen gewünscht hatten, manchmal unterstützt werden, beeinträchtigen allein nicht die *geschlechtliche Identifikation.* Auch schwärmerische Knabenfreundschaften, erotisch gefärbte Verehrungen gleichgeschlechtlicher Film-, Pop- oder Sportidole stellen ebenso wie episodische homosexuelle Erlebnisse meist nur eine *Durchgangshomosexualität* dar. Bei der *„Hemmungssexualität"* von Kindern und Jugendlichen treten als Ersatz für heterosexuelle Kontakte gelegentlich gleichgeschlechtliche, die mit der Aufnahme *gegengeschlechtlicher* Beziehungen beendet werden. *Sporadische* homosexuelle Handlungen sind bei Kindern und Jugendlichen relativ weit verbreitet, wenngleich die amerikanischen Zahlen (Kinsey 1964) von 22 % bei Jungen bis zum 15. Lebensjahr und 38 % männlicher Jugendlicher bis zum 20. Lebensjahr wahrscheinlich für unsere Verhältnisse zu *hoch* sind.

Bei der *Neigungshomosexualität*, der Homosexualität im engeren Sinne, wird die homosexuelle Objektwahl manchmal bereits bei *Kindern* deutlich. Sie berichten über massive homosexuelle *Träume*, in denen der Phallus, die Nates und die Muskeln wohlgestalteter Jünglinge und Männer zur genitalen Erregung und Pollution führen. Ältere Jungen suchen die Nähe solcher Idole im Schwimmbad, in Turnhallen oder öffentlichen Verkehrsmitteln; andere entdecken bei einer Duschszene nach dem Turnen oder durch völliges Fehlen libidinöser Erregung beim Betrachten heterosexueller Pornographie ihre Andersartigkeit, manchmal begleitet und gefolgt von Schuld, Angst und Depression. Nur einige Kinder vertrauen sich ihren Eltern an, nur wenige kommen damit zum Arzt.

Fallbeispiel

Ein homosexueller Student erhofft sich von einer psychotherapeutischen Behandlung Befreiung von seinem „falschen Trieb" und sadomasochistischen Akten und Phantasien. Er wuchs als Einzelkind bei seiner alleinstehenden, vermögenden Mutter auf, die als selbständige Anwältin tätig war und sich nach seiner Geburt von ihrem Mann trennte. Sie sei burschikos, trage kurzgeschorene Haare, reite gern, rauche stark, trinke scharfe Getränke und erzählte ihm schon in seiner Kinderzeit obszön-anale Witze; später tauschten sie Zettel mit solchen Witzen in lateini-

scher Sprache aus. Im Alter von 4 oder 5 Jahren holte sie ihn morgens ins Bett, tobte mit ihm und forderte ihn dabei auf, in ihre Brust zu beißen. Dabei habe ihn ihr „strenger Geruch" gestört. Noch bis zu seinem 18. Lebensjahr habe sie darauf bestanden, ihn zu baden und abzuseifen. Über seine Eltern sagte er, daß „ihre Naturen vertauscht" gewesen seien. Sie habe ihn „ernährt und geschmückt", aber sich verächtlich über seinen künstlerischen Dilletantismus geäußert. Er kam mit 6 Jahren in ein Knabeninternat und verliebte sich mit 12 Jahren in einen mädchenhaft aussehenden jüngeren Jungen. Mit 16 Jahren wechselseitige Masturbation mit einem älteren Studenten; er habe dabei keine sexuelle Erregung gespürt, aber GV per anum erwartet. Seit dieser Zeit kämpfe er gegen seine „Veranlagung". Seine Mutter erwarte, daß er möglichst bald ein möglichst schönes und möglichst reiches Mädchen heirate und mit ihr viele Kinder haben werde.

Eine *einheitliche* Theorie für die *Entstehung* der Homosexualität besteht nicht. Es gibt jedoch zahlreiche *Hypothesen*, aber auch gesichertes Wissen über die Pathogenese der Triebdeviation bei *einzelnen* Homosexuellen, etwa durch die Psychoanalyse und über *genetische* Zusammenhänge (hohe Konkordanzen bei eineiigen Zwillingen). Es hat den Anschein, daß es *sowohl* anlage- als auch milieubedingte Homosexualität gibt, die sich phänomenologisch jedoch nicht voneinander trennen lassen. *Tierexperimentell* fanden sich ähnliche Ergebnisse: Isoliert aufgezogene Tiere verhielten sich später heterosexuell, andere ließen sich homosexuell verpaaren, wenn sie bald nach ihrer Geburt durch gleichgeschlechtliche Tiere „geprägt" worden waren.

Unter den neueren Forschungsergebnissen haben zwei besonderes Interesse gefunden. Die Forschergruppe Hamer et al. (1993) stellte fest, daß Mütter Homosexueller häufiger als Väter, homosexuelle Brüder und Schwestern haben. Im Zusammenhang damit wurden im langen Arm des X-Chromosomen bei über 30 von 40 homosexueller Probanden ein auffallender Bereich festgestellt; definitive Rückschlüsse lassen sich aus diesen Befunden derzeit noch nicht ziehen. Dörner (1993) fand hingegen bei Frauen und Männern, die mit dem Streßhormon ACTH behandelt wurden, Hinweise auf einen 21-Hydroxylase-Mangel, durch den in der frühen Entwicklung untypisch große Mengen von Androgenen ausgeschüttet werden könnten. Bei männlichen Feten werde infolge eines Hydroxylase-Mangels die Keimdrüsenaktivität gedrosselt, während beim weiblichen Geschlecht dadurch masculine Dimensionen erzeugt werden könnten. Seine tierexperimentell gestützte Hypothese, daß Disstreß im Mutterleib Antiandrogene erzeugt, die eine gegengeschlechtliche Ausprägung der Hirnstrukturen bewirken, konnte er durch eigene Befunde an Müttern, die starken Streßeinwirkungen ausgesetzt waren und ungewöhnlich viele Homosexuelle zur Welt brachten, belegen; vergleichende Untersuchungsergebnisse stehen auch hier noch aus.

Die *sexuelle Verwahrlosung weiblicher Jugendlicher* ist ebenso wie die der *homosexuellen Strichjungen* nur selten durch eine abnorme sexuelle Triebhaftigkeit bedingt. Durch eine verfrüht einsetzende endokrine Pubertät kann es wohl zu einer psychosexuellen Retardierung (Bleuler 1968), in eher selteneren Fällen aber auch zu einer verfrühten sexuellen Triebhaftigkeit kommen.

Fallbeispiel

Ein 12jähriges Mädchen wird von der Polizei auf einem Babystrich beobachtet, wo sie wiederholt Kontakte mit Männern aufgenommen hatte. Seit dieser Zeit ließen die Schulleistungen nach, zu Hause wurden kleinere Geldbeträge entwendet. Die Eltern waren nicht in der Lage, das Mädchen zum Aufgeben ihrer wechselnden Partnerbeziehungen zu bewegen. Nach einem Suizidversuch wurde sie somnolent in eine Klinik eingewiesen. Das Mädchen war mit 8 Tagen adoptiert worden. Angaben über die biologischen Eltern fehlen. Beginnende Brustentwicklung bereits mit 7 Jahren, Menarche mit 10 Jahren. Schon im Alter von 8–10 Jahren habe sie mit Nachbarjungen „angebandelt", deren Eltern hätten sich wegen ihrer „Zudringlichkeit" beschwert; sie sei in dieser Beziehung „immer extrem und impulsiv" gewesen. Bei der Untersuchung wurde ein Pubertätsstadium nach Tanner von III–IV festgestellt.

Bei den Strichjungen liegt nur bei einem geringen Anteil, etwa in 20–30 %, eine homosexuelle Deviation vor. Sowohl bei Jungen wie bei Mädchen spielen ungünstige frühkindliche Entwicklungsbedingungen, Verführung zum leichten Gelderwerb und die Möglichkeit durch sexuelle Freizügigkeit leicht in die Welt der Erwachsenen überzuwechseln, dafür die entscheidende Rolle. Es ist kein Zufall, daß vorzeitige und häufig wechselnde sexuelle Beziehungen, oft in Verbindung mit Weglaufen und Diebstählen, die *häufigsten* Symptome der Verwahrlosung bei Mädchen darstellen. Die weitere Entwicklung wird durch die *Kombination* von wechselnden Sexualpartnern mit Geld- und Geschenkzuwendungen verstärkt und fixiert und führt über den häufig wechselnden Geschlechtsverkehr bei manchen Mädchen in die *Prostitution*.

Fetischistische Handlungen werden bei Kindern, meistens bei Jungen, bereits in der Vorpubertät beobachtet. Sie entwenden Frauen, manchmal ihren Müttern oder Schwestern, *Kleidungsstücke*, meistens Unterwäsche, aber auch Taschentücher, die sie für ihre masturbatorischen Akte verwenden und danach verstecken. Sie können meistens keine Erklärung darüber abgeben, weshalb sie es tun. Das Verhältnis zur *Mutter* ist keineswegs regelmäßig besonders eng und die Frauen, denen die Gegenstände gehören, sind ihnen nicht immer bekannt. Von jugendlichen oder erwachsenen Fetischisten ist zu erfahren, daß bestimmte *Arrangements* Vorbedingungen für den sexuellen Vollzug sind: hochhackige Schuhe, Lederjacken, Pelzsachen. Es hat den Anschein, daß diesen Fetischen eine sexuelle *Auslöserrolle* zukommt, die im Zusammenhang mit *früheren* sexuellen Erregungen, etwa bei einer Prügelstrafe, zu sehen ist. Fetischismusähnliche, manchmal zwanghafte Anmutungen finden sich gelegentlich bereits im Säuglings- und Kleinkindalter, etwa in der Vorliebe für den Körpergeruch oder das Parfüm der Mutter oder den Tabakgeruch des Vaters. Diese Sinneseindrücke vermitteln ihnen primär ein Stück Vertrautheit und Geborgenheit, später können sie als „*pars pro toto*" ebenso wie bestimmte Kleidungsstücke das Symbol für eine Beziehung darstellen; ebenso wie in einer „normalen Verliebtheit" bestimmte Gegenstände, eine Haarlocke oder ein Taschentuch als Ersatz für die Gegenwart des Partners dienen können.

Beim *Transvestitismus* dominiert der Wunsch, gegengeschlechtliche Kleidung anzuziehen und in dieser Geschlechtsrolle öffentlich *anerkannt* zu werden; er ist regelmäßig mit einer *Ablehnung* des eigenen Geschlechts verbunden. Transvestitische Tendenzen als Vorbereitung auf die spätere transvestitische Deviation werden bereits bei *Kindern* im Vorschul- und frühen Schulalter beoachtet. Sie ziehen sich zunächst spielerisch einzelne Kleidungsstücke von Schwestern oder der Mutter an, versuchen sich dann als Mädchen oder Frauen zu verkleiden, benutzen Lippen- und Augenbrauenstifte und Kosmetika und paradieren vor dem Spiegel. Werden diese Aktivitäten von den Eltern unterbunden, verstecken sie diese Utensilien und schließen sich ein. Die meisten erwachsenen Transvestiten berichten über eine *frühzeitig* aufgetretene und starke Affinität zur weiblichen Kleidung und zum weiblichen Rollenverhalten.

Beim *Transsexualismus* besteht der Wunsch nach operativer *Geschlechtsumwandlung* und legaler Anerkennung dieser Geschlechtsrolle, meistens der weiblichen. Die *Ursachen* des Transsexualismus sind vielfältig, sie lassen sich nur im Einzelfall erbringen. Eine *operative* Geschlechtsumwandlung ist *problematisch*; es wurde mehrfach über Wünsche nach operativer Rückverwandlung berichtet.

Fallbeispiel

Ein 16 1/2 jähriger junger Mann kommt, als Frau gekleidet und stark geschminkt, in die Sprechstunde mit dem Wunsch, eine psychiatrische Bescheinigung zu erhalten, um sich einer Geschlechtsumwandlung unterziehen zu können. Seit 2 Jahren trage er ausschließlich Frauenkleider, halte sich in seiner Freizeit meist in Bars auf und sei promiskuitiv. Meist nähere er sich Angetrunkenen, die er mit nach Hause nehme und ihnen dann sage, er sei schon einmal vergewaltigt worden, weshalb er sich schäme und deshalb nur im Dunkeln den GV ausüben könne. Er wolle eine Geschlechtsumwandlung, da er sich nicht „als Kerl" fühle und schon immer innerlich ein Mädchen sei. – Die Mutter berichtet, daß er schon als Kleinkind immer „wie ein Mädchen" gespielt habe, sich nie mit Jungen abgegeben habe. Deshalb akzeptieren die Eltern auch sein Verhalten, die Mutter helfe ihm bei der Auswahl von Kosmetika, von Kleidung und hochhackigen Schuhen. – Psychopathologisch fanden sich Hinweise auf das Vorliegen einer instabilen Persönlichkeit mit Störung der psychosexuellen Identität.

Fast alle sexuellen Störungen präsentieren sich unter dem Einfluß der psychischen und biologischen Reifung ebenso wie zahlreiche andere psychische, psychosomatische oder psychotische Störungen verstärkt in der *Pubertät*. Sie werden jedoch häufig von Kindern und Jugendlichen verschwiegen. Werden sie manifest, hoffen die Eltern oft, daß es sich um Übergangserscheinungen handelt. Dies ist auch manchmal der Fall. Dennoch sollten alle Kinder und Jugendlichen mit sexuellen Abweichungen, gleich ob eine Behandlung erforderlich ist oder nicht, gewünscht oder abgelehnt wird, psychiatrisch untersucht werden, da sie das Leitsymptom einer seelischen Erkrankung darstellen können.

VI. Intelligenzstörungen

*Natürlicher Verstand kann fast jeden Grad von Bildung ersetzen,
aber keine Bildung den natürlichen Verstand.*

SCHOPENHAUER

Der Begriff *Intelligenz* wird unterschiedlich definiert. Im allgemeinen Sprachgebrauch werden weitgehend übereinstimmende Bewertungsmaßstäbe verwendet, die regelmäßig individuelle Merkmale einbeziehen und damit gleichzeitig Intelligenz und Persönlichkeit kennzeichnen. Andererseits wird Intelligenz seit Einführung der Intelligenztests (Binet u. Simon 1905) als eine Arbeitshypothese verwendet, die als Intelligenz nur das bezeichnet und mißt, was „mit Intelligenztests gemessen werden kann" (Lipman 1924). Es besteht allgemeine Übereinstimmung darüber, daß Intelligenz ein integraler Bestandteil der Persönlichkeit ist und eine systematische Herauslösung „der Intelligenz" nicht möglich ist.

Wechsler (1956) machte deutlich, daß zwar eine große Anzahl unterschiedlichster Faktoren, auch nichtintellektuelle Bestandteile, zu den Bestandteilen der Intelligenz gehören, daß jedoch ein als „g" bezeichneter *Allgemeinfaktor* existiert, der in enger Korrespondenz zu den Teilfaktoren steht und diese maßgeblich mitbestimmt (Abb. VI-2). Bei der Analyse von Intelligenzstörungen sind sowohl die systematisch erhobenen Intelligenzmeßwerte (Intelligenzquotient, IQ) als auch bislang nicht meßbare intellektuelle und zusätzliche nichtintellektuelle

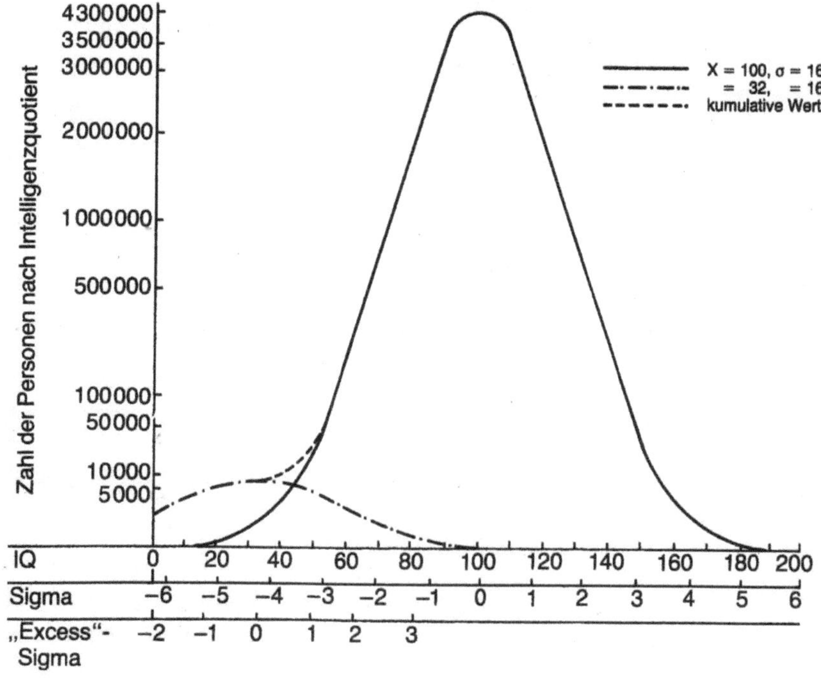

Abb. VI-1. Häufigkeitsverteilung der *Intelligenzquotienten* (USA: Gesamtbevölkerung im Jahre 1960 175 Mill.); es wird die Existenz einer zweiten „Normalkurve" mit einem Mittelwert von 32 unterhalb der Gaußschen Normalverteilungskurve (Mittelwert = 100) angenommen, die auf Chromosomenanomalien, Hirnschädigungen u.a. beruht. (Nach Dingman u. Tarjan 1960)

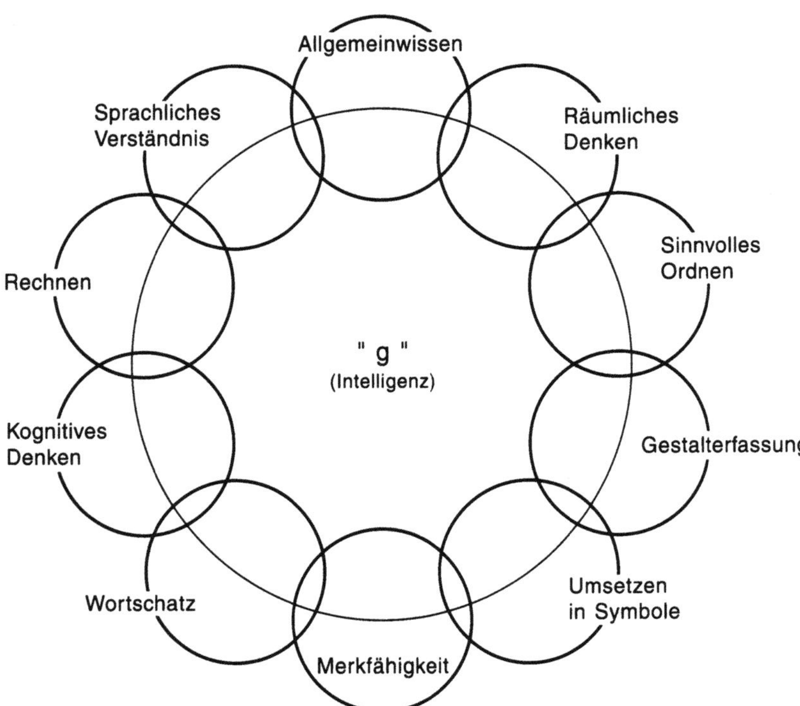

Abb. VI-2. Schematische Darstellung von einigen an der Allgemeinintelligenz beteiligten Faktoren in ihrer Beziehung zum Allgemeinfaktor „g". (Wechsler, nach Spreen 1978 [397])

Meßwerte von großer prognostischer und therapeutischer Bedeutung.

Spätestens seit der Einführung der allgemeinen *Schulpflicht*, besonders aber in den letzten Jahrzehnten haben *Störungen der Intelligenz* in fast allen Ländern der Welt an Bedeutung zugenommen, da Intelligenz und Begabung, nicht Persönlichkeit und Charakter in unserem Zeitalter stärker als früher entscheidend für die berufliche Weiterbildung und damit auch für den Lebenserfolg geworden sind. In den Sprechstunden der Ärzte und Beratungsstellen hat sich in den letzten Dezennien die Anzahl der Kinder mit Schulschwierigkeiten und Lernstörungen *vervielfacht*. Sie werden zu Fragen der Ein- und Umschulung, der Versetzung und des Nachhilfeunterrichtes ebenso konsultiert wie zu Fragen nach ursächlichen Schwangerschafts- und Geburtsschäden oder früheren Erkrankungen und über Ehe- und Familienangelegenheiten.

Lernen heißt, neue, nicht nur ererbte, wenn auch grundsätzlich morphologisch und funktionell vorgegebene und damit mögliche Reaktions- und Verhaltensweisen durch kognitive, emotionale, vegetative, motorische Vollzüge zu erwerben, einzuprä-

gen und verfügbar zu halten, um die Entwicklung und die Existenz des Individuums in der Welt zu ermöglichen.

Die *Lernfähigkeit* ist abhängig von genetischen und biologischen, aber auch von peristatischen und soziologischen Faktoren. Die moderne Anthropologie hat keine Beweise für die Behauptung einer von der phylogenetischen Entwicklung der Tiere isolierten menschlichen Existenz gefunden. An der Tatsache, daß neben den physischen prinzipiell auch psychische Eigenschaften des Menschen genetisch kodiert sein können, kann nur zweifeln, wer an der biologischen Entität der Welt zweifelt. Bei Tieren ist die Vererbung vieler psychischer Verhaltensmuster und Eigenschaften absolut gesichert. Der Mensch aber ist nur durch seine Kultur, nicht seiner Natur nach der Biologie entwachsen. Die Hypothese von der primären Egalität und tabula rasa aller Neugeborenengehirne ist eine Utopie.

Andererseits hat die Lernforschung durch *Tierexperimente* und *Direktbeobachtungen* an menschlichen Neugeborenen und Säuglingen eindeutig bewiesen, daß nicht nur die Hirnfunktionen und die Entwicklungspotenzen, sondern die Hirnsubstanz selbst durch Milieueinflüsse verändert werden kann. Zwischen der Entwicklung in einem reizarmen oder reizintensiven Milieu etwa bestehen direkte Korrelationen zu der Dicke und dem Gewicht der Hirnrinde, der Größe der Nervenzellen und der Dichte der Hirnvaskularisation.

Im Hinblick auf die sog. „*Plastizität*" des Gehirns ist als gesichert anzunehmen, daß Milieufaktoren zwar das Entwicklungsniveau bestimmen, aber genetische Limitierungen nicht überschreiten können. Andererseits aber ist anzunehmen, daß die menschliche Gehirnkapazität gegenwärtig durchschnittlich erst zu 20–30 % genutzt wird (Jefremow).

Bei dem *Neugeborenen* befindet sich das Gehirn in einem unreifen Zustand, weil das Menschenkind um 1 Jahr zu früh zur Welt gekommen ist, wenn man Hirngewicht und seine psychischen und physischen Fähigkeiten im Vergleich zu anderen Säugern bewertet (Portmann 1968). Erst gegen Ende des ersten Lebensjahres läßt sich ein provisorischer Reifungsabschluß konstatieren, der sich auch in einem dem Erwachsenenalter angeglichenen neurologischen Status ausdrückt. Das Telencephalon (Endhirn), das eine Voraussetzung zur Menschwerdung bildet, reift erst langsam bis zur Pubertät und zum Ende der Adoleszenz.

Jedes Kind benötigt für die *Entwicklung* seiner produktiven und reproduktiven Potenzen Pflege und Anleitung, Vorbilder und Identifikationsobjekte. Zu den Erfahrungen eines Kindes gehören nicht nur Selbstbestimmung und Erfolg, sondern auch Mißerfolg und Anpassung. Das Sprichwort „Was Hänschen nicht lernt, lernt Hans nimmermehr" hat durch Untersuchungen über die etappenhafte Reifung der Hirnfunktionen eine glänzende Bestätigung erhalten. Entwicklungspsychologie steht in engem Zusammenhang mit Hirnphysiologie, d.h. mit Hirnreifung und Hirnentwicklung, die ihrerseits mobilisierende Anreize und Auslöser aus der Umgebung benötigen.

Wir können somit zusammenfassend davon ausgehen, daß die Entwicklung der *Intelligenz* und die Lernfähigkeit *abhängig* sind

1. von *genetischen* Faktoren, etwa der morphologischen Struktur und der Qualität der biochemischen und biophysikalischen Funktionen des *Gehirns*,
2. von der *Unversehrtheit* des Zentralnervensystems und anderer Organe, die für seine Funktionsfähigkeit notwendig sind, und
3. von dem *Milieu* (Familie, Kindergarten, Schule), in dem das Kind sich entwickelt.

1. Spiel- und Lernstörungen

„Nicht für das Leben, für die Schule lernen wir".
Seneca D. J. (4 v. Chr.–65 n. Chr.)

Wenn wir als *Intelligenz* die „zusammengefaßte oder globale Fähigkeit des Individuums, zweckvoll zu handeln, vernünftig zu denken und sich mit seiner Umgebung wirkungsvoll auseinanderzusetzen" verstehen, dann ergibt sich bereits daraus, in einem wie hohen Maße neben der kognitiven Potenz, der Lernfähigkeit, bei Kindern die physische und psychische Konstitution und etwaige protektive oder vulnerabilitätsspezifische Bedingungsfaktoren und besonders der soziale Nahraum, Eltern, Erzieher und Lehrer, für die Entwicklung reproduktiver und kreativer Fähigkeiten von Bedeutung sind.

Spiel- und Lern*störungen* sind im Gegensatz zu den Spiel- und Lern*behinderungen* nicht auf primäre Intelligenzdefizite oder auf genetisch oder zerebral bedingte Entwicklungsstörungen zurückzuführen. Vielmehr handelt es sich um Beeinträchtigungen der *„Vorbedingungen der Intelligenz"* (Jaspers 1953), vorwiegend durch emotionale, aber auch durch motorische, soziale und andere Fehlentwicklungen, die direkt oder indirekt zu einer Änderung des Spiel- und Lernverhaltens führen. Ferner gehören dazu so komplexe Funktionen wie die Merkfähigkeit und das Gedächtnis, Ausdauer und Konzentrationsfähigkeit und bestimmte emotionale Bedingungsfaktoren, durch die Spiel und Arbeit in ihrer leistungsorientierten Bindung, der Freude an der Wiederholung, an der Vertiefung und Ausgestaltung des Spieles und des Lernstoffes überhaupt erst möglich und zu einem festen Bestandteil der Persönlichkeit werden.

Das *Spiel* stellt eine entwicklungs- und altersentsprechende Tätigkeit dar, die zwar nicht als „Arbeit" bezeichnet werden kann, aber *ähnliche* emotionale, intellektuelle und körperliche Voraussetzungen erfordert. Die Beurteilung des Spielverhaltens eines 2- oder 5jährigen Jungen oder Mädchens setzt entweder *praktische* pädagogische Erfahrungen voraus, über die etwa die Mutter einer kinderreichen Familie oder eine langjährig tätige Kindergärtnerin verfügt, oder aber *theoretische* Kenntnisse in der Entwicklungspsychologie des Kleinkindes. Die tägliche Erfahrung zeigt, daß bei den meisten Eltern, aber auch bei vielen Ärzten Erfahrungs- und Wissenslücken vorliegen, die die *Früherkennung* dieser prognostisch wichtigen Leistungsschwäche beeinträchtigen oder verhindern. So werden Kinder mit einer extrem engen Mutterbeziehung vom Kindergarten ferngehalten mit der Begründung, sie könnten am besten allein oder mit der Mutter spielen oder im Umgang mit gleichaltrigen Kindern werde die spezielle Begabung des Kindes nicht ausreichend gefördert oder das Kind sei zu ängstlich und fürchte sich vor körperlichen Auseinandersetzungen. Andere Kinder nehmen am Spiel in der Kindergruppe nicht teil, weil sie wegen einer verzögerten Entwicklung oder einer körperlichen Mißbildung, wegen ihrer motorischen Unruhe und Sprunghaftigkeit oder neurotischer Anspruchshaltungen von den Spielgefährten angeblich oder tatsächlich abgelehnt, geneckt oder gequält werden. Solche auffälligen Kinder wenden sich gern jüngeren Kindern zu oder sie sind besonders *„tierlieb"*, das heißt, Tiere dienen ihnen als Kompensationsobjekte. Oft übernehmen Mütter, manchmal auch Väter, die Rolle des *Spielgefährten*; dies kann dann entwicklungsschädlich sein, wenn dem Kind dadurch der Weg zur individuellen spielerischen Selbstverwirklichung erschwert oder dadurch dem Kind der Zugang zum Kindergarten oder zur Vorschule verwehrt wird.

Spielgestörte Kinder verhalten sich Spielangeboten in der Einzel- und Gruppensituation gegenüber entweder *passiv* und unproduktiv oder *aggressiv* und expansiv. Einige dieser spielgestörten Kinder sind bereit, ein konstruktives Spielangebot zu akzeptieren, wenn bestimmte Bedingungen erfüllt werden: meistens die aktive Gegenwart einer bevorzugten Beziehungsperson. Andere können selbst durch eine intensive personale Zuwendung, durch Versprechungen oder Belohnungen nicht an eine ausdauernde und sinnvolle spielerische Beschäftigung herangeführt werden. Sie weisen ein mehr oder weniger großes *Spieldefizit* auf. Dabei handelt es sich bei den durch intensive und permanente personale Zuwendung reversiblen Spielbeeinträchtigungen meistens um psychogene *Spielstörungen*, während der durch emotionale Hinwendung unbeeinflußbaren *Spielschwäche* überwiegend ein primäres Intelligenzdefizit oder ein hirnorganisches Psychosyndrom zugrunde liegt (Nissen 1973). Wenn die Eltern nicht spontan über das gegenwärtige oder frühere Spielverhalten ihres Kindes berichten, sollte routinemäßig die Frage gestellt werden, ob es als Kleinkind oder jetzt *altersentsprechend und ausdauernd, sinn- und phantasievoll allein und mit anderen spielen* konnte oder kann.

Fallbeispiel

Die 4jährige Carmen wird von ihrem besorgten Großvater vorgestellt, weil sie wenig spricht und sich an Spielen und anderen Aktivitäten im Kindergarten nicht beteiligt. Sprechbeginn erst mit 2 1/2 Jahren; auch jetzt zieht sie es vor, ihre Wünsche durch Gesten und Blicke zu äußern. Die psychologische Untersuchung bestätigt den Eindruck, daß es sich mindestens um ein durchschnittlich begabtes Kind handelt. Der Vater, Katalane, spricht mit seiner Frau spanisch, mit seinen im Hause wohnenden Eltern katalanisch. Die Mutter, eine Deutsche, spricht mit dem Kind häufig deutsch. Nach 20 Jahren teilten die Eltern mit, daß das Kind inzwischen eine akademische Ausbildung abgeschlossen habe.

Die *Anpassung* an Spielgefährten, die Fähigkeit, mit einzelnen Kindern intensivere Beziehungen, „Freundschaften" aufzunehmen und zu pflegen, sich in die Kindergartengruppe und die Schulklasse einzufügen, ohne eine Alpha- oder Omega-Position einzunehmen, gehört zu den Voraussetzungen für eine gelungene *Sozialisation*. Bei schweren psychogenen Lernstörungen lassen sich regelmäßig Spielstörungen in der Vorschulzeit nachweisen.

Psychogene *Lernstörungen* spielen aus verständlichen Gründen gegenüber den Spielstörungen in der Praxis eine wesentlich bedeutsamere Rolle.

Die Beeinträchtigung der Lernfähigkeit drückt sich im Verhalten des Kindes in der Klasse, seiner gestörten Aufmerksamkeit und Konzentration, einer motorischen Desintegration, in mangelndem oder unangemessenem Selbstvertrauen oder durch ständiges Ausweichen vor Leistungsanforderungen aus. Diese Kinder arbeiten in der Klasse nicht mit. Sie hängen *Tagträumen* nach oder beschäftigen sich mit anderen Dingen, sie kritzeln oder malen auf der Tischfläche, Löschblättern oder in Heften oder beobachten nur das Verhalten der Lehrer und Mitschüler und erschrecken, wenn sie aufgerufen werden. Andere Kinder *stören aktiv* den Unterrichtsablauf durch ihre Unruhe und Zappeligkeit: Sie nesteln an der Kleidung, räumen in der Schultasche, suchen Gegenstände auf dem Fußboden oder sie schreiben Zettel, die weitergereicht werden, geben störende und provozierende Geräusche von sich. Nach Schilderungen von Lehreren und Schülern kann man davon ausgehen, daß etwa 20–30 % der Kinder in einer durchschnittlichen Schulklasse stärker lerngestört sind, *ohne daß* eine Beeinträchtigung der Intelligenz vorliegt.

Zur *Abgrenzung* der Lernstörungen von Lernbehinderungen ist eine körperliche (Habitus, Stigmen, Vegetativum), neurologische (Seh- und Hörschwächen u.a. Werkzeugstörungen) und eine psychologische Untersuchung (Intelligenztests, Teilleistungsstörungen) notwendig. Prinzipiell kann jede körperliche Erkrankung oder seelische Beeinträchtigung mit passageren, manchmal auch mit anhaltenden Lernbeeinträchtigungen einhergehen. Es ist außerdem zweckmäßig, sich mitgebrachte Zeichnungen, Schulhefte und Zeugnisse des Kindes anzusehen und Berichte über sein Verhalten in der Klasse telefonisch oder schriftlich (Einwilligung der Eltern!) beim Lehrer einzuholen. Aus den oft sehr konkreten Berichten über das Verhalten leistungsgestörter Schüler seien hier einige häufig wiederkehrende typisierende Beschreibungen wiedergegeben:

1. *passive Träumer* (primär antriebsschwach, autochthon langsames psychisches Tempo, oft ängstlich und depressiv, manchmal autistisch-schizoid),

2. *aktive Störer* (antriebsüberschüssig-hyperkinetisch, konzentrationsschwach, leicht ablenkbar, Faxenmacher, Ticerscheinungen),

3. *selbstsichere Blender* (verbal begabt, intellektuell überschätzt, verwöhnt, forsch und selbstsicher auftretend, oft unzureichend begabt),

4. *kontaktschwache Sonderlinge* (wortkarg oder mutistisch, sensitiv, oft phantasiereich mit egozentrischen Denk- und Lernmethoden und einer Tendenz zu zwanghaften Verhaltensweisen).

Fallbeispiel

Ein 9jähriger Junge, der zum 2. Mal die 3. Klasse einer Grundschule besucht, soll nach Beschluß des Lehrerkollegiums in eine Sonderschule (E) überwechseln. Er verhält sich zwar freundlich und zugänglich, aber absolut passiv. Macht keine Hausarbeiten, beteiligt sich nicht am Unterricht, antwortet nicht, wenn er angesprochen wird, lächelt nur oder schüttelt den Kopf. Er macht hinter dem Rücken der Lehrer manchmal Faxen, trinkt Tintenpatronen aus und ißt Radiergummis, stört aber nicht aktiv den Unterricht. In der Pause beteiligt er sich an gemeinsamen Spielen, hat Freunde und wird von den Mitschülern voll akzeptiert. Testpsychologisch überdurchschnittlich begabt (120 Punkte, Hawik). Wohlhabendes Elternhaus. Vater Manager, Mutter Archäologin, nicht berufstätig. Sie ist als Einzelkind auf einer riesigen Farm in Australien aufgewachsen: Kindermädchen, Privatlehrer bis zum Abitur, überwiegend an Pferden interessiert, und vertritt ein sehr liberales Erziehungsziel: Ihr Kind sollte seinem eigenen Willen folgen, völlig frei ohne die geringste Reglementierung aufwachsen. Beide Eltern sind über das Resultat sehr besorgt und mit psychagogischen Maßnahmen einverstanden.

Die relative Häufigkeit nicht intelligenzabhängiger Lernstörungen wird durch die *Statistik* über Schul- und Hochschulabgänger bestätigt, die nicht das Ziel der Schule, der Fachhochschule oder Universität erreichten. Nur ein Teil der Schul- und Studienversager verfügt über eine unzureichende Intelligenz; *psychogene* Lernstörungen sind weitaus häufiger.

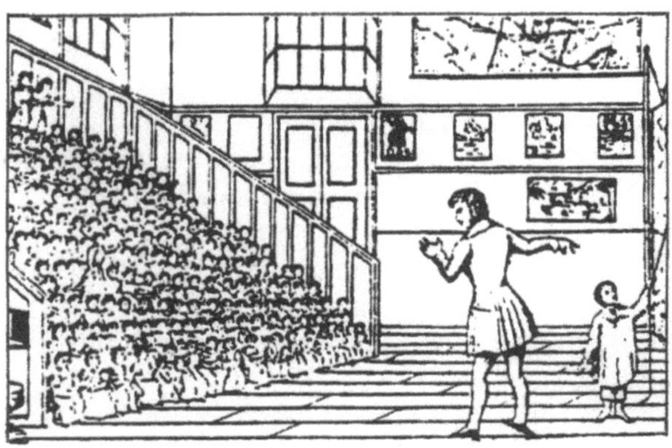

Abb. VI-3. Massenunterricht in einer englischen Schule nach der Methode Wilderspins (etwa 1830), der trotz gravierender Mängel einen revolutionären Beginn der Regelbeschulung darstellte

Dabei ist bemerkenswert, daß sich weniger qualitative als quantitative Veränderungen ergeben haben: Die *absolute Zahl* der Lernstörungen ist nur scheinbar steil angestiegen. Diese *Häufigkeitszunahme* erklärt sich einmal daraus, daß die Zahl der Kinder, die weiterführende Schulen besuchen, erheblich angestiegen ist. Kinder, die früher aus sozialen Gründen weiterführende Schulen nicht besuchen konnten, kommen *heute* in die Prüf- und Streßsituation dieser Ausbildungsstätten. Außerdem bewirkt der *numerus clausus* eine verstärkte Rivalität der Schüler untereinander und einen Kampf um Noten und Punkte. Mit dem Leistungszwang, den der Zensurendruck auf die Kinder ausübt, hat sich in der Schule aber auch das *Selbstverständnis des Lehrers* gewandelt. War er in der „alten" Schule als Klassenlehrer wohl auch „Pauker", so fühlte er sich doch für seine Klasse und seine Schüler *verantwortlich*, auch gegenüber den mitunterrichtenden Fachlehrern. In der modernen Pädagogik dominierte lange Zeit die Rolle des Lehrers als „Multiplikator", hinter der seine Aufgabe als *Erzieher* zurücktrat. Didaktik und Lerntechniken nahmen in den pädagogischen Standardwerken den ersten Platz ein, während die Rolle des Lehrers als *Persönlichkeit*, als Vorbild und Autorität als weniger relevant hingestellt wurde. Die große Zahl spezialisierter Lehrkräfte und die Auflösung der Klassenverbände in der Oberstufe führten nicht nur zu einer *Zersplitterung* der Verantwortung für das einzelne Kind, sondern vermehren auch die *Ängste* des Kindes. Zwischen Eltern und Kindern einerseits und Lehrern andererseits ist ein *Mißtrauen* auch dadurch entstanden, daß in ihren Augen die Lehrer als Punkte- und Notengeber den Weg zum Studium freigeben oder verstellen.

Zwischen einem gestörten Spiel- und Lernverhalten, der Familienstruktur und dem *Familienklima* bestehen enge Korrespondenzen. Systematische Untersuchungen über die Art und die Güte des familiären Feldes bestätigten Einzelbeobachtungen. Bei den spiel- und lerngestörten Kindern lag die Anzahl berufstätiger Mütter und solcher Mütter, die jederzeit eine Berufstätigkeit ihrem gegenwärtigen Status als Mutter vorziehen würden, mit 75 % im Gegensatz zu nur 40 % bei lernunauffälligen Kindern (Nissen 1973) deutlich *höher*. Bei der Hälfte der *lerngestörten* Kinder ließen sich außerdem zusätzlich längere oder häufige kurzdauernde *Mutter-Kind-Trennungen* in den ersten Lebensjahren nachweisen. Eine größere Anzahl von Müttern konnte infolge *ei-*

gener psychischer Störungen oder wegen körperlicher Krankheiten ihren Kindern *keine* ausreichende emotionale Zuwendung, Ruhe und Geborgenheit und kein harmonisches Spiel- und Arbeitsklima bieten. Bei anderen Kindern (6 %) ließen sich extreme Verwöhnungshaltungen der Mütter oder der Mütter und Väter ermitteln. Die Entwicklung der kreativen und reproduktiven Potenzen dieser Kinder wurde durch ihr *überstarkes* Engagement erheblich eingeengt, nur bei *wenigen* Kindern (5 %) mit psychogenen Spiel- und Lernschwächen ließen sich *keine* familiär bedingten entwicklungshemmenden Störfaktoren eruieren.

Für die *Entfaltung* der Spiel- und Lernfähigkeiten kommt auch *äußeren* Voraussetzungen eine wichtige Rolle zu, etwa der ökonomischen und räumlichen Situation. Die permanente *Einengung* der motorischen Expansion in einer beengten Wohnung oder in kinderfeindlicher Nachbarschaft kann eine ernsthafte Beeinträchtigung der kindlichen Entwicklung darstellen und die Spielfreude beeinträchtigen. Das gilt in *verstärktem* Maße für Kinder, deren Eltern die Spielfreude und die Erfolgserlebnisse der Kinder im Spiel nicht genügend würdigen und loben. Eltern, die das ernsthafte Spiel ihrer Kinder nicht loben oder Schulerfolge ihrer Kinder nicht anerkennen, üben einen ungünstigen Einfluß auf die Spiel- und Lernmotivation aus. Diese *negative Motivation* zum Lernen war früher besonders häufig mit der Zugehörigkeit zur sozialen Unterschicht verbunden. Außerdem bestanden nicht nur starke finanzielle, sondern auch starre soziale Schranken, die indirekt das Lernverhalten der Kinder ungünstig beeinflußten. Ungünstige Voraussetzungen für die Entwicklung der Spiel- und Lernfähigkeit bieten heute solche Familien, in denen die passive Beschäftigung mit *Massenmedien*, bei Kindern besonders mit Comics und Fernsehen, den größten Teil der Freizeit von Eltern und Kindern einnehmen.

Emotional *stabile*, körperlich gesunde und intellektuell gut ausgestattete Kinder, gleich aus welcher sozialen Schicht sie stammen, trotzen auch schlechten Lehrern und jeder Schulreform. Es ist eine ärztliche Aufgabe, die für schädlichen Streß besonders *anfälligen Kinder* herauszufinden.

Bei Schulkindern kommen als Stressoren in erster Linie chronisch überhöhte Angstpegel in Betracht, die zu psychischen Störungen führen können. Morgendliches Erbrechen, Schwindelgefühle und diffuse Ängste können erste Zeichen einer solchen „Schulkrankheit" sein. Die Zahl der Kinder, die abends nicht einschlafen können, weil sie nicht wissen, wie sie den nächsten Tag, die nächste Klassenarbeit überstehen sollen, ist nicht gering.

Vom psychopathologischen Aspekt her lassen sich bei Kindern bestimmte Symptome, die mit Spiel- und Lernstörungen einhergehen, oft direkt mit Entwicklungsschwierigkeiten in *bestimmten Stadien* als Kleinkind- und Kindesalters in Beziehung setzen.

Die entwicklungsphysiologischen *passageren Verhaltensauffälligkeiten* des Klein- und Schulkindes, die durch Trotz- und Bockperioden des Kleinkindes, das Schwatz- und Zappelalter bei Schulkindern oder durch puberale Verhaltensänderungen auch die Spiel- beziehungsweise Lernfähigkeit beeinträchtigen, sind als biologische „Durchgangsyndrome" prinzipiell nicht behandlungsbedürftig.

Die entwicklungsabhängigen *„Kinderfehler"*: motorische Stereotypien wie Daumenlutschen, Nägelknabbern und Haarausreißen, stehen keineswegs regelmäßig in direktem Zusammenhang mit chronischem oder aktuellem Fehlverhalten in der Umgebung. Nur *manchmal* finden sich direkte Relationen zwischen dem Ausprägungs- und dem Belastungsgrad. So verstärkt sich die Intensität des Daumenlutschens in Situationen, in denen sich das Kind allein gelassen fühlt, etwa in der Schule oder bei Hausarbeiten. Aus gleicher Ursache nimmt das Nägelknabbern zu, das meist einen aggressiven Ausdruckscharakter hat. Das Haarausreißen, das bei durchschnittlich begabten Kindern oft mit einer ängstlich-depressiven Symptomatik vergesellschaftet ist, hat eine Tendenz zur „Leerlaufhandlung": Das Symptom persistiert oft noch lange nach dem Fortfall der Ursache.

Kinder mit einer *angeborenen Nervenschwäche* (Neurasthenie) reagieren infolge ihrer konstitutionell herabgesetzten Reizschwäche vorzeitiger und nachhaltiger auf Reize als gesunde Kinder. Diese „sensitiven", „nervösen", „aufgeregten" Kinder sind nicht psychisch krank, weisen jedoch eine Fülle von psychischen und psychosomatischen *Stigmen* auf, durch die ihre Spiel- und Lernfähigkeit beeinträchtigt werden kann. Dabei wird manchmal übersehen, daß diese asthenischen Kinder über einen *„sthenischen Kern"* verfügen; sie sind manchmal sehr ehrgeizig, geraten infolge ihrer *schwächlichen* Konstitution jedoch leicht an den Rand der Erschöpfung.

Störungen der *Sozialisation*, die sich in Kontakt- und Kommunikationsschwierigkeiten ausdrücken, finden sich besonders häufig bei *deprivierten* Kindern. Diese Kinder wurden als Säuglinge und Kleinkinder chronisch emotional, intellektuell und körperlich unterfordert. Durch die absolute oder partielle Separation von einer konstanten Beziehungsperson kam es zu einer emotionalen und intellektuellen Retardierung, die, wie katamnestische Untersuchungen zeigten, nur *teilweise* reversibel ist. Deprivierte Kinder reagieren infolge ihrer Ich-Schwäche aus nichtigen Anlässen mit heftigen Gefühlsausbrüchen, sie sind frustrationsintolerant, weil sie immer wieder enttäuscht wurden und ihr Selbstwertgefühl sich unzureichend ausbildete. Ihr *Kontaktverhalten* ist nachhaltig gestört; sie sind entweder kontaktarm, manchmal aber geradezu kontaktsüchtig. Sie verhalten sich oft abweisend und mißtrauisch und geraten leicht in Außenseiterpositionen. Die bei ihnen vorhandenen Spiel- und Lernstörungen sind als Folge einer mentalen Inanition anzusehen. Sozialisationsgestörte Kleinkinder erlernen das Sitzen, Stehen und Laufen erst mit erheblicher *Verzögerung*. Viele Kinder beginnen erst im 2. oder 3. Lebensjahr zu sprechen; säuglingshafte Lallmonologe, prolongiertes Entwicklungsstammeln und ein frühkindlicher Agrammatismus persistieren. Auch später bleibt oft der *Wortschatz* dürftig, das Wortverständnis ist mangelhaft ausgebildet. Diese Entwicklungsdefizite sind direkte Auswirkungen sozialer Entbehrungen und fehlender Lernprozesse, wie durch vergleichende Messungen von Objekt- und Personenangeboten bei Heim- und Familienkindern nachgewiesen werden konnte, Frustrationsbedingte Schwachsinnszustände (*Pseudodebilität*) als Folge einer Deprivation werden in den europäischen Ländern wohl kaum noch beobachtet.

Bei *dissozialen* oder *verwahrlosten Kindern* wirkt sich die emotionale Fehlentwicklung nicht selten indirekt auch als Spiel- und Lernstörung aus. Erste schwere Verwahrlosungserscheinungen zeigen sich bei Jungen bereits um das 6. Lebensjahr, während der Frühgipfel bei Mädchen erst um das 12. bis 13. Lebensjahr liegt. Die typischen Spiel- und Lernbeeinträchtigungen stehen in direktem Zusammenhang mit der Leitsymptomatik. Die fast immer anzutreffende *psychische Labilität* mit einer Tendenz zu depressiven Reaktionen ist begleitet von Kontaktschwierigkeiten und Entmutigungsreaktionen, die das Leistungsverhalten ungünstig beeinflussen. Sie vermeiden oder weichen vor Leistungsanforderungen aus, indem sie *„aus dem Felde"* gehen, sich etwa

weigern, einen Kindergarten oder die Schule zu besuchen. Sie geraten durch ihre aggressiven und destruktiven Impulse leicht in Auseinandersetzungen mit Mitschülern oder Lehrern. Die früher verbreitete Annahme, daß verwahrloste Kinder und Jugendliche häufiger als andere unterdurchschnittlich intelligent sind, wurde inzwischen korrigiert (Goyde u. Specht 1976); sie sind allerdings zu einem bedeutend höheren Prozentsatz *„unrealistische Denker"* und verbal weniger begabt oder aus sozioökonomischen Gründen weniger verbal trainiert.

Spiel- und Lernstörungen im Zusammenhang mit *neurotischen Störungen* oder mit Neurosen sind sehr häufig. Diese werden allerdings wegen der vordergründigen psychischen Symptomatik oft nicht erkannt oder erst rückwirkend diagnostiziert, wenn nämlich eine erfolgreiche Therapie des Grundleidens auch zu einer Verbesserung der Lernfähigkeit geführt hat. Im Kindesalter sind *strukturierte* Neurosen selten, bei sorgfältiger Untersuchung finden sich jedoch bereits bei Kleinkindern nicht selten Ansätze zu einer neurotischen Struktur, die meistens als Verhaltensstörungen eingestuft werden.

Die Spiel- und Lernfähigkeit *angstneurotischer* und phobischer Kinder wird dadurch beeinträchtigt, daß sie psychische Energien für die Angstabwehr benötigen, die dem Bewußtsein, der „Stätte der Angst", entzogen wurden, wodurch besonders der *emotionale Anteil* der Leistungsfähigkeit betroffen wird. Ängstliche und furchtsame Kinder verfügen nur über ein schwaches Selbstbewußtsein. Sie halten sich in der Leistungssituation selbst dort zurück, wo sie über gute oder sehr gute Kenntnisse verfügen, weil sie die mit der Antwort verbundene *Prüfungssituation* fürchten. Sie verhalten sich während des Unterrichtes oft still und zugewandt, ihre Fähigkeit zur Mitarbeit ist durch gedankliche Auseinandersetzungen mit der Angst jedoch erheblich reduziert. Von ihren Altersgenossen werden sie wegen ihres scheuen und zurückhaltenden Wesens und demütiger Kontaktangebote oft herabgesetzt und als *„Prügelknaben"* mißhandelt. Bei schweren Angststauungen kann es manchmal zu überraschenden affektiven Durchbrüchen kommen, die nur scheinbar im Gegensatz zu ihrem sonstigen Verhalten stehen. *Schulphobien* als Ausdruck verdränger *Angst* vor dem Verlassenwerden von der Mutter entwickeln sich besonders im Vorschul- und im frühen Schulalter. Bei negativer Vaterbindung können *Schulängste* als Furcht vor der Person oder vor den Leistungsforderungen des Lehrers besonders im mittleren und späten Schulalter beobachtet werden. Das *Schulschwänzen* als eine angstverdrängende Bejahung der Schulverweigerung durch Überwechseln in lustbetonte Situationen ist meistens mit einer dissozialen Fehlentwicklung kombiniert.

Die Spiel- und Lernleistungen von Kindern mit *depressiven Störungen* sind durch die emotionale Störung, die ein energetisches *Potentialdefizit* bedingt, fast regelmäßig beeinträchtigt. Ihre Belastbarkeit richtet sich danach, ob es sich um gehemmt-depressive oder agitiert-depressive Syndrome handelt. Während die *gehemmten* Kinder zu demütiger Unterwerfung tendieren und auch Überbelastungen bis zur psychischen Erschöpfung und mit psychosomatischer Symptombildung (Migräne, Magengeschwüre, Suizidversuche) akzeptieren, weisen die *aggressiv*-depressiven Kinder Belastungen nachdrücklich zurück. Mit ihrer überkompensierenden, expansiven *Pseudovitalität* geraten sie leicht in delinquente Verhaltensweisen. Diese depressiven Kinder setzen sich nicht wie ein depressiver Erwachsener rational mit ihren depressiven Inhalten auseinander, sondern mit ihren leibhaftigen Über-Ich-Figuren, den anwesenden Eltern und Lehrern. Bei Depressionen *jüngerer* Schulkinder finden sich besonders häufig Symptome einer unsicheren Gereiztheit mit fehlender Spielfreude und Konzentrations- und Lernschwächen. Bei *älteren* Schulkindern stellen sich bereits depressive Symptome ein, wie sie bei Erwachsenen bekannt sind. Depressive *Mädchen* verhalten sich vorwiegend passiv-gehemmt, während depressive *Jungen* sich häufiger aggressiv-gereizt zeigen und zur Selbstisolierung neigen. Bei primär lernschwachen Kindern, die in Familien mit starkem Leistungsehrgeiz aufwachsen, treten depressive Reaktionen oder chronische depressive Fehlentwicklungen besonders leicht auf, weil schwach begabte Kinder sich übersteigerten intellektuellen Anforderungen gegenüber nicht oder nur schlecht wehren können.

Fallbeispiel

Der 10 Jahre alte, hochbegabte Peter (IQ 142) lehnt seit einigen Jahren jede Mitarbeit in der Schule ab, seine Zensuren liegen zwischen mangelhaft und ungenügend. Seit seinem 4. Lebensjahr lese er „ständig" und seit längerer Zeit nur noch „Bücher für Erwachsene". Er macht einen deprimierten, ratlosen, resignierten Eindruck, hat keine Freunde, hängt sehr an seiner psychisch gestörten, in psychotherapeutischer Behandlung befindlichen Mutter, die er

gleichzeitig dominiert; er leidet unter der Scheidung seiner Eltern: danach längere Zeit psychisch bedingte „Hustenanfälle". Nach stationärer und anschließender ambulanter psychotherapeutischer Einzel- und Familientherapie Internat mit angeschlossener Schule für hochbegabte Kinder.

Kinder mit *zwanghaften Störungen*, die sich auch in der Spiel- und Lernsituation überkorrekt, penibel und extrem ehrgeizig verhalten, akzeptieren ebenso wie depressiv-gehemmte Kinder zusätzliche Belastungen und Überlastungen, manchmal bis zur *Erschöpfung*; allerdings nur dann, wenn sie nicht ihren Zwangsinhalten entgegenstehen. Die Spiel- und Lernstörungen dieser Kinder werden konstituiert aus einer moralisierend-*überstrengen* Leistungsanforderung der Eltern, später durch das eigene Gewissen. Die angestrebten Leistungsziele lassen sich nur in ständigen Auseinandersetzungen mit der Angst und der Ambivalenz und mit den eigenen perfektionistischen Leistungserwartungen verwirklichen. Die zweiflerische Eigenkontrolle und das zaudernde Handeln zwanghafter Kinder verbraucht *seelische Energie*, die dem Lernprozeß entzogen wird. Sekundär wird der Leistungsvollzug beeinträchtigt durch die pathologischen Zwangserscheinungen, die zwingend und unabweisbar ins Bewußtsein treten und den normalen Denk- und Handlungsablauf durch Zwangsvorstellungen oder Zwangshandlungen erheblich *hemmen* und beeinträchtigen, gerade weil sie als abnorm und fremdartig erkannt und abgelehnt werden. Schon der Versuch einer Ablösung und Löschung von Zwangsvorstellungen kann zu *Angststauungen* und manifesten Ängsten führen, die nur durch Rückkehr in die alten Rituale und Anankasmen gebannt werden können. Das Lernverhalten zwanghafter Kinder ist durch eine *korrekte*, oft umständliche und unnötig weitschweifige Lösung ihnen gestellter Aufgaben gekennzeichnet. Sie entwickeln eine pedantische Korrektheit in der Erledigung ihrer Schul- und Hausarbeiten. Eine einmal getroffene Planung des Tagesablaufes wird nur schwer geändert, weil hierdurch Ängste auftreten. In der Klasse geraten sie in *Streit* mit ihren Tischnachbarn, weil sie auf genaue Einhaltung ihres Tischplattenanteiles achten, Buntstifte oder Radiergummi grundsätzlich nicht ausborgen und streng darauf achten, daß bei ihnen nicht abgeschrieben wird. Trotz dieser Lernerschwernisse führt nicht *jede* Zwangsneurose zur Lernstörung. Wo ein ökonomischer Einsatz zwanghafter Denk-

und Handlungsabläufe möglich ist, kann durch sie sogar eine partielle *Lernerleichterung* eintreten, die allerdings durch die schwere emotionale Belastung meistens blockiert wird. Auch der stille, bescheidene und ordentliche zwanghafte *Musterschüler* ist trotz durchschnittlicher oder guter Schulleistungen ein krankes Kind, das einer Behandlung bedarf.

Kinder mit *hysterischen Störungen*, die überall im Mittelpunkt stehen und von allen geliebt, respektiert und anerkannt sein wollen, reagieren auf Lernanforderungen entweder überhaupt nicht, oder sie neigen zu „großzügigen" Lösungen, deren Ausführung sie anderen überlassen möchten. In der Spiel- wie in der Schulsituation fordern sie dominierende Rollen und lehnen Mitschüler oder Lehrer ab, die sich den Vorstellungen, die sie selbst von sich haben, nicht unterwerfen. Sie besitzen ein gutes Aufgabenverständnis, haben oft phantasiereiche Einfälle und Ideen zur Lösung einer Aufgabe, aber sie geben *vorzeitig* auf, wenn ein gewisses Durchhaltevermögen notwendig ist. Hysterische Kinder und Jugendliche sind nicht primär an der produktiven Bewältigung von Aufgaben interessiert, sondern vorrangig am Leistungs*erfolg* und den dadurch erzielten Vergünstigungen. Im Grunde aber liegt ihnen nur an der *Bewunderung* durch die Eltern oder durch Kinder oder Erwachsene, die ihnen eine Vorzugsstellung eingeräumt haben. Die Lernfähigkeit dieser Kinder ist dadurch gestört, daß sie Belastungssituationen konsequent *auszuweichen* trachten. Vor unausweichbaren Prüfungssituationen, wie sie manche *Klassenarbeiten* schon darstellen, reagieren sie leicht mit konversionsneurotischen Symptomen: Sie klagen vor dem Schulgang über Übelkeit und Erbrechen, auf dem Wege zur Schule oder in der Schule treten Kopf- oder Bauchschmerzen auf. Sie teilen mit, daß sie krank sind, und erwarten, daß dies respektiert wird. Konversionsneurotische Kinder bedürfen einer *konsequenten* pädagogischen Führung, nach Möglichkeit unter Vermeidung kränkender oder demütigender Enthüllungen.

Während der *Pubertät* gehen die Lernleistungen durchschnittlich um etwa 10 % (Correll 1962) zurück. In dieser Zeit der Reifung wird die prästabile Harmonie der Kindheit erschüttert durch die kritische Auseinandersetzung mit den *Autoritäten* im Elternhaus und in der Schule, durch die schmerzliche Einsicht in die unüberbrückbare Diskrepanz von idealem und realem Ich und den dennoch notwendigen Akt der *Selbstadoption* – und schließlich

durch die Probleme gegengeschlechtlicher Partnersuche, der *sexuellen Triebansprüche* und ihrer Unterdrückung, der *sozialen Neuanpassung* in der Schule und im Beruf. In der Pubertät kommt es zu einer ersten *Häufung* des Auftretens von sehr verschiedenartigen Verhaltensanomalien, von neurotischen Entwicklungen und von Psychosen, die alle den „*Dialekt der Pubertät*" sprechen und deren Diagnose deshalb schwierig sein kann. In der Reifezeit neigen Jugendliche zur Durchsetzung rasch gefaßter Entschlüsse, die ihre Wurzeln ebenso in Auflehnung und Opposition haben wie in *übersteigerten* Wunschvorstellungen und Phantasien oder in *überwertiger* Begeisterung oder im Fanatismus für politische Ideale. In der Auseinandersetzung mit der Sexualität stehen sich ideelle Wunschvorstellungen und reale Triebbedürfnisse oft *diametral* gegenüber, besonders dann, wenn es sich um beginnende sexuelle Fehlentwicklungen oder Perversionen handelt. Hieraus resultieren schwere intellektuelle Blockierungen und emotionale Gehemmtheiten wie Isolierungstendenzen, Grübelzwänge, Verstimmungszustände, Suizidvorstellungen oder Weglaufimpulse. Diese Jugendlichen versagen vor Lernanforderungen und resignieren, weil sie die *Fülle* der alterstypischen Aufgaben nicht bewältigen können.

Die Pathogenese *aller Formen* psychogener Lernstörungen aufzuzeigen, würde eine Darstellung der multiplen Konfliktsituationen des Kindes, seines häuslichen Milieus und seiner Stellung in der Klasse bedeuten. *Jede* Verhaltensanomalie eines Kindes kann mit Lernstörungen einhergehen, die direkt zur Symptomatik gehören oder sich reaktiv entwickeln; sie werden oft erst durch ein unablässiges pädagogisierendes Eingreifen der Umgebung fixiert. Das trifft besonders für Spielstörungen zu, die von den Eltern entweder nicht erkannt oder ignoriert werden. Rationeller wäre es, die *Spielstörung* als Frühmanifestation einer späteren Lern- und Arbeitsstörung zu diagnostizieren und frühzeitig einer Behandlung zuzuführen.

Die Tatsache, daß leistungsgestörte und überforderte *Kinder* im Gegensatz zu Erwachsenen mit schweren streßbedingten *Erschöpfungs- und Versagensreaktionen* nur selten beobachtet werden, findet ihre Erklärung in der Präsenz relativ starker natürlicher Abwehrmechanismen. Die moralischen und ethischen Funktionen, besonders solche, die Erwachsene zum Verharren in einer Angst- und Gefahrensituation veranlassen, sind bei Kindern nur unvollkommen entwickelt. Im Zustand erhöhter Anspannung läßt ihre Aufmerksamkeit häufig nach. In Streßsituationen reagieren Kinder häufig mit Konzentrationsschwäche, leichter Ablenkbarkeit, zunehmender motorischer Unruhe oder Müdigkeit. Diese Abwehrmechanismen des Stresses im Kindesalter sind noch nicht genügend erforscht. Schon Kraepelin stellte 1884 (Lit. 1897) fest, daß „zum Heile der heranwachsenden Jugend die Natur ihr ein Sicherheitsventil gegeben hat ... Das ist die Unaufmerksamkeit".

2. Lernbehinderungen

*„Sie kennt nicht eine einzige Zahl, trotz aller Mühe, die ich mir
gegeben habe, noch kennt sie den Preis irgendeiner Sache.
Aber dieses beschränkte Frauenzimmer vermag einem
in schwierigen Umständen vortreffliche Ratschläge zu erteilen...“*

Rousseau über seine Lebensgefährtin Therese

Die Bezeichnung *Lernbehinderung* soll im Gegensatz zu der psychogenen Lern*störung* den genetisch, hirnorganisch oder konstitutionell bedingten Formen des Lernversagens vorbehalten bleiben, die ein meßbares, deutliches Intelligenz*defizit* aufweisen. Die Gruppe lernbehinderter Kinder und Jugendlicher (IQ 84-70) liegt in der IQ-Rangskala zwischen denjenigen mit einer durchschnittlichen (IQ 90-110) und einer Intelligenz im Bereich der leichten geistigen Behinderung (Debilität; IQ 70-50). Sie werden auch als Kinder „mit *niedriger Intelligenz*“, oder als schwachbegabt bezeichnet. Die Übergänge zwischen Lernstörung und Lernbehinderung sind *fließend*. Leichte Lernbehinderungen werden häufig von psychogenen Lernstörungen überlagert, die die Lernfähigkeit zusätzlich beeinträchtigen. Lernbehinderte Kinder bewältigen nur teilweise und dann nur mit erheblicher Anstrengung das Pensum der Normalschüler, die überwiegende Anzahl besucht Sonderschulen für lernbehinderte Kinder.

Kinder mit Lernbehinderungen weisen meistens einen *Rückstand* der kognitiven Funktionen, der sprachlichen Entwicklung, des Sozialverhaltens und oft auch eine weniger differenzierte Emotionalität auf, der verschiedene Ursachen hat. Es ist schwierig, Teilleistungsstörungen, etwa Lese-, Schreib-, Rechen- oder andere partielle Lernstörungen, von der Lernbehinderung abzugrenzen. Mit hinreichender Sicherheit gelingt dies im allgemeinen nur bei Kindern mit einer mindestens *durchschnittlichen* Intelligenz, obgleich prinzipiell auch bei Kindern mit niedriger Intelligenz oder leichten intellektuellen Behinderungen Teilleistungsstörungen angetroffen werden.

Die *Bedeutung* der Lernbehinderung liegt in ihrer Häufigkeit. Während etwa 2–3 % der Gesamtbevölkerung als leicht („debil“), 0,33 % als mittelschwer („imbezill“) 0,25 % als schwer geistig behindert („idiotisch“) eingeschätzt werden, liegt der Anteil der Lernbehinderungen *weit* darüber. Man schätzt, daß etwa 10 bis 12 % aller Kinder Schwierigkeiten durch intellektuelle Mängel (Benda 1960) haben; davon ist wahrscheinlich nahezu die Hälfte sonderschulbedürftig (Wegener 1963) (Tabelle VI-1). Die Zahl der Lernbehinderten nimmt im Jugend- und im Erwachsenenalter nur *scheinbar* ab, da die Leistungsmängel dann nicht mehr so eindeutig sichtbar sind und schwerer diagnostizierbar werden. Im psychologischen Leistungstest drückt sich der intellektuelle Mangel im Intelligenzquotienten (IQ) aus; seine Verläßlichkeit im Hinblick auf die *schulische* Leistungsfähigkeit ist relativ hoch. Mehrere Untersuchungen mit *verschiedenen* Tests ergeben in der Regel annährend gleiche Werte. Bei Untersuchungen, die mit *demselben* Test in größeren Abständen durchgeführt werden, beweisen Schwankungen um *einige* Punkte weder eine Verschlechterung noch eine Besserung der intellektuellen Behin-

Tabelle VI-1. *Sonderschulbefürftige Kinder*, bezogen auf die Gesamtzahl der vollschulpflichtigen Kinder in der Bundesrepublik Deutschland

Lernbehinderte	4,0
Verhaltensgestörte	1,0
Geistig behinderte	0,6
Sprachbehinderte	0,5
Körperbehinderte	0,2
Schwerhörige	0,18
Sehbehinderte	0,10
Gehörlose	0,05
Blinde	0,015
	= 6,50 %

derung. Dennoch haben Leistungstests, so wertvoll sie für die Diagnose eines lern- oder geistig behinderten Kindes oder Jugendlichen auch sind, ihre *Grenzen*. Man kann mit dem Test nur *das* messen, was *erfragt* und was beantwortet wird.

Für eine ursächliche Differenzierung der unterschiedlichen Formen von Lernbeeinträchtigungen hat es sich als zweckmäßig erwiesen, 1.) *primäre*, anlagebedingte (genetische) und 2.) *sekundäre*, erworbene (hirnorganische) *Lernbehinderungen*, die beide eine überwiegend weniger günstige Prognose haben, abzugrenzen von 3.) den prognostisch günstigeren *tertiären*, überwiegend milieubedingten *Lernstörungen*:

- Primäre (anlagebedingte) Lernbehinderungen
  1. passagere Funktionsschwäche (Reifungsverzögerung)
  2. permanente Funktionsschwäche (Begabungsmangel)
- Sekundäre (zerebralbedingte) Lernbehinderungen
  1. kompensierbare Hirnfunktionsschwäche (reversible Lernschwäche)
  2. irreparable Hirnfunktionsschwäche (irreversibler Lerndefekt)
- Tertiäre (milieubedingte) Lernstörung
  1. chronische psychische Frustration (soziokulturelles Informationsdefizit)
  2. neurotische Fehlentwicklung (psychogene Lernhemmung)

Das Vorliegen einer leicht unterdurchschnittlichen Intelligenz wird bei den meisten Kindern erst im *Schulalter* erkannt, oft erst im Zusammenhang mit dem Auftreten einer psychischen Störung. Dabei handelt es sich überwiegend um reaktive Störungen als Folge eines Schulversagens. Da relativ viele Kinder leichte kognitive Defizite aufweisen, ist es nicht verwunderlich, daß psychisch gestörte Kinder mit bislang unerkannten Lernbehinderungen überdurchschnittlich häufig in Arztpraxen oder Beratungsstellen vorgestellt werden. Die meisten Eltern sind davon überzeugt, daß ihr Kind ausreichend für den von ihnen gewählten Schultyp begabt ist, oder sie verweigern sich einer vorhandenen besseren Einsicht und sprechen von mangelndem Fleiß, wo Lehrer bereits die unzureichende Intelligenz erkannt haben. Kinder besorgter, aber auch ehrgeiziger Eltern können durch ein gut gemeintes, tatsächlich

aber schädliches „Übertraining" in eine streßähnliche Überforderungssituation mit allen sich daraus ergebenden schädlichen Folgen geraten.

Fallbeispiel

Die 14jährige Ramona leidet seit einigen Monaten unter Appetitlosigkeit, Übelkeit und Erbrechen, deren Ursachen ungeklärt blieben. Sie selbst berichtete, daß sie gern zur Schule gehe und bedaure, daß sie auf den Rat der Lehrerin hin zu Hause bleiben müsse. Diese berichtete, daß sie in fast allen Fächern mangelhafte Leistungen aufweise und nicht in einen Lehrberuf vermittelt werden könne. Die psychologische Untersuchung ergab eine mittelgradige Lernbehinderung; projektiv deutliche Hinweise auf eine ängstlich-depressive Verstimmung von Krankheitswert. Die Befragung der ebenfalls einfach strukturierten Mutter erbrachte deutliche Hinweise auf eine verzögerte frühkindliche Entwicklung, u.a. nächtliche Jaktationen, starkes Nägelknabbern, kein Kindergartenbesuch, sei immer menschenscheu gewesen und verlasse nur ungern die Wohnung.

Die *Zahl* lernbehinderter Kinder und Jugendlicher, die in Erziehungsberatungsstellen, den schulpsychologischen Diensten und kinder- und jugendpsychiatrischen Polikliniken vorgestellt werden, hat sich in den letzten 20 Jahren *vervielfacht*. Die scheinbare Häufigkeitszunahme der Lernbehinderungen in den letzten Jahren erklärt sich unter anderem daraus, daß

- die absolute Zahl der Kinder, die *weiterführende* Schulen besuchen, erheblich angestiegen ist; dadurch werden bei vielen Kindern früher *latent* gebliebene Lernbehinderungen manifest,
- die angestiegene Schülerzahl unter dem Druck des *Numerus clausus* zu einer *Steigerung* der Leistungsanforderungen, besonders von seiten der *Eltern* führte,
- in der Schule im Zuge der Schulreformen der Erziehungs- hinter dem Lehrauftrag zurückgetreten ist, das heißt, viele *Lehrer* verstehen sich in erster Linie als *Wissensvermittler* und nicht mehr als Erzieher.
- die Eltern Lernbehinderungen ihrer Kinder nicht mehr wie früher *resignierend* hinnehmen, sie fordern oft nachdrücklich ärztliche oder psychologische Behandlungen (Nissen 1977).

Für den normalen Lernvorgang sind *intakte Sinnesorgane* (Auge, Ohr, Tast- und Gleichgewichtsorgane) und eine *ungestörte Hirnfunktion* (Impulsleitungsbahnen, -erfassungs- und -verarbeitungssysteme) ebenso erforderlich wie *zuverlässig funktionierende Wiedergabe- und Erfolgsorgane* (Sprache, Mimik, Motorik). Das Vorliegen einer „*Werkzeugstörung*" führt nicht zwangsläufig zu einer Lernbehinderung; notwendige ausgleichende Maßnahmen sollten jedoch so früh wie möglich getroffen werden. Primäre *Sehstörungen* ließen sich bei verhaltensgestörten Kindern doppelt so häufig wie bei einer gesunden Vergleichsgruppe (Paul 1967) feststellen, und bei 1/3 wurden Beeinträchtigungen des Intelligenzprofils ermitteln, die auf Ausfälle in der optisch-manuellen Koordination, im Tiefensehen und im Raumbewußtsein hinwiesen. *Hörschädigungen* verschiedenen Grades wiesen 3–5 % aller Vorschul- und Schulkinder (Nowka 1968) auf; 10 % zeigten schwere Hörschäden, die besonders bei antriebsschwachen Kindern oft nicht erkannt und wegen mangelhafter Sprachentwicklung als Lernschwäche oder geistige Behinderung mißdeutet worden waren. Mit der Reflex- und Spielaudiometrie lassen sich auch bei *Säuglingen* und unruhigen Kleinkindern Hörstörungen feststellen und psychische Retardierungen durch elektronische Hörhilfen vermeiden. Ursachen für einen schulischen Leistungsabfall können auch *adenoide Vegetationen* (s. S. 50) sein, die eine Mittelohrschwerhörigkeit bewirken.

Erbgenetisch bedingte Lernbehinderungen lassen sich als *isolierte* Erbfaktoren im strengen Sinne nicht nachweisen, wenn man etwa an metabolische oder chromosomale Untersuchungsbefunde denkt, auch nicht durch Familienuntersuchungen. Es ist jedoch unbiologisch, *kontinuierliche Übergänge* im

Sinne der Gaußschen Normalverteilung im Bereich der menschlichen *Intelligenz* abzuleugnen, die für einzelne Sinnesorgane, etwa in ihrer Ausprägung von leichter bis schwerster Schwachsichtigkeit oder Schwerhörigkeit bis zur Blindheit und Taubheit nachweibar und meßbar sind.

Åkesson (1961), ein schwedischer Humangenetiker, ging von der Arbeitshypothese aus, daß in Familien mit genetisch bedingtem *Schwachsinn* gehäuft Kinder mit „*verdünnten*" Intelligenzdefekten, etwa einer Lernschwäche, angetroffen werden müßten. Diese Annahme konnte er in Gemeindebezirken mit höchsten Schwachsinnsvorkommen *bestätigen*, hier fanden sich auch die meisten zurückgebliebenen, nichtschwachsinnigen Schulkinder.

Familiär *gehäuft* auftretende Lernbehinderungen sind oft, keineswegs aber regelmäßig, *genetisch* bedingt, weil auch ungünstige Umweltfaktoren pathogenetisch berücksichtigt werden müssen (s. auch Tabelle VI-2). Für die meisten psychischen Erkrankungen gelten nicht die klassischen Mendelschen Regeln, sie sind auch für die Gendefekte nur beschränkt gültig. Es ist anzunehmen, daß für einen Teil der familiär gehäuft auftretenden Lernbehinderungen nach der humangenetischen Terminologie ursächlich „*multiple additive Gene*" in Betracht kommen, das heißt, es liegt eine multigenetische Ätiologie vor. Die *asymmetrische* Geschlechtsverteilung der schwach begabten Kinder – es gibt *mehr* schwachbegabte und schwachsinnige Jungen als Mädchen – erklärt sich nach Ansicht der Humangenetiker daraus, daß der rezessiv-X-chromosomale

Tabelle VI-2. Korrelationsmittelwerte (median) für Intelligenztestwerte (nach Erlenmeyer-Kimling u. Jarvik 1963): *Eineiige* (erbgleiche) Zwillinge stehen mit ihrem Korrelationswert an der Spitze. Mit abnehmendem biologischen *Verwandtschaftsgrad* nehmen auch die Korrelationskoeffizienten der Intelligenz ab; am Ende der Rangskala stehen die biologischen Nichtverwandten, deren Intelligenz nur noch ganz geringfügig korreliert. Nach diesen und anderen Untersuchungen beträgt die *erbliche* Determinierung der Intelligenz ca. 60–70 %, es verbleibt ein Spielraum von 30–40 % für die Wirkung der Umweltfaktoren

Zusammen aufgewachsene eineiige Zwillinge	0,87
Getrennt aufgewachsene eineiige Zwillinge	0,75
Zusammen aufgewachsene gleichgeschlechtliche zweieiige Zwillinge	0,53
Zusammen aufgewachsene Pärchenzwillinge	0,53
Zusammen aufgewachsene Geschwister	0,49
Getrennt aufgewachsene Geschwister	0,46
Elternkind	0,50
Pflegeelternkind	0,20
Nichtverwandte zusammen aufgewachsen	0,23
Nichtverwandte getrennt aufgewachsen	-0,01

Erbgang eine sehr große Rolle spielt. Die Mütter sind gesund, aber heterozygote, *mischerbige* Überträgerinnen. Die Intelligenzverteilung bei Knaben und Mädchen weist auch nach Zerbin-Rüdin (1974) charakteristische Unterschiede auf. Die *Knaben* sind häufig entweder überdurchschnittlich oder unterdurchschnittlich begabt; bei den *Mädchen* weist ein höherer Prozentsatz durchschnittliche Begabungen auf, während die Streuungsvarianz geringer ist.

Unter den *chromosomalen Lernbehinderungen* sind wegen ihrer Häufigkeit zwei Abweichungen von besonderem Interesse.

Das *Klinefelter-Syndrom* beruht auf einer XXY-Aberration, aber auch Mosaike und Abweichungen mit mehr als 2 X-Chromosomen bis zu einem Geschlechtschromosomensatz XXXXY sind bekannt. Die *Häufigkeit* wird mit 1:400 bis 1:500 männlichen Individuen angegeben, sie ist bei Sonderschülern und schwachsinnigen Kindern wesentlich höher, bis zu etwa 1%. Die meisten Menschen mit einem Klinefelter-Syndrom weisen eine unterdurchschnittliche *Intelligenz* auf, jeder 7. ist lernbehindert. Sie sind meist antriebsarm und infantil, einige wirken feminin oder zeigen eine homosexuelle Entwicklung. Viele sind kontakt- und bindungsschwach, häufig dysphorisch-depressiv mit suizidalen Tendenzen. *Körperlich* liegt ein Hochwuchs mit eunuchoiden Proportionen vor. Die Hoden sind auffallend klein (Hypogonadismus), oft besteht *Sterilität*. Meist wird das Krankheitsbild erst im *Erwachsenenalter* diagnostiziert, weil dann erst die typischen Merkmale (Hochwuchs, Hypogenitalismus, Gynäkomastie, spärlicher Bartwuchs, kleine Hoden) stärker hervortreten. Zur Sicherung der *Diagnose* genügt der Nachweis eines positiven X-Chromatin-Befundes in den Kernen der Mundschleimhaut- oder Haarwurzelzellen; sie ist auch durch Bestimmung der 17-Ketosteroide oder eine Hodenbiopsie möglich.

Das *Turner-Syndrom*, eine gonadale Dysgenesie, beruht auf einer XO-Aberration. Häufigkeit des Vorkommens: 1:400 bis 1:500 bei weiblichen Neugeborenen. Auch hier ist die *Intelligenz* machmal, keineswegs jedoch regelmäßig unterdurchschnittlich angelegt. *Körperlich* besteht ein Kleinwuchs (um 140 cm), außerdem finden sich die typischen Fehlbildungen wie Flügelfell (Pterygium), tiefer Haaransatz, schlecht modellierte Ohrmuscheln, vorgewölbtes Brustbein und Mißbildungen an den inneren Organen.

Das *XXY-Syndrom*, das mit einem körperlichen Hochwuchs einhergeht, tritt häufig kombiniert mit einer Lernbehinderung oder mit einer Störung der Impulskontrolle auf.

In der deutschsprachigen Kinder- und Jugendpsychiatrie wird der Begriff der Reifungsverzögerung, der *Retardierung*, dynamisch und ausschließlich für *prinzipiell aufholbare* Entwicklungsrückstände verwendet, während im angloamerikanischen Kulturraum darunter sämtliche statischen wie dynamischen Entwicklungsverzögerungen (einschließlich Schwachsinn) verstanden werden. Ursachen der dynamischen Retardierung können sowohl anlagebedingte (manchmal familieneigentümliche) Spätentwicklung sein, aber auch ungünstige sozioökonomische Situationen; mangelhafte Wohnungs- und Ernährungsverhältnisse oder Zugehörigkeit zur sozialen Unterschicht können eine Entwicklungshemmung ebenso bedingen wie hirnorganische *Schädigungen, die das Entwicklungstempo eines Kindes beeinträchtigen*, besonders wiederum in Verbindung mit ungünstigen Milieueinflüssen.

Die Lernleistungen *universell retardierter Kinder* sind durch ein *nicht* altersgemäßes intellektuelles Leistungsvermögen ebenso beeinträchtigt wie durch ihr kleinkindhaftes emotionales Verhalten. In der Vorpubertät und Pubertät wird die Entwicklungskluft in der Relation zu den durchschnittlich akzelerierten Mitschülern noch vertieft und kann zu einer zusätzlichen seelischen Fehlentwicklung führen. Daß Qualität und Quantität peristatischer Reize sehr wesentlich mitbestimmen, wie bei gleichartiger Konstitution die Entwicklung eines Kindes verläuft, zeigt das Phänomen der *Akzeleration*. Primär lernbehinderte Kinder geraten unter dem Einfluß einer Reizüberflutung leicht in akute Versagens- und chronische Erschöpfungszustände. Häufig dann, wenn sie durch pädagogische Fehleinstellungen zu einer *permanenten* Akzeptanz des Reizüberschusses gezwungen werden. Die epochale körperliche Reifungsbeschleunigung geht nicht regelmäßig mit einer *psychischen* Vorentwicklung einher. Aus einer solchen *Reifungsdiskrepanz* resultiert nicht selten eine Fehlentwicklung, die sich in Erschöpfungszuständen, einer neurasthenischen Symptomatik oder in psychosomatischen Beschwerden äußert. Während für die *körperliche* Entwicklung eine Reihe von biologischen Erfahrungswerten zur Verfügung steht, läßt sich eine präzise Definition der *psychischen* Effekte einer Reizüberflutung nicht geben. Akustische oder optische Reizinzidenzen lassen sich jedenfalls bis zu einem gewissen Grade messen, während sich taktile, intellektuelle oder emotionale Reizeinheiten weitgehend der Erfassung entziehen.

Unter *Werkzeugstörungen* verstehen wir partielle erbbiologische, neurotische oder hirnorganische Reifungs*verzögerungen* oder Reifungsbehinderungen, die mit einer Minderfunktion von *Sinnesorganen* oder integrativen Störungen von *Hirnleistungsfunktionen* einhergehen. Die menschliche *Sprache* als die phylogenetisch jüngste und differenzierteste Leistung des menschlichen Gehirns ist eine solche umschriebene und abgrenzbare integrative Hirnfunktion, deren Störung gewissermaßen den Prototyp einer Werkzeugstörung darstellt. Die *Ursachen* von Sprachentwicklungsstörungen (s. S. 48) sind mannigfaltig. Es kann sich um eine *allgemeine* Entwicklungsstörung handeln, von der auch die Sprachentwicklung betroffen ist. Es können jedoch auch *isolierte* Ausfälle auf dem Gebiet der Sprachmotorik und der Sprachkoordination vorliegen, und schließlich kann durch Herabsetzung oder Aufhebung der Hörfähigkeit eine Sprachentwicklungsverzögerung entstehen, etwa bei normalhörigen Kindern taubstummer Eltern.

Als „*exogene*" *Lernbehinderungen* können Intelligenzstörungen bezeichnet werden, die durch eine *hirnorganische* Schädigung verursacht wurden. Die Neurophysiologie und die Neuroanatomie haben in den letzten Jahrzehnten zahlreiche neue Erkenntnisse gebracht, die Korrelationen zwischen intakter und gestörter Hirnsubstanz und Hirnfunktion mit psychischen Vorgängen aufzeigen. Der Neurophysiologe Jung [1967] stellte drei Thesen über das Wesen des Menschen auf:

1. Der Mensch ist ein *Tier* (sagen die Zoologen),
2. der Mensch ist eine automatische *Rechenmaschine* (behaupten die Kybernetiker),
3. der Mensch ist *Geist* (sagen die Philosophen),

und im Hinblick auf die geistige Entwicklung des Menschen stellte er fest:

„*Lernen* wird nur durch eine äußerst differenzierte physiologisch-anatomische Struktur des Gehirns ermöglicht und erwächst auf der Grundlage *angeborenen* Verhaltens.
Die zentralnervöse Funktionsstruktur aber ist ebenso wie bestimmte Instinktvorgänge und Erbkoordinationen vererbt, die vom Zentralnervensystem gesteuert werden. Beides, *Anlage* und *Erfahrung*, sind miteinander eng verbunden, und menschliches Instinkt- und Triebverhalten kann durch Erlebnisse, soziale Bedingungen und Lernvorgänge erheblich verändert werden."

Im Kindes- wie im Erwachsenenalter können durch *Störungen der Hirnfunktion* passagere (akute) und permanente (chronische) psychische Beeinträchtigungen auftreten, die bestimmte Gesetzmäßigkeiten aufweisen. Die Symptomatik der frühkindlichen Hirnschädigung, die *vor, während* oder bald *nach* der Geburt erworben wurde, *unterscheidet* sich wesentlich von den Formen hirnorganischer Psychosyndrome des Erwachsenenalters, weil der *Zeitpunkt* der Einwirkung der Schädigung auf das noch unreife, in Reifung befindliche oder ausgereifte Gehirn von entscheidender Bedeutung für die Symptomgestaltung ist. Etwa bis zum Ende des 1. Lebensjahres befindet sich das kindliche Gehirn in einer raschen Entwicklung und Ausdifferenzierung, die danach verlangsamt weiterläuft und erst mit dem Beginn des Schulalters zu einem gewissen Abschluß gelangt.

Hirnorganisch bedingte Lernbehinderungen könnten auftreten im *Zusammenhang* mit

a) zerebralen *Bewegungsstörungen* (spastischen Lähmungen),

b) zerebralen *Krampfanfällen* (Epilepsien verschiedener Formen),

c) leichten *Hirnfunktionsstörungen* ohne primäre Intelligenzdefekte, die jedoch mit einer Persönlichkeitsveränderung einhergehen können. Schließlich kann

d) eine Lernbehinderung (ebenso wie eine geistige Behinderung, Schwachsinn) auch eine *direkte* Folge der zerebralen Schädigung sein.

Fallbeispiel

Hilde, ein auffallend kleines, 10 Jahre altes Mädchen, wurde nach einem Schulversuch ein Jahr später eingeschult, besucht jetzt eine Diagnose- und Förderklasse. Es liegt eine deutliche Lernbehinderung vor (Hawik-R Gesamt-IQ: 77). Umschulung in eine Sonderschule für Lernbehinderte ist vorgesehen. Multiple Dysmorphien: prominenter Ober- und Unterkiefer, Protrusio bulbi, Zahnstellungsanomalien und Schmelzdefekte, hoher Gaumen, Cafe-au-lait-Flecken. Ferner Anisokorie, hypotone und hypotrophe Muskulatur. Stärkerer Alkohol- und Nikotinmißbrauch des Vaters und der Mutter, auch während der Schwangerschaft. Geburt: Sektio, Apnoe, Hyperbilibinurie, Trinkschwäche, Inkubator. Frühkindliche Entwicklungsverzögerung. Ungünstige familiäre Umstände: Elternehe geschieden, bei der Mutter beginnender Demenzprozeß. Diagnose: Lernbehinderung nach Alkoholembryopathie.

Zu den „*endogenen*" Lernbehinderungen gehören die *psychotisch bedingten Einschränkungen der Lernfähigkeiten, die im Vorfeld* oder im *Verlauf* einer manisch-depressiven oder schizophrenen Erkrankung auftreten können. Unter Psychosen werden krankhafte geistige und seelische Störungen verstanden, die akut oder schleichend einsetzen und mit schweren Veränderungen des Sinn- und Bedeutungserlebens der Umwelt einhergehen und die für andere nicht mehr einfühlbar sind. Sie gehen bei Kindern und Jugendlichen oft mit einem „*Entwicklungsknick*" einher, der sich häufig zuerst im Leistungs- und Kommunikationsraum der Schule manifestiert. Die *Pubertät* und die *Adoleszenz* stellen eine Hauptmanifestationszeit der schizophrenen Psychosen dar, während manisch-depressive Erkrankungen sich vorwiegend im 3. und 4. Lebensjahrzehnt manifestieren.

Bei *schizophrenen Erkrankungen* in der Kindheit und Jugend können sich unspezifische Ängste, Phobien und Zwänge, aber auch Wahnideen und Sinnestäuschungen entwickeln, die mit zunehmendem Kontaktverlust und negativistisch-mutistischen oder regressiven Verhaltensweisen einhergehen. Manchmal treten unmotivierte Angst- und Erregungsparoxysmen auf. Die Psychomotorik verändert sich, die Kinder oder Jugendlichen bewegen sich eckig, schlaksig und disharmonisch. Der psychomotorische Ausdrucksgehalt ist bizarr, verschroben und maniriert. Ihre *intellektuellen* Leistungen lassen abrupt *nach*, sie versagen auch in Fächern, in denen sie früher sehr gute Leistungen zeigten. Sie beteiligen sich *nicht* mehr am Unterricht oder weisen *absonderliche* Verhaltensweisen auf. Die Kinder oder Jugendlichen beginnen *unmotiviert* zu lachen und zu *grimassieren*, reagieren nicht auf Fragen oder antworten nicht sinnentsprechend. Ihr *Schriftbild* verändert sich, es wird ataktisch, es finden sich stereotype Kritzeleien. Im Zeichenunterricht produzieren sie symbolgeladene, manchmal *konfuse* und scheinbar *sinnentleerte* Bilder. Sie ziehen sich von den Mitschülern immer mehr *zurück*, verhalten sich sonderlingshaft und isolieren sich auch in den Pausen. Für die *Diagnose* ist die schleichende oder akut einsetzende *Wesensänderung* eines bisher relativ unauffälligen Kindes typisch für eine schwere psychische Erkrankung, besonders für einen schizophrenen Schub.

Bei der *Affektpsychose* lassen die Lern- und Schulleistungen *nur* in den krankheitsbedingten *Phasen* nach. In der *depressiven* Phase sind Kinder und Jugendliche unkindlich ernst, sie isolieren sich, verhalten sich bedrückt, gehemmt und verlangsamt. In einer *manischen* Phase zeigen sie sich euphorisch, antriebsüberschüssig und von einer anstekkenden Heiterkeit. Typisch für die affektiv-endogenen Phasen sind rasche *Stimmungsumschwünge*, manchmal gehäufte Wechsel der *manischen* und depressiven Verstimmungszustände. Außerdem treten *vegetative* Erscheinungen auf wie Störungen des Schlaf-Wach-Rhythmus, Appetitlosigkeit, Gewichtsverlust, Obstipation, Kopfschmerzen u.a. auf. Bei allen schleichend oder akut auftretenden schizophrenen oder zyklothymen Erkrankungen ist eine ambulante oder stationäre kinderpsychiatrische Behandlung erforderlich.

3. Teilleistungsstörungen

*In der Fixigkeit war ich ihm immer über, aber in der
Genauigkeit und Ottografie war er mir immer über*

Fritz Reuter

Als *Teilleistungsstörungen* werden partielle Lernbehinderungen bezeichnet, die als Begabungsmängel imponieren. Nicht in dem Sinne, daß umschriebene morphologische Strukturen oder Hirnzentren geschädigt sind, sondern daß *neuropsychologische Teilfunktionsstörungen* den Schluß eines Funktionskreises beeinträchtigen, woraus eine Störung der „dynamischen Lokalisation" resultiert, die zu einer umschriebenen Leistungsstörung führt.

Teilleistungsstörungen sind nicht an einen bestimmten *Intelligenzgrad* gebunden, sie finden sich bei überdurchschnittlich ebenso wie bei durchschnittlich begabten Kindern. Von einer Teilleistungsstörung sollte jedoch nur dann gesprochen werden, wenn das Kind über *regelrecht* funktionierende Sinnesorgane verfügt und *nicht* stärker lern- oder aber geistig behindert ist. Teilleistungsstörungen finden sich zwar auch bei sinnesdefekten und schwachsinnigen Kindern und Jugendlichen und können dann ihre Sinnes- und geistige Behinderung erheblich verstärken; sie lassen sich aber gerade bei diesen Kindern *nicht* mit ausreichender Sicherheit diagnostizieren. Es ist nicht sinnvoll, bei einem leichter *geistigbehinderten* (debilen) Kind von einer Legasthenie zu sprechen, weil hier das Gesamtniveau der intellektuellen Leistungsfähigkeit erheblich unter dem Durchschnitt liegt.

Das Konzept der Teilleistungsstörungen, das in enger Anlehnung an die Funktion *halbautonomer Systeme* in der Kybernetik entwickelt wurde, hat für das Verständnis von „Begabungsschwächen" große Bedeutung gewonnen. Es ermöglicht eine synoptische Betrachtung von *genetischen* Kodierungen (familiäre Teilleistungsstörungen), von *neurologischen* Schädigungen (Hirnfunktionsstörungen) und von *sozialen* Beeinträchtigungen (chronische Frustra-

tion), die zu denselben oder doch zu ähnlichen Teilleistungsstörungen führen können.

Es ist zweckmäßig, *verbale* von *nichtverbalen* Teilleistungsstörungen zu trennen. Beiden liegt eine Störung der zentralen *Erfassung* oder *Entschlüsselung, Speicherung* oder *Abrufbarkeit* von akustischen oder visuellen, motorischen oder sozialen, zeitlichen oder körperlichen Eindrücken zugrunde, die zu einer umschriebenen Leistungsstörung führen. *Verbale* Teilleistungsstörungen kommen bei etwa 3–8 %, *nicht-verbale* bei etwa 5 % der Schulkinder vor. Bei den *verbalen* Teilleistungsstörungen handelt es sich in erster Linie um die *Lese-Rechtschreib-Schwäche (Legasthenie)* und um die *Rechenschwäche (Dyskalkulie).*

Die *Lese-Rechtschreibstörung* (Legasthenie) ist durch eine Unfähigkeit oder Schwäche charakterisiert, in der üblichen Zeit mit den üblichen Methoden das Lesen und Schreiben trotz normaler Intelligenz zu erlernen (s. auch Abb. VI-4). Das Lesen er-

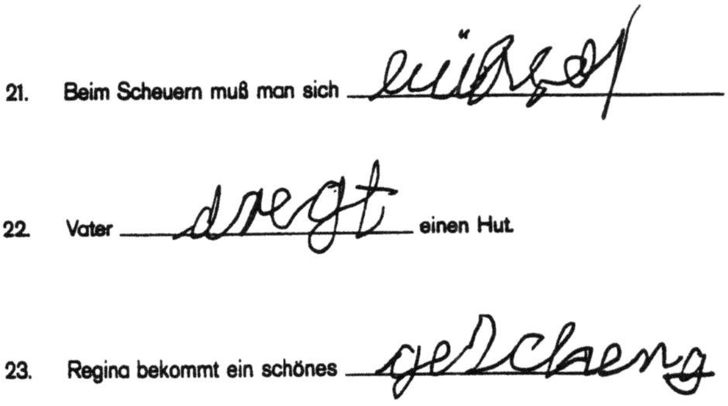

21.   Beim Scheuern muß man sich _________

22.   Vater _________ einen Hut.

23.   Regina bekommt ein schönes _________

Abb. VI-4. Diktat (Diagnostischer Rechtschreibtest, DRT 2) eines 10jährigen legasthenischen Kindes (= Beim Scheuern muß man sich *bücken.* Vater *trägt* einen Hut. Regina bekommt ein schönes *Geschenk.)*

folgt langsam und fehlerhaft oder schnell und flüchtig. Die Rechtschreibung ist extrem fehlerhaft. Die typische Symptomatik (Warnke 1991) besteht in

a) Reversion: ein „b" kann nicht von einen „d", ein „p" nicht von einen „q" unterschieden werden; solche Kinder haben oft eine Schwäche in der Rechts-Links- und in der Raumorientierung,

b) Reihenfolge: die reguläre Abfolge von Buchstaben kann nicht eingehalten werden,

c) Auslassungen: beim Diktat oder Selbstschreiben werden Buchstaben ausgelassen,

d) Einfügungen: falsche Buchstaben, die eine, manchmal aber nur schwer dechiffrierbare, Lautähnlichkeit („begaxl" statt Bäckergesell) aufweisen,

e) Regelfehler („almelig" statt allmählich).

Obgleich die Legasthenie bereits vor über 100 Jahren erstmals beschrieben wurde, werden auch heute noch Lese-Rechtschreibschwächen in den Schulen häufig *nicht* erkannt. Neben den sich daraus entwikkelnden Schulschwierigkeiten stellen sich fast regelmäßig reaktiv-emotionale Syndrome ein, etwa ängstliche und depressive Verstimmungen, alle Formen der Schulverweigerung, allgemeine Lern- und Leistungsstörungen, Störungen der Konzentration und der Aufmerksamkeit und delinquentes und kriminelles Verhalten.

Fallbeispiel

Einem 9jährigen, durchschnittlich intelligenten Mädchen bereitet das Lesen und Schreiben „wahre Qualen". Beim Lesen lasse sie Wörter und Sätze aus oder verdrehe sie, die Rechtschreibung sei extrem fehlerhaft. Im Unterricht unaufmerksam, wirke sie labil und frustriert und „kaspere" herum, was aber von den Mitschülern nicht honoriert werde: Sie werde nicht akzeptiert. Sie sei eine extreme Außenseiterin, kaue an ihrem Füller, rieche an Klebstoffen und esse sie sogar gelegentlich. Sie weigerte sich schließlich, Hausarbeiten auszuführen, und entwickelte eine ausgesprochene Schulangst. Früher ein „Bilderbuchkind", habe sie allerdings nie recht spielen können. Die Mutter berichtete, daß sie selbst unter einer ausgesprochenen Lese-Rechtschreibschwäche gelitten habe. Psychopathologisch zeigte das Kind histrionisch-egozentrische Züge. Psychologisch ließen sich multiple Schwächen im somato-sensorischen, im visuellen Wahrnehmungsbereich und in der bilateralen Koordinationsfähigkeit nachweisen. Durch ein spezifisches Trainingsprogramm konnte eine verbesserte Leistungsmotivation und eine stabilere Arbeitshaltung erzielt werden. Durch Familiengespräche konnte die symbiotische Mutter-Kind-Beziehung gelockert und das sekundär-neurotische Verhalten des Kindes gebessert werden.

Für die *Diagnostik* ist zu berücksichtigen, daß legasthene Kinder einzelne Buchstaben und manche Wörter richtig schreiben und oft gut abschreiben können. Bei Verdachtsfällen sind zweckmäßig: Buchstaben- und Zahlendiktate, Abschreibenlassen, Buchstaben- und Zahlenlesen, Wort- und Textleseproben, Schreiben von Wörtern und Texten. Immer sollte ein standardisierter Intelligenztest durchgeführt werden. Bei der neuropsychologischen und *psychologischen* Untersuchung finden sich bei legasthenischen Kindern typische *Fehlleistungen* im HAWIK-Test (vorwiegend im Figurenlegen und Würfel-Mosaik-Test), geeignet sind ferner der d 2-, der Benton- und der Bender-Gestalttest. Im Hinblick auf den HAWIK-Test läßt sich pauschal sagen, daß bei den *auditiv* leistungsgestörten Kindern der Verbal-IQ *schlechter* ist als der Handlungs-IQ. Bei den *visuell* legasthenischen Kindern fällt der Handlungs-IQ *schlechter* aus als der Verbal-IQ.

Während im Hinblick auf die Symptomatik der umschriebenen Lese-Rechtschreibschwäche jedenfalls für die Kerngruppe eine weitgehende Übereinstimmung besteht, gibt es hinsichtlich ihrer *Ätiologie* erhebliche Differenzen (vgl. Tabelle VI-3). Während es einerseits, wie hier, aus der klinischen Praxis naheliegend zu sein scheint, ein *multikausales* Kon-

Tabelle VI-3. Teilleistungsstörungen. Bis zur definitiven Klärung der den Teilleistungsstörungen (TLS) zugrunde liegenden Ursachen erscheint es gerechtfertigt, die weiterhin bestehenden unterschiedlichen Lehrmeinungen aufzugliedern in 1) *primäre*, anlagebedingte (genetische) Ursachen, für die u.a. eine unumstrittene familiäre Häufung spricht, in 2) *sekundäre*, erworbene (hirnorganische) TLS im Rahmen einer MCD und in 3) *tertiäre*, überwiegend milieubedingte TLS, wie sie in kasuistischen Mitteilungen erörtert werden

Primäre (anlagebedingte) Teilleistungsstörungen
1. passagere Funktionsschwäche (Reifungsverzögerung)
2. permanente Funktionsschwäche (Begabungsmangel)

Sekundäre (zerebralbedingte) Teilleistungsstörungen
1. kompensierbare Hirnfunktionsschwäche (reversible Lernschwäche)
2. irreparable Hirnfunktionsschwäche (irreversibler Lerndefekt)

Tertiäre (milieubedingte) Teilleistungsstörungen
1. chronische Frustration mit Informations- und Lerndefizit
2. neurotische Fehlentwicklung mit konsekutiver Lernstörung

zept zu vertreten, haben sich andere Autoren auf ein *monokausales genetisches* Modell (Weinschenck 1964) festgelegt oder machen dafür überwiegend *hirnorganische Defizite* verantwortlich, in die als Teilleistungs*schwächen* auch leichte *Werkzeugstörungen* (Alexie, Agraphie, Apraxie usw.) einbezogen werden. Die zeitweilig vehement vertretene Hypothese *soziogener*, frustrationsbedingter Teilleistungsstörungen ist inzwischen weitgehend verlassen worden, weil sich zeigte, daß sich diese Lerndefizite durch geeignete pädagogische Maßnahmen relativ rasch beseitigen ließen. Warnke (1991) hingegen zählt zu den *Ausschlußkriterien* der Legasthenie: Analphabetismus infolge mangelnder Unterrichtung, Lernbehinderung, und Lese- und Rechtschreibschwächen bei neurologischen oder psychiatrischen Krankheiten.

Für die *Behandlung* der Lese-Rechtschreibschwäche ist eine Differenzierung in visuelle und auditive Formen sehr zweckmäßig. *Visuell* legasthenische Kinder verwechseln infolge einer Störung der *Form- und Gestalterfassung* Buchstaben und Wörter, die sich ähnlich sehen. Ihr *Lesetempo* ist infolge dieser Erkennungsschwierigkeiten *verlangsamt*. Die *Speicherung* von Buchstaben und Wörtern ist gestört, auch die Ausführung von Zeichnungen. Die *Sinnentnahme* ist manchmal zusätzlich verzögert. Solche Kinder lernen vorgesprochene Wörter, Sätze oder kurze Geschichten, die *sie* vorlesen sollen, *auswendig*, wenn sie über ein gutes auditives Gedächtnis verfügen. Kinder mit einer *auditiven* Lese-Rechtschreibschwäche sind in der Erfassung, Entschlüsselung und Speicherung von *gesprochenen Wörtern, Silben und Buchstaben* beeinträchtigt. Sie können beim Lesen besser ganze Wörter als Wortteile erfassen, da sie die einzelnen Bestandteile oft nicht analysieren können. Solche Kinder *verhören* sich oft, weil sie Lautumstellungen, die den Sinn eines gesprochenen Wortes ausmachen, nicht erfassen. Infolge ihres gestörten akustischen Speicherungsvermögens können sie in typischen Fällen das Wort und seine *Bedeutung* wahrnehmen, es fällt ihnen jedoch nicht der verbale *Ausdruck* ein. Sie können lesen, das Gelesene aber nicht sprachlich wiedergeben.

Umschriebene *Rechenstörungen* (Dyskalkulien) sind weitaus seltener als Lese-Rechtschreibstörungen, ihre Prävalenz liegt wahrscheinlich unter 1%. Neben einer isolierten Zählschwäche (Anarithmie), durch die sonst durchschnittlich begabte Kinder

nicht über den Zahlenraum der ersten Dekade hinausgelangen, existieren individuell außerordentlich unterschiedliche analytische und synthetische Defizite. So werden Zähldinge nicht erkannt oder nicht als Zahlen zusammengefaßt, eine 4 wird auf das 4. Objekt einer Reihe und nicht auf die Menge 4 bezogen, oder einzelne Rechenoperationen verlaufen immer wieder fehlerhaft: Am Ende einer Dekade wird nicht in die nächste weiter-, sondern zurückgezählt (von 19 nicht auf 20, sondern auf 10 usw.). Manchmal werden Zahlen überhaupt nicht als solche erkannt oder eine wertende Zuordnung ist nicht möglich. Zahlen nach Diktat werden nicht in der richtigen Reihenfolge, sondern so niedergeschrieben, wie sie angesagt wurden. Kommas werden falsch gesetzt, oder die Logik bestimmter Rechenoperationen (Addieren, Subtrahieren usw.) wird nicht erkannt. Ferner: Falsche Lösungsansätze auch bei eingekleideten Aufgaben. Mangelnde Automatisierung im Zahlenbereich mit einer Schwäche im Bereich der assoziativ-mechanischen Verknüpfungen. Darüber hinaus werden zusätzliche *Funktionsstörungen* (mangelnde Flexibilität, Kurzspeicherungsschwäche, allgemeine Schwierigkeiten des Sprachverständnisses, Konzentrationsstörungen u.a.) häufig registriert. Für die *Diagnostik* stehen spezifische Rechentests (Grissemann u. Weber 1982) zur Verfügung. Für die *Ätiologie* gelten die gleichen hypothetischen Vorstellungen wie für die Lese-Rechtschreibschwäche, es finden sich hier jedoch noch stärkere Hinweise für eine genetische Belastung.

Die *Behandlung* der Lese-Rechtschreib- und der Rechenstörungen haben einige Gemeinsamkeiten. Die Eltern und Lehrer sind eingehend darüber zu informieren, daß es sich um eine isolierte Beeinträchtigung handelt, die nicht durch eine allgemeine Intelligenzminderung oder durch den Schulunterricht bedingt ist, sondern durch isolierte Hirnfunktionsstörungen. Die Störungen müssen frühzeitig, spätestens im 2. Schuljahr, erkannt und rechtzeitig einer gezielten und intensiven Förderung, in schweren Fällen einer Behandlung zugeführt werden. Nur dadurch können sehr häufig auftretende sekundäre psychische Störungen gemindert oder verhindert werden. Die Kinder sollten bis zum Schulabschluß im Hinblick auf ihre isolierte Störung nicht benotet werden.

Die *Prognose* der verbalen Teilleistungsstörungen ist abhängig von der Schwere der Beeinträchtigung, dem Zeitpunkt und der Intensität der Behandlung und der Existenz sekundärer psychischer und sozialer Störungen. Sie ist selbst dann, wenn alle Fördermaßnahmen strikt eingehalten und konsequent durchgeführt wurden, nicht selten dennoch ungünstig.

Von den *nichtverbalen Teilleistungsstörungen* sollen hier nur Störungen des *Körperschemas* und des *sozialen* Verständnisses dargestellt werden. Neben vorwiegend verbalen lassen sich bei demselben Kind nicht selten auch *nicht*verbale Teilleistungsstörungen nachweisen, deren Auswirkungen auf das Lernverhalten oft nicht minder schwerwiegend sind, allerdings noch nicht so eingehend erforscht wurden. Kinder mit einer *guten* verbalen Lernfähigkeit können in ihrer geistigen Entwicklung, etwa durch Störung des sozialen Verständnisses, so stark *beeinträchtigt* werden, daß eine Lernstörung resultiert. So gibt es Kinder mit einer angeborenen oder erworbenen Unfähigkeit zur Erfassung und Deutung *mimischer oder gestischer Signale*, etwa solchen der Zustimmung, Ablehnung oder Indifferenz. Daraus kommt es häufig zu schwerwiegenden und chronischen *Mißverständnissen*, die die Stellung des Kindes in der Familie, zu seinen Mitschülern und Lehrern beeinträchtigen können. Andere teilleistungsgestörte Kinder sind trotz eines völlig intakten Muskel-, Knochen- und Nervensystems nicht zu einer Beurteilung von *Körperlage und Körperbewegungen* und damit nicht zu einer ausreichenden Körperbeherrschung imstande, sie haben ein gestörtes Körperschema.

Eine Störung des *Körperschemas*, die sich in einer Fehlbeurteilung der Stellung und Lage von Gliedmaßen, der Körperhaltung, aber auch der Kehlkopf- und Zungenmuskulatur ausdrückt, wirkt sich nicht nur *ungünstig* auf die Gesamtbeherrschung des Körpers in Spiel und Sport aus, auch das *feinere* motorisch koordinierte Nachahmungsvermögen, etwa beim *Sprechen* und Singen, kann beeinträchtigt sein, ebenso der visuell-motorische Ab-

lauf kleinerer Körperbewegungen, etwa das *Schreiben* oder Zeichnen.

Kinder mit *sozialen* Teilleistungsstörungen können in ihrer psychischen und intellektuellen Entwicklung so stark *zusätzlich* beeinträchtigt sein, daß auch eine erhebliche kognitive oder emotionale Störung resultieren kann. Bevor Kinder akustische Laute, Schrift- und Zahlensymbole entschlüsseln und zuzuordnen lernen, nehmen sie ständig *nichtverbale* Vorgänge in ihrer Umgebung auf und lernen sie zu deuten. Sie reagieren zum Beispiel auf das *Mienenspiel* oder die Gestik der Mutter, etwa mit motorischen Ausdrucksbewegungen (Strampeln, Armausstrecken). Später beginnen sie, das physiognomische und psychomotorische Verhalten der Eltern *nachzuahmen*. Sie *lächeln* beispielsweise zurück, wenn sie angelächelt werden, oder beginnen zu *weinen*, wenn sie sich bedroht fühlen. Im Laufe ihrer weiteren Entwicklung lernen sie, eine Fülle von nichtverbalen sozialen Ausdrucksbewegungen zu erkennen und anzuwenden, die eine wesentliche Grundlage für die zwischenmenschliche Verständigung bilden. Das ablehnende *Kopfschütteln* oder das zustimmende Kopfnicken sind vergleichsweise grobe psychomotorische *Symbole*, die aber von manchen Kindern erst sehr spät richtig interpretiert werden können. Motorische Bewegungsmuster, nicht allein das Sitzen, Stehen und Gehen, müssen ebenfalls rechtzeitig erlernt werden, wenn die soziale Integration störungsfrei verlaufen soll.

Die *Diagnostik* dieser und vieler anderer nichtverbaler Teilleistungsstörungen und ihre differentialdiagnostische Abgrenzung ist ungleich schwieriger als die der verbalen, weil sie sich als primäre Merkmale oft nicht oder nur schwer von ihrer Persönlichkeitsstruktur abgrenzen lassen und bislang keine mit dem für die verbalen Beeinträchtigungen vergleichbaren diagnostischen Methoden und Behandlungsmodelle entwickelt werden konnten.

4. Geistige Behinderungen

*Jede organische Gehirnerkrankung, welches auch
ihre Natur sein mag, infektiös oder traumatisch,
kann zum Abbruch der geistigen Entwicklung führen.*

HOMBURGER

Die *geistige Behinderung*, Oligophrenie und Demenz, hat im Laufe der letzten Jahrzehnte durch intensive genetische, psychosoziale und biochemische Forschungen einen *ätiologischen Bedeutungswandel* erfahren. Die Oligophrenie gilt nicht mehr als *ausschließlich* erblich bedingt. Die Demenz wird nicht mehr als *grundsätzlich* irreversibel angesehen. Beide, Oligophrenie und Demenz, lassen sich bei bestimmten Formen verhüten oder abschwächen. Neue wissenschaftliche Erkenntnisse über ihre Entstehung haben die früher vorherrschende resignierend-fatalistische Einstellung zugunsten einer kritisch-realistischen Haltung verändert, die sich auch im sozialen Bereich bemerkbar macht. Neben die körperlich behinderten und mißgebildeten sind erstmalig auch die lern- und geistig behinderten Kinder, Jugendlichen und Erwachsenen als Randgruppe in das Blickfeld der Öffentlichkeit geraten, wenngleich sie auch weiterhin eher am Rande stehen.

Als *Oligophrenie* (Schwachsinn) wird eine angeborene, ererbte oder frühkindlich vor, während oder nach der Geburt erworbene Intelligenzschwäche verstanden, die prinzipiell als permanenter Intelligenztiefstand, als seelisch-geistiger „*Defekt*" bestehen bleibt. Die *Demenz*, der Intelligenzabbau, setzt eine gewisse Intelligenzentwicklung *voraus*, erst dadurch wird eine Stagnation und dann der Abbau der Intelligenz meßbar. Die Begriffe Oligophrenie und Demenz stammen aus der klassischen Psychopathologie des Erwachsenenalters, sie werden im Kindesalter nur mit Einschränkungen verwendet, man kann auf sie aber nicht vollständig verzichten.

Die exakte *Begriffsdefinition* der Oligophrenie und der Demenz ist deshalb schwierig, weil eine überzeugende Erfassung des Phänomens der *Intelligenz* bislang nicht gelungen ist bzw. keine gültige Verständigung darüber erzielt werden konnte, was man unter Intelligenz verstehen will. Die konventionelle Einigung darüber, daß man als Intelligenz *das* bezeichnet, was man mit den gegenwärtig gebräuchlichen Intelligenztests *mißt*, ist zwar von großer praktischer Bedeutung. Sie ermöglicht, daß teilweise recht zuverlässige Aussagen über die geistige Leistungsfähigkeit eines Kindes gemacht werden können. Ihre Aussagetüchtigkeit ist jedoch begrenzt, sie nimmt außerdem mit dem Schweregrad einer Oligophrenie oder Demenz ab. Neben den psychodiagnostischen *Staffelsystemen* (Binet-Simon-Bobertag, Lückert) und *Entwicklungstests* (Bühler, Denver) und Intelligenztests für Vorschulkinder (Snijders-Oomen), für Kinder (HAWIK) und Erwachsene (HAWIE) wurden *Testbatterien* für geistig behinderte Kinder (TBGB) eingeführt, die eine sogenannte *Profil*diagnostik ermöglichen. Als IQ wird der Intelligenzquotient bezeichnet, der sich aus dem Intelligenzalter (IA) und dem Lebensalter (LA) errechnet: IQ = IA/LA. Die testpsychologischen Untersuchungen müssen durch Verhaltensbeobachtungen des Kindes beim Spiel, in der Familie und in der Schule sowie durch Explorationen der Eltern und durch Frage- und Beurteilungsbögen für Erzieher und Lehrer *ergänzt* werden.

Die Klassifikation der Oligophrenien ist historisch an die Begriffe *Debilität* (leichte Oligophrenie), *Imbezillität* (mittelgradige Oligophrenie) und *Idiotie* (schwere Oligophrenie) gebunden, die sich praktisch bewährt hat, jedoch wechselnd und unterschiedlich interpretiert wurde. Diese als abwertend und belastend empfundene Nomenklatur wurde zugunsten neuerer Begriffe aufgegeben und an ihre Stelle eine Einteilung nach unterschiedlichen Gra-

Tabelle VI-4. Einteilung der Verteilung geistiger Behinderungen (WHO-Experten-Kommitee über seelische Gesundheit 1968)

Gruppen	IQ	Anteil aller geistig Behinderten %
Sehr schwer	0–20	5
Schwer	20–35	
Mäßiggradig	35–50	20
Leichtgradig	50–70 oder 75	75

den der geistigen Behinderung vorgenommen (Tabelle VI-4). Als generelle Definition schlägt Spreen (1978) vor: *„Geistige Behinderung* bezieht sich auf signifikant unterschiedliche intellektuelle Funktionen, die gleichzeitig mit Mängeln im Anpassungsverhalten existieren und die sich während des Entwicklungsalters manifestiert haben". Es werden unterschieden: leichte, mäßige, schwere und schwerste geistige Behinderung. Die *leichte* reicht von IQ 70-50, die *mäßige* liegt bei IQ 50-35, die *schwere* bei IQ 35-20 und die *sehr schwere* geistige Behinderung liegt unter IQ 20.

Aus *psychologisch-psychiatrischer Sicht* haben sich für die Beurteilung der Schulleistungsfähigkeit und die Empfehlung von bestimmten Schultypen Erfahrungswerte ergeben. Sie besagen, daß für den Besuch einer *Normalschule* in der Regel ein IQ im Bereich von 110-90, für den der *Sonderschule* für Lernbehinderte (Hilfsschule) von 90-70, für den der *Realschule* von 100-110 und für den des Gymnasiums über 110 Punkte erforderlich sind. Diese Angaben sind *nicht* absolut, sie sind abhängig vom „Hof" (Schneider 1959) beziehungsweise den *„Vorbedingungen der Intelligenz"* (Jaspers 1953), von der Existenz psychogener Lernstörungen, von Werkzeug- und Teilleistungsschwächen usw. Die *Prognosen*, die vom Test her gestellt werden, sind quer- und nicht längsschnittmäßig angelegt und auch deshalb nur bedingt verwertbar. Angaben über die generelle Häufigkeit der Oligophrenie sind schwankend, weil sie sich nur schwer zuverlässig statistisch ermitteln lassen und eine Vergleichbarkeit der mit verschiedenen Tests festgelegten IQ-Werte nur bedingt gegeben ist. Man rechnet mit einer *Häufigkeit* der leichten geistigen Behinderung von 3–4 %, ihrer mittleren Formen bei 0,5 % und ihrer schwersten Ausprägungen bei 0,25 %; etwa 5 % der *Gesamtbevölkerung*

kann danach als geistig behindert bezeichnet werden, wenn die etwa 10 % der Kinder und Erwachsenen mit *Lernbehinderungen* hinzugezählt werden, ergibt sich eine *Gesamtzahl* von 15 %.

Für die *leichten Formen* der geistigen Behinderung läßt sich sagen, daß hier polygenetisch anlagebedingte oder früh erworbene Lernbehinderungen anscheinend besonders oft mit *ungünstigen psychosozialen Verhältnissen* zusammentreffen, während für den Grad einer Lernbehinderung, der *„Dummheit"*, auch *soziale* und *kulturelle* Faktoren eine Rolle spielen können. Bei einer Gruppe von 122 leicht- und mittelgradig *schwachsinnigen* Kindern (Nissen 1955) konnten während einer durchschnittlich 6wöchigen stationären Beobachtung unter individueller Betreuung und Durchführung von Einzel-, Spiel- und Gruppentherapie subjektiv eindrucksvolle und experimentellpsychologisch greifbare *Entwicklungsfortschritte* festgestellt werden. Die Fortschritte beruhten nicht auf einer Zunahme der Fähigkeiten durch Schulung und Übung, sondern auf einer mit dem Milieuwechsel verbundenen psychischen *Entlastung* von hemmenden Einflüssen aus der Umgebung der Kinder.

Die *diskriminatorischen* Begriffe Oligophrenie und Demenz sind für das Kindesalter nur bedingt verwendbar. Das neugeborene Kind mit einer *Phenylketonurie* ist nicht oligophren, man kann aber, wenn keine diätetische Behandlung durchgeführt wurde, auch nicht von einer Demenz sprechen, da die seelisch-geistige Entwicklung *noch* nicht gestört ist. Überdies dominiert bei der Demenz im späteren Kindesalter nicht so sehr der desintegrierende Persönlichkeitsabbau wie beim Erwachsenen, sondern oft nur eine Stagnation, die nicht definitiv ist, sondern sogar eine gewisse Weiterentwicklung ermöglicht; auch in der Erwachsenenpsychiatrie trennt man heute *reversible* und *irrversible* Demenzen. Mehrere Verlaufs- und Längsschnittuntersuchungen haben bei geistig leicht und schwer behinderten Kinder ergeben (Göllnitz u. Rösler 1973), daß mit *steigendem* Lebensalter die IQ-Werte *abfielen*, während die geistig *normalen* Probanden im Kindes- und Erwachsenenalter *gleichbleibende* oder ansteigende IQ-Mittelwerte zeigen. Englische Untersuchungen wiesen eine enge Korrelation zwischen dem Absinken der IQ-Werte in den ersten 6 Lebensjahren bei Kindern, die keine adäquate Förderung erhielten, nach, während die Entwicklungschancen anderer Kinder mit dem Sozialstatus der Väter anstiegen.

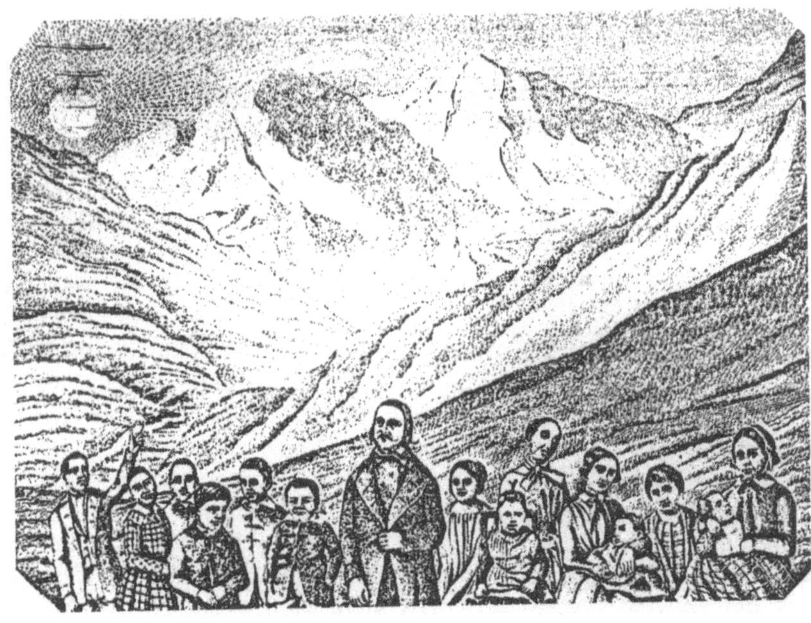

Abb. VI-5. Der Schweizer Arzt Guggenbühl (1816–1863) gründete auf dem „Abendberg" eine Kretinenanstalt, um „sie auf die Stufe der bürgerlichen Brauchbarkeit" zu heben. Neben frischer Luft, kräftiger Ernährung, Bädern und Elektrotherapie wurde der „Großartigkeit der Alpenwelt" ein heilsamer Einfluß zugeschrieben

Für eine definitorische *Abgrenzung* einer prinzipiell reversiblen, passageren geistig-seelischen *Retardierung* (als Entwicklungsstörung, Folge einer Deprivation) von der *Oligophrenie* (geistige Behinderung) kann man mit Sarason (Sarason 1959) konstatieren:

1. Der geistige Defekt eines geistig behinderten Individuums entstand *vor, während* oder kurz *nach* der Geburt.
2. Der Defekt manifestiert sich in *geistigen* und *sozialen* Schwächen, die das Individuum daran hindern, Probleme in dem Maße zu lösen, wie sie andere Individuen gleichen Alters lösen können.
3. Wegen dieser sozialen und geistigen Schwäche braucht das Individuum in gewissem Ausmaß die *Hilfe* anderer und wird sie immer brauchen.
4. Schwachsinn ist im wesentlichen *unheilbar*.

Das schließt jedoch nicht aus, daß ungünstige soziokulturelle Verhältnisse den Schwachsinns ungünstig beeinflußten oder gar verstärkten und daß durch heilpädagogische Maßnahmen Anpassungs- und *Lerneffekte* bei diesen Kindern zu erzielen sind.

Die *schweren und schwersten Formen* der geistigen Behinderung beruhen ausschließlich auf *genetischen* und *hirnorganischen* Schädigungen infolge von Hirnmißbildungen (etwa Lissenzephalie, Agy-

rie, Mikrogyrie, Oligozephalie, Enzephalomalazie, Hirnentwicklungsstörungen, Stoffwechselstörungen, heredodegenerative Erkrankungen und andere) (Tabelle VI-5). Das schließt nicht aus, daß auch bei diesen Kindern durch ungünstige Milieueinflüsse ein *zusätzliches* Informationsdefizit entsteht, wenn latente Entwicklungspotenzen nicht aktiviert und gefördert werden oder sich sekundär neurotische Störungen manifestieren.

Die letzten Jahrzehnte haben große Fortschritte in der Erforschung der *Ursachen* der Oligophrenie gebracht, die eine artspezifische Klassifikation ermöglichen. Durch die Anwendung *biochemischer* Untersuchungsmethoden konnten allein über 30 metabolisch-genetische Schwachsinnstypen (Bickel u. Cleve 1967) aufgedeckt werden. Insgesamt gelingt es aber nur in etwa 20 bis 25 % aller Fälle, die Ursache des Schwachsinns sicher festzustellen, etwa 10 % beruhen auf *exogenen* Schäden und 10–15 % auf *genetischen* Störungen (Zerbin-Rudin 1967; s. auch Abb. VI-6). Einige Autoren vermuten dagegen, daß in *90 %* der Fälle genetische oder pränatale Ursachen vorliegen, während andere für den Generalfaktor einer „sozialen Vererbung" plädieren. Die *Zwillingsforschung* ergab bei EZ eine Konkordanzrate von 50–100 %, bei den ZZ von 20–50 %. Die Konkordanz bei den EZ ist damit etwa doppelt so hoch wie bei den ZZ, das weist auf Anlagefaktoren hin (Zerbin-Rudin 1974).

Tabelle VI-5. *Ätiologie* geistiger und Lernbehinderungen infolge chromosomaler und metabolischer Störungen (15 bis 20 %), exogener Störungen (30 bis 50 %) und erblich bedingter und ätiologisch unklarer Störungen (Häufigkeit ungeklärt); die Aufstellung der wichtigsten Syndrome ist unvollständig

Erblich bedingt und ätiologisch *unklar*	*Metabolische* Störungen der	*Chromosomal* bedingt	*Exogen* bedingt
Sjögren-Syndrom Marinesco-Syndrom, Rud-S., Franceschetti-Syndrom, Rett-Syndrom Bloch-Sulzberger-Syndrom „Happy-Puppet"-Syndrom Laurence-Moon-Biedl-Syndrom Cornelia-de-Lange-Syndrom Rubinstein-Taybi-Syndrom Prader-Labhart-Willi-Syndrom u.a.	Aminosäure (z.B. Phenolketonurie) Kohlenhydrate (z.B. Galaktosämie) Plasmaproteine (z.B. Wilson-S.) Lipide (z.B. Leukodystrophien) Mucopolysaccharidosen (z.B. Pfaundler-Hurler-S.) Purine (z.B. Lesch-Nyhan-S.) Phakomatosen (z.B. Tuberöse Sklerose) u.a.	*Störungen der Autosomen* Langdon-Down-Syndrom Edwards-Syndrom Cri-du-chat-Syndrom Pätau-Syndrom *Störungen der Gonosomen* Ullrich-Turner-Sydrom Klinefelter-Sydrom XYY-Syndrom Marker-X-Syndrom u.a.	*Pränatale Störungen* Virusembryopathien Alkoholembryopathien Luetische Erkrankungen Toxoplasmose, Cytomegalie, O_2-Mangel-Embryopathien Hypothyreose u.a. *Perinatale Störungen* *Postnatale Störungen* Bakterielle und virale Encephalitiden, schwere chronische Ernährungsstörungen u.a.

Die *Vielzahl* der Formen, des Auftretens, der Häufigkeit und der Ursachen von Oligophrenien und Demenzen können kaum in einem Lehrbuch der Kinder- und Jugendpsychiatrie erschöpfend dargestellt werden: sie erfordern *Handbuchcharakter*. In diese Einführung in die psychischen Störungen des Kindes- und Jugendalters sollen nur *einige exemplarische Schwachsinnssyndrome* aufgenommen werden, um einige charakteristische Aspekte der gestörten geistigen, emotionalen und körperlichen Entwicklung im Zusammenhang mit der jeweiligen Ätiologie aufzuzeigen.

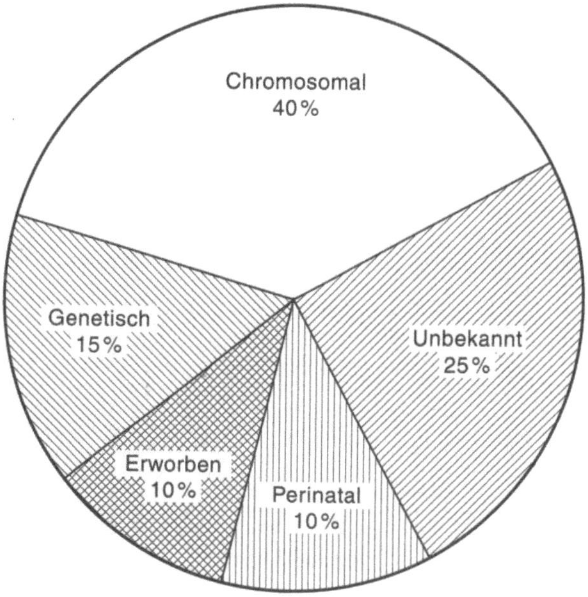

Die *idiopathischen Schwachsinnsformen* lassen sich nur nach ihrem *Schweregrad* relativ sicher einteilen; es ist unbekannt, wie viele als „exogene" oder „endogene" Oligophrenien zu rubrifizieren sind. Durch mathematisch-statistische Untersuchungen, Stichprobenuntersuchungen oder zensusmäßige Bearbeitung geographischer Gebiete konnten interessante Ergebnisse erzielt werden, die direkt oder indirekt auf eine genetische Ursache hinweisen. Die *Abgrenzung* gegenüber anderen Formen erfolgt *per exclusionem*: keine exogene Schädigung, kein biochemischer, morphologischer, metabolischer oder chromosomaler Befund, der die Oligophrenie erklären könnte.

Fallbeispiel

Bei dem 5jährigen Franz (EA 1 1/4 Jahre) mußte wegen Blutigbeißens der Wangenschleimhaut eine spezielle Schutzprothese angefertigt werden. Danach autoaggressive Entladungen durch Faustschläge ins Gesicht, lief mit dem Kopf gegen Wände und Türen. Das Kind sprach nur 3–4 Wörter, die es nicht gezielt verwenden konnte, verstand auch keine Zeichensprache oder einfache Hinweise. Der Vater, Akademiker, weigerte sich ebenso wie seine Frau, eine geistige Behinderung bei seinem einzigen Kind zu akzeptieren. Ihre Hoffnungen gründeten sich auf eine gelegentliche me-

Abb. VI-6. Ätiologie der schweren geistigen Behinderung. (Nach Graham 1986)

chanische Wiedergabe von Wortbrocken, die keinen situativen Zusammenhang aufwiesen. Nach einem realistisch orientierten Abschlußgespräch bemerkte die Mutter, wenn Franz erst mit 20 Jahren Abitur mache, sei es auch gut.

Von den *Chromosomenanomalien* wurde als gonosomale Chromosomenaberration bereits das *Ullrich-Turner-Syndrom* dargestellt. Das *Klinefelter-Syndrom*, eine gonosomale Chromosomenstörung des Mannes, geht häufiger mit Oligophrenie verschiedener Grade einher. Die Geschlechtschromosomen besitzen die Konstellation XXY oder XXXY (normal XY), die auf einem Nichtauseinandertreten der Geschlechtschromosomen in der Spermio- oder Ovogenese beruhen. Die Hoden sind meist hypoplastisch, deshalb kann die Störung nicht vererbt werden. Als Zeichen eines endokrinen Psychosyndroms finden sich vermehrt *infantile* Züge. Die Kinder verhalten sich meist angepaßt, bleiben lange an ihre Mütter gebunden, können sich nur schlecht durchsetzen und wirken nicht nur physisch, sondern auch psychisch leicht feminin (Zublin 1962). Ihre Sexualität ist schwach ausgebildet, aber heterosexuell gerichtet.

Das *„Marker-X-Syndrom"* (fragiles X-Syndrom, Martin-Bell) kommt vorwiegend beim *männlichen* Geschlecht vor. Zum Krankheitsbild gehören neben einer unterschiedlich starken *Intelligenzstörung* eine auffällige Physiognomie und eine Hodenvergrößerung. Die genetischen Untersuchungen ergeben brüchige Stellen am X-Chromosom, die sich in unterschiedlicher Häufigkeit in den untersuchten Zellen nachweisen lassen. Die *weiblichen* Überträgerinnen sind selbst nur selten intellektuell beeinträchtigt und überwiegend psychisch und somatisch unauffällig. Körperlich und geistig gesunde Männer übertragen selten die Anlage der Krankheit.

Bei den autosomalen Chromosomenanomalien spielt das *Langdon-Down-Syndrom*, der Mongolismus, schon wegen seiner Häufigkeit (1:650; Zerbin-Rüdin 1967) die bedeutsamste Rolle. Es wird *verursacht*

1. durch eine *Trisomie 21*, bei der das Chromosom 21 dreifach vorhanden ist. Die Chromosomen der Mütter sind regelrecht. Es besteht *kein* höheres Risiko, ein weiteres mongoloides Kind zu bekommen als üblich, es steigt jedoch generell mit höherem Gebäralter stark an (Abb. VI-7).
2. Beim *Translokationsmongolismus* sind ebenfalls drei Chromosomen 21 vorhanden, die Gesamt-

zahl der Chromosomen ist jedoch noch normal. Die Mütter und ihre Familien sind äußerlich unauffällig, doch lassen sich bei ihnen ebenfalls Translokationschromosomen nachweisen. Die Gefahr, daß *weitere* mongoloide Kinder geboren werden, ist groß.
3. Beim *Mosaikmongolismus* finden sich in verschiedenen Zellgruppen unterschiedliche Chromosomenzellen.

Feingewebliche Untersuchungen ergaben, daß beim *Down-Syndrom* hochsignifikante Abweichungen von der Norm in der Anzahl und in der Gestaltung der Nervenzellausläufer, den „Dornen", vorliegen. Ähnlich hohe zahlenmäßige Reduktionen und Anomalien dieser Dornen fanden sich im Tierexperiment auch bei chronischen *Deprivationen*; allerdings bildet sich hier unter entwicklungsgünstigen Bedingungen ein Teil der fehlenden *spines* nach.

Kinder mit einem Down-Syndrom sind meistens *geistig behindert*, überwiegend mittleren bis schweren Grades, weisen aber eine ansprechende, kontaktfreundlich-lebhafte Wesensart auf, oft gepaart mit einer gutmütigen Schläue und einer herausragenden Begabung für Rhythmik und auffallend kritischer Erfassung von Vorgängen in der Umgebung. Sie sind bei den Geschwistern beliebt und lassen sich von den Eltern relativ leicht führen. *Phänotypisch* sind sie durch einen „Mongolismus" auffällig; diese Chromosomen*anomalie* kommt aber auch bei der mongolischen Bevölkerung vor. Die

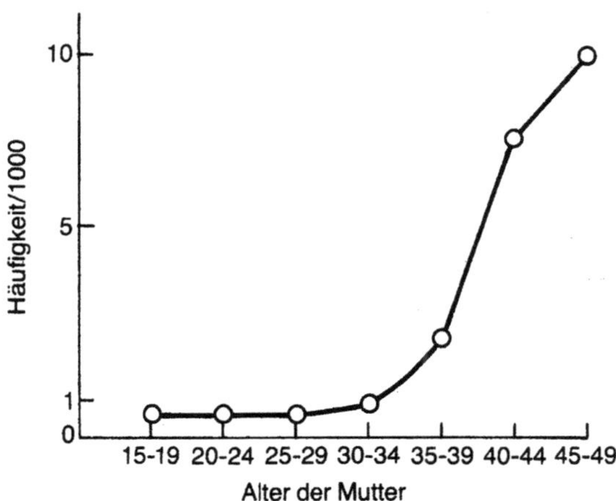

Abb. VI-7. Auftreten des *Langdon-Down-Syndroms* in Beziehung zum Alter der Mutter bei der Geburt. (Nach Spreen 1978)

rundlich-kleinwüchsigen Kinder weisen bereits bei der Geburt ein unterdurchschnittliches Gewicht auf, der Kopf ist rund und klein, die physiologische Beugung der Schädelbasis bleibt aus, das Gehirnwachstum stagniert. Etwa 50 % der Kinder zeigen eine 4-Finger-Furche, die manchmal nur an einer Hand vorkommt; sie läßt sich auch bei einigen *gesunden* Menschen nachweisen. Den „mongoloiden" Ausdruck erhält das Kind durch schräge und enge Lidspalten, einen *Epikanthus* (Mongolenfalte) und das rundliche Gesicht, außerdem zeigt es eine kleine plumpe Stumpfnase, die Zunge ist regelmäßig vergrößert, der Mund ist häufig geöffnet, der Speichelfluß vermehrt. Die Gelenke sind überstreckbar, die Ohren klein, manchmal verbildet, die Genitalien sind unterentwickelt. Häufig finden sich Kombinationen mit anderen körperlichen Mißbildungen, insbesondere *Herzfehler*, die im Zusammenhang mit der gesteigerten Infektanfälligkeit früher häufig eine geringe Lebenserwartung bewirkten.

Die *Schilddrüsenunterfunktion* (Hypothyreose) läßt sich in angeborene und erworbene Formen unterteilen; ist kein Schilddrüsengewebe vorhanden, spricht man von einer *Athyreose*. Die ersten Symptome entwickeln sich bereits in der Neugeborenen- und Säuglingsperiode, die *Diagnose* wird deshalb meistens schon nach der Geburt in der Klinik gestellt. Kinder mit einem Hypothyreosesyndrom sind minderwüchsig, die Knochenkernentwicklung ist verzögert, die Fontanellen bleiben länger offen; die Zahnung erfolgt verspätet, die Stimme ist rauh und undeutlich, die Haut ist spröde, der Haarwuchs spärlich. Die Kinder zeichnen sich durch eine hochgradige psychomotorische *Antriebsschwäche* und motorische Ungeschicklichkeit aus, die Sprachentwicklung ist verzögert, häufig auch die Sauberkeitsgewöhnung. Unter der Substitutionsbehandlung mit Schilddrüsenhormonen kommt es rasch zu einer psychischen Kompensation, allerdings sind ständige ärztliche Kontrollen notwendig. Die *Intelligenzschwäche* ist bei Athyreosen am größten, bei den *erworbenen* Hypothyreosen am geringsten. Aus einer Literaturzusammenstellung (v. Harnack u. Wallis 1962) ließ sich ermitteln, daß nur 35 % der Kinder mit angeborener Schilddrüsenunterfunktion einen durchschnittlichen Intelligenzquotienten von 85 und darüber erreichten; bei 20 % lag er zwischen 70 und 84. Bei den erworbenen Hypothyreosen, die *rechtzeitig* behandelt wurden, konnte in den meisten Fällen ein *guter* Erfolg erzielt werden.

Bei den *Mucopolysaccharidspeicherkrankheiten* wurden bisher 6 Typen unterschieden, die sich *biochemisch* und teilweise auch klinisch gegeneinander abgrenzen lassen (Kanig 1973). Es werden Lipoide und komplexere Substanzen im Gehirn, Auge, aber auch in andere Körperorgane eingelagert. Im Laufe der Entwicklung bildet sich manchmal, keineswegs regelmäßig, eine Demenz unterschiedlichen Grades aus. Beim *Typ I* (Hurler oder Gargoylismus) finden sich Hornhauttrübungen, Retinaveränderungen und eine Imbezillität bis Idiotie. Beim *Typ II* (Hunter) sind die Symptome milder ausgeprägt. Beim *Typ III* (Sanfilippo) besteht keine Hornhauttrübung, meistens Imbezillität bis Idiotie, körperliche Syndrome ähnlich wie beim Hunter. Beim *Typ IV* (Morquio-Brailsford-Ullrich) liegt eine Hornhauttrübung bei chondrodystrophischem Zwergwuchs vor, die Intelligenz ist normal. Beim *Typ V* (Scheie) ist die Intelligenz nur gering eingeschränkt, außerdem liegen Zwergwuchs, Klauenhände, Hornhauttrübung, Retinitis pigmentosa vor. Beim *Typ IV* (Maroteaux-Lamy) besteht eine normale Intelligenz, die Epiphysen der langen Röhrenknochen sind deformiert. Das typische Bild des klassischen *Pfaundler-Hurler-Syndroms* ist gekennzeichnet durch einen disproportionierten Zwergwuchs mit sogenanntem *Wasserspeiergesicht* (französisch = *Gargoylismus*, fratzenhafte Gesichter auf den Traufröhren an gotischen Domen), ferner durch Hornhauttrübungen und eingeschränkte Streckbarkeit der Gelenke, oft Tatzenhände und Kyphose der Brust- und Lendenwirbelsäule; röntgenologisch „Fischwirbel", vorzeitige Verknöcherung der Lambdanaht, ferner auffallend großer Bauch mit Vergrößerung der Leber und der Milz.

Die *tuberöse Sklerose*, das Bourneville-Syndrom, eine dominant-erbliche Phakomatose, zeigt neben epileptischen Krampfanfällen häufig eine *Oligophrenie* oder eine progrediente Demenz, vorwiegend im Bereich der *Imbezillität*, die durch Gliawucherungen im Gehirn verursacht sind, aber auch andere Organe (Herz, Niere) befällt, die dem *Ektoderm* entstammen. Die *Diagnose* ist durch schmetterlingsförmig angeordnete kleine Talgdrüsenfibrome (Adenoma sebaceum, Pringle) im Nasen-Wangen-Bereich im Zusammenhang mit den Anfällen manchmal leicht zu stellen, außerdem finden sich häufiger Tumoren an der Retina, gelegentlich kommt es zur Erblindung. Das typische Bild ist durch die *Trias* Adenoma sebaceum, Schwachsinn und epileptische Anfälle gekennzeichnet.

Das *Wilson-Syndrom*, eine autosomal-rezessive Störung des Kupferstoffwechsels, führt unter anderem zu einer Schädigung des Linsenkerns und der Leber (*hepatolenticuläre Degeneration*). Eine Aufgliederung nach Art der klinischen Symptome und dem Lebensalter in eine progressive lentikuläre Degeneration (Wilson) und Pseudosklerose *(Westphal-Strümpell)* läßt sich nicht immer durchführen. Das dominierende *Manifestationsalter* liegt in der Kindheit und Jugend. In Japan wurde eine *Häufigkeit* von 2–7 auf 10 000 Personen festgestellt. Das *klinische Bild* ist durch einen *Intentionstremor, dysarthrische Sprache*, Hypomimie und Beugehaltungen und Hypertonus der Gliedmaßen gekennzeichnet; später entwickeln sich Kontrakturen. Neben einer *progredienten Demenz* besteht ein affektiver Abbau mit Unruhe- und Erregungszuständen, manchmal psychoseähnlichen Erscheinungsbildern. *Diagnostisch* wichtig ist der Nachweis des sogenannten Kayser-Fleischerschen *Kornealringes* und der Leberzirrhose, biochemisch wird die Diagnose durch Serum- und Urin-Kupfer sowie Caeruloplasmin im Serum gesichert. Die *Früherkennung* dieser sonst schicksalhaft verlaufenden Erkrankung ist wichtig, da durch D-Penicillamin das gespeicherte Kupfer zur Ausscheidung gebracht werden kann, zusätzlich werden eine kupferarme Diät und wichtige Spurenelemente verabreicht.

Die *Phenylketonurie*, die bekannteste und häufigste (1 auf 10 000 Neugeborene) der „*inborn errors of metabolism*" führte früher regelmäßig zu schwerer *Demenz*, darunter 70 % Idioten, etwa 30 % Imbezille und nur etwa 1 % mit einem annähernd normalen IQ (Kanig 1973). Die *Eltern* sind meistens klinisch gesund, zeigen aber bei *Belastung* mit Phenylalanin einen doppelt so hohen Anstieg im Serum als normal. Bei der Phenylketonurie kann das Phenylalanin infolge des Fehlens des Fermentes Phenylalanin-4-hydroxylase *nicht* in Thyrosin umgewandelt werden, dadurch steigt das Phenyllalanin in Blut und Geweben auf das 10- bis 30fache an und wird zu Phenylbrenztraubensäure, Phenylessigsäure und Phenylmilchsäure abgebaut. Die Phenylbrenztraubensäure läßt sich im Urin durch Zusatz von Eisenchlorid nachweisen. Diese *Eisenchloridprobe* ist jedoch erst 6 Wochen nach der Geburt anwendbar, deswegen wird der *Guthrie-Test* bei Neugeborenen angewandt, durch den das Phenylalanin im Blut biochemisch nachgewiesen wird. Bei *unbehandelten* Kindern beginnt der *Intelligenzabbau* im 1. Lebens-

jahr und setzt sich bis zur Pubertät fort, bei einem Teil der Kinder treten außerdem epileptische Krampfanfälle auf. Die *Therapie* liegt in einer phenylalaninarmen Kost. Die Behandlung muß so *früh* wie möglich einsetzen, nach dem 5. Lebensjahr ist keine Besserung mehr zu erwarten; nach der Pubertät kann das diätetische Regime gelockert werden. Der Phenylalanin*blutspiegel* muß regelmäßig kontrolliert werden.

Bei dem *Rett-Syndrom* handelt es sich um einen progredienten hirnatrophischen Prozeß, der mit stereotypen motorischen Bewegungen der Arme und Hände und einer hochgradigen geistigen Behinderung einhergeht. Er ist geschlechtsgebunden erblich und befällt ausschließlich Mädchen. Nach einer normalen frühkindlichen Entwicklung Krankheitsbeginn zu Beginn des 2. Lebensjahres. Entwicklungsverzögerung der motorischen, statischen, seelischen und geistigen Funktionen; Gangapraxie, Alalie, Hypo- oder Amimie, Muskelhypotonie, charakteristische Bewegungsstereotypien: rhythmisches Händeklatschen, Kratz-, Klopf- und Streichbewegungen, Kneten und Drücken der Hände.

Unter den *Mißbildungen des Schädels* und des Gehirns, die überwiegend während der frühembryonalen Entwicklung beginnen, spielt die *Mikrozephalie*, die oft mit einem Hydrozephalus internus einhergeht, eine besondere Rolle. Mikrozephalie ist meistens, aber nicht ausschließlich, erblich; es gibt *geschlechtsgebundene* Mikrozephalien. Die Kinder weisen *regelmäßig* eine Oligophrenie *stärkeren* Grades auf, nur wenige zeigen eine Debilität oder nur eine Lernbehinderung. Sie ist häufig mit *epileptischen* Anfällen kombiniert, manchmal finden sich auch spastische Lähmungen und extrapyramidale Störungen. Während der ersten Monate und Jahre können die Kinder sich relativ unauffällig entwikkeln, danach wird die Diskrepanz der psychischen und physischen Entwicklung (unterdurchschnittliche Körperlänge, geringeres Körpergewicht) stärker. Die *Häufigkeit* liegt bei Neugeborenen zwischen *1:2000* und *1:10 000* (Koch 1967). Artdiagnostisch ist die pränatale Hemmungsbildung von einer nach der Geburt einsetzenden vorzeitigen *Nahtsynostose* (Kraniostenose) abzugrenzen, die bei Verschluß aller Nähte auch zu einem Mikrocephalus führen kann. Dabei kann es zu *Hirndruckerscheinungen* mit Erblindungsgefahr kommen, in diesen Fällen ist eine rechtzeitige neurochirurgische Konsultation erforderlich.

Bei der *Makro-* oder *Megalozephalie* handelt es sich um eine mehr oder weniger große Zunahme des *Hirngewichtes* und des Hirnvolumens. Der Kopfumfang ist *vergrößert*, doch sind die Ventrikel bei der radiologischen und computertomographischen Untersuchung nicht erweitert, oft eher verengt und schmal. Virchow sprach von einem „*Cephalom*", um auf die Hypertrophie der Hirnsubstanz hinzuweisen. Makrozephalie ist erblich und geht sehr häufig mit Oligophrenie einher (Benda 1960).

Beim *Hydrozephalus* kommt es zu einer Vergrößerung des Kopfumfanges durch eine Vermehrung des Liquor cerebrospinalis im Ventrikelsystem, der durch eine *Druckwirkung* auf den Schädel eine Atrophie des Gehirns bewirkt. Im Kindesalter sind die Schädelknochen elastisch und geben nach, so daß im Röntgenbild weit klaffende Schädelnähte und im Computertomogramm eine starke, symmetrische oder asymmetrische *Erweiterung der Hirnkammern* festzustellen ist, die manchmal so extreme Ausmaße annimmt, daß die Hirnrinde nur noch Zentimeter oder Millimeter dick ist. Ursächlich werden unterschieden:

a) *dysgenetischer Hydrozephalus* (erblich bedingt),
b) *Hydrocephalus hypersecretorius* (abnorm gesteigerte Liquorproduktion),
c) *Hydrocephalus occlusus* (Abflußbehinderung) und
d) *Hydrocephalus aresorptivus* (Störung der Rückresorption bei normaler Liquorproduktion).

Der *Liquorüberproduktion* liegt meist eine Hirnhautentzündung zugrunde, das gilt auch für die Störungen der *Rückresorption*, hier kommen außerdem aber auch abgelaufene Geburtstraumen ursächlich in Betracht. Der Hydrocephalus *occlusus* entsteht durch Liquorzirkulationsstörungen, durch Passagebehinderungen, etwa durch eine Atresie des Foramen Magendie. Die Bedeutung der Hydrozephalus-*diagnostik* ist erheblich größer geworden, seitdem es operativ unter antibiotischer Medikation möglich geworden ist, den Liquor durch einen Drain direkt von einer Hirnkammer unter der Haut in die Halsvene zu leiten und über die Niere auszuscheiden (Operation nach *Spitz-Holter* oder *Pudenz-Heyer*). Wenn der operative Eingriff sehr *frühzeitig* durchgeführt wird, kann das Eintreten einer Demenz mit sehr großer Wahrscheinlichkeit verhindert werden.

Als *Dementia praecoxissima* beschrieb S. de Sanctis (1925) schwere Intelligenzdefekte beziehungsweise psychotische Syndrome; er schränkte später den Begriff auf die kindliche *Schizophrenie* ein; er wird heute nicht mehr verwendet.

Die *Dementia infantilis* (Heller 1909) spielte früher als *polygenetisches* Krankheitsbild eine *praktisch* bedeutsame, wenn auch *umstrittene* Rolle. Sie setzt nach einer normalen körperlichen und geistigen Entwicklung in den ersten Lebensjahren meistens im *3. oder 4. Lebensjahr* ein und ist durch eine fortschreitende *Wesensveränderung* charakterisiert, die mit Angst, Unruhe und Erregung einhergeht, mit einer *Verödung* des Kontaktes und mit einem manchmal rapide fortschreitenden *geistig-seelischen Abbau*, der von Sprachstörungen über Sprachzerfall bis zum völligen *Sprachverlust* führen kann. Auffallend ist, daß die Demenz *nicht* mit einer Abstumpfung und Vergröberung der Physiognomie verbunden ist. Das Gesicht behält sein früheres intelligentes Aussehen und wird gelegentlich als *Prinzengesicht* bezeichnet. *Nosologisch* kommt eine allgemein gültige Einordnung nicht in Betracht, da es sich um ein polygenetisches Syndrom handelt; besonders diskutiert wird die Einordnung einiger Erscheinungsbilder in die frühkindliche *Schizophrenie* (Leonhard 1984). Stutte u. Harbauer (1965) haben die bisher erschienenen Publikationen zusammengefaßt und kritisch dargestellt.

Das nach den Erstbeschreibern (1957) als *Landau-Kleffner-Syndrom* bezeichnete schwere, ätiologisch unklare, aber in ca 2/3 der Fälle mit epileptischen Manifestationen einhergehende Krankheitsbild tritt überwiegend bei Klein- und Vorschulkindern auf, beginnt mit aphasischen (überwiegend auditiv-agnostischen) verbalen Störungen, die häufig innerhalb kurzer Zeit zu einem rezeptiven Sprachzerfall führen, manchmal aber auch zu dementiellen Abbauprozessen. Es ist sicher, daß solche Fälle, ebenso wie inzwischen ursächlich geklärte infektiöse und metabolische Prozesse, früher dem polyätiologischen Zustandbild der *Hellerschen Demenz* zugeordnet wurden.

Fallbeispiel

Die Eltern eines 6jährigen Jungen berichteten, daß innerhalb einiger Wochen ein abrupter Abbau des Sprachverständnisses mit begleitendem dramatischen Sprachzerfall eingetreten sei; seitdem gleichzeitig starke psychische und motorische Unruhe. Kein affektiver Rapport. Machte einen taubstummen Eindruck. Normales Hörvermögen. Unver-

Tabelle VI-6. Alters- und entwicklungsabhängige Veränderungen der Lern- und Leistungsfähigkeit geistig behinderter Menschen im Vorschul-, im Schul- und im Erwachsenenalter, stichwortartig verkürzt (Nissen), nach (Spreen 1978)

	leichte GB	mäßige GB	schwere GB	sehr schwere GB
Erwachsenenalter (über 21)	Mit ausreichender Bildung und Lehre zu sozial und beruflich adäquater Leistung fähig.	Selbstunterhalt in ungelernten und gelernten Berufen möglich; Hilfe bei Streß.	Selbstunterhalt unter ständiger Aufsicht teilweise möglich.	Einige motorische und sprachliche Entwicklung; völlig unfähig zur Selbsterhaltung
Schulalter (6 bis 21)	Kann intellektuelle Leistungen bis etwa 6. Schuljahr im späteren Alter erwerben. Braucht Schulhilfe, „erziehbar".	Kann intellektuelle Leistungen etwa bis Niveau des 4. Schuljahres im späteren Lebensalter erwerben, wenn Sonderschule, „erziehbar".	Kann Sprechen und Kontaktfähigkeit erlernen; erhebliche Lernprobleme; systematische Verhaltensmodifikation, „trainierbar".	Einige motorische Entwicklung vorhanden; Selbsthilfetraining ohne Erfolg. Braucht ständige Fürsorge.
Vorschulalter (bis 5)	Kann soziale und Kontaktfähigkeiten erwerben, von normalen Kindern erst im späteren Alter unterscheidbar.	Kann sprechen und Kontaktfähigkeit erlernen, schlechtes Sozialverständnis; „erziehbar".	Schlechte motorische und sprachliche Entwicklung, unfähig zur Selbsthilfe, Kontaktschwäche.	Minimale Fähigkeit zu Leistungen im sensorisch-motorischen Bereich: „institutionelle Fürsorge erforderlich".

ständliches Kauderwelsch; gelegentliche Versuche, sich mit Zeichensprache zu verständigen. Keine manifesten Anfälle, im EEG gesteigerte Irritabilität mit spike-wave-Wellen temp re. Einige Monate später gehäufte epileptische Manifestationen (Absencen, Tonusverlust, klonische Komponenten). Vorgeschichte: Risiko- und Zwillingsgeburt, Ikterus prolongatus. Diagnose: erworbene auditive Agnosie und Aphasie bei Epilepsie (Landau-Kleffner).

Nicht aufgezählt und dargestellt werden können hier die zahlreichen bekannten (etwa 40) oder vermuteten *metabolisch bedingten Oligophrenien,* weitere *chromosomal* bedingte Schwachsinnszustände und *genetisch* oder ätiologisch *noch ungeklärte* Oligophrenien sowie ferner die große Gruppe der *exogen* verursachten Oligophrenien, die *pränatal* erworbenen (Rubeolen- und andere Virsuembryopathien, Zytomegalie, Toxoplasmose, toxische oder strahlenbedingte Embryopathien und die Frühgeburtlichkeit), die *peri*natal überwiegend infolge Hypoxämie erworbenen Oligophrenien sowie die *post*natal erworbenen Oligophrenien (Neugeborenenerythro-

blastose, infektiöse, vaccinale und postvaccinale Enzephalopathien und andere).

Aus ärztlicher Sicht hat die *Prävention* Vorrang vor der Rehabilitation. Die Anzahl oligophrener Kinder kann durch genetische *Beratung* vor der Konzeption mit dem Ziel der Geburtenkontrolle, freiwilliger Sterilisationen, Erkennung von Stoffwechsel- und Chromosomenstörungen in der frühen Schwangerschaft durch *Amniozentese* zwischen der 14. und 16. Schwangerschaftswoche mit konsekutiver Interruption, der intrauterinen Therapie und Erkennung von körperlichen und geistigen Behinderungen nach der Geburt und rechtzeitiger Einleitung entsprechender therapeutischer Maßnahmen erheblich *vermindert* werden. Dieses Programm erfordert die Einrichtung von genetischen, pädiatrischen und kinderpsychiatrischen Ambulanzen und Polikliniken und eine weitere *Intensivierung* und Verbesserung der prä-, peri- und postnatalen ambulanten und klinischen Betreuung der Mütter.

VII. Zerebrale Störungen

*Daß die Seelenthätigkeit übrigens immer
von materiellen Acten begleitet sein müsse,
leugnet wohl niemand ...*

GRIESINGER (1867)

Dem *Gehirn*, Sitz der geistigen Fähigkeiten und seelischen Empfindungen, verdankt der Mensch seine einzigartige Stellung in der Welt. Es besitzt eine knöcherne Schutzhülle, die Schädelkapsel, die es besonders sichert. Dennoch kann es durch biologische, chemische oder physikalische Einwirkungen zu akuten oder chronischen Störungen und Schädigungen, zu leichten oder schweren *Hirnfunktionsstörungen* kommen.

Derartige *Schädigungen* der morphologischen Hirnstruktur oder der biochemischen oder bioelektrischen Funktion sind in *allen* Perioden der Hirnentwicklung möglich: während der Embryonal- und Fötalzeit ebenso wie während oder nach der Geburt, im Säuglings-, Kleinkind-, Kindes- oder Jugendalter. Die *Hirnentwicklung* beginnt nach der Bildung der Keimanlage. Aus der Neuralplatte entwickelt sich das Neuralrohr, aus dem sich allmählich die einzelnen Hirnanteile herausbilden. Während der Hirnentwicklung wiederholen sich die wichtigsten Schritte der Stammesgeschichte, der *Phylogenese*. Neben der Zellreifung und Zelldifferenzierung setzt eine Wanderung der Zellen zu den für sie vorgesehenen Standorten ein. Wird der normale Ablauf dieser *Migration* unterbrochen oder verläuft er fehlerhaft, können mikro- oder makroskopische *Miß- oder Fehlbildungen* daraus resultieren. Gegen Ende des 3. Embryonalmonats ist das Hirn in allen Teilen angelegt. Danach beginnt das Massenwachstum. Bei der *Geburt* ist das Gehirn das größte menschliche Körperorgan, dessen Gewicht sich bis zum Ende des 1. Lebensjahres verdoppelt und bis zu dem des 3. Lebensjahres verdreifacht hat.

Neben makroskopisch sichtbaren *Mißbildungen*, histologisch erkennbaren *Migrationsstörungen*, Folgen von Sauerstoffmangelzuständen und traumatischen *Hirnschäden*, sind *chromosomale* Aberrationen und angeborene *Stoffwechselstörungen* die wichtigsten Ursachen für die Entstehung von Hirnschäden und Hirnfunktionsstörungen. Von den zahlreichen Erkrankungen des Embryos durch Parasiten, Bakterien, Viren und Gifte seien genannt: die *Toxoplasmose* (Meningitis, Enzephalitis, Hydrozephalus), die *Syphilis* (multiple Schäden), *Röteln* während der ersten 3 Schwangerschaftsmonate (Blindheit, Taubheit, Herzfehler) *AIDS* (Enzephalitis, Mikrozephalie), die *Zytomegalie* (Ikterus, Anämie) und *Alkoholembryopathie*.

In den *Industrienationen* sind leichte oder schwere Hirnschäden als Folge von Hirnhaut- oder Hirnentzündungen durch die Fortschritte der Hygiene, die Entwicklung neuer Medikamente und durch rechtzeitige ärztliche Behandlung drastisch zurückgegangen. Auch die früher häufigen *prä-, peri-* und *postnatalen* Noxen konnten durch die mannigfachen Fortschritte der prophylaktischen Medizin und modernen Geburtshilfe reduziert werden. Dagegen haben die Schädel-*Hirn-Traumen* bei Klein- und Schulkindern, aber auch bei Jugendlichen infolge von *Verkehrsunfällen* zugenommen. In den *Entwicklungsländern*, in denen Hunger, Seuchen und materielle Not weiterhin *endemisch* sind, spielen dagegen Schwangerschaft- und Geburtsschäden, Nahrungsmangel, Infektionen, mangelnde medizinische Versorgung u.a. weiterhin eine bedeutsame Rolle für die Entstehung von Hirnschäden.

Die in Deutschland zu verzeichnende erhebliche Verringerung der absoluten Geburtenzahl ging trotz der Fortschritte der perinatalen Medizin nicht mit einer Verminderung, sondern eher mit einer relativen Vermehrung leichter und mittelschwerer Hirnschäden einher. Das hat verschiedene Ursachen.

Während einerseits die Liberalisierung des Schwangerschaftsabbruches den unbestreitbaren Vorteil brachte, daß überwiegend erwünschte Kinder zur Welt kommen, werden andererseits mit Hilfe der modernen Geburtshilfe Risikokinder, die früher starben, am Leben erhalten. Nicht selten unter Inkaufnahme psychischer Defizite und Defekte. Abgesehen von Störungen der Intelligenzentwicklung, ist bekannt, daß *Neurosen* nicht ausschließlich umwelt-reaktive Erkrankungen sind, sondern daß neben genetischen auch hirnorganische Faktoren dabei eine pathogenetische Rolle spielen. Dänische Zwillings- und Adoptionsstudien (Schulsinger et al. 1992) haben ergeben, daß neben oft maßgeblichen genetischen häufig auch zerebralorganische Faktoren für die *psychotische* Manifestation eine wesentlich größere Bedeutung haben, als dies bislang angenommen wurde.

1. Leichte Hirnfunktionsstörungen

*Diese Kinder machen ihre Sachen nicht schlechter als andere,
sie führen sie nur anders aus.*
WEWETZER

Über die Ursachen *leichter Hirnfunktionsstörungen*,
die minimalen zerebralen Dysfunktionen (MCD),
das leichte hirnorganische Psychosyndrom, die
leichte frühkindliche Hirnschädigung, das psychoorganische Syndrom (POS) im Kindesalter, werden
zwei extreme Positionen vertreten:

1. Sie lassen sich wissenschaftlich *nicht* ausreichend exakt nachweisen und existieren überhaupt nicht. Das Konzept der leichten Hirnfunktionsstörung wird für ebenso *spekulativ* gehalten, wie es aus anderer Sicht einige psychologische, psychoanalytische oder soziologische
   Kausaltheorien sind.
2. Leichte Hirnfunktionsstörungen sind *weit* verbreitet. Nach der Vorgeschichte frühkindlicher
   Entwicklung und neurologischem Befund lassen sich bei 20–30 % aller Kinder dafür *ver-
   dächtige* Merkmale nachweisen.

Beide Ansichten sind *doktrinär* und unwissenschaft-
lich. Sie lassen sich einerseits auf abiologische oder
monokausal-milieureaktive Forschungsrichtungen,
andererseits auf ein in der Medizin weit verbreitetes
„autistisch-undisziplinäres Denken" zurückführen.
Einerseits lassen sich als Folge einer leichten Hirnfunktionsstörung vermehrt *Neurosen* nachweisen,
die die hirnorganische Matrix verdecken, andererseits wird den *„soft neurological signs"*, den neurologischen Mikrosymptomen, oft die Rolle von harten
Merkmalen zugeschrieben, obgleich diese oft mehr
verschleiern als klären.

Unter einer *frühkindlich* erworbenen *minimalen zerebralen Dysfunktion* werden in Abgrenzung
zur *kindlichen* (posttraumatischen, postenzephalitischen) Hirnschädigung hier die Folgen aller Noxen

verstanden, die etwa zwischen dem 6. Schwanger-
schaftsmonat und dem Ende des 1. Lebensjahres auf
das kindliche Gehirn eingewirkt haben. Diese *zeitliche* Limitierung ergibt sich aus neurophysiologi-
scher Sicht: Sowohl aus der überragenden Bedeutung des *„Zeitfaktors"* (Tramer 1964) für die Entwicklung des kindlichen Gehirns und seine etwaigen
Schädigungen als auch vom phylogenetisch-anthro-
pologischen Aspekt, wenn mit Portmann (1951) das
1. Lebensjahr als *„sozialer Mutterschoß"* in die fötale
Phase einbezogen wird.

Etwa bis zum *Ende des 1. Lebensjahres* befindet
sich das kindliche Gehirn in einer besonders stürmischen Entwicklung und Ausdifferenzierung (Peiper 1956), die danach verlangsamt weiterläuft und
erst mit dem Beginn des Schulalters zu einem gewissen, wenn auch noch keineswegs vollständigen Abschluß gelangt, besonders nicht im Hinblick auf die
onto- und phylogenetisch jüngsten Strukturen des
Stirnhirnes, dessen Reifung sich bis ins Erwachsenenalter hinein erstreckt; Spitz sprach von einer
physiologischen *„telenzephalen Retardation"*.

In den ersten drei Schwangerschaftsmonaten,
also in der Mitte der Fetalzeit und mit dem Beginn
einer überhaupt möglichen extrauterinen Lebensfähigkeit, setzt die *Myelinisierung* der besonders funk-
tionstragenden Bereiche der Großhirnrinde ein. Sie
erreicht erst gegen Ende des 1. Lebensjahres einen
so weitgehenden Abschluß, daß der neurologische
Status des Erwachsenen zu diesem Zeitpunkt annähernd erreicht ist.

Die frühkindlichen Zerebralschäden lassen sich
nach Lokalisation und Schweregrad in *4 verschiedene Syndrome* unterteilen, die sich partiell überlagern
und fließende Übergänge bieten können:

1. *Motorische Ausfälle* ohne oder mit Störungen der Intelligenz, die jedoch gegenüber den motorischen Funktionsstörungen meistens in den Hintergrund treten. Das typische Bild ist die *zerebrale Bewegungsstörung* beziehungsweise die infantile spastische Zerebralparese.
2. *Intellektuelle Störungen* und Defekte verschiedener Schweregrade, wobei begleitende leichtere motorische Beeinträchtigungen häufig nachzuweisen sind; es dominiert jedoch der *intellektuelle Defekt.*
3. *Hirnorganische (epileptische) Anfallsleiden* mit oder ohne zusätzliche psychische Beeinträchtigungen oder solchen der *Intelligenz* oder/und der motorischen Entwicklung.
4. *Psychische Störungen ohne* erkennbare *motorische* oder *andere* zerebrale Begleiterscheinungen, insbesondere ohne erhebliche Störungen der intellektuellen Entwicklung. Kinder mit diesen *leichten* Hirnfunktionsstörungen weisen oft ein charakteristisches *hirnorganisches Psychosyndrom* auf.

Kinder- und Jugendpsychiater und Psychologen haben sich in den letzten Jahrzehnten besonders um die strukturelle Aufhellung, aber auch um die *Entmythologisierung* eines Syndroms bemüht, das Strauss u. Lethinen 1947 (Lit. 1950) inaugurierten und deren Monographie besonders in den USA eine große suggestive Wirkung ausübte. Die Rolle einer leichten Hirnfunktionsstörung als eines angeblich ubiquitären Faktors für die abnorme Persönlichkeitsentwicklung konnte einerseits dem *spekulativen* Bereich entrückt, andererseits aber ihre Bedeutung für die Genese eines typischen Syndroms schärfer umrissen werden. Knobloch u. Pasamanik (1959) glaubten sogar ein lineares *Kontinuum* zwischen der Schwere der Schädigung und der Verhaltensstörung nachweisen zu können, das jedoch durch Tierexperimente widerlegt wurde. So werden durch frühe und *schwere* zerebrale Läsionen bei Affen, Katzen oder Hunden nur *leichte* kontralaterale Störungen gesetzt, weil subkortikale Gebiete deren Funktionen *übernehmen* und sie weiter ausführen, wenn der Kortex wegfällt. Erst nach einem symptomfreien Intervall können später *irreversible* Verhaltensstörungen auftreten, wenn bestimmte Versuchsanordnungen erfolgen. Die gestörten Schaltungen oder falschen „Verdrahtungen" werden offenbar in einem *unauffälligen* Milieu ausreichend kompensiert. Erst in einer *gestörten*, extremen oder speziellen Umweltsituation kommt es zur *Dekompensation.* Analogien zur frühkindlichen Entwicklung mit entsprechenden Milieukontrasten sind nach unseren Erfahrungen berechtigt.

Bei den sich manifestierenden psychischen Störungen muß *unterschieden* werden zwischen

1. Symptomen als Ausdruck der leichten Hirnfunktionsstörung *selbst und*
2. Verhaltensstörungen als *Folge* einer gesteigerten Neuroseanfälligkeit.

Über die *Häufigkeit* leichter Hirnfunktionsstörungen liegen unterschiedliche, mit der Verfeinerung der Untersuchungsmethoden abfallende Zahlenwerte vor (Tabelle VII-1). Während einige Untersucher meinten, jeder 6.–10. Mensch hätte eine verdünnte, neuropsychologisch noch registrierbare Hirnschädigung durchgemacht, ergaben neuere Untersuchungen eine Inzidenzrate von nur 2,7–1,0 % der Gesamtbevölkerung. Unter den *verhaltensgestörten* Kindern fanden wir bei etwa 15–20 % Hinweise für Hirnfunktionsstörungen. Bei einer Untersuchung von fast 2500 lern- und leistungsgestörten Schulkindern (Klosinski et al. 1972) ließen sich bei etwa 40 % zerebrale Dysfunktionen nachweisen. In den USA wurden durch neuere Untersuchungen weiterhin erhebliche *Frequenzdifferenzen* (von 2–18 %) im Auftreten leichter Hirnfunktionsstörungen festgestellt. Damit zeigt sich die Notwendigkeit, aber auch die Problematik, *Übereinkünfte* darüber zu treffen, wann eine

Tabelle VII-1. Häufigkeiten leichter Hirnfunktionsstörungen in der Normalbevölkerung

	Lempp %	Stutte %	Strunk %	Nissen %	Esser und Schmidt %
Leichte Hirnfunktionsstörungen	17,9	2,7	1,9	2,1	1–2

zerebrale Schädigung diagnostiziert werden kann. Für eine leichte Hirnfunktionsstörung ist zu berücksichtigen, daß der *Schwierigkeitsgrad* einer Diagnose mit *nachlassender* Symptomintensität steigt.

Besonders angloamerikanische Autoren (Eisenberg 1957; Taylor 1988) haben, teilweise nachdrücklich (Werry 1978), die Liquidierung des MCD-Konzeptes gefordert und für eine Restitution der „old fashion terms dyslexia, dysgraphia, dyspraxia etc.", also der Werkzeugschwächen, und für eine Inauguration der Teilleistungsstörungen als Bedingungsfaktoren der MCD plädiert. Die gelegentlich geäußerte Ansicht, daß die Dauerdiskussion mehr der wissenschaftstheoretischen Stilisierung diene, jedenfalls ohne praktischen Nutzen sei, wird ihre Fortsetzung nicht verhindern können. Tatsächlich liegen dem Störungsbild der minimalen zerebralen Dysfunktion ebenso wie anderen leichten „Verdünnungen", etwa der leichten Hör- oder Sehschwäche oder der in der Urologie etablierten „minimalen Nierenfunktionsstörung", unterschiedliche Ursachen zugrunde. Bei der MCD zählen neben den überwiegend genetisch bedingten Teilleistungsschwächen auch die organisch bedingten Hirnfunktionsstörungen dazu. Esser u. Schmidt (1987) die mit ihrer Frage, ob es sich bei der MCD um eine „Leerformel oder Syndrom" handele, kritisch in diese Debatte eingegriffen haben, extrahierten aus ihrem Untersuchungsgut abschließlich eine „Kerngruppe" leichter Hirnfunktionsstörungen mit einer Prävalenz von 1–2 %, die sich weitgehend mit der anderer Autoren deckt.

Für die *Diagnose* einer Hirnfunktionsstörung sind 6 *Kategorien* von Bedeutung, denen eine wechselnde Aussagekraft im diagnostischen Mosaik zukommt (Nissen 1972). Es sind dies

1. die prä-, peri- und postnatale *Anamnese*,
2. die psychomotorische *Entwicklung* des Säuglings und des Kleinkindes,
3. der kinder*psychopathologische* Befund,
4. der kinder*neurologische* Befund,
5. die EEG-Untersuchung, die akustischen und visuellen evozierten Potentiale und die computertomographische Untersuchung (CT), evtl. auch der Kernspin-Befund (NMR) und
6. der *psychologische*, insbesondere der visuo-motorische Untersuchungsbefund.

Nach unseren Erfahrungen müssen je nach Wertigkeit des Befundes mindestens 3, besser 4 *positive*

diagnostische Merkmale vorliegen, wenn eine Hirnfunktionsstörung mit einer *gewissen* Sicherheit bestätigt werden soll. Es wäre natürlich von großer praktischer Bedeutung, wenn sich durch eine objektivierende Differenzierung eine gleitende *Punktskala* der Untersuchungsbefunde und anamnestischer Daten und Fakten erarbeiten ließe. Eine Validisierung nach Art des Apgar-Indexes in der Geburtshilfe läßt sich jedoch schon wegen der unterschiedlichen Lebens- und Entwicklungsalter der Kinder, der Mischung von weichen und harten Meßdaten und einer nicht ausreichend abgestimmten Bewertung psychopathologischer Merkmale *nicht* erzielen.

Man kann fragen, ob es berechtigt ist, von *dem* hirngeschädigten Kind und im Zusammenhang damit von einem zerebralen Dysfunktionssyndrom zu sprechen und darauf hinweisen, daß dadurch vielleicht von vornherein auf Möglichkeiten verzichtet wird, „spezifische psychische Elementarstörungen" (Stutte 1972) zu erfassen.

Es ist in der Tat sehr *eindringlich* danach gefragt worden, und derartige Analysen wurden durchgeführt. Sie erbrachten jedoch im Hinblick auf unsere begrenzten Möglichkeiten für eine hirntopistische Zuordnung und eine Eliminierung pathoklitischer Spezifitäten nur *geringe* Erfolge.

Erfahrungen der Erwachsenenneurologie können auf junge Kinder *nicht* übertragen werden. Abgesehen davon, daß die Art und Verteilung der Läsionen im Gehirn bei frühkindlichen Hirnschäden meist anders sind, zeigen vergleichbare Schäden auch gänzlich andere Symptome. Das kindliche Nervensystem ist von dem des Erwachsenen in Struktur und Funktion qualitativ verschieden, daher ist auch seine morphologische und funktionelle Pathologie andersartig. Das gilt nicht nur für die akuten Zustände, sondern in vielleicht noch höherem Maße für die chronischen Folgen. Beim Kind setzen während der Entwicklung *Kompensationsmechanismen* ein, die beim Erwachsenen fehlen oder zumindest von anderer Art sind.

Der gesamte Leistungsvollzug der leicht hirngeschädigten Kinder ist in *eigenartiger* Weise verändert oder behindert. Einmal im Sinne einer scheinbar spezifischen Persönlichkeits- und Wesensänderung, zum anderen durch eine Reihe von partiellen sensorischen Erfassungs- und Teilleistungsschwächen (s. auch Abb. VII-1).

Pasamanick konstatierte, daß hirngeschädigte Kinder sich untereinander in der „*Art von Geschwi-*

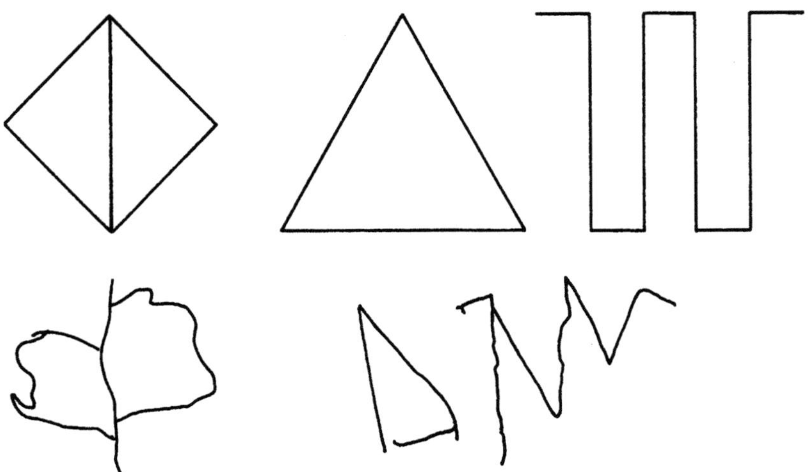

Abb. VII-1. 12jähriger Junge mit einer *leichten Hirnfunktionsstörung;* im Benton-Test erschwerte Gestalterfassung und -wiedergabe (oben: Vorlage, unten: Nachzeichnung)

stern" gleichen, und Bradley (Bradley 1955) wies unabhängig davon auf den *„Anstrich von Familienähnlichkeit"* dieser Kinder hin. Wewetzer (Wewetzer 1959) brachte die aphoristische Formel, daß ein hirngeschädigtes Kind seine Sache nicht *schlechter* mache als ein gesundes, es führe diese Sache nur *anders* aus.

Im Laufe der Jahre wurden eine ganze Reihe von *Symptomskalen* erarbeitet, die je nach dem Standpunkt des Betrachters, vom pädagogischen, neurologischen, psychiatrischen oder pädiatrischen Aspekt aus, unterschiedliche Charakteristika erbrachten. Als *typisch* gelten:

1. normale oder überdurchschnittliche Intelligenz,
2. Sprach- oder Lernstörungen,
3. visuelle oder akustische Erfassungs- und Speicherungsschwächen,
4. fein- und grobmotorische Koordinationsschwächen,
5. Hyperkinese und Hyperaktivität,
6. Affektlabilität,
7. Konzentrationsschwäche,
8. geringe neurologische Störungen,
9. grenznormales oder abnormes EEG.

Andere Autoren weisen auf die gesteigerte *Ablenkbarkeit* und extrem kurze Aufmerksamkeitsspannen hin, auf den Drang, alles Gesehene zu berühren und die geminderte *Steuerung* für spontane Affekte, ferner auf aggressive Ausbrüche, Fehlen von Furcht und die Unfähigkeit, auf Tadel oder Strafen zu reagieren. Die Mütter solcher Kinder charakterisieren

sie gelegentlich als *„Flaschenteufel"* oder als „Perpetuum mobile" (s. hyperkinetisches Syndrom, S. 239). Ein Vater meinte typisierend, der Familie sei dieses Kind als *„Kuckucksei"* untergeschoben worden: Es sei so anders als seine Geschwister; sie hätten es alle dennoch lieb. Knobloch u. Pasamanick (1959) ermittelten durchgängig eine relativ niedrige sprachfreie Intelligenz und Wahrnehmungsstörungen, ferner schlechte Beziehungen zu Alterskameraden.

Das klinische Bild frühkindlich entstandener Hirnfunktionsstörungen stellt sich wie folgt dar (Neuhäuser 1980):

1. *Sensomotorisches System*
   Widerstand gegen passive Bewegungen, Muskelkraft, Bewegungsausmaß, Konsistenz der Muskulatur, Muskeleigenreflexe (Patellar-, Achilles-, Bizeps-, Trizepsreflex), Bauchhautreflexe, Babinski-Phänomen usw.
2. *Körperhaltung*
   Haltung beim Sitzen und Stehen (Stellung der Beine und Füße). Stehen mit ausgestreckten Armen), Gehen, Bauch- und Rückenlage.
3. *Gleichgewichtsreaktion des Körpers*
   Ausgleichsbewegungen im Stehen, Verfolgen eines Gegenstandes mit Augen und Kopf, Romberg-Versuch, Reboundphänomen, Strichgang.
4. *Koordination der Extremitäten*
   Finger-Nasen-Versuch, Diadochokinese, Knie-Hacken-Versuch, Kicken, Berühren der Fingerspitzen.
5. *Feinmotorische Geschicklichkeit*
   Fingeroppositionstest, Fingerverfolgen, Kreistest.

6. *Dyskinesie*
   Choreiforme Bewegungen (distal, proximal, spontan); Athetotiforme Bewegungen.
7. *Grobmotorische Funktionen*
   Seiltänzergang, Zehengang, Fersengang; Stehen und Hüpfen auf einem Bein; Aufsetzen aus Rükkenlage.
8. *Bewegungsqualität*
   Geschwindigkeit, Geschmeidigkeit und Angemessenheit von fein- und grobmotorischen Aktionen.
9. *Assoziierte Bewegungen*
   Mundöffnungs-Fingerspreiz-Phänomen, Spiegelbilddiadochokinese, Mitbewegungen bei Zehen- und Fersengang oder Fingeropposition.
10. *Visuelles System*
    Position der Augen, Nystagmus (Richtung, Position, optokinetisch), Folgebewegungen, Gesichtsfeld, Fundoskopie.

Die *Intelligenz* des typischen leicht hirngeschädigten Kindes gilt als nicht oder nur *leicht* beeinträchtigt. Das setzt aber voraus, daß als Intelligenz *das* bezeichnet wird, was mit dem Intelligenztest gemessen werden kann, und psychische Potenzen, die sich der Messung entziehen, nicht berücksichtigt werden. Der Lernerfolg wird jedoch nicht *allein* durch eine reduzierte Intelligenz beeinträchtigt, sondern auch von neurotischen Lernstörungen, die sich der psychometrischen Feststellung entziehen können.

Die *mangelhaften* Lernleistungen und die Störungen der sozialen Integration werden von der Umgebung zunächst meist als einfache Verhaltensstörungen gedeutet, für die in erster Linie das Kind *selbst* verantwortlich gemacht wird. Lern- und Leistungsstörungen treten bei diesen Kindern besonders häufig im 3. oder 4. Schuljahr in Erscheinung: zu einem Zeitpunkt, an dem nach unseren Lehrplänen *konkrete* Denkinhalte von *abstrakten* Denkmodellen abgelöst werden. Andererseits ist bekannt, daß mit zunehmendem Lebensalter die Anzahl zunächst durchschnittlich begabter Kinder mit leichten Hirnfunktionsstörungen zugunsten solcher mit abgesunkenen IQ-Werten zurückgeht, das heißt mit zunehmendem Lebensalter wird die *Diskrepanz* im Hinblick auf das stagnierende Intelligenzalter stärker.

In den letzten Jahren hat die Lehre der hirnorganischen Teilretardierungen bzw. der asynchronen Hirnreifung durch den Begriff der psychoneurologischen Schwächen (Johnson u. Myklebust 1971) oder den *Teilleistungsstörungen* indirekt eine Wiederkehr erlebt. In der Psychoneurologie wurde mit der Lehre von den neurogenen Lernschwächen ein biologisch orientiertes und therapeutisch bedeutsames Forschungsareal neu erschlossen, das historische Bezüge zur Hirnzentrenlehre aufweist; diese wurde durch Vorgänge und Erkenntnisse aus der technologischen Forschung und Kybernetik korrigiert und ergänzt. Diese vorwiegend optischen und auditiven Teilleistungsstörungen können (etwa die motorische oder sensorische Hörstummheit, die Worttaubheit, die optische oder auditive Legasthenie oder Dyslexie) als entweder genetisch bedingte partielle Hirnreifungsretardierungen erklärt werden oder als Residuen einer prä-, peri- oder postnatalen Hirnschädigung.

Diesen *Teilleistungsstörungen* liegt ein genetischer oder partieller hirnorganischer Defekt in der zentralen Dechiffrierung optischer oder akustischer Inzidenzen zugrunde. Sie führen bei völliger Intaktheit der peripheren Hör- und Sehbahn zu einer partiellen oder totalen sensorischen *Leistungsschwäche*. Neben der Lese-, Schreib- und der Rechenschwäche lassen sich auch motorische Störungen (Dyspraxie, Dysmetrie) teilweise hierdurch erklären. Übrigens wurden für die erbgenetisch fundierte sogenannte Kerngruppe der *Enuretiker* und *Enkopretiker* (gestörte Wahrnehmung von Körpersensationen) immer schon ähnliche Theorien diskutiert, und auch für die autistischen Syndrome im Kindesalter erschließen sich aus dieser Sicht neue Interpretationsmöglichkeiten.

Bei Kindern mit einer minimalen Hirnfunktionsstörung ist die gestörte „*kritische Distanz*" (Lempp 1964) im Umgang mit Menschen und Dingen ein besonders auffallendes Symptom. Die von Kretschmer als „Initialstupor" bezeichnete physiologische Schüchternheit von Kindern in der Begegnung mit fremden Menschen und in neuen Situationen *fehlt*. Diese Kinder überbrücken solche Barrieren durch eine unbekümmerte und wie es scheint „vertrauensvolle" Kontaktaufnahme, die oft erst nach mehreren Begegnungen als distanzüberschreitend und *zudringlich* erlebt wird. Tatsächlich nehmen sie neutrale oder ablehnende zwischenmenschliche Merkmale im mimischen und körperlichen Ausdrucksverhalten des Partners nicht wahr oder können sie nicht integrieren oder deuten. Während das psychisch *gesunde* Kind neue Situationen vorsichtig prüft und Gefahren durch Flucht meidet, begibt sich das hirngeschädigte Kind scheinbar mutig auch in gefährliche Situationen, weil es Warnungen und Signale infolge von Teilleistungsstörungen nicht apperzeptiert oder nicht dechiffrieren kann.

Wegen ihres scheinbar zutraulichen Verhaltens werden hirnfunktionsgestörte Kinder häufig nicht als solche erkannt und die ihren gestörten Hirnfunktionen entspringenden unverständlichen Handlungen oder Verhaltensweisen als böswillig, *neurotisch* oder *psychopathisch* eingestuft. Eine genaue Analyse der emotionalen Bindungsfähigkeit ergibt, daß hinter der fassadenhaften Kontaktfreudigkeit eine mangelhafte kommunikative Fähigkeit steht. Sie neigen dazu, rasch enge Beziehungen anzuknüpfen. Sie lassen die Partnerrolle jedoch bei Auftreten von Personen oder Situationen mit stärkerem Signalcharakter ebenso rasch und unvermittelt wieder fallen. Zugrunde liegt eine reduzierte seelische Beeindruckbarkeit dieser Kinder durch den in seinem Wesen *nicht* erfaßten und damit nicht ernsthaft akzeptierten Partner.

Entscheidend für die Entstehung *sekundärer* Verhaltensstörungen ist, daß die organische Bedingtheit des Syndroms von der Umgebung *nicht erkannt* wird. Die permanente Unruhe, die Sprunghaftigkeit und Unberechenbarkeit oder ihre Apathie und Passivität geben Anlaß zu ständigen Kollisionen mit der Umgebung, die sich durch diese Kinder *gestört* und enttäuscht fühlt. Die Eltern deshalb, weil ihnen durch das vermeintlich gesunde Kind *Kränkungen* zugefügt werden, die es nach ihrer Meinung unterlassen könnte. Die Lehrer, weil sie bei dem Kind eine mangelhafte Bereitschaft zur *Mitarbeit* vermuten; sie suchen vergeblich nach dauerhaften pädagogischen Ansätzen und müssen resignierend erkennen, daß hier das „Unregelmäßige die Regel" ist. Sie werden in ihrem Urteil dadurch bestärkt, daß diese Kinder *nicht* kontinuierlich schlechte Leistungen bieten, sondern sie mosaikhaft streuen und zwischen sehr guten und schlechten Leistungen pendeln. Dabei werden die *guten* Leistungen meistens nicht gelobt, weil sie als begabungsadäquat gelten. Die *schlechten* Leistungen werden dagegen übermäßig verurteilt. Das Kind selbst ist von den Reaktionen der Umgebung aktuell wohl tief betroffen. Es ist aber unfähig, sein Verhalten auf eine *stabile* Grundlage zu stellen, weil es durch seine fehlerhaften optischen und akustischen Informationen immer wieder aus der projektierten Bahn geworfen wird.

Daraus erklärt sich, daß diese Kinder nicht selten als *Neurotiker* eingestuft werden, weil sie sich selbst und ihre Umgebung ohne erkennbare Ursache beeinträchtigen. Dies gab seinerzeit Villinger Veranlassung, sie als *enzephalopathische Pseudopsychopathen* zu kennzeichnen.

Bei einer orientierenden Untersuchung an über 100 Kindern (Nissen 1972) konnten bei Aufschlüsselung der sozialen Stellung und des Bildungsniveaus der Eltern in über 2/3 der Fälle ein überzufällig häufiges Zusammentreffen zwischen den pädagogischen Fehlhaltungen und dem Bildungsniveau der Eltern *einerseits* und der intellektuellen und der emotionalen Entwicklung der Kinder *andererseits* festgestellt werden. Bei einer Aufgliederung in ein oberes, mittleres und unteres psychosoziales Elternniveau ergab sich folgendes Bild:

Etwa die *Hälfte* dieser Kinder wurden von den Eltern intellektuell *überfordert*. Dabei zeigte sich, daß besonders Eltern aus der Mittel- und Oberschicht nicht bereit waren, dem lerngestörten Kind seinen geringeren Leistungsindex zuzugestehen. Eltern der Unterschicht fällt es aus verschiedenen Gründen dagegen leichter, ihre Anforderungen den realen Gegebenheiten entsprechend zu reduzieren. Die überforderten Kinder können unter dem Motto *„Alle sagen, ich will nur nicht, also kann ich"* einen bis zu Lerntorturen ausartenden Leistungsehrgeiz und Übereifer entwickeln, durch den zusätzliche psychische Störungen erzeugt werden können.

Von den Eltern eher gleichgültig oder vernachlässigend wurden 1/4 der Kinder behandelt. Diese Gruppe entstammte ausschließlich der unteren psychosozialen Schicht. Diese Eltern nutzten vorhandene Möglichkeiten der Aus- und Weiterbildung ihrer leicht hirngeschädigten Kinder nur *unvollkommen* und ließen teilweise vorhandene Teilbegabungen brach liegen. Bei diesen Kindern kann nach dem Verstärkerprinzip die Übernahme des Schemas: *„Alle sagen, ich bin dumm, also bin ich dumm, dagegen ist nichts zu tun"* eine zusätzliche pathogene Wirkung entfallen.

Nur bei wenigen *(6 %)* Kindern konnten wir einen die Entwicklung hemmenden, verwöhnenden Einfluß feststellen. Die meisten dieser Kinder entstammten der unteren Schicht. Dieser oft verschleiert erscheinenden Form der Fehlerziehung sind besonders Einzelkinder und Nachkömmlinge ausgesetzt, von denen die Eltern sich nicht trennen mögen und jeden Schritt überwachen. Bei diesen ver haltensgestörten Kindern entwickeln sich häufig unter der anerzogenen Maxime: *„Alle sagen, ich bin krank, also bin ich krank, und man muß lieb zu mir sein"* besonders verschiedene Formen der *Schulverweigerung*.

Nur 1/5 der Eltern zeigte eine dem Intelligenzniveau der Kinder *adäquate* Einstellung. Von diesen entstammte immerhin ein Drittel der Unterschicht, dagegen nur 2 von 22 Kindern der Mittelschicht.

In der *Neurosenpsychologie* ist unumstritten, daß *ungünstige* konstitutionelle Faktoren besonders leicht zu einer Neurotisierung führen können. Freud selbst hat das in seiner psychophysischen Ergänzungsreihe (Freud, Ausg. 1972) formuliert, die von „konstitutionellen" und von „akzidentellen" Bedingungsfaktoren der Neurose spricht. Statistische Untersuchungen haben übereinstimmend ergeben, daß Kinder mit minimalen Dysfunktionen wesentlich häufiger eine zusätzliche *Neurose* entwickeln als hirngesunde Kinder. Die Ursachen dafür liegen einerseits in der *gesteigerten* Vulnerabilität dieser reizirritierten, durch gestörte Wort- und Gestalterfassung verunsicherten Kinder; andererseits aber auch darin, daß das *familiäre* Feld seit der Geburt infolge des komplexen Andersseins dieser Kinder durch sie selbst *pathogen* gestimmt wurde. Das durch seine zerebrale Dysfunktion integrationsbehinderte Kind erregt durch sein auffälliges und störendes Verhalten „Verfremdungseffekte", die von den Eltern mit *Schuldgefühlen* oder schmerzlichen narzißtischen Kränkungen beantwortet werden, während die Umgebung mit *Ablehnung* reagiert. So kommt es durch eine einseitige Übersteuerung zu einem rückgekoppelten Aktions-, Reaktions-, Aktionskreis, einem *circulus vitiosus*, aus dem das Kind sich meistens nicht mehr allein befreien kann.

Fallbeispiel

Ein 11jähriger antriebsschwacher Junge, von seinen Mitschülern nicht akzeptierter Außenseiter, bereitet auch den Lehrern trotz guter Schulleistungen Probleme. Er beteiligt sich nicht am Unterricht, wirkt abwesend und verträumt, schlechtes Schriftbild, unsicher und gehemmt. In den Pausen wird er von Mitschülern gehänselt und geschlagen, wehrt sich nicht. Nach abgeschlossener Familienplanung unerwünschte Schwangerschaft; genitale Blutungen ungeklärter Ursache. Starker Neugeborenenikterus, längerer Klinikaufenthalt. Strabismus convergens, Kurz- und Rot-Grün-Fehlsichtigkeit. Überdurchschnittliches Intelligenzniveau (IQ 115, diskrepanter Handlungsteil). Feinmotorische, koordinative und visuomotorische Wahrnehmungsstörungen. Beim Vorhalteversuch konstant vorzeitiges Ab-

sinken des rechten Beines, sonst o.B. Diagnose: Hirnfunktionsstörung mit psychischen und motorischen TLS und sekundären emotionalen Beeinträchtigungen.

Alle *Ursachen* darzustellen, die sekundär zu leichten Hirnfunktionsstörungen führen können, hieße, die pathogenen Noxen von Schwangerschaft, Geburt und frühkindlicher Entwicklung erschöpfend abzuhandeln. Die Mehrzahl der frühkindlichen Hirnschädigungen, etwa *85 %*, werden *vor* oder *während* der Geburt erworben: davon 25 % in der Schwangerschaft, 60 % unter der Geburt. Nur 15 % entstehen durch schädigende Einwirkungen in der Neugeborenen- und Säuglingsperiode.

Bei den *intrauterinen* Fruchtschäden stehen gefäß- und kreislaufbedingte, infektiöse, toxische und mechanische Störungen im Vordergrund. Die große Bedeutung der Reifungsstörungen der *Placenta*, Nabelschnurkomplikationen und Anomalien des fötalen Kreislaufs ist erst in den letzten Jahren voll erkannt worden, ebenso wie die der EPH-Gestose und der Alkoholintoxikation.

Unter den *perinatalen Schädigungen* spielen die durch Sauerstoffmangel verursachten eine weitaus größere Rolle als die Verletzungen von Schädel und Gehirn während der Geburt. Von ophthalmologischer Seite wurden bei routinemäßigen Untersuchungen von Neugeborenen bei 40 % Netzhautblutungen festgestellt. Diese und andere Beobachtungen sprechen dafür, daß auch *unauffällige* Geburtsverläufe bei einem Kind zerebrale Schädigungen hinterlassen können. Die erhöhte Anfälligkeit der *Frühgeburten* ist allgemein bekannt. Bei Geburtsgewichten von 2500 bis 1500 g betrug nach Untersuchungen von Harper et al. (1961) der Prozentsatz der Intelligenzdefekte etwa das Doppelte der Vergleichsserie. Unter 1500 g litt jedes 5. Kind an einem eindeutigen oder fraglichen Intelligenzdefekt. Drillien (1961) konnte bei 66 Kindern mit einem Geburtsgewicht unter 1600 g nur bei 6 im 1. Schuljahr einen IQ von 100 und darüber feststellen. Durch die Verbesserung perinataler Untersuchungsmethoden ist hier zweifellos ein *Wandel* eingetreten, abschließende überzeugende Vergleichsuntersuchungen stehen jedoch noch aus.

In der *postnatalen Periode* schließlich sind als schädigende Noxen in erster Linie schwere Ernährungsstörungen, Intoxikationen und Infektionen mit begleitenden Meningoenzephalitiden zu nennen. Durch katamnestische Untersuchungen an dystrophischen Säuglingen wurde schon vor Jahrzehnten (Lange-Cosack 1939) belegt, daß später bei ihnen psychische und psychomotorische Störungen viel häufiger vertreten waren als bei ehemals gesunden Säuglingen.

Die *Prognose* ist nur im Hinblick auf die motorische Antriebsstörung (Hypo- oder Hyperkinese) relativ günstig. Mehrere Langzeituntersuchungen zeigen, daß Kinder mit leichten Hirnfunktionsstörungen als Jugendliche und Erwachsene häufig noch erhebliche Beeinträchtigungen aufweisen. Auch wenn keine stärkere sekundäre Neurotisierung stattgefunden hatte, bleiben eine verminderte Aufmerksamkeitsspanne und eine geminderte Spontaneität oder eine gesteigerte Impulsivität bestehen, die sich ungünstig auf die soziale Integration auswirken. Bei einem nicht geringen Prozentsatz ergab sich, daß sie keinen mit ihren Mitschülern vergleichbaren sozioökonomischen Status erreicht hatten, während bei anderen, wahrscheinlich als Folge gewonnener Erfahrungen mit der Umwelt und größer werdender Möglichkeiten einer Selbstregulierung, eine erfreuliche psychische Harmonisierung zu verzeichnen war.

2. Hyperkinetische Störung

Ob der Philipp heute still wohl bei Tische sitzen will?
H. Hoffmann

Das Phänomen des unruhigen Kindes wird häufig mit unseren angeblich unruhigen Zeiten in Verbindung gebracht. Zweifellos ist es so, daß wir heute, nicht zuletzt durch die möglich gewordene wirksame Behandlung, sehr viel mehr Kinder in Praxen und Kliniken mit dieser Störung sehen als früher. Auch sind Eltern heute nicht mehr bereit, Einschränkungen ihrer Kinder als Schicksalsschlag einfach hinzunehmen. Aber schon vor über 100 Jahren hat der Psychiater Hermann Laehr das Zustandsbild hyperkinetischer Kinder beschrieben. Diese Kinder seien „...ungemein beweglich, und zwar unterscheidet das Hastige, Unmotivierte, Eckige in den Bewegungen sie von den lebendigen Muskelbewegungen kräftiger und gesunder Kinder...“ (Laehr 1875). Und der Prager Psychiater Arnold Pick beschrieb unter Heranziehung des Hoffmannschen Zappelphilipps das hyperkinetische Syndrom als ein umschriebenes psychomotorisches Syndrom, das wegen seiner ungünstigen Prognose einer gezielten Behandlung bedürfe, die er allerdings nicht weiter erläuterte (Pick 1911).

In der Begegnung mit dem unruhigen und hyperaktiven Kind sind die Not der Eltern, die scheinbare Ausweglosigkeit des Kindes und die Hilflosigkeit vieler Helfer immer wieder beeindruckend. Nicht selten werden diese Kinder als ungezogen, frech und böse angesehen, weil ihre Problematik nicht richtig erkannt wird. Die Eltern schämen sich für das expansive Verhalten ihrer Kinder, sie zweifeln an ihren erzieherischen Fähigkeiten und ziehen sich resigniert zurück, um nicht immer wieder negative Reaktionen zu erfahren. Aber auch viele hochmotivierte Helfer sind enttäuscht, weil trotz großer pädagogischer Bemühungen das Verhalten dieser Kinder nicht ausreichend zu beeinflussen ist.

Das hyperkinetische Syndrom ist nicht aus einer reaktiven Fehlanpassung eines Kindes an äußere oder kulturelle Bedingungen entstanden, sondern es handelt sich um eine starke primäre Abnormität des Verhaltens. Diese Kinder tragen ein hohes Risiko sekundärer Fehlentwicklungen in sich, die sich nicht nur auf die schulische Situation beschränken. Aufgrund der sozialen Schwierigkeiten finden wir gehäuft neben einer schwierigen Schullaufbahn und schlechteren Schulabschlüssen vermehrt auch Konflikte mit dem Gesetz, öfter Drogenkonsum und eine Tendenz zu häufigen Verkehrsunfällen. Dies wurde in einer Untersuchung kürzlich wieder eindrucksvoll bestätigt (Barkley et al. 1993).

Das klinische Bild wird durch die beeinträchtigte Konsonanz von Temperament, Motivationen und Fertigkeiten einerseits und den Erwartungen, Anforderungen und Möglichkeiten der Umwelt andererseits bestimmt.

Das extrem expansive Verhalten und das hohe Ausmaß zielloser Aktivität sind das Merkmal, das meist zuerst wahrgenommen wird. Die Kinder sind immer in Bewegung, dabei erscheinen sie wenig organisiert und ohne klare Zielorientierung. Die Überaktivität zeigt sich sowohl in der Grobmotorik als auch in der Feinmotorik. Die motorische Unruhe wird meist als besonders störend empfunden und führt zu einem hohen Leidensdruck bei Eltern und Lehrern.

Ein weiteres Zeichen des hyperkinetischen Syndroms ist die mangelhafte Impulskontrolle. Die Kinder handeln mehr als andere überstürzt und ohne Überlegung. Sie beantworten oft eine Frage, bevor sie richtig gestellt wurde, sie machen Bemerkungen, ohne an der Reihe zu sein, sie setzen sich aber auch gehäuft Gefahren aus, ohne selbst die Gefährlichkeit dieser Situationen richtig abschätzen zu können. In der Schule beginnen sie mit der Lösung von Aufgaben, ohne sich vorher mit notwendigen Anweisungen auseinandergesetzt zu haben, unterbrechen den Lehrer beim Unterricht und stören andere Kinder beim Arbeiten.

Im Alltag scheinen diese Kinder keine Frustrationstoleranz zu haben. Sie geben leicht auf, streben nach unmittelbarer Bedürfnisbefriedigung und werden schnell ärgerlich, wenn Menschen sich nicht so verhalten und Situationen sich nicht so entwickeln, wie sie es erwarten. Diese nicht ausreichende Selbstkontrolle führt dazu, daß diese Kinder als ungehorsam oder nachlässig erscheinen.

Die Störung der Aufmerksamkeit zeigt sich in einer kurzen Aufmerksamkeitsspanne und einer erhöhten Ablenkbarkeit. Schon in Spielsituationen können sie sich kaum vertiefen, sie wechseln häufig ihre Aktivitäten, ohne die einzelnen in Ruhe zu Ende geführt zu haben. Sie kommen Bitten und Anforderungen nicht nach, scheinen nicht zuhören zu können und vermögen nur mit Mühe, die Regeln strukturierter Spiele einzuhalten. In Anforderungssituationen sind sie extrem ablenkbar und wenden sich jeder Störquelle unmittelbar zu, wobei sie Wesentliches von Unwesentlichem nicht unterscheiden können. Sie vergessen vieles und haben in der Schule nicht immer alle Arbeitsgeräte parat, die zudem häufig kaputtgehen. Diese Kinder machen viele Leichtsinnsfehler, und die Lehrer sind verwundert über den starken Kontrast zwischen der oft gewandten sprachlichen Ausdrucksweise und der geringen Qualität der schriftlichen Arbeiten in Inhalt und äußerer Form. In der Einzelsituation mit direktem Kontakt können diese Kinder zur Ruhe kommen und auch strukturiert arbeiten. In Gruppensituationen ändert sich das Bild jedoch dramatisch, sie wirken impulsiv, wenig organisiert, unaufmerksam und scheinen keinen Blick für Gefahren zu haben. Während diese Kinder auf dem Spielplatz als temperamentvoll und mutig imponieren, sind sie im Unterricht der „Klassenkasper", der ständig unruhig und zappelig ist, andere Kinder durch sein Verhalten ablenkt und so erheblich stört.

Die Hausaufgabensituation wird von den meisten Eltern hyperkinetischer Kinder beklagt. Gerade weil die Leistungen oft nicht sehr gut sind, versuchen viele Eltern, im häuslichen Rahmen mit den Kindern zu üben, was auch Lehrer oft empfehlen, da offensichtlich in der Schule der Stoff nicht ausreichend erlernt wurde. Die Kinder haben dann oft Hefte und andere Arbeitsmaterialien in der Schule vergessen, sie spielen mit Gegenständen anstatt zu arbeiten, lassen sich von jeder Störquelle ablenken und zeigen oft eine ausgeprägte Sättigung gegenüber strukturierten Situationen. Sie scheinen sich über Fehler keine Gedanken zu machen, und es kommt zwischen Eltern und Kind oft zu heftigen Auseinandersetzungen.

Die typischen Schwierigkeiten dieser Kinder zeigen sich also im schulischen Rahmen in besonderer Weise. Meist sind die Gründe zur Vorstellung beim Arzt ungenügende schulische Leistungen bei ausreichenden kognitiven Voraussetzungen. Die verminderte Aufmerksamkeitsfokussierung führt zu einer erhöhten Ablenkbarkeit und somit zum fehlenden Lernerfolg. Diese Kinder reagieren auf Verstärkung weniger positiv und weniger lange anhaltend, so daß sie auch negative Reaktionen häufiger erfahren als andere Kinder.

Zudem besteht eine hohe Koinzidenz mit anderen Lernstörungen. Bis zu 15 % aller hyperaktiven Kinder zeigen zusätzliche Probleme im Bereich des auditiven Gedächtnisses, der auditorischen Diskrimination, der visuell-motorischen Integration sowie des visuellen Gedächtnisses, die durch die Aufmerksamkeitsstörung noch weiter akzentuiert werden (Minde et al. 1971).

Auch die Verhaltensauffälligkeiten sind für die Kinder und deren Eltern eine große Belastung. Hyperaktive Kinder haben es schwerer, sich mit der Umwelt auseinanderzusetzen, was natürlich Auswirkungen auf ihr Verhalten haben wird. Das Aufmerksamkeitsdefizit zeigt sich besonders in strukturierten Situationen und beeinflußt interpersonale Schlüsselbeziehungen. Die beeinträchtigte Aufmerksamkeit bezieht sich aber auch auf den propriozeptiven Bereich und beeinflußt die Kinder in ihrem Körpererleben.

Wie bei allen psychiatrischen Erkrankungen des Kindes- und Jugendalters, zeigt auch das klinische Bild des hyperkinetischen Syndroms eine starke *Altersabhängigkeit*. Einige Mütter berichten über eine Hyperaktivität ihrer Kinder bereits in der Schwangerschaft. Die Kindesbewegungen werden als besonders heftig und intensiv erlebt. Ca. 60 % der Kinder zeigen eine extreme Unruhe bereits im Säuglingsalter, sie sind durch externe Stimuli leicht irritierbar, haben Schlafstörungen, häufiger Koliken und reagieren auch auf Ernährungsumstellungen stärker. Sie scheinen Liebkosungen nicht so gerne zu haben, und ihre Sauberkeits- und Sprachentwicklung verläuft häufiger verzögert (Greenhill 1985).

Im Vorschulalter zeigt sich die Hyperaktivität in der Regel schon recht ausgeprägt, sie führt aber nur selten zur Vorstellung beim Arzt. Meist wird den Eltern die Verantwortung für ihre „lebhaften" Kinder zugeschrieben. Durch ihre Hyperaktivität gefährden sich diese Kinder, zumal sie keine Gefahren zu erkennen und nicht aus negativen Erfahrungen zu lernen scheinen. Sie sind stark unfallgefährdet, erfahren mehr Verletzungen und erleiden häufiger Vergiftungen. Auch brauchen sie oft weniger Schlaf und neigen zu stärkeren Wutausbrüchen.

Die besondere Situation hyperkinetischer Kinder in der Schule wurde weiter oben bereits beschrieben. In der Schule können sich zum Teil dramatische Szenen abspielen, wie der Auszug aus einem Lehrerbericht über ein hyperkinetisches Kind illustriert:

„Bereits 1 Woche nach der Einschulung begannen die Schwierigkeiten. Hinsichtlich der sozialen Eingliederungsfähigkeit, der Disziplin und des Arbeitsverhaltens weicht der Schüler auffallend von seinen Altersgenossen ab. Die größten Probleme und Schwierigkeiten im Verlaufe eines Schultags ergeben sich aus seiner Unfähigkeit zu gehorchen und sich in der Gruppe einzuordnen. Die Störungen im Unterricht sind mitunter so massiv, daß ein Unterrichten streckenweise nicht möglich ist."

Aber auch die familiäre Situation dieser Kinder ist schwierig. Die Eltern sind durch die Unruhe ihrer Kinder beschämt und wagen deshalb weniger Sozialkontakte, um nicht immer wieder negative Rückmeldungen über ihr Kind zu hören. Sie lassen ihr Kind seltener unbeaufsichtigt, sie fühlen sich im Familienverband isoliert. Durch die vermehrte Aufmerksamkeit, die das hyperkinetische Kind braucht, werden Geschwisterrivalitäten geradezu angebahnt. Das Ausbleiben des schulischen Erfolges führt zu einer enttäuschten väterlichen Erziehungshaltung, die die bereits bestehenden Schuldgefühle der Mutter noch weiter akzentuiert. Sekundäre Neurotisierungen sind deshalb häufig.

Langfristige Untersuchungen, die in den vergangenen Jahren in Nordamerika durchgeführt worden sind, vermochten zu zeigen, daß das hyperkinetische Syndrom keine auf das Kindesalter beschränkte Erkrankung ist. Ungefähr 1/3 der Kinder

hat auch im Erwachsenenalter Konzentrationsprobleme und leidet an Überaktivität und erhöhter Impulsivität. Die Besonderheiten dieser Gruppe werden oft nicht richtig erkannt und eingeordnet. Im Erwachsenenalter werden diese Auffälligkeiten nicht selten als Persönlichkeitsstörung fehldiagnostiziert (Shaffer 1994).

Die *Häufigkeit* des hyperkinetischen Syndroms ist zuletzt in der Ontario-Child-Health-Study sehr präzise untersucht worden. Hier hat sich im Schulalter eine Prävalenz von 9 % bei Jungen und 3,3 % bei Mädchen ergeben. Es fanden sich keine Unterschiede bei Kindern aus der Stadt und aus ländlichen Gebieten, auch war keine eindeutige Altersabhängigkeit festzustellen (Szatmari et al. 1990). Für die Bundesrepublik Deutschland wurde eine Prävalenz von 4,2 % im Schulalter gefunden (Schmidt et al. 1987).

Die *Diagnose* ist anhand des klinischen Bildes nicht schwer zu stellen. Es gibt international anerkannte und eindeutige diagnostische Kriterien, die sich als hilfreich und zuverlässig erwiesen haben. Die Aufmerksamkeitsstörung, die Impulsivität, die Hyperaktivität und der frühe Beginn sind typisch.

Symptomatik des hyperkinetischen Syndroms

Aufmerksamkeitsstörung

- führt begonnene Aufgaben nicht zu Ende
- scheint oft nicht zuzuhören
- ist leicht abgelenkt
- hat Konzentrationsschwierigkeiten bei den Hausaufgaben oder anderen Aufgaben, die Aufmerksamkeit erfordern
- kann nur schlecht bei einer Aktivität bleiben

Impulsivität

- handelt oft unüberlegt
- wechselt häufig die Aktivitäten
- hat Schwierigkeiten bei der Arbeitsstrukturierung
- braucht viel Aufsicht
- ruft in der Klasse oft dazwischen
- hat Schwierigkeiten, Veränderungen bei Spielen oder Gruppensituationen abzuwarten

Hyperaktivität

- läuft ständig herum und klettert auf Gegenstände
- hat Schwierigkeiten still zu sitzen und zappelt

- ist auch im Schlaf unruhig
- ist immer in Bewegung und handelt wie getrieben

Differentialdiagnostisch muß vom Arzt überlegt werden, inwieweit das Aktivitätsniveau noch in der Altersnorm liegt. Zum anderen können Kinder aus einem schlecht organisierten, inadäquaten oder emotional stark belasteten Milieu als aufmerksamkeitsgestört imponieren. Komplexe Tics können dem hyperkinetischen Syndrom ähneln und treten nicht selten gemeinsam auf (Marcus u. Rothenberger 1993). Seh- und hörgestörte Kinder zeigen in der Schule nicht selten eine Aufmerksamkeitsstörung, und auch bestimmte Hauterkrankungen wie zum Beispiel ein endogenes Ekzem können unter Umständen die Kinder in der Schule als unruhig erscheinen lassen. Auch seltenere Erkrankungen wie eine Sydenham-Chorea, ein epileptisches Psychosyndrom, Erschöpfungszustände im Rahmen somatischer Erkrankungen sowie Schilddrüsenfehlfunktionen müssen ebenso wie katatone Schizophrenien in die differentialdiagnostischen Überlegungen mit einbezogen werden. Auch depressive Kinder fallen in der Schule durch ihre eingeschränkte Aufmerksamkeit auf.

Schon in den frühen Beschreibungen im letzten Jahrhundert wurden als *Ursachen* hirnorganische Funktionsstörungen vermutet. Unter diesem Aspekt ist es auch zu verstehen, daß lange Jahre der Begriff „Minimale Cerebrale Dysfunktion" als Synonym für das hyperkinetische Syndrom gebraucht wurde. Ohne jeden Zweifel spielen genetische Faktoren eine große Rolle, wofür die ungleiche Geschlechtsverteilung und die familiäre Häufung des hyperkinetischen Syndroms sprechen. Auch Adoptionsstudien und Zwillingsstudien stützen diese Theorie. Besonders eindrucksvoll ist das starke Überwiegen des männlichen Geschlechtes. Dies ist um so eindeutiger, als Jungen aufgrund der überkommenen Rollenerwartungen im allgemeinen grundsätzlich ein höheres Aktivitätsniveau zugebilligt wird als Mädchen.

Viele neurophysiologische Untersuchungen stützen ebenso wie neuropsychologische Befunde die Theorie, daß beim hyperkinetischen Syndrom eine Funktionsstörung im Frontalhirn vorliegen dürfte. Diese hat man auch mit modernen bildgebenden Verfahren wie der Single Photon Emission Computer Tomography (SPECT) und der Positronen-Emissions-Tomographie (PET) nachweisen

können (Zametkin et al. 1990). Bei kernspintomographischen Untersuchungen wurde die Area V des Corpus callosum schmäler als bei gesunden Kindern gefunden (Hynd et al. 1991; Giedd et al. 1994).

Lange Zeit glaubte man, daß Komplikationen während der Schwangerschaft, der Geburt und der Neugeborenenperiode überzufällig häufig mit einem hyperkinetischen Syndrom einhergehen. Bei kritischer Überprüfung kann man dies so global nicht behaupten, auffällig ist jedoch, daß in der Vorgeschichte hyperkinetischer Kinder überzufällig häufig ein Nikotinkonsum und vorzeitige Wehen während der Schwangerschaft sowie häufiger eine abdominelle Schnittentbindung angegeben werden (Trott 1993).

Verschiedene toxische Stoffe aus der Umwelt werden angeschuldigt, eine Rolle in der Pathogenese des hyperkinetischen Syndroms zu spielen. Sicher konnte dies jedoch nur für Blei in hohen Dosen bestätigt werden. Besonders interessant sind hier Befunde aus Mexiko, wo das Volksheilmittel Asarcon bei der Behandlung von Verdauungsbeschwerden eine große Rolle spielt. Diese Substanz enthält bis zu 90 % Bleitetroxid. Bei den hyperkinetischen Kindern auch mit subtoxisch erhöhter Bleikonzentration besserte sich das klinische Bild, wenn ihnen der Chelatbildner D-Penicillamin verabreicht wurde.

Ein gewisser Zusammenhang scheint auch zwischen einer Subgruppe des hyperkinetischen Syndroms und einer generalisierten Schilddrüsenhormonresistenz zu bestehen (Hauser et al. 1993). Zweifellos spielen hoher mütterlicher Alkoholkonsum und der Gebrauch illegaler Drogen wie Kokain und Phenylcyclidin eine Rolle (Reich et al. 1993). Inwieweit immunologische Prozesse bei der Entstehung des hyperkinetischen Syndroms eine Rolle spielen, wird noch diskutiert. Zum Teil wurden Nahrungsmittelzusätze, Zucker und Phosphat angeschuldigt, hyperkinetisches Verhalten auslösen zu können. Auch wurde berichtet, daß eine oligoantigene Diät bei Kindern mit hyperkinetischem Syndrom Erfolg haben könnte (Egger et al. 1992). Eine unter kontrollierten Bedingungen durchgeführte Untersuchung ergab jedoch, daß keine Diättherapie überzeugende Ergebnisse erbringt (Schmidt 1993).

Die *Therapie* des hyperkinetischen Syndroms muß beim betroffenen Kind, den Eltern und den Lehrern ansetzen. Dem Kind sollte in altersangemessener Form erklärt werden, auf welchen Gebieten es zusätzliche Hilfe benötigt. Verhaltenstherapeutische Programme haben sich besonders gut bewährt, insbesondere in Verbindung mit einer Pharmakotherapie mit Stimulantien (Trott et al. 1993). Konkrete Hilfestellungen im sozialen und schulischen Bereich sind in den meisten Fällen erforderlich.

Die Eltern sollten ausführlich über Wesen und Besonderheiten der Erkrankung informiert werden, sie sollten ermutigt werden, aus ihrer defensiven Haltung herauszukommen und einen neuen Zugang zum Kind zu finden. Das gleiche gilt natürlich für das gesamte Umfeld des Kindes einschließlich der Lehrer. Von den verhaltenstherapeutischen Ansätzen beim hyperkinetischen Syndrom haben sich Kontingenzprogramme und kognitive Therapien in besonderer Weise bewährt.

Die medikamentöse Therapie mit Stimulantien wurde 1937 eingeführt. Das heute am häufigsten eingesetzte Stimulans ist das Methylphenidat. Unter dieser Therapie kommt es bei den meisten Kindern zu einer zum Teil dramatischen Besserung. Die jeweilige Dosierung muß individuell bestimmt werden, da eine feste Beziehung zwischen Alter, Körpergewicht, Dosis, Plasmaspiegel, Wirkung und Nebenwirkungen bislang nicht gefunden werden konnte. Nebenwirkungen sind selten, gelegentlich tritt eine Appetitminderung auf. Gewöhnungen oder Abhängigkeit bei hyperkinetischen Kindern, die Stimulantien ärztlich verordnet bekommen, sind bislang nicht beobachtet worden.

Neben dem Methylphenidat hat sich das D-L-Amphetamin sowie Pemolin gut bewährt. Da diese Medikamente verschiedene biochemische Wirkungen entfalten, sollte bei dem Versagen des einen Medikamentes eine andere Substanz eingesetzt werden. Als effektiv haben sich auch trizyklische Antidepressiva wie Desipramin und der selektive Monoaminooxydase-A-Hemmer Moclobemid erwiesen.

Die Kombination von Psychotherapie und medikamentöser Therapie ist für die Prognose sehr wichtig. Die medikamentöse Therapie versetzt das Kind in eine bessere Ausgangsposition, verbessert seine Möglichkeiten im Leistungsbereich und führt insbesondere zu Verbesserungen auf der sozialen Ebene. Daneben muß das Kind lernen, seine Schwächen gut zu erkennen, sich auf diese einzurichten und mit diesen Besonderheiten zu leben, da in den meisten Fällen das hyperkinetische Syndrom keine spezifische Erkrankung des Kindesalters ist, sondern in mehr als 1/3 der Fälle bis ins Erwachsenenalter persistiert.

3. Schwere Hirnfunktionsstörungen

*Innerhalb des akuten exogenen Reaktionstypus lassen sich keine spezifischen Zusammenhänge
zwischen der Art der Körperkrankheit und dem Erscheinungsbild der psychischen Begleiterscheinungen
feststellen.*

BONHOEFFER, 1917

Leichte wie *schwere Hirnfunktionsstörungen* werden entweder *direkt* durch einen Hirnschaden oder *indirekt* durch eine körperliche Erkrankung verursacht. Dabei ist die *Art der Schädigung*, gleich ob es sich um eine angeborenen Hirnmißbildung oder Stoffwechselstörung, eine Allgemeininfektion, ein Hirntrauma oder eine Vergiftung handelt, für die Ausgestaltung der Symptomatik *bedeutungslos*, wie 1917 Bonhoeffer mit dem „*akuten exogenen Reaktionstyp*" darstellte. Es wird zwischen *akuten* und *chronischen* Hirnfunktionsstörungen (akutes und chronisches organisches Psychosyndrom) unterschieden. Als *Folgen* einer schweren Hirnfunktionsstörung können auftreten

a) *zerebrale Bewegungsstörungen* (spastische Paresen),
b) *Intelligenzstörungen* (Lernbehinderung, Debilität, Imbezillität, Idiotie),
c) *zerebrale Anfallsleiden* (Epilepsie),
d) *psychotische Störungen* (exogene Psychose bzw. exogenes Psychosyndrom.

Nachstehend soll hier näher auf die *akuten* und *chronischen* organischen Psychosyndrome eingegangen werden.

Das *akute organische Psychosyndrom*, das sich häufig als exogene Psychose präsentiert, geht regelmäßig, aber bei Kindern nicht immer mit einer *veränderten Bewußtseinslage* einher. Während das *gesunde*, aber auch das *endogen*-psychotische Kind zur Zeit, zum Ort und zur Person voll orientiert ist, läßt sich beim Kind oder Jugendlichen mit einem akuten organischen Psychosyndrom fast immer eine veränderte Bewußtseinslage verschiedener Grade feststellen. In *leichteren Fällen* ist das Kind schläfrig,

aber erweckbar *(Somnolenz)*, in *schwereren Fällen* reagiert es nur vorübergehend auf stärkere Reize *(Sopor)* oder zeigt auch auf *starke Außenreize* keine Abwehrbewegungen *(Koma)* mehr.

Als *typische* klinische Erscheinungsbilder gelten

a) der *Dämmerzustand*, in dem die Bewußtseinshelligkeit mehr oder minder stark gedämpft ist,
b) *delirante, verwirrte* oder *halluzinatorische Zustandsbilder*, während
c) *amnestische Syndrome* (Korsakoff-Syndrom), die mit Erinnerungslücken und Konfabulationen einhergehen, bei Kindern nicht und bei Jugendlichen nur selten auftreten.

Nach Ablauf dieser Zustände besteht in der Regel eine komplette oder partielle Amnesie für den betreffenden Zeitraum.

Die *akuten* organischen Psychosyndrome werden auch als (reversible) *Durchgangssyndrome* (Wieck 1967) bezeichnet. Als *Ursachen* kommen alle körperlichen und hirnorganischen Erkrankungen in Betracht: jede schwere *fieberhafte Allgemeinerkrankung*; alle *akuten Hirnerkrankungen* (Hirnentzündungen, Intoxikationen, Hirntumoren, Hirnblutungen); *unfallbedingte Hirnverletzungen* (Gehirnerschütterung, Hirnrindenprellung, Hirndruck) und psychotische Störungen bei *Epilepsie* (s. S. 250).

Fallbeispiel

Ein 12jähriger Junge wurde nach einem Erregungszustand, in dem er seine Umgebung verkannte und sich aggressiv gegenüber seinem Vater verhielt, mit dem Verdacht auf eine akute Psychose aufgenommen. Er bot ein subdelirantes Bild, war zeitweilig somnolent und verwirrt und fühlte sich bedroht, dann wieder gut ansprechbar, aber zur Zeit, zum Ort und zur Person nicht orientiert. Pupillen erweitert, Zunge trocken, Tachykardie. Erst nachdem er aus einem längerem Schlaf wieder erwachte, war er bewußtseinsklar und bestätigte, was seine Eltern inzwischen in Erfahrung gebracht hatten, daß er Tollkirschen gegessen hatte. Es handelt sich um ein akutes exogenes Psychosyndrom bei Atropinintoxikation.

Besonders bei Klein- und Schulkindern gehen *hochfieberhafte Erkrankungen* gelegentlich mit Bewußtseinsstörungen verschiedener Ausprägung einher. Bei einem raschen *Fieberanstieg* kommt es nicht selten zu *deliranten* Bewußtseinsschwankungen mit illusionären Verkennungen (Pareidolien), die meistens von Angst und motorischer Unruhe begleitet sind. Wenn paranoide, halluzinatorische oder katatone Phänomene hinzutreten, kann vorübergehend die Abgrenzung einer exogenen von einer *endogenen* (schizophrenen) *Psychose* schwierig sein, für die jedoch eine Bewußtseinsstörung und die Flüchtigkeit der Erscheinungen *atypisch* ist.

Fallbeispiel

Bei einem 7jährigen, psychisch und somatisch altersentsprechend entwickelten Jungen traten während einer hochfieberhaften Infektionserkrankung akut massive nächtliche Unruhe- und Erregungszustände auf, in denen er laut und angstvoll schrie, in der Wohnung umherlief, szenenhafte Visionen („da kommt das Knochengerüst, der will mich holen") erlebte und tagsüber mehrfach Tapetenmuster als bedrohliche Fratzen verkannte und Flecken an der Zimmerdecke und eine über einen Stuhl gelegte Jacke als Gespenster mißdeutete.

Eine *Gehirnentzündung (Enzephalitis)*, die meist durch Viren oder Bakterien verursacht wird, ist neben einem raschen Fieberanstieg bis zum Schüttelfrost oft von Kopfschmerzen, manchmal von hochgradiger motorischer *Unruhe* und von Anfällen, von Hirnnerven- und Gliedmaßenlähmungen begleitet. Es wird eine *primäre* Enzephalitis (direkter Befall des Gehirns) von einer *sekundären* Enzephalitis (Begleitenzephalitis, z.B. bei Masern, Mumps, Grippe, Keuchhusten), unterschieden. Bei akuten und psychischen Störungen, die im zeitlichen Zusammenhang mit Hirn- oder Allgemeinerkrankungen aufgetreten sind, ist eine *neurologisch-psychiatrische Untersuchung* (EEG, Computertomographie) notwendig.

Fallbeispiel

Ein 8jähriges, bislang unauffälliges, fröhliches, selbstständiges Mädchen. Plötzlich aggressive Ausbrüche, beginnt

zu Hause und in der Schule zu spucken, zu beißen und zu treten, schlägt Fensterscheiben ein, springt mit ihrer 1jährigen Schwester auf dem Arm aus dem Fenster. Sie bringt sich Schnittverletzungen bei, offene genitale Manipulationen, Kotschmieren. Distanzlos, ablehnend und provokativ gegen ihre Umgebung, ißt maßlos, auch Schnecken, Blätter, Blüten u.a., erhebliche Gewichtszunahme. Psychologisch: IQ um 120 (bislang gute Schülerin). Neurologisch: lebhafte Reflexe; weite, träge reagierende Pupillen. Linksseitige iktale Episode: EEG Herdbefund re temp. Im Liquor 68/3 Zellen Eiweißwerte erhöht. Akute exogene Psychose (Ursache ungeklärt, Virusenzephalitis?).

Das meist unfallbedingte *Schädel-Hirn-Trauma* geht fast immer mit einer Bewußtseinsstörung (von leichter Bewußtseintrübung bis zur Bewußtlosigkeit) einher, die von wenigen Sekunden und Tagen bis zu Wochen und Monaten dauern kann.

Eine *Gehirnerschütterung* (Commotio) zeigt nicht immer, aber meistens, eine kurze Bewußtseinstrübung, zusätzlich oft Übelkeit, Schwindel, Brechreiz und Erbrechen. *Ursächlich* werden koloidchemische Veränderungen angenommen, die vorwiegend im *Hirnstamm* lokalisiert sind. Die *psychischen* Störungen sind meistens nur *flüchtig*; im *EEG* finden sich unmittelbar nach dem Trauma oft erhebliche Allgemeinveränderungen, die sich jedoch rasch zurückbilden. Dauert die Bewußtlosigkeit *länger* an und liegen *neurologische* Ausfälle und umschriebene *EEG-Veränderungen* vor, muß mit einer *Hirnrindenquetschung (Contusio cerebri)* gerechnet werden. Die Verletzung der Hirnsubstanz führt fast immer zu Blutungen, die im Nervenwasser nachweisbar sind. Klinisch kommt es manchmal zu delirant-psychotischen Erscheinungen *(Kontusionspsychose)*, zu psychomotorischer, aggressiv getönter Unruhe und fluktuierenden Bewußtseinsstörungen, die tage- und wochenlang anhalten können. Ein *Hirndruck* (Compressio cerebri) entsteht, wenn intrakranielle Ödeme oder Blutungen auftreten. Er ist von einer zunehmenden Bewußtseinsstörung begleitet; hier ist dringend eine neurochirurgische Konsultation erforderlich. Typisch ist, daß auch bei Kindern und Jugendlichen nach *Wiedererlangung* des Bewußtseins eine *Erinnerungslücke* für die Zeit unmittelbar vor dem Trauma *(retrograde Amnesie)* vorliegt, die Sekunden bis Stunden umfassen kann.

Durch *Vergiftung* (Intoxikation) mit *Medikamenten* (Schmerz- und Schlafmittel, Psychopharmaka u.a.) können *exogene Psychosen* hervorgerufen werden, ebenso durch *Rauschgifte* (Alkohol, Haschisch, LSD u.a.). Bei der *Behandlung* steht die Bekämpfung einer toxisch bedingten Hirnschwellung im Vordergrund.

Bei den *chronischen (irreversiblen) schweren Hirnfunktionsstörungen* (chronisches organisches Psychosyndrom) sind für das Ausmaß der Schädigungsfolgen der *Zeitpunkt* der Einwirkung (Lebens- und Entwicklungsalter des Kindes), der *Zeitfaktor* (Tramer), von Bedeutung, daneben auch die *Art, Schwere* und *Lokalisation* der Noxe. Bei *jüngeren* Kindern ist die *Plastizität* des Hirns stärker ausgebildet, das heißt Funktionen geschädigter Hirnpartien können von *anderen* Hirnabschnitten übernommen werden.

Als *chronische organische Psychosyndrome* werden unterschieden:

a)   *Hirnfunktionsstörungen unterschiedlichen Schweregrades,*
b)   *postenzephalitische Persönlichkeitsstörungen,*
c)   *posttraumatische Persönlichkeitsstörungen,*
d)   *endokrine Psychosyndrome und*
e)   *Demenzprozesse.*

a)   Hirnfunktionsstörungen *unterschiedlichen Grades* manifestieren sich nicht nur im frühen Kindesalter, sondern auch im späteren Kindes- und im Jugendalter. Je nach Ausprägungsgrad und Typ können bei Hirnschäden chronische Störungen, die bei Erwachsenen überwiegend als Hirnleistungsschwäche, Wesensänderung oder als pseudoneurasthenische Syndrome definiert werden, auftreten. Es handelt sich dabei um uncharakteristische, *ätiologisch vieldeutige* partiell reversible Psychosyndrome mit gesteigerter Labilität und Reizbarkeit, häufiger begleitet von testpsychologisch verifizierbaren Teilleistungsschwächen (Konzentration, Aufmerksamkeit, Merkfähigkeit) und erhöhter Ermüdbarkeit und Erschöpfbarkeit.

b) Die chronischen *Folgezustände* nach *Hirnentzündungen* (postenzephalitische Persönlichkeitsänderung), spielten vor *Jahrzehnten*, als eine antibiotische Therapie noch nicht bekannt war, eine wesentlich *größere* Rolle als heute. Außer den für alle Hirnschädigungen typischen sensorischen und motorischen, kognitiven und emotional-affektiven Veränderungen wird ein *Achsensyndrom* mit vermehrtem *Speichelfluß* (Hypersalivation), *endokrinen* Erscheinungen (Konstitutionsanomalien), Antriebs*schwäche* oder Antriebs*überschuß* (Erethie) mit ungesteuerter Trieb- und Dranghaftigkeit beschrieben.

Die *Mimik* ist oft wenig bewegt. Postenzephalitische Kinder und Jugendliche können sich oft nur *schwer einordnen* und anpassen; infolge ihrer mangelhaften Steuerungsfähigkeiten kommt es nicht selten zu *delinquenten* Verhaltensweisen.

c) Die *posttraumatische Persönlichkeitsveränderung* hat wegen der Zunahme der Unfälle im Straßenverkehr (fast 60 % aller Todesfälle bei Kindern sind auf Unfälle zurückzuführen) eine zunehmende Bedeutung erlangt. Nach einem relativ *raschen Rückgang* des *akuten* hirnorganischen Psychosyndroms bildet sich allmählich eine posttraumatische Wesens- und Persönlichkeitsveränderung aus. Eine *direkte* Beziehung zwischen der *Schwere* der *ersten* Symptomatik und den Folgeerscheinungen besteht zwar nicht. Manchmal hinterlassen schwere Unfälle nur geringe Symptome, während Unfälle mit leichten *Primär*symptomen zu einer schweren Wesensänderung führen können. Als *Maßstab* für die Schwere einer Schädigung und für die *Prognose* hat sich die *Dauer* der initialen *Bewußtlosigkeit* und das Rückbildungstempo von Ausfallserscheinungen bewährt. Liegt ein chronisches organisches Psychosyndrom vor, wird man *2–3 Jahre* nach einem Hirntrauma *nicht* mehr mit einer entscheidenden *Besserung* rechnen können. Im Hinblick auf die *intellektuelle* Leistungsfähigkeit ist sogar mit einer relativen Verschlechterung zu rechnen, da das Entwicklungstempo unfallabhängig *verlangsamt* sein kann und sich eine relative Demenz entwickelt (Lange-Cosack 1939; Laux 1967; Remschmidt et al. 1979). Symptome der *Hirnleistungsstörung* sind Konzentrationsschwäche, Affektlabilität, psychomotorische Unruhe, Teilleistungsstörungen (Gestalterfassung, visuomotorische Koordination), ferner Kontakt- und Sozialisationsstörungen und eine Tendenz zur Entwicklung reaktiver, ängstlicher sowie aggressiver Störungsbilder.

Fallbeispiel

Ein jetzt 12jähriger Junge erlitt mit 10 Jahren ein schweres Schädel-Hirntrauma mit Hirnschwellung und einem länger anhaltenden exogenen Durchgangssyndrom, linksbetonter spastischer Tetraparese und linksseitiger Hemianopsie. Vor dem Unfall ein unproblematisches, das „ruhigste Kind" unter drei Geschwistern, verhält er sich jetzt ungestüm, impulsiv, distanzlos und aggressiv; er ist in einer Normalschule nicht tragbar. Ein- und Durchschlafstörungen und orale Automatismen. Nicht gehfähig, benutzt einen Rollstuhl, ist noch auf ständige Hilfe bei allen Verrichtungen des täglichen Lebens angewiesen. Knapp durchschnittliche Intelligenz, die infolge traumatisch bedingter Werkzeugschwächen und affektiver Störungen (biphasische Stimmungswechsel) nicht voll eingesetzt werden kann. Subjektiv konnte das traumatische Ereignis nicht adäquat verarbeitet werden, unrealistische Vorstellungen (Abitur, Studium) für die Zukunft. Diagnose: Schweres Schädel-Hirntrauma (spastische Lähmungen, Hemianopsie, Hirnleistungsschwäche) mit traumatisch bedingter Persönlichkeitsveränderung.

d) Chronische Hirnfunktionsstörungen, die auf einer Unter- oder Überfunktion hormoneller Drüsensysteme beruhen, werden als *endokrines Psychosyndrom* (Bleuler) bezeichnet. Im wesentlichen handelt es sich um Störungen der *Hirnanhangdrüse* (Hypophyse), der *Schilddrüse* (Thyreoidea) und der *Nebenniere*. Sie stehen im Zusammenhang etwa mit einem hypophysären Zwergwuchs, der Hypo- und Hyperthyreose und des adrogenitalen Syndroms, die alle spezifische psychopathologische Störungen zeigen.

Der angeborenen oder erworbenen *Hypothyreose*, die vielfache Ursachen haben kann, kommt als endemischer *Kretinismus* (Jodmangel) eine historische Schlüsselrolle in der Schwachsinnsforschung zu. Sie führte vor Einführung der oralen Substitutionstherapie (Thyroxin) regelmäßig zu schweren geistigen und körperlichen Behinderungen. Rechtzeitige Erkennung (Suchtests bei Neugeborenen) und Behandlung ermöglicht eine völlig normale geistige und körperliche Entwicklung.

e) *Demenz* kann bereits in der frühen Kindheit infolge einer schweren Hirnerkrankung oder eines Hirntraumas auftreten. Es handelt sich um ein erworbenes, überwiegend irreparables, teilweise progredientes Krankheitsbild mit intellektuellem und amnestischen Abbau. Ein nicht unproblematischer Wechsel ist insofern eingetreten, als auch reversible und geringe kognitive Veränderungen in den Demenzbegriff einbezogen wurden. Die weitaus überwiegende Mehrzahl der Hirnerkrankungen führt nicht zur Demenz.

Fallbeispiel

Bei einem 6jährigen Jungen, dem „Stammhalter" einer wohlhabenden südeuropäischen Kaufmannsfamilie, bildete sich im Alter von 4 Jahren ein zunächst als „Entwicklungsknick" angesprochenes Krankheitsbild aus. Das vorher lebhafte Kind zog sich zunehmend zurück, schlief viel, spielte kaum. Die Sprachentwicklung stagnierte zunächst, verlief dann rückläufig. Neben sprachlichen Iterationen und Echolalien stieß das Kind schrille Schreie aus; schließ-

lich nur noch aneinandergereihte, sinnentleerte Satzbildungen bis zum völligen Sprachzerfall. Das Kind erkannte Eltern und Geschwister nicht mehr, lehnte Zärtlichkeiten ab und ließ Stuhl und Urin unter sich. Röntgenologisch: intrazerebrale Verkalkungsherde. Der Sabin-Feldman-Test und die spezifische KBR zeigten pathologische Werte. Im eiweißreichen, xanthochromen Liquor fanden sich Toxoplasmazellen. Eine Therapie mit Daraprim und Sulfonamiden verlief erfolglos. Diagnose: schweres dementielles Residualsyndrom nach Encephalitis toxoplasmatica.

Das erworbene Immundefizitsyndrom, *AIDS*, wird vorrangig durch die mütterliche Plazenta auf das Kind übertragen. Von einer frühkindlichen HIV-Infektion betroffene Kinder zeigen auffallend häufig eine verzögerte motorische und sprachliche Entwicklung (Epstein et al. 1988). Bei Kindern mit dementiellen Abbauprozessen wurden autoptisch Zytomegalie-Virus-Enzephalitiden ermittelt. Im Initialstadium ließen sich häufig leichtere psychoorganische Symptome (Konzentrations- und Gedächtnisstörungen) (Diedrich et al. 1988) feststellen. Die Diagnose ist oft durch eine enge Verflechtung psychodynamischer und organischer Faktoren erschwert.

Die *Prognose* der akuten und der chronischen schweren Hirnfunktionsstörungen, der organischen Psychosyndrome, ist nicht nur vom *Zeitpunkt* abhängig, zu dem das Kind die Läsion erlitt, und von seiner *Art* und *Schwere*, sondern sehr wesentlich von der *prämorbiden Persönlichkeit* und von dem Elternhaus des Kindes. Ein *primär* psychisch gestörtes Kind, retardiert oder lernschwach, emotional gestört oder vegetativ labil, verfügt über eine *ungünstigere* rehabilitative Potenz als ein gesundes Kind. Die *Behandlung* sollte nicht nur dem Kind gelten, sondern immer die *Familie* einbeziehen. Viele Eltern reagieren auf die Mitteilung, daß sie ein „hirngeschädigtes" Kind haben, das der Nachsicht und Rücksicht bedarf, mit *Pessimismus* und Resignation. Besonders dann, wenn ein vorher lebhaftes und ehrgeiziges Kind durch die Hirnschädigung antriebsschwach und leistungsgestört wird und in eine *Außenseiterposition* gerät. Durch eine geduldige Beratung müssen resignative Tendenzen abgebaut werden, um einerseits mit heilpädagogischen Maßnahmen die Konzentration, die Tenazität oder die Koordination zu verbessern und andererseits die Entwicklung sekundärer emotionaler Störungen zu verhindern. In einzelnen Fällen kann durch stimulierende *Medikamente* die Verbesserung einer psychomotorischen Antriebsschwäche erreicht werden.

Als *Gilles-de-la-Tourette*-Syndrom (GTS) wird ein chronisches hirnorganisches Psychosyndrom beschrieben, das neben motorischen Tics in verschiedenen Körperregionen oft zusätzliche komplexe und bizarre Bewegungsabläufe, aber vor allem *Phonationstics* mit einer extrem ungünstigen Prognose aufweist. Es manifestiert sich überwiegend erstmals im Kindesalter. Seine Symptomintensität ist von emotionalen Belastungen abhängig; sie kann manchmal durch Psychotherapie gebessert, aber nicht geheilt werden. Koprolalie wird nur in etwa 50–60 % der Fälle registriert, andere Vokaltics sind Schlucken, Schreien, Bellen, Brüllen, auch Echolalie oder Wortstereotypien. Automutilatio wird beschrieben.

Fallbeispiel

Bei einem 14jährigen Jungen traten zunächst seltene und isolierte, später gehäufte und zunehmend salvenhaft auftretende Schleuderbewegungen des Kopfes, kombiniert mit einem Räusper- und Grunztic auf, der sich zu einem sozialunverträglichen vokalen Tic mit Gebrauch obszöner Wörter und Phrasen ausweitete. Es kam vermehrt zu Auseinandersetzungen in Geschäften und Verkehrsmitteln, er wurde schließlich vom Schulbesuch ausgeschlossen und erhielt Hausunterricht; der Vater trennte sich von der Familie. Nachdem sowohl psychotherapeutische als auch medikamentöse Behandlungen gescheitert waren, wurde ein neurochirurgischer Eingriff durchgeführt, nach dem sich das Syndrom jedoch verschlimmerte und mehrere Suizidversuche durchgeführt wurden.

Klassifikatorisch werden von den Gilles-de-la-Tourette-Ticformen traditionell und aus entwicklungspsychiatrischer Sicht *passagere* („psychogene") und *funktionelle* („reflektorische") Tics abgegrenzt, *obgleich neuere Forschungen auf gemeinsame Ursachen hinweisen.*

Die Forschungen und Arbeiten zum Ticproblem zeigen in besonders eindringlicher Weise die Widersprüche auf, die sich aus einer einseitig orientierten Betrachtungsweise für die Lösung von Problemen einer nur scheinbar einheitlichen nosologischen Gruppe ergeben können. Sie zeigen aber auch, daß durch einen therapeutischen Erfolg manchmal die ätiologische Forschung stimuliert werden kann. Während bis 1960 psychoanalytische Fallstudien auch in der GTS-Kasuistik dominieren und nur in größeren Zeitabständen Sammeldarstellungen erschienen, hat seit 1961, seitdem über die erfolgreiche Behandlung eines GT-Kranken mit *Butyrophenon* (Haloperidol) berichtet wurde (Seignot 1961), eine

Flut von Publikationen eingesetzt. Die ätiologischen Modelle reichen von psychodynamischen, entwicklungspsychologischen, humangenetischen, zerebralorganischen bis zu neurochemischen Hypothesen.

Für eine *zerebralorganische Ätiologie* des GTS erwies sich der von E. Straus (1927) als postchoreatische Motilitätsstörung beschriebene Fall als ein Schlüsselfall, dessen Diagnose von Balthasar u. Clauss (1954) revidiert und von Balthasar histologisch als „Entwicklungshemmung des Corpus striatum" bestätigt wurde.

Erenberg u. Rothner (1978) fanden bei 5 ihrer GTS-Patienten, daß bei ihnen früher eine minimale zerebrale Dysfunktion diagnostiziert worden war. Shapiro et al. (1973) stellten bei 34 Patienten mit GTS nach Auswertung der Schwangerschafts- und Geburtsanamnese, der frühkindlichen Entwicklung und der Familienbiographie zerebrale Schädigungen fest. Pasamanick u. Kawi (1956) fanden eine doppelt so hohe Rate von Geburtskomplikationen in der Gruppe der Tick-Kinder wie in einer gesunden Vergleichsgruppe. Rapaport (1959) sah ein Mädchen, das Ticerscheinungen im Anschluß an Masern mit einer Begleitzepahlitis entwickelte. Neuere *humangenetische* Untersuchungen haben ergeben, daß das Tourette-Syndrom nicht als isolierte Krankheitseinheit anzusehen ist, sondern als eine besonders schwere Erscheinungsform in einem kontinuierlichen Ticspektrum. Sowohl einfache Tics wie auch Tourette-Syndrome werden auf eine autosomal-dominante Erkrankung zurückgeführt. Eldridge et al. (1977) observierten 81 Patienten mit einem GTS und ihre Angehörigen in insgesamt 21 Familien. In 12 von 13 jüdischen und in 6 von 8 nichtjüdischen Familien wurden zahlreiche Familienmitglieder mit gesicherten motorischen und GTS ermittelt. Auch Wassman et al. (1978) stellten eine ungewöhnlich hohe Häufigkeit bei osteuropäischen Juden fest und werten dies als deutlichen genetischen Hinweis. Goddai et al. (1976) ermittelten eine Konkordanz für einfache Tics bei 6 von 10 eineiigen, aber nur bei 2 von 22 zweieiigen Zwillingen. Erenberg u. Rothner (1978) zogen aus diesen und eigenen Untersuchungen, die inzwischen durch zahlreiche andere bestätigt wurden, den Schluß, daß es sich beim GTS nicht um eine isolierte Krankheitseinheit handele, sondern nur um eine besonders schwere Erscheinungsform in einem Tick-Kontinuum. Eine spezifische biochemische Anomalie als Ursache des GTS konnte bislang nicht gesichert werden. Es liegen aber zahlreiche Untersuchungen vor, die eine Störung im Dopamin- oder im Serotoninstoffwechsel vermuten lassen.

Die wirksamste symptomatische *Therapie* des Zustandsbildes besteht in Gaben von Haloperidol, Tiaprid oder Pimocid (Rothenberger 1991).

Die *Prognose* des GTS ist überwiegend ungünstig. Asam (1979) stellte bei Nachuntersuchungen jugendlicher GTS-Patienten fest, daß das Krankheitsbild sich verstärkt und vielgestaltiger wird. Nur vereinzelt wurde über spontane Remissionen (Lawall u. Pietzker 1973) berichtet. Die meisten Autoren berichten über ungünstige Verläufe im Kindes- und Jugendalter (Kelman 1965) sowie bei Erwachsenen (Ferenczi 1921). Ein Vergleich der Fälle (Asam u. Karras 1976) der Vor-Butyrophenon-Ära mit denen, die mit Haloperidol behandelt wurden, ergab, daß die Prognose davon unabhängig ist, wenngleich mit Medikamenten eine befriedigende Symptomunterdrückung möglich ist. Symptomfreie Intervalle sind beschrieben worden.

4. Psychische Störungen bei Epilepsie

Dostojewski erblickte im beginnenden Anfall „Himmelsräume",
sein Fürst Myschkin erlebt Zustände „höchster Harmonie",
die von unerträglicher Trauer und einem Gefühl der Vernichtung
gefolgt werden.

Schmeljow

Die *Epilepsie*, eine formenreiche neurologische Krankheit, die in der Regel mit Anfällen einhergeht, *manifestiert* sich in über der *Hälfte* aller Fälle erstmalig im Kindesalter; nur in diesem Lebensabschnitt werden außerdem *alle* Anfallstypen der Epilepsie beobachtet. Die Zahl der in der Bundesrepublik lebenden epileptischen Kinder wird auf 80 000–100 000 geschätzt. Mit einer Gesamtmorbidität von 0,4 % gehört sie zu den *verbreitetsten* Krankheiten der Welt.

Für die *Diagnose* einer Epilepsie ist in erster Linie das Auftreten von Anfällen maßgebend, die auf ein pathophysiologisches Geschehen im Gehirn hinweisen. Die Anfalls*form* ist mehr *alters*- als ursachenabhängig. Jeder Anfall ist von *psychopathologischen Symptomen*, von einer Bewußtseinstrübung oder Bewußtlosigkeit begleitet, fokalen Anfällen gehen typische psychische Erlebnisse *(Aura)* voraus, zahlreichen Anfällen schließt sich ein postparoxysmaler *Dämmerzustand* an. Deshalb, und weil passagere epileptische Dämmerzustände, epileptische Dämmerattacken und Wesensänderungen manchmal das *einzige* Zeichen eine Epilepsie bilden können und chronische Wesensänderungen manchmal auch bereits bei Kindern beobachtet werden, ist auch eine psychopathologische Darstellung dieser Erkrankung notwendig.

Die These von Foerster (Foerster 1926), daß „die gleiche Noxe, vom gleichen Sitz, gleicher Intensität und gleicher Dauer bei *einem* Individuum zum Krampfanfall führt, beim *anderen* nicht", hat durch die Forschung eine überzeugende Erklärung gefunden. Nach diesen Erkenntnissen sind verschiedene Faktoren an der Manifestation, dem Anfallstyp und dem Verlauf epileptischer Anfallskrankheiten beteiligt. Neben *endogenen* Faktoren (Krampfbereit-

schaft, konstitutionelle Disposition) treten *exogene* Momente (irritative Noxe, anatomischer Organbefall), allgemeine *extrazerebrale* anfallsauslösende Faktoren auf, ferner ist die *Reifungsstufe des Gehirns* von Bedeutung. Daraus ergibt sich, daß die früher einseitige Festlegung auf eine erbliche Belastung wesentlich komplizierteren Überlegungen Platz machen mußte; offenbar führt meistens erst eine *Kombination* dieser Faktoren zur Manifestation der Anfallskrankheit.

Im Umkreis von Kindern mit Anfallsleiden ließen sich (Metrakos u. Metrakos 1960/61) bei fast 50 % ihrer *Eltern und Geschwister* irreguläre Graphoelemente (3/sec. Spike-Wave-Komplexe) im Hirnstrombild mit einem Manifestationsgipfel um das 8. Lebensjahr nachweisen. Die Autoren vermuteten nach diesen Ergebnissen einen *autosomal-dominanten* Erbgang durch ein Gen mit einer altersabhängig wechselnden Expressivität. Auch das Auftreten von Krampfpotentialen unter intermittierender Netzhautbelichtung ist weitgehend genetisch bedingt; sie nehmen bis zur Pubertät zu und fallen dann wieder ab. Mädchen sind signifikant häufiger als Knaben betroffen. Diese Feststellung steht nicht im Widerspruch zu der Tatsache, daß im Prinzip jeder Mensch fähig ist, unter bestimmten Bedingungen mit epileptischen Anfällen zu reagieren, und immer mehr „genuine Epilepsien" als hirnorganisch bedingt oder mitbedingt erkannt wurden. Bei jedem *10. Menschen* kann angenommen werden, daß eine *latente* Anfallsbereitschaft besteht oder bestanden hat. Die frühkindliche Hirnschädigung spielt hier die Rolle des *Realisationsfaktors*, ohne den sich dieses Leiden nicht oder doch nur wesentlich seltener manifestieren würde. Für die Verlaufsform spielt der „*Zeitfaktor*" (Tramer 1964) eine maßgebliche Rolle. Es ist gesichert, daß mit den einzelnen Reifungsperioden sich ein Wandel der Reaktionsbereitschaft und der Reaktionsform des kindlichen Gehirns vollzieht, der sich sowohl bioelektrisch als auch klinisch ausdrückt.

Für die Diagnose, Prognose und Therapie der verschiedenen Formen epileptischer Anfälle hat das *Elektroenzephalogramm (EEG)* eine vorrangige Bedeutung. Der Nachweis typischer Krampfpotentiale gelingt in etwa 60–70 % der Fälle bereits bei der *ersten* Untersuchung, durch Wiederholung und Anwendung von Provokationsmaßnahmen kann diese Rate um weitere 20–30 % ausgeweitet werden. Manchmal finden sich bereits ausgeprägte Anfallspotentiale im Hirnstrombild eines Kindes, *bevor* es zu einer klinischen Anfallsmanifestation gekommen ist. Die Fortschritte in der *Diagnostik* und Therapie von Anfallskrankheiten im Kindesalter erklären sich aus der Anwendung moderner Untersuchungsmethoden, insbesondere des EEG, und aus einer Vermehrung und Verbesserung der *antikonvulsiv* wirkenden Medikamente. Im Jahre 1939 wurden nur bei knapp 40 % aller an Anfällen leidenden Kinder zerebralorganische Schädigungen festgestellt, 1955 waren es schon 80 % (Bamberger u. Matthes 1959). Seitdem ist die Gruppe der „idiopathischen" Epilepsien weiter zugunsten der „symptomatischen" Anfallsformen eingeengt worden, denen ursächliche frühkindliche Hirnschädigungen, Gefäßkrankheiten, Hirntumoren, degenerative Prozesse, Stoffwechselstörungen und andere chronische Erkrankungen zugrunde liegen.

Die *Manifestations- und Verlaufsformen* der Anfallskrankheiten bei Kindern mit ihren altersspezifischen Anfallstypen sind vielfältig und verwirrend. Sie erstrecken sich von den *BNS*-Anfällen über die *Petit-Mal-Trias* und die *fokalen* Anfälle bis zu den *Dämmerattacken* und den großen *generalisierten Krampfanfällen* und dem *Status epilepticus*. *Differentialdiagnostisch* sind *Gelegenheits*krämpfe (etwa bei einem fieberhaften Infekt), *synkopale* Anfälle (etwa bei arterieller Hypotonie), *respiratorische* Affektkrämpfe und *hysterische* Anfälle auszuschließen. Es gibt eine große Anzahl von klassifikatorischen Einteilungsversuchen der Epilepsie, die alle nicht vollständig befriedigen können. Eine schematisierende Vereinfachung ist genauso abzulehnen wie eine zu weitgehende differentialtypologische Aufgliederung.

Das *Grand mal*, der große generalisierte zerebrale Anfall, ist der einzige Anfallstyp, der in *jedem* Lebensalter auftreten kann und einen *ähnlichen* Ablauf zeigt. Ein knappes *Drittel* aller Kinder mit Anfällen leidet ausschließlich daran, bei einem weiteren *Drittel* treten kleinere Anfälle hinzu, insgesamt treten also bei etwa *zwei Dritteln* aller an Epilepsie leidenden Kinder generalisierte Anfälle auf. Das Anfallsmuster ist durch einen *initialen Bewußtseinsverlust*, durch Atemstillstand, Hinstürzen, durch ein tonisches und klonisches Stadium mit oder ohne Zungenbiß und Einnässen, durch Erschöpfungsschlaf und meistens durch einen postparoxysmalen Dämmerzustand gekennzeichnet, in dem die Kinder eine Bewußtseinsstörung mit herabgesetzter Ansprechbarkeit aufweisen. Die *Anfallsdauer* beträgt Sekunden bis Minuten, der postparoxysmale Dämmerzustand kann Stunden andauern. Ein ärztliches Eingreifen kommt selten in Betracht, da der Arzt meistens zu spät kommt und häufig bis zur Verabreichung eines antikonvulsiven Medikamentes der Anfall bereits vorüber ist. Im Notfall können antiepileptische Medikamente (Rektiolen) auch von Nichtärzten verabfolgt werden. Die *Häufigkeitsfrequenz* der Anfälle ist unterschiedlich; zu Beginn des Leidens sind die Intervalle meistens länger, mit dem Einschleifen der Anfallsautomatik werden sie kürzer. Nach der Menarche kommt eine Bindung der *Periodik* an den Menstruationszyklus vor, ein 4-Wochen-Rhythmus läßt sich aber auch bei einigen männlichen Jugendlichen nachweisen. Die *Prognose* ist relativ günstig, da sich diese Anfallsform therapeutisch gut beeinflussen läßt. Ein ungünstiges soziales Milieu und eine unregelmäßige Lebensführung verstärken die Anfallsbereitschaft und verschlechtern die Prognose, das gilt auch für das Hinzutreten von kleinen Anfällen. Eine bleibende *Wesensveränderung* mit verstärkter Reizbarkeit, Verlangsamung und Perseveration kommt bei Erwachsenen häufiger als bei Kindern vor. Es ist auch ungeklärt, ob diese Wesensveränderung eine Folge gehäufter Anfälle ist, oder ob andere Ursachen, etwa die gleiche hirnorganische Läsion, die die Anfallserkrankung hervorgerufen hat oder bestimmte antikonvulsive Medikamente dafür verantwortlich sind.

Eine *Demenz* als Begleit- und Folgeerscheinung eines epileptischen Anfallsleidens kommt dagegen auch im Kindesalter vor. Die Schulleistungsfähigkeit anfallskranker Kinder ist häufig *beeinträchtigt*.

Wenn *große* Anfälle so dicht aufeinander folgen, daß zwischen den einzelnen Iktus das Bewußtsein nicht wiedererlangt wird, liegt ein *Status epilepticus* vor. Die Anfallsfrequenz kann bis *30 pro Stunde* betragen, der Status kann tagelang anhalten. In den Intervallen weisen lokalisierte Einzelzuckungen auf das Fortbestehen der zerebralen Krampfbereitschaft hin. Durch Hirn- und Lungenödem und infolge eines Kreislaufversagens kann der *Tod* eintreten. Im Jahre 1949 starben nach einer englischen Statistik noch von 72 Kindern 21, heute ist die *Prognose* wesentlich günstiger. Infolge der zerebralen Schädigungen können nach einem überstandenen Status vorübergehende und bleibende Lähmungen beziehungsweise Sprachstörungen auftreten oder bereits bestehende verstärkt werden. Der Status epilepticus ist heute *selten* geworden, er kommt eigentlich nur noch bei *unsachgemäßer* Veränderung der Medikation, besonders durch ein abruptes, nicht fraktioniertes Um- oder Absetzen der krampfhemmenden Medikamente vor.

Die *Blitz-Nick-Salaam (BNS)-Krämpfe* (West-Syndrom), die den propulsiven Anfallsformen zugerechnet werden, sind eine für das *Säuglings-* und Kleinkindalter spezifische Epilepsieform. Sie haben ihren Gipfel in der 2. Hälfte des 1. Lebensjahres, können jedoch bis zum 5. Lebensjahr auftreten. Bei dem *Blitz-* und dem *Nickkrampf* kommt es zu einer koordinierten Einzelzuckung der angehobenen Arme und angezogenen Beine oder des Kopfes und des Oberkörpers, die blitzartig-zuckend abläuft, oft von einem Aufweinen oder Auflachen des Kindes gefolgt. Der *Salaam-Krampf* verläuft ähnlich wie der Blitzkrampf, aber zeitlich verlängert und begleitet von Gesichtsrötung, Schwitzen und Speichelfluß. Diese Anfallsformen treten gehäuft in der Aufwach- und Ermüdungsphase auf, meistens in Serien mit einer abfallenden Anfallsintensität. Die *Prognose* ist *ungünstig*, leider auch dann, wenn die Behandlung rechtzeitig durchgeführt wird. Man spricht deshalb auch von *malignen* Anfällen. *Ohne* Therapie stirbt ein größerer Teil dieser Kinder, bei anderen setzt ein progredierender Demenzprozeß ein, nur bei 10–15 % kann mit einer *befriedigenden* Weiterentwicklung (Kruse 1973) gerechnet werden. In diagnostisch zweifelhaften Fällen vermag das Hirnstrombild (EEG) rasche und eindeutige Klärung durch einen charakteristischen Befund *(Hypsarrhythmie)* zu bringen.

Die *myoklonisch-astatischen Anfälle* (Lennox-Syndrom), deren Hauptmanifestationsalter das 3.–5. Lebensjahr ist, äußern sich durch bilateral-synchrone Myoklonien und Tonusverlust, die zum plötzlichen *Sturz* führen, manchmal aber nur zu einem Einknicken in den Knien. Beim *Sturzanfall* bleibt das Kind meistens kurze Zeit bewußtseinsgetrübt am Boden liegen, im Sitzen wird manchmal nur ein ein- oder mehrmaliges Nicken registriert. Die Anfälle treten meistens *gehäuft* auf, 20–40 Anfälle täglich sind nicht selten. Die *Diagnose* wird manchmal erst spät gestellt, weil bei Kleinkindern zunächst oft eine einfache Ungeschicklichkeit oder Stolperneigung angenommen wird. Die *Prognose* ist etwas günstiger als bei den BNS-Epilepsien, etwa 30–50 % der Kinder mit myoklonisch-astatischer Epilepsie entwickeln sich psychisch normal (Kruse 1973). Im Hinblick *nur* auf die Anfälle ist die Prognose noch etwas günstiger, die Zahl der Spontanheilungen liegt bei 30 % (Janz 1969).

Die reine *Absence* geht nur mit einer kurzen, 5–15 Sekunden dauernden Bewußtseinstrübung einher. Während der „*seelischen Pause*" fallen die Lider etwas nach unten, die Augäpfel verdrehen sich nach oben, der Mund öffnet sich leicht. Diese Anfallsform wird bei Kindern am häufigsten übersehen, weil sie als Unaufmerksamkeit oder Konzentrationsschwäche angesehen und deshalb sogar pädagogisch geahndet wird. Noch vor 50 Jahren wurde die *Pyknolepsie* des Kleinkindes von psychiatrischen und pädiatrischen Kapazitäten als *nichtepileptisch-hysterisches* Phänomen angesehen und ihre Herauslösung aus der damals therapeutisch ungünstigen Epilepsie von Moro als „befreiend" angesehen; erst Lennox bewies eindeutig die hirnelektrische Identität der Absence und der Pyknolepsie.

Die *retropulsiven Absencen*, die über die reine Absence hinausgehen, sind ebenfalls durch kurzdauernde Bewußtseinstrübungen, aber durch zusätzliche retropulsive Bewegungsimpulse charakterisiert. Diese Gruppe wurde in zahlreiche Untergruppen aufgefächert, die aber nur manchmal eine therapeutische Bedeutung haben. Reine, retropulsive (und propulsive) Absencen können täglich mit bis zu 100 und mehr Anfällen auftreten, gehäuft oft während eines Infektes oder während der Menstruation. Sie zeigen im Intervall-EEG meistens generalisierte regelmäßige 3/sec-Spike-Wave-Komplexe. Absencen können sich statusartig bis zum *Petit-mal-Status* entwickeln. In diesem Stunden bis Tage anhaltenden *psychopathologischen Ausnahmezustand* laufen in ununterbrochener Folge Absencen mit und ohne motorische Beteiligung ab. Klinisch dokumentiert er sich meist nur in einer Verlangsamung aller intellektuellen, emotionalen und motorischen Reaktionen, zusammen mit einer anhaltenden Weinerlichkeit, Trägheit und Interesselosigkeit, die oft nur demjenigen auffällt, der das Kind kennt und aufmerksam beobachtet. Dieser *Petit-mal-Status* kann durch äußere Reize (durch Fragen oder Geräusche) gelegentlich unterbrochen werden, so daß auch der Arzt manchmal überrascht ist, wenn durch den EEG-Befund multiple Absencen aufgedeckt werden.

Absencen können gelegentlich als *Blinzeltic* verkannt werden, manchmal meint man, das Kind sei nur verträumt oder unkonzentriert. Therapeutisch wichtig ist die differentialdiagnostische Abgrenzung von einer *Dämmerattacke* (Temporallappenepilepsie), die meistens *nicht* phänomenologisch erfolgen kann, sondern ein Anfalls- und Intervall-EEG erfordert. Die Erfolgsaussichten einer anfallshemmenden Behandlung sind *günstig*. Die *Prognose* gilt ebenfalls als günstig, aber nur ein Drittel der Kinder wird spontan anfallsfrei, ein weiteres Drittel muß ständig medikamentös behandelt werden, und ein Drittel bekommt zu den kleinen noch große Anfälle.

Fokale Anfälle beschränken sich nach dem Sitz der zerebralen Läsion auf einen *kontralateralen* Körperteil, manchmal breiten sie sich auf die gesamte korrespondierende Körperhälfte aus. Sie sind relativ selten, haben aber bei längerem Bestehen eine Tendenz zur Generalisation, das heißt zum großen Krampfanfall. Aus der Vielzahl der möglichen umschriebenen Krampfherde erklärt sich die Mannigfaltigkeit ihrer Formen. Sensible und motorische *Jackson-Anfälle* gehen mit rhythmischen Kloni beziehungsweise sensiblen Mißempfindungen (Ameisenlaufen, Paraesthesien, Prickeln), manchmal auch mit sensiblen *und* motorischen (sensomotorischer Jackson-Anfall) Abläufen einher. Das *Bewußtsein* bleibt meistens erhalten, die Kinder können die motorischen Abläufe verfolgen und ihre Erlebnisse schildern. Im Anschluß an den Anfall können vorübergehend Lähmungserscheinungen beziehungsweise Störungen der Sensibilität auftreten. *Adversivkrämpfe* äußern sich im Drehen des Kopfes zur herdgegenseitigen Seite manchmal unter Beteiligung der oberen Körperhälfte. Fokale Epilepsien treten in jedem Lebensalter auf; als *Ursache* werden in erster Linie frühkindliche Hirnschädigungen festgestellt, die familiäre Epilepsiebelastung (Kruse 1973) ist jedoch ähnlich hoch wie bei den Petit-mal-Epilepsien.

Die *psychomotorischen Anfälle* (Temporallappenepilepsie) sind durch ihren Formenreichtum und durch die *psychopathologischen Veränderungen* der Wahrnehmungswelt gekennzeichnet. Die *Dämmerattacken* setzen mit einer *vegetativen* (allgemeine oder lokalisierte Organerscheinungen) oder *sensorischen Phase* (Geruchs- oder Geschmacksempfindungen, optische oder akustische Erlebnisse) ein oder mit einer umfassenden Veränderung der *Befindlichkeit (Dreamy state)*. Die *Wahrnehmungswelt* kann in Richtung des Vertrauten oder Unheimlichen verändert sein. Traumhafte Erlebensweisen wie das *Déjà-vu* (das Gefühl, etwas schon einmal gesehen oder erlebt zu haben), *optische* und *akustische Sinnestäuschungen* werden ebenso wie Mikro- und Makropsie berichtet. Kinder können die subjektiven Vorstellungen, Mißempfindungen und Fehlinterpretationen nur unvollkommen wiedergeben. Während des psychomotorischen Anfalls besteht meistens nur eine Bewußtseinstrübung, keine Bewußtlosigkeit. Häufig werden *orale* Mechanismen (Schlucken und Schmatzen, Lecken und Schnüffeln) beobachtet, auch konstante Adversivbewegungen können vorkommen. Die Anfälle sind charakterisiert durch *scheinbar* sinnvolle, in den Ablauf integrierte Bewegungen oder durch Handlungsbruchstücke und durch motorische Schablonen, die ohne Zusammenhang mit der Betätigung oder dem Verhalten vor dem Anfall auftreten. Solche Handlungsfragmente werden im Kindesalter viel eher als „*dumme Angewohnheit*", als Unart oder Alberei fehlgedeutet als bei Erwachsenen, bei denen ein solches Verhalten sofort als krankhaft imponiert. Die Anfälle treten häufig mit *vegetativen* Erscheinungen (Speichelfluß, Pupillenveränderungen, Schweißausbruch, Erbrechen, Einnässen und Einkoten) auf. In einem „*poriomanen Dämmerzustand*" können Kinder ziellos fortlaufen, auch *somnambule* Zustände (Nachtwandeln) können einmal Ausdruck eines psychomotorischen Anfallsgeschehens sein. Die *Dauer* eines psychomotorischen Anfalls beträgt meistens Minuten, er kann sich aber zu einem Status psychomotoricus ausweiten, der jedoch nur sehr selten beobachtet wird. Bei etwa 50 % treten zu den psychomotorischen Epilepsien im Verlaufe der ersten 3 Jahre *große* Anfälle (Kruse 1973) hinzu. *Ätiologisch* dominieren frühkindliche Hirnschädigungen verschiedenster Ursache, selten Temporallappentumoren. Die *Prognose* ist ungewiß, die Zahl der Spontanheilungen ist relativ selten (Janz 1969). Die meisten psychomotorischen Anfälle können mit Medikamenten anhaltend günstig beeinflußt werden.

Von der psychomotorischen Dämmer*attacke* sind die nichtbesonnenen und besonnenen epileptischen *Dämmerzustände* scharf zu trennen, die in Kombination mit großen oder kleinen Anfällen auftreten können. Sie sind manchmal schwer zu erkennen, weil die Handlungsabläufe in sich zwar folgerichtig sein können, aber oft auf Verkennungen der realen Situation beruhen. Dabei kommt es zu *ängstlichen* und *aggressiven Ausbrüchen*, durch die das Kind oder der Jugendliche sich selbst, manchmal auch andere gefährden kann. Meistens herrscht eine gewisse Eigengesetzlichkeit vor, die nur schwer durchbrochen werden kann. *Postparoxysmale* Dämmerzustände schließen an einen großen oder psychomotorischen Anfall an und sind daher leicht einzuordnen.

Fieberkrämpfe kommen besonders am Ende des Säuglingsalters und bis zum 4. Lebensjahr meistens im Verlauf extrazerebraler fieberhafter Erkrankungen (Infektkrämpfe) vor; sie sind bei Knaben häufiger als bei Mädchen. Etwa *5 % aller* Kinder unter 5 Jahren haben mindestens einmal einen Infektkrampf (Scheffner 1973). Er tritt fast immer im Zusammenhang mit einem Temperatur*anstieg* auf und unterscheidet sich manchmal nicht von einem generalisierten tonisch-klonischen Anfall oder anderen epileptischen Anfallsformen. Auch ein Fieberkrampf stellt das Symptom einer aktuellen Störung der Hirntätigkeit dar. Die *Ätiologie* der Fieberkrämpfe läßt sich nicht allgemein darstellen, wahrscheinlich sind verschiedene Bedingungsfaktoren vorhanden. Dem Fieber und dem Infekt kommt oft nur die Bedeutung eines Provokationsfaktors zu. Eine genetische und familiäre Disposition ist oft nicht zu übersehen. Die *Prognose* ist dann eher ungünstig, wenn im Intervall-EEG anfallsverdächtige oder eindeutige Anfallspotentiale vorhanden sind.

Die heute mögliche differenzierte und in der Regel sehr *erfolgreiche* antiepileptische Therapie hat dazu geführt, daß *psychiatrische Auffälligkeiten* bei Anfallskranken tabuisiert werden. Die Epilepsien sind Erkrankungen des zentralen Nervensystems und können deshalb Symptome auf der Verhaltens- und der Leistungsebene hervorrufen. Die Chronizität der Erkrankung führt zusätzlich zu Anpassungsproblemen, ebenso wie soziale Vorurteile und die Kognition und Verhalten beeinträchtigenden Eigenschaften einiger antikonvulsiver Medikamente (Abb. VII-2).

Epidemiologische Studien zu psychiatrischen Auffälligkeiten bei epilepsiekranken Kindern und Jugendlichen gibt es nur wenige. Rutter fand in seiner Isle-of-Wight-Studie, daß in der Gruppe der 5- bis 14jährigen 28,6 % der Kinder mit unkomplizierten und 58,3 % der Kinder mit komplizierten Epilepsien erhebliche psychiatrische Auffälligkeiten hatten. Anfallskranke Kinder ohne zusätzliche Hirnschädigung verfügen über eine normale Intelligenz, die sich nicht allein aufgrund der Tatsache des Vorliegens einer Epilepsie mindern muß. Dennoch stellen die Lern- und Leistungsprobleme bei Kindern mit einer Epilepsie den häufigsten Vorstellungsgrund in einer kinder- und jugendpsychiatrischen Klinik dar (Remschmidt 1993). Holdsworth u. Whitmore (1974) stelten fest, daß 42 % der von ihnen untersuchten anfallskranken Kinder nach dem

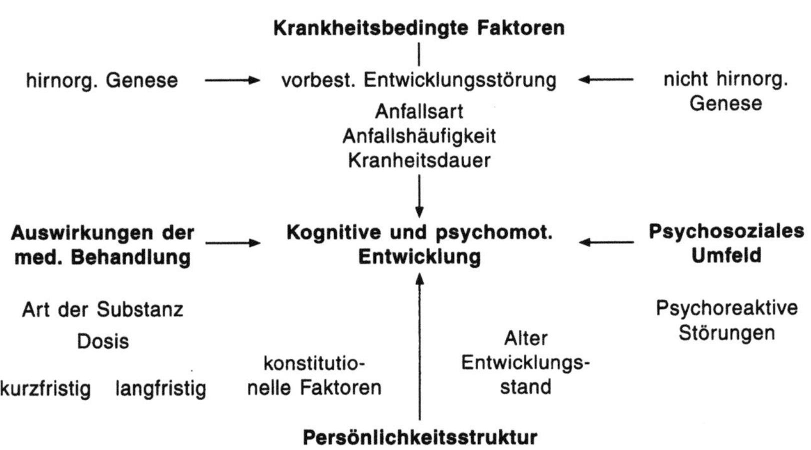

Abb. VII-2. Schematische Darstellung pathogener Faktoren, die für die Entwicklung psychischer und/oder kognitiver Störungen in Betracht kommen. (Nach Groß-Selbeck 1989)

Lehrerurteil Störungen in ihrem Aufmerksamkeitsverhalten aufwiesen, wobei die Beeinträchtigungen bei Jungen mit links-temporalen Spike-Entladungen in ihrer Konzentration am stärksten waren. Die gleichen Graphoelemente scheinen auch überzufällig häufig zu einer Beeinträchtigung der Leseleistungen bei Kindern zu führen (Stores et al. 1978). Kontrovers diskutiert wird schon seit vielen Jahren, wie sich bei Kindern mit interiktalen EEG-Veränderungen diese sich auf die Konzentration und Kognition auswirken. Eine Übersicht über die bisherigen Arbeiten findet man bei Binnie et al. (1987) und Aarts et al. (1984). Beide Autoren kommen bei der Auswertung der erfaßten Literatur zu dem Schluß, daß bei ca. 50 % der Patienten transitorische kognitive Einschränkungen mit epileptoformen EEG-Veränderungen ohne klinische Anfälle einhergehen. Am häufigsten wurden kognitive Einschränkungen während generalisierter symmetrischer regulärer 3/sec-Spike-Wave-Komplexe gesehen, auch wenn Absencen klinisch nicht feststellbar waren. Siebelink et al. untersuchten 1988 in Amsterdam 21 Kinder mit Anfällen. Alle die Kinder, die während eines Leistungstests subklinische Veränderungen im EEG hatten, ohne dabei Anfallsäquivalente zu zeigen, erbrachten auch ein abnormes Testprofil mit selektiven Auffälligkeiten in den Subtests, in denen das verbale Kurzzeitgedächtnis geprüft wurde. Es fand sich hier eine deutliche Beziehung zwischen den subklinischen EEG-Veränderungen und den Fehlern im Leistungstest.

Auch auf der *Verhaltensebene* zeigen anfallskranke Kinder häufiger Auffälligkeiten als andere Kinder (Tabelle VII-2). Am häufigsten werden Angstsyndrome, aggressives Verhalten, Hyperaktivität und Verstimmungszustände beklagt. Diese Befunde können nicht aus der Chronizität der Erkrankung erklärt werden, denn epileptische Kinder haben weitaus häufiger diese Besonderheiten als zum Beispiel diabetische Kinder (Hoare 1984).

Die sogenannte *epileptische Wesensänderung* beschäftigte die Psychiatrie zu Beginn dieses Jahrhunderts besonders. Diese psychopathologischen Bilder mit enechetischer oder erethisch-hyperkinetischer Symptomatik werden heute nur noch selten gesehen, was wohl auf die bessere medikamentöse Behandlung zurückzuführen ist. Diese Besonderheiten sind wohl nicht epilepsiespezifisch, sondern müssen im Rahmen einer zusätzlichen hirnorganischen Schädigung gesehen werden.

Eine *dementielle Entwicklung* wurde bis vor 60 Jahren als eine typische Folge eines Anfallsleidens angesehen. Die Abnahme intellektueller Fähigkeiten ist heute eine seltene Erscheinung und wird nur bei einigen wenigen Anfallsformen wie z.B. dem West- oder dem Lennox-Gastaut-Syndrom gesehen. Eine besondere Rolle spielt hier sicherlich das *Landau-Kleffner-Syndrom*, das möglicherweise teilweise mit der in vielen Lehrbüchern noch erwähnten Dementia infantilis (Heller 1909) identisch ist. Vor dem Auftreten der Anfälle tritt eine auditive Agnosie ein, weshalb diese Kinder gelegentlich als geistig behindert angesehen werden (s. S. 227).

Epileptische Psychosen werden bei Kindern und Jugendlichen weitaus seltener als bei erwachsenen Anfallskranken gesehen. Man unterscheidet dabei iktale Psychosen, die nur während eines Status epilepticus auftreten, postiktale Psychosen, die nach Anfallsserien während Dämmerattacken auftreten, interiktale Psychosen, die ohne zeitliche Begrenzung zu den Anfällen stehen, und alternative Psychosen,

Tabelle VII-2. Prävalenz von Verhaltensauffälligkeiten bei Kindern mit Epilepsie. (Nach Corbett u. Trimble 1983)

Autor	Stichprobe	Verhaltensauffälligkeiten Anteil in %
Bridge (1949)	742 Kinder einer Epilepsieklinik	46
Price (1950)	50 epileptische Schulkinder	56
Henderson (1953)	Feldstudie bei Schulkindern	12
Richmann (1964)	171 Kinder einer Sonderschule für Epileptiker	48
Hinton und Knights (1969)	Kinder einer neuropädiatrischen Klinik	56
Rutter et al. (1970)	Feldstudie	29
Whitehouse (1971)	Kinder einer neuropädiatrischen Klinik	36
Mellor (1977)	Feldstudie	27
Lindsay et al. (1979)	100 Kinder mit Temporallappenepilepsie	85
	davon Kinder ohne intellektuelle Behinderung	30
Corbett et al. (1985)	312 Kinder einer Sonderschule für Epileptiker	67

die nach Ausbleiben bzw. Seltenerwerden der Anfälle auftreten. Letztere gehen ohne Bewußtseinsstörung einher, und ein Wiederauftreten des Anfalls kann die psychotische Episode beenden. Im präpsychotischen Stadium werden häufig Unruhe, Angst, Schlafstörung und eine depressive Stimmungslage gesehen (Trott 1990).

Medikamentös bedingte Psychosyndrome sind unter modernen Antikonvulsiva sehr viel seltener als früher geworden. Die Barbiturate, lange Zeit die einzigen zur Verfügung stehenden Antiepileptika, führen häufig zu einer erhöhten Irritabilität, Hyperaktivität, Aggressivität und emotionaler Instabilität. Diese Verhaltensauffälligkeiten sind oft so schwerwiegend, daß Therapieabbrüche notwendig werden. Phenytoin kann auch bei normalen Plasmaspiegeln in seltenen Fällen zu einer progressiven Enzephalopathie führen, die mit einer Demenz einhergeht. Daneben werden Verschlechterungen der Gedächtnisleistung, der Merkfähigkeit und der Aufmerksamkeit gesehen. Vermutlich spielt ein unter der Therapie aufgetretener Folsäuremangel dabei eine wesentliche Rolle. Solche Einschränkungen werden bei den modernen Antidepressiva nur noch sehr selten gesehen. Bei der Valproinsäure kann es bei hohen Plasmaspiegeln zu Hyperaktivität und Dysphorie kommen, wobei jedoch kritisch angemerkt werden muß, daß möglicherweise primäre hirnorganische Schädigungen hierbei eine bahnende Rolle spielen. Carbamazepin beeinflußt sowohl die kognitiven Funktionen wie das Verhalten am günstigsten. Unter einer Carbamazepintherapie werden häufig sogar Verbesserungen in der Leistungsfähigkeit gesehen (Tabelle VII-3). Bei der Verordnung von Antikonvulsiva sollte also nicht nur an die Reduktion von epileptischen Anfällen gedacht werden, sondern auch an mögliche negative und gele-

Tabelle VII-3. Psychische Wirkungen von Antikonvulsiva

Substanz	Psychische Wirkungen	
	Kognitive Leistung und Psychomotorik	Affekt und Antrieb
Carbamazepin	+/(−)	+
Valproinat	+	0
Barbiturate	−	−
Phenytoin	−	(−)
Ethosuximid	−	−
Sultiam	k.A.	(+)

gentlich positive Beeinflussung des geistigen und seelischen Befindens.

Ein schwieriges und umstrittenes Kapitel stellen *anfallsfreie*, aber *psychisch auffällige* Kinder mit einem *Hirnstrombild* dar, das sonst auf eine Anfallskrankheit hinweisende Veränderungen zeigt. In der *Vorgeschichte* dieser verhaltensgestörten Kinder finden sich nicht selten Hinweise für eine pathologische Schwangerschaft oder Geburt. Bei diesen Kindern lassen sich *manchmal* psychosomatische Manifestationen wie Weglaufen, Konzentrationsstörungen, Schulschwierigkeiten, Ohnmachten, oder ein „häufiges Stolpern" (Specht 1957) eruieren; in diesen Fällen wurde gelegentlich von einer *„larvierten"* oder *„latenten"* Epilepsie gesprochen oder sie wurden als Verhaltensstörungen bei Kindern mit EEG-Veränderungen (Spilimbergo u. Nissen 1971) dargestellt. Gegen die Anwendung des Begriffes einer larvierten oder maskierten Epilepsie wurden mit Recht (Matthes 1973) Einwände erhoben mit der Begründung, daß es sich bei den EEG-Veränderungen nur um kurze paroxysmale Ausbrüche handele, bei den „psychischen Störungen" aber häufig um Dauerzustände. Die Diskussion darüber, ob nicht doch Zusammenhänge zwischen solchen Verhaltensstörungen und den EEG-Veränderungen bestehen, ist nicht verstummt, auch nicht in der ausländischen Literatur. Es ist möglich, daß die unterschiedlichen Ergebnisse hinsichtlich der Beurteilung dieser Kindergruppe im Zusammenhang mit dem unterschiedlichen Krankengut stehen (Ulrich 1994), das den Pädiatern und den Kinderpsychiatern vorgestellt wird.

Schon im Jahre 1938 wurde die Frage nach der *Korrelation* von *psychischen Störungen* und *veränderten Hirnstrombefunden* bei Kindern (Jasper et al. 1938) gestellt. Nach dem Zweiten Weltkrieg wurde in der angelsächsischen Fachliteratur eine Reihe von Arbeiten publiziert, die dieses Problem behandeln (Kennard 1956; Klinkenfuß et al. 1965). In den Jahren danach wurden weitere Untersuchungen in der deutschen und französischen Fachliteratur veröffentlicht (Groh u. Rosenmayr 1968; Heuyer et al. 1957). Vorwiegend handelte es sich jedoch um *Kasuistiken*, in denen Fälle mit *neurologischen* Abweichungen, mit *Schwachsinn* verschiedener Grade oder mit manifesten *Anfallsleiden* einbezogen worden waren. In einer Untersuchung (Spilimbergo u. Nissen 1971) die sich auf fast 1000 EEG-Befunde von 300 Kindern stützte, ergaben sich aus der Anamnese *keine* Hinweise auf eine frühkindliche Hirnschädigung oder für ein zerebrales Anfallsleiden. Fälle, in welchen Fieberkrämpfe oder nur respiratorische Affektkrämpfe nachweisbar waren, wurden von der Kasuistik ausgeschlossen; bei allen lagen *regelrechte* neurologische Untersuchungsbefunde vor. Die IQ-Werte lagen sämtlich über 90 Punkte. Bei diesen Kindern mit abweichenden EEG-Befunden (Hirnreifungsverzögerungen, diffuse und fokale Störungen und Seitendifferenzen) waren in den meisten Fällen *irritative* oder sogenannte „epileptogene" Graphoelemente nachweisbar. Es ließen sich *nachstehende* Verhaltensauffälligkeiten ermitteln: psychomotorische Unruhe und Aggressivität (52 %), depressive Verstimmungen (10 %), Enuresis (9 %), Angstzustände (8 %) und seltener Stehlen, Weglaufen, Pavor nocturnus, Lügen und Enkopresis. Die *Schwere* dieser Symptomatik war unterschiedlich, mindestens aber so schwerwiegend, daß eine Untersuchung und

Behandlung den Eltern notwendig erschien. *Katamnestische* Untersuchungen dieser verhaltensgestörten Kinder mit hirnelektrischen Abweichungen ergaben nach einem Zeitraum von 3 Jahren, daß mit dem *Rückgang* der elektrobiologischen Auffälligkeiten die psychischen Störungen sich erheblich *gebessert* hatten oder nicht mehr vorhanden waren.

Bezüglich einer *Therapie* wird man sich im allgemeinen *abwartend* verhalten und keine „EEG-Kosmetik" treiben. In Einzelfällen wird man sich zu einer zeitlich befristeten Probebehandlung entschließen, besonders dann, wenn eine frühkindliche Hirnschädigung nachgewiesen wurde und eine familiäre Disposition zu Anfallskrankheiten besteht, ein Einvernehmen mit den Eltern über die Zielsetzung erfolgte und eine regelmäßige Behandlungskontrolle gewährleistet ist.

VIII. Psychotische Störungen

Im Kindesalter sind Geisteskrankheiten zwar nicht häufig,
aber es kommen bereits fast alle Formen derselben vor.

GRIESINGER, 1867

Die *Psychosen*, besonders die *endogenen* Geistes-
und Gemütskrankheiten, sind noch nicht entzifferte
Hieroglyphen der Natur. Sie stellen als Krankheiten
ungeklärter Ursache weiterhin „eines der *größten
Rätsel* der Zeit" (Bleuler 1975), eine „*Sphinx* der
Psychiatrie" (Kolle 1955) dar. Sie konnten weder
durch biologische noch durch psychopathologische
Forschungsmethoden enträtselt und dechiffriert
werden. Eindeutig ist nur, daß ein mehr oder weniger stark ausgeprägter *genetischer* Anteil im Spiel
ist. Darauf weisen vor allem Familien- und Zwillingsuntersuchungen hin. Aber dieser genetische
Anteil ist *nicht* so hoch, daß man die Affektpsychose
oder die Schizophrenie als *Erb*krankheit bezeichnen
könnte. Das gilt auch für die endogenen Psychosen
des Kindes- und Jugendalters.

Die früher *strittige* Frage, ob es überhaupt
schizophrene oder affektive Psychosen bei Kindern
gibt, ist lange nicht mehr aktuell. Bereits um die
Jahrhundertwende wurde beweisendes Material zu-
sammengetragen. Mit den Fortschritten in der Psychopathologie des Kindes- und Jugendalters wuchs
auch das Wissen über die altersspezifischen psychotischen Erscheinungsbilder. Ihre *Manifestationsformen* wurden eingehend beschrieben. Ungeklärt bleibt, weshalb *endogene*, aber auch einige
exogene Psychosen und zahlreiche psychoseähnliche Manifestationen trotz ähnlicher Familien- und
Umweltbelastungen bei *einigen* Kindern und Jugendlichen auftreten, bei *anderen* dagegen nicht.
Rätselhaft bleibt auch, warum die *Schizophrenie* am
häufigsten in der Adoleszenz und die *Affektpsychose* bevorzugt im mittleren Lebensalter auftritt. Neben den Fragen nach der Ursache und ihrer Verhütung, ihrem Verlauf und ihrer Behandlung stehen
diese Probleme unverändert im *Brennpunkt* der

psychiatrischen Forschung, auch des Kindes- und
Jugendalters.

Die traditionale *Unterscheidung* zwischen *exogenen* und *endogenen* Psychosen läßt sich nicht
immer eindeutig durchführen. *Exogenie* weist auf
Körper- und Umwelteinwirkungen hin. Man unterscheidet herkömmlich körperlich begründbare und
psychoreaktive Syndrome. *Endogenie* wurde früher
mit „erblich" gleichgesetzt. Aber bei eineiigen Zwillingen sind endogene Psychosen trotz gleichen Erb-
gutes nicht immer, sondern *nur* bis zu 60–80 % konkordant. Es sind also außer der erblichen *Disposition* zur Manifestation einer endogenen Psychose
noch *Zusatzfaktoren* notwendig. In den letzten
10 Jahren wurde gerade im Hinblick darauf von kin-
der- und jugendpsychiatrischer Seite in der Psycho-
senforschung auf breiter Front wissenschaftliche
Pionierarbeit geleistet.

Besonders *populär* sind für die Entstehung von
endogenen Psychosen *psychodynamische* Theorien;
besonders in *nicht*psychiatrischen Disziplinen sind
sie weit verbreitet. Ihre Beliebtheit erklärt sich auch
daraus, daß beim Vorliegen einer psycho- oder
soziogenetischen Ätiologie Möglichkeiten ihrer Verhütung durch geeignete psychohygienische und präventive Programme im Sinne einer *Generalpräven-
tion* gesehen werden. Es ist jedoch absolut sicher,
daß diese *einseitige* Betrachtungsweise *nicht* zutrifft.
Das gilt aber *ebenso* für die Disziplin der psychiatrischen Genetik der Vergangenheit, die glaubte, psychotische Störungen *allein* aus dem familiären Erb-
gut erklären zu können. Neue Einsichten eröffneten
Adoptionsstudien, die in Dänemark durchgeführt
wurden. In der Weltliteratur sind 15 EZ-Paare bekannt, die seit frühester Kindheit getrennt leben
und von denen mindestens jeweils ein Partner

schizophren ist; 10 Paare, also *66 %*, sind *konkordant*, allerdings im klinischen Bild recht verschieden, 5 Paare sind diskordant. Dieses Resultat unterstreicht die Beteiligung von *Erb*faktoren (Zerbin-Rüdin 1971). Schulsinger u. Mednick (1981) legten prospektiv angelegte *„High-Risk"-Studien* vor, die ebenso wie Adoptionsstudien den postulierten hereditären Faktor erhärten, aber auch peristatische Faktoren wie Viruserkrankungen im ersten Drittel der Schwangerschaft (Schulsinger et al. 1992). Schließlich haben Transmitter*stoffwechseluntersuchungen* unser neurochemisches Wissen über die Bedeutung dieser Substanzen für die Entwicklung affektiver und schizophrener Psychosen wesentlich erweitert.

Für die *affektiven* Erkrankungen beträgt die durchschnittliche Konkordanzrate für EZ 70 % und für ZZ 19 %.
Weder für die schizophrenen noch für die affektiven Erkrankungen hat die Suche nach *genetischen Markern* schlüssige Resultate erbracht.

Die *Behandlung* der Psychosen hat in den letzten Jahrzehnten Fortschritte erzielt, die nur der würdigen kann, der sie miterlebte. Psychotisch kranke Kinder und Jugendliche wurden auf psychiatrischen Stationen für Erwachsene betreut. Deren Fenster waren vergittert, die Wasserhähne verriegelt, die Tische am Boden befestigt, die Höfe von hohen Mauern umgeben, alle Patienten trugen Anstaltskleidung. Neben Opiumkuren, Schlaf- und Beruhigungsmitteln bestand die effektivste Therapie in Insulinkuren und elektrischen Durchflutungen des Gehirns. Durch die psychopharmakologische Therapie wurden nicht nur die Klinikaufenthalte verkürzt und das psychotische Erleben entdramatisiert, vielmehr konnte der Patient als Leidender behandelt werden. Die Hoffnung indes, die Psychopharmakologie stelle eine kausale Behandlungsmethode dar, erfüllte sich leider nicht.

1. Autismus im Kindesalter

Die Dinge interessieren sie, nicht die Menschen.
KANNER

Seit den ersten Publikationen von Kanner (1943) und Asperger (1944) stand der *Autismus bei Kindern* im Mittelpunkt nicht nur des kinderpsychiatrischen Interesses, sondern zeitweilig auch in dem der Öffentlichkeit. Bleuler (1971) hatte den Autismus als ein typisch, ursprünglich nur der Schizophrenie zugeordnetes Symptom eingeführt. Er wollte dadurch den Rückzug der Kranken aus der Realität auf sich selbst, in die eigene Gedanken- und Vorstellungswelt, als eine *„Selbstbezogenheit"* kennzeichnen. Autistische Merkmale fanden sich jedoch auch bei emotionalen und hirnorganischen Störungen und bei affektiven Psychosen. Mit dem *„frühkindlichen Autismus"* glaubte Kanner die Urform einer *angeborenen* schizophrenen Erkrankung erkannt zu haben. Dies hat sich, wie seine eigenen Nachuntersuchungen ergaben, nicht bestätigt. Asperger meinte mit der *„autistischen Psychopathie"* ein genetisch bedingtes Syndrom zu beschreiben. Einigkeit bestand darüber, daß es sich *nicht* um eine neue Krankheit handelt, sondern um eine psychische Störung, die früher anderen Syndromen zugeordnet worden war. Kraepelin (1915) beschrieb als kindliche *Charaktertypen* später schizophrener Erwachsener „stille, scheue, nur für sich lebende Kinder", und Homburger (1926) beobachtete sensitive Kinder, die „abnorm oft und abnorm lang nur bei sich selbst" verweilen und „den Blick nach innen statt nach außen ... richten". Psychische Störungen, die ähnliche Merkmale aufweisen, finden sich auch in der Schilderung des *narzißtischen* oder des *introvertierten* Kindes in der Psychoanalyse und komplexen Psychologie oder in den *schizothymen* oder *schizoiden* Konstitutionsvarianten (Kretschmer 1967) in der Psychiatrie.

In den letzten 40 Jahren ist eine fast *unübersehbare* wissenschaftliche Literatur über den Autismus im Kindesalter entstanden. Sowohl aus psychiatrischer als aus psychoanalytischer, aus verhaltenstherapeutischer und humangenetischer Sicht wurde zu dem Erscheinungsbild, besonders aber zu seiner *Ätiologie* und Prognose Stellung genommen. Aus der Sicht dieser Disziplinen erwies sich der Autismus als ein Paradefall, mit dem die jeweils vertretene humangenetische, psychogene, somatogene oder polygenetische Arbeitshypothese (Eisenberg 1992) belegt werden sollte. Die typische autistische Störung ist dadurch gekennzeichnet, daß sich weder eine charakteristische Neurosenstruktur noch eine einfache geistige Behinderung oder ein umschriebener Sinnesdefekt nachweisen läßt. Dementsprechend unterschiedlich erfolgte ihre nosologische Zuordnung. In der ICD wurde sie bis 1991 unter den „typischen Psychosen des Kindesalters" aufgeführt, während sie in der DSM-III und nunmehr auch in der ICD-10 den „tiefgreifenden Entwicklungstörungen" hinzugezählt wird, obgleich es sich nicht um eine verzögerte, sondern um eine abnorme Entwicklung handelt und die Frage ihrer Ätiologie weiterhin ausgeklammert bleibt.

Im Gegensatz zu dem wissenschaftlichen und dem relativ großen öffentlichen Interesse, etwa der Sozialpädagogen und Lehrer, an dem Phänomen des autistischen Kindes steht die *Häufigkeitsfrequenz* des Autismus. Selbst wenn man die Ergebnisse englischer Erhebungen (Wing 1968) von 0,04–0,05 % zugrundelegt, handelt es sich um ein *seltenes* Krankheitsbild. Das wird deutlich, wenn man es mit der Morbiditätsrate der *Affektpsychosen*, der *Epilepsie* oder der *Schizophrenie* (je 0,8 bis 1 %) oder gar mit der Häufigkeit der *geistigen Behinderung* (Debilität) 3–4 %, Imbezillität 0,5 %, Idiotie 0,25 % vergleicht.

Es handelt sich um eine graduell *abgestuft* auftretende, sehr komplexe psychopathologische Störung, in deren Zentrum ein *emotionaler Defekt* steht. Sie ist von zahlreichen mehr oder minder stark ausgeprägten akzessorischen Symptomen begleitet, die jedoch *nicht* obligat sind. Dennoch ist für die *Diagnose* eines Autismus nicht der Nachweis eines einzelnen Symptoms, sondern ein *Mosaik* typischer Symptome entscheidend.

Zu den *Kardinalsymptomen gehören:*

1. eine seit der Säuglingszeit oder frühen Kindheit vorliegende extreme autistische Abkapselung, eine Tendenz zur Selbstisolierung und eine emotionale Indifferenz und Kommunikationsschwäche. Autistische Säuglinge verhalten sich entweder extrem antriebsschwach und indifferent, oder sie wimmern oder schreien anhaltend und lassen sich nur schwer beruhigen. Wenn die Mutter in das Gesichtsfeld des Säuglings tritt, zeigt er *nicht* das erkennende Lächeln und reagiert nicht mit Strampelbewegungen oder später mit affektiv getönten Lallmonologen. Er streckt der Mutter *nicht* die Arme entgegen und zeigt *nicht* die physiologische Reaktion der Freude, wenn er auf den Arm genommen wird oder Liebkosungen empfängt. Mütter, die bereits ein oder mehrere Kinder haben, sind dadurch sehr beunruhigt und erschreckt und gehen bald zum Arzt. Mütter erstgeborener Kinder erinnern sich oft erst später, manchmal erst nach der Geburt eines gesunden zweiten Kindes, an das eigentümliche starre und *gefühllose* Verhalten dieser autistischen Säuglinge. Nach dem 1. Lebensjahr bilden sich in zunehmender Schärfe die eigentlichen autistischen Wesensanomalien aus. Sie werden nun auch von einer weniger aufmerksamen Umwelt betroffen registriert. Die autistischen Kinder verhalten sich extrem egozentrisch und *autonom*. Sie scheinen *kein* Gefühl für zwischenmenschliche Beziehungen und soziale Bedürfnisse zu haben. Sie *ignorieren* Gefühlsäußerungen ihrer Eltern und scheinen *keiner* Geborgenheit und Nestwärme zu bedürfen. Sie meiden oder lehnen sogar aggressiv Zärtlichkeitsbeweise und Hautkontakte ab. Sie reagieren weder auf die Nennung ihres Namens noch auf die Ankündigung lustbesetzter Vorgänge (Baden, Spazierengehen, Süßigkeiten); obgleich an ihrer normalen Hörfähigkeit nicht gezweifelt wird, zeigen sie auf abrupte Geräusche und Lärm keine Reaktion, während andererseits leise Geräusche (Knistern von Bonbonpapier) durchaus wahrgenommen werden. Der *Blick* und der Gesichtsausdruck sind leer und unbestimmt, er läßt sich weder durch optische noch durch akustische Reize fixieren und geht bei Konfrontation an dem Partner vorbei oder durch ihn „*hindurch*". Sein zielsicheres Verhalten in der häuslichen Umgebung deutet jedoch darauf hin, daß das Kind optisch voll orientiert ist. Es verfügt manchmal sogar über ein auffallend gutes visuelles *Gedächtnis* und ein *gutes* Erinnerungsvermögen: Es erinnert sich zum Beispiel nach flüchtigen Besuchen in einer fremden Umgebung noch nach mehreren Monaten daran, wo es eine Puppe oder ein Spielding liegen ließ.

2. Neben der emotionalen Kontaktaufnahme, neben Blick, Mimik und Motorik ist die *Sprachentwicklung* der wichtigste Träger der menschlichen Entwicklung; sie ist bei autistischen Kindern regelmäßig, wenn auch in sehr unterschiedlicher Weise *gestört*. Bei der *Hälfte* der Kinder ist die altersgemäße Sprechfähigkeit erheblich verzögert, teilweise um Jahre; ein *Drittel* der autistischen Kinder bleibt zeitlebens *stumm*. Das Sprachverständnis ist bei einem Teil der Kinder bereits in der „stummen Phase" entwickelt, bei anderen ist nicht zu erkennen, daß bereits ein altersadäquater „innerer Monolog" stattfindet. Die *Prognose* für die allgemeine und für die Sprachentwicklung der Kinder, die bis zum *5. Lebensjahr* nicht sprechen gelernt haben, ist nach katamnestischen Untersuchungen besonders *ungünstig*. Bei den autistischen Kindern, die sprechen lernten, fällt neben einem autonomen Sprachgebrauch mit *Wortneuschöpfungen* (Neologismen), der manchmal eine blitzlichtartige Erhellung der anormalen Denkvollzüge dieser Kinder erlaubt, eine abweichende Artikulation auf. Autistische Kinder sprechen häufig in Einwort- oder *Telegrammsätzen* und behalten diese Gewohnheit auch dann bei, wenn sie sich bereits differenzierter ausdrücken können. Andere Kinder lernen kurze Sätze auswendig, die sie bei verschiedenen, fast immer unmotivierten Anlässen wiederholen (verzögerte *Echolalie*), manchmal reproduzieren sie buchstaben-, ausdrucks- und lautgetreu Vorgesprochenes. Die *Lautstärken* schwanken zwischen extrem leise und schreiend, die Sprechmelodie ist oft monoton-leiernd und emotional inadäquat. Solche *verbalen Abweichungen* (Iterationen, Verbigerationen, Agrammatismen, Echolalie) finden sich auch bei psychotischen, oligophrenen und dementen Kindern.

3. Bei autistischen Kleinkindern finden sich relativ häufig spezielle *motorische Stereotypien* und

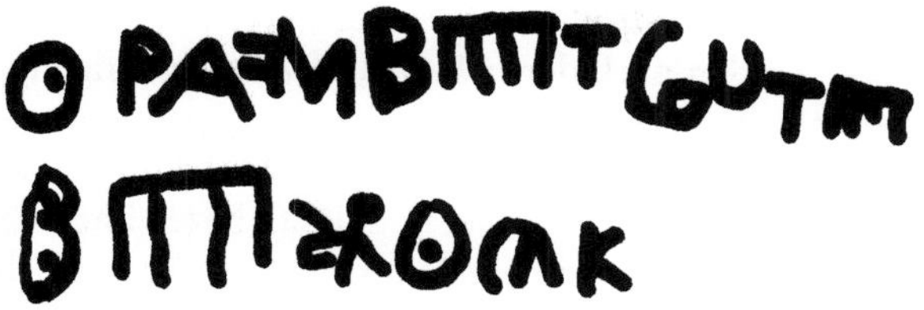

Abb. VIII-1. „Geheimschrift" eines 7jährigen Jungen mit einem Asperger-*Autismus*, der auch eine mit Neologismen durchsetzte Privatsprache erfunden hatte

Zwangsrituale, manchmal schon bei autistischen Säuglingen (Kratzen auf der Schutzdecke des Kinderwagens (Wing 1968). Diese und andere motorische Auffälligkeiten liegen häufig auch bei sehschwachen oder *blinden* Säuglingen (z.B. Augenbohren, Hand-Fingermechanismen, mimisches Grimassieren) vor; solche *digito-okulären Phänomene* und stereotypen Hand- und Augenbewegungen ließen sich (Weber 1970) bei etwa der *Hälfte* aller autistischen Kinder nachweisen. Diese Stereotypien sind oft mit psychischen Zwängen verknüpft, die auf die Erhaltung einer unveränderten räumlichen und zeitlichen Ordnung in der Umgebung dieser Kinder abzielen. Dieses als *„Heimwehreaktion"* oder *„Veränderungsangst"* gedeutete, ebenso paradoxe wie faszinierende Verhalten der Kinder in Einzelsituationen wird immer wieder beschrieben. Auf eine Veränderung der dinglichen Umwelt, der Kleidung oder Ernährung reagieren sie mit *paroxysmalen Angstanfällen* und Erregungszuständen. Autistische Kinder *sammeln* leere Garnrollen, die sie der Größe nach ordnen und aufstellen. Andere häufen Papierschnitzel oder durchbrochene Bierdeckel in einer Ecke auf. Sie packen kleinere in größere Kartons oder horten und bewachen die Schuhe der Familie. Andere lehnen es ab, warme Nahrung zu sich zu nehmen oder von flüssiger und weicher auf feste Nahrung überzugehen. Wieder andere Kinder beklopfen mehrfach im Laufe des Tages bestimmte Stellen der Wand, müssen sich bei Spaziergängen auf bestimmten Bänken niederlassen oder weigern sich, schlafen zu gehen, wenn ein bestimmtes Ritual nicht eingehalten wird. Wenn ein *neuer* Gegenstand in der Wohnung auftaucht, das Mobiliar etwa beim Saubermachen umgestellt wird, geraten sie in heftige Erregung. Das kann auch dann geschehen, wenn eine gewohnte Fahrtstrecke durch eine Umleitung unterbrochen wird. Sie reagieren mit heftigen *Schreianfällen*, wenn etwa das rote Licht einer Geschirrspülmaschine aufleuchtet oder erlischt, oder verweigern die Nahrungsaufnahme, wenn ein unbekanntes Gericht auf den Tisch kommt. Die Eltern haben das Gefühl, daß diese Kinder „*in einer anderen Welt*" leben.

4. Die *Intelligenz* autistischer Kinder läßt sich meist nicht *eindeutig* bestimmen. Sie kann durchschnittlich, unter- und überdurchschnittlich sein. In schweren Fällen erscheint sie eigenartig *deformiert*, maskiert oder verschüttet. Sie läßt sich mit den üblichen Intelligenztests nicht oder nur schwer schätzen. Selbst bei den autistischen Asperger-Kindern, bei der sie meist durchschnittlich und häufig überdurchschnittlich ist, ist sie eigentümlich disharmonisch und *originell* ausgebildet; oft liegen hypertrophe *Sonderinteressen* und unableitbare Vorlieben für bestimmte, oft *abseitige* Wissensbereiche vor. Sammlerische Tendenzen mit registrierender Wissensspeicherung dominieren, oft handelt es sich um ein scheinbar zufälliges Aneinanderreihen, scheinbar ohne logische Verknüpfung. Sie erreichen oft erst *nach* dem Schulabschluß, wenn bestimmte Lernstrategien nicht mehr vorgeschrieben sind, die ihnen zustehende Anerkennung. Auf diesen eigentümlichen Verwerfungen oder Verschüttungen der Intelligenzstruktur mit insulären Partialbegabungen stützte sich die Theorie, daß autistische Kinder nicht lern- oder geistig behindert seien, sondern über eine durchschnittliche Intelligenz verfügten, die sie jedoch nicht einsetzen könnten. Neuere Untersuchungen konnten diese eher optimistische Hypothese nicht verifizieren. Der Gesamt-IQ der meisten autistischen Kinder liegt im Bereich der intellektuellen Behinderung, nur 11 % wiesen eine durchschnittliche Intelligenz auf (DeMyer 1979). Die objektive Beurteilung isolierter Fähigkeiten, die von den Eltern als herausragend angesehen wurde, ergab, daß diese entweder im Bereich der Altersnorm lagen oder deutlich jüngerer Kinder entsprachen.

Fallbeispiel

Ein 9jähriger Junge lehnt jeden Kontakt zu Kindern und alles Kindhafte ab; er ist von allen „bösen Dingen" fasziniert: drängt, zu allen Brand- und Unfallstellen gefahren zu werden; sucht ständig Friedhöfe und Kirchen auf. Spielt ausdauernd mit einem Pendel in der rechten und einem Ball in der linken Hand. Zittert dabei, häufiges Fächeln und Wedeln mit den Händen. Hält pedantische Ordnung, wäscht sich häufig. Lehnt alles Neue ab: neue Kirchenlieder, neue Teppiche, neue Schuhe, alles Alte sei „viel besser". Besucht in Schulpausen regelmäßig ein „Fischgrab im

Gebüsch". Ungewollte Gravidität, genitale Blutungen. Risikogeburt (Plazentainsuffizienz). Als Kleinkind viel geschrien, kein adäquater Kontakt. Verzögerte Sprachentwicklung mit pronominaler Umkehr, sprach sich mit Vornamen an. Testpsychologisch leichte geistige Behinderung. Diagnose: Frühkindlicher Autismus (Kanner) mittleren Grades bei geistiger Behinderung (Debilität).

Bei einer *Gegenüberstellung* von Kindern mit einem „frühkindlichen Autismus" mit solchen, bei denen eine „autistische Psychopathie" diagnostiziert wurde, ergab sich, daß sie zwar unübersehbare Gemeinsamkeiten aufweisen, sich aber in vielen Einzelheiten unterscheiden. So lernen die *Asperger*-Kinder *früh sprechen* und sind in der Regel gut oder überdurchschnittlich intelligent, jedoch *motorisch ungeschickt*. Bei den autistischen *Kanner*-Kindern ist die *Sprach*entwicklung dagegen regelmäßig teilweise erheblich *verzögert* oder bleibt ganz aus; sie sind *unterdurchschnittlich* intelligent, nicht selten geistig behindert. Während die von Asperger beschriebenen Kinder körperlich und neurologisch unauffällig sind, fanden sich bei den von Kanner beobachteten Kindern nicht selten Hinweise für hirnorganische Schädigungen, teilweise entwickelten sich später epileptische Anfallskrankheiten.

Fallbeispiel

Ein 6jähriger Junge mit eingeengten Interessen an Saurierarten, Planetensystemen, Anatomie des Menschen, Rechnen und Zählen, Notenlesen, mit denen er sich unablässig beschäftigte. Nase- und Augenbohren. Einzelgänger. Seltener Blickkontakt. Erste Wörter mit einem Jahr, verzögerte statomotorische Entwicklung. Manirierter Gang. Äußerst einseitige Ernährung: ißt ausschließlich Brot, Kuchen und Süßigkeiten, lehnt warme Speisen völlig ab. Grausame Phantasien („Babyzersäger", „Gehirn mit dem Messer zerschneiden"). Abwegige Spielideen („Du spielst das Herz, du spielst Niere, du spielst Leber"). Entwicklung einer „Hundesprache", erzählt von „Besuchen im Hundeland". Er habe eine „Rolle im Kopf", auf der nur ein Hund zu sehen sei. „Wieso heißt es eigentlich, ein Kind ist auf die Welt gekommen. Der Bauch der Mutter ist ja auch Welt." „Ich bin nicht geboren, ich bin vom Himmel gefallen, habe aber trotzdem keinen Himmelsfallstag". Pedantische Zwänge: zieht im Sommer Winterkleidung an; weigert sich, fremde Toiletten zu benutzen, seien „giftig". Starke genitale Manipulationen. Spricht nahestehende Menschen nicht mit Namen an (Mutter: „die für mich kocht"). Im HAWIVA überdurchschnittlich hohe verbale Intelligenz, Durchschnittswerte im Handlungsteil. Freizeithobby des Vaters: stundenlanges, zweckfreies Rechnen, sein Bruder arbeite in einem Archiv, sei ein Einzelgänger. Diagnose: Autistische Psychopathie (Asperger) schweren Grades.

Unter der Syndrombezeichnung „*atypischer Autismus*" werden nach der ICD-10 „schwerst intelligenzgeminderte Personen mit spezifischen Besonderheiten, deren niedriges Funktionsniveau kaum spezifisch abweichendes Verhalten zuläßt" bezeichnet. Es handelt sich dabei um ein Sammelbecken ätiologisch unterschiedlicher und deskriptiv differenter Krankheitsbilder, die miteinander gemeinsam haben, daß sie als „irgendwie autistisch" imponieren. Diese Kinder leiden entweder unter schweren Sinnesdefekten oder sensorischen Ausfällen (Taubheit, Schwerhörigkeit, Hörstummheit) und sind entweder wegen ihrer geistigen Behinderung oder infolge ihrer defektbedingten Isolierung kommunikationsunfähig.

Fallbeispiel

Ein 7jähriger Junge mit isolierten Sonderinteressen, die Lichtschaltern, Bällen und drehenden, glänzenden Gegenständen gelten, wird wegen vollständiger Selbstisolierung vorgestellt mit der Frage, ob durch eine Behandlung der autistischen Symptome eine allgemeine Besserung erreicht werden könne. Risikogeburt. Hydrozephalus, mehrfache Operationen. Epileptische Anfälle. Erste Wörter mit 4 Jahren. Nächtliches Kopfschlagen, autoaggressive Tendenzen, abrupte Stimmungsumschwünge, panische Reaktionen auf Geräusche. Keine Veränderungsängste. Das Entwicklungsalter entspricht dem eines 2–5jährigen Kindes. Diagnose: Geistige Behinderung mit autistoiden Zügen bei schwerem hirnorganischen Psychosyndrom.

Bei Kindern mit Hörstörungen führen manchmal erst die sekundären psychischen Störungen zur Aufdeckung des Grundleidens; audiologische Ausschlußuntersuchungen sind in allen Verdachtsfällen indiziert.

Fallbeispiel

Ein 3jähriger Junge, bei dem ein Asperger-Syndrom diagnostiziert worden war, wurde zur Begutachtung wegen Einweisung in eine Pflegestelle vorgestellt. Die Mutter hatte das Kind ihrer Mutter wegen „seines schweren Autismus" übergeben. Diese fühlte sich wegen ihres hohen Alters dieser Aufgabe nicht gewachsen. Eine einfache Hörprobe ergab, daß das Kind schwerhörig war. Eine ohrenärztliche Untersuchung ergab einen beidseitigen Paukenerguß. Nach der Behandlung rasche Entwicklungsfortschritte. Nach 3 Monaten kehrte das fast unauffällige Kind zunächst zur Großmutter, bald darauf zur Mutter zurück. Diagnose: autistisches Verhalten bei Schwerhörigkeit.

Die *Diagnose* des Autismus bei Kindern wurde möglich, nachdem die *Kardinal*symptome erkannt und beschrieben worden waren. Das autistische Kind

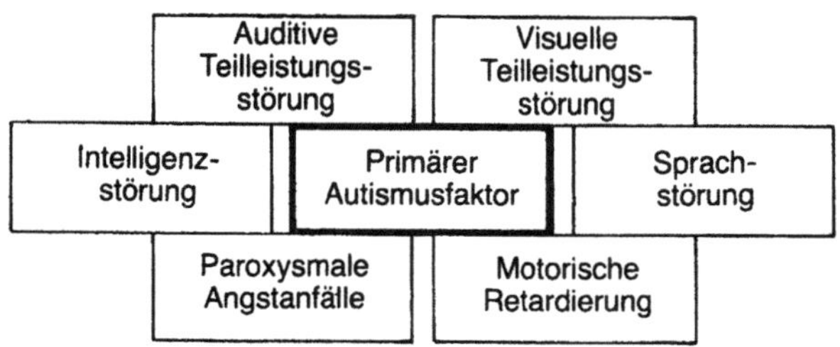

Abb. VIII-2. Für die Manifestation eines autistischen Syndroms ist ein *primärer Autismusfaktor* erforderlich, wahrscheinlich handelt es sich um eine erbgenetische Disposition. Daneben spielen autismusfördernde Milieufaktoren und zerebrale Schädigungen eine maßgebliche Rolle. Fast immer vorhandene auditive oder visuelle Teilleistungsstörungen führen zu Informationsdefiziten, die ihrerseits Störungen der motorischen, der Intelligenz- und der Sprachentwicklung zur Folge haben, die die typischen paroxysmalen Angstanfälle und angsteindämmende Zwangshandlungen erklären können

unterhält zu den Menschen seiner nächsten Umgebung und zu sich selbst keine oder doch nur schwer deformierte Beziehungen. Es nimmt in typischen Fällen weder sich noch seine Antipoden im eigentlichen Sinne wahr. Es hat keine Bedürfnisse nach Erkennung, emotionaler Zuwendung und nach körperlicher und intellektueller Partnerschaft. Seine Peristase besteht im Extremfall nicht aus beseelten Organismen, sondern aus körperlichen *Sachen*, wie Händen oder Füßen, die störend oder nützlich sein können, deren Zusammengehörigkeit jedoch nicht erkannt wird.

Zur Ätiologie wiesen sowohl Asperger wie Kanner in ihren Erstbeschreibungen darauf hin, daß sich autistische Wesensanomalien *häufig* entweder bei den Vätern oder bei beiden *Elternteilen* nachweisen ließen. Die von Kanner beobachteten Kinder stammten ausnahmslos aus intellektuellen Familien, während Asperger ausschließlich autistische Jungen fand, deren Väter ebenfalls autistisch waren; diese Befunde haben sich jedoch nicht bestätigt.

Es hat den Anschein, daß einem hypothetischen *Autismusfaktor* eine ähnliche Bedeutung für die Entstehung des „psychopathischen Autismus" und des „frühkindlichen Autismus" zukommt. Diese Annahme eines genetisch kodierten „Autismusfaktors" (Nissen 1971; Harbauer et al. 1980), der bei großer Penetranz entweder allein wirksam wird oder erst durch zusätzliche schädliche Noxen (Hirn- oder/und Milieuschaden) aus der Latenz heraustritt und zu unterschiedlich schweren autistischen Störungsbildern führt, die als scheinbar allein psychisch oder zerebralorganisch bedingt imponieren, ist nach neueren Untersuchungen (Folstein u. Rutter 1977; DeMyer 1979; Ritvo et al. 1985; Todd 1985) sehr viel wahrscheinlicher geworden (Abb. VIII-2 und VIII-3).

Für die *Pathogenese* des Autismus bietet die psychoneurologische Theorie der Teilleistungsstörungen ein fruchtbares Denkmodell. Obgleich bei autistischen Kindern die peripheren Hör- und Sehorgane intakt sind, können sie gesehene oder gehörte Dinge nicht *gestalthaft* wahrnehmen. Sie sind nicht in der Lage, Reize zu entschlüsseln, zu

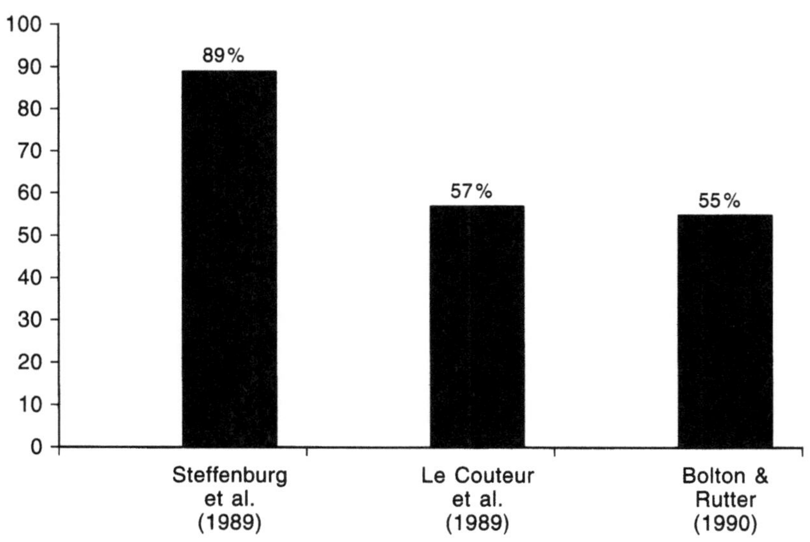

Abb. VIII-3. Mehrere Studien an ein- und zweieiigen Zwillingen (EZ, ZZ) ergaben bei EZ eine hohe (Le Couteur et al. 1989, 57 %; Bolton u. Rutter 1990, 55 %), teilweise eine sehr hohe (Steffenburg et al. 1989, 89 %) Konkordanz im Hinblick auf das Vorliegen eines Autismus, während diese bei ZZ gänzlich (0 %) fehlte. Das spricht für eine dominierende Rolle genetischer Faktoren und für einen schon früh postulierten Autismusfaktor

speichern und bei Bedarf abzurufen und adäquat zu reagieren. Sie befinden sich, seitdem sie auf der Welt sind, in der vergleichbaren Situation eines erwachsenen Menschen, bei dem durch einen Schlaganfall eine *sensorische Aphasie* verursacht wurde; oder aber in der Situation eines Menschen, der sich in einer *sprachfremden Umgebung* befindet. Während der Kranke mit einer Aphasie sich jedoch durch seine eigene Sprachproduktion oder ein sprachunkundiger Ausländer sich durch sein Mienen- und Gebärdenspiel verständlich machen kann, ist bei autistischen Kindern mit auditiven oder visuellen Teilleistungsstörungen dies nicht gegeben. Autistische Kinder befinden sich in einer auch mit der schwerhöriger und tauber Kinder vergleichbaren Situation. Der Unterschied liegt darin, daß autistische Kinder zwar akustisch *wahrnehmen* („hören") können, sie können diese Informationen aber nicht *analysieren*. Besteht bei ihnen gleichzeitig eine visuelle und auditive Teilleistungsstörung, sind sie mit taubblinden oder seh- und taubblinden Kindern zu vergleichen. Der „*autistische Defekt*" kann somit als das Resultat mehrerer verbaler und nichtverbaler Teilleistungsstörungen angesehen werden. Die *Prognose* autistischer Kinder ist insgesamt eher ungünstig, die überwiegende Anzahl (75 %) wird später stationär betreut, nur in seltenen Fällen wurden überraschende Entwicklungsfortschritte festgestellt. Der Intelligenzquotient und die Sprachentwicklung (Gillberg und Steffenburg 1987) sind die besten Prädiktoren für den Langzeitverlauf.

2. Psychosen und „Grenzfälle" im Kindesalter

Die allgemeine Wendung zu den „Übergängen"
ist das Ruhekissen der Analysierfaulheit"

Jaspers

Psychosen im Kindesalter, akut oder schleichend einsetzende, episoden-, schub- und phasenhaft oder chronisch und progredierend verlaufende Geistesund Gemütskrankheiten sind *selten,* wenn die für die Psychiatrie des Erwachsenenalters gültigen nosologischen Kriterien angelegt werden. Die *Grenzfälle* werden hier als psychoseähnliche Manifestationen besprochen. Es läßt sich bei unserem gegenwärtigen Wissensstand nicht abschließend klären, ob es sich bei diesen „Grenzfällen" um *echte* frühe oder um atypische Psychosen handelt oder um psychoide Neurosen. Während K. Schneider und seine Schüler eine *scharfe* Grenzlinie zwischen Neurosen und Psychosen ziehen und dabei auf die bei den meisten Fällen nachweisbare „Unterbrechung der Sinnkontinuität einer psychologischen Lebenslinie" hinweisen, vertraten Freud und auch Kretschmer die Ansicht, daß diese Zäsur nicht oder doch nicht regelmäßig nachzuweisen sei. Als *psychogene* Psychosen wird ein Teil der „Grenzfälle" angesehen, während der andere Teil den *exogenen,* das heißt körperlich bedingten psychotischen Reaktionsformen zugerechnet wird.

Zwischen der europäischen und der amerikanischen Kinderpsychiatrie einerseits und der westeuropäischen und der osteuropäischen Kinderpsychiatrie andererseits bestanden im Hinblick auf die *nosologische Einordnung* in der Vergangenheit erhebliche Diskrepanzen. Die psychodynamisch orientierten *amerikanischen* Kinderpsychiater, besonders die psychoanalytisch arbeitenden Ärzte, neigten dazu, akute und schwere psychische Störungen bei Kindern grundsätzlich als *psychotisch* einzustufen. Inzwischen ist jedoch eine nosologische Hinwendung zur europäischen Psychiatrie eingetreten, die sich in dem DSM-III R ausdrückt.

Ekstein (1973) bechreibt als „Grenzfallkinder" solche, die, je nachdem ob sie näher zur Psychose oder zur Neurose stehen, als *schizophrenoid* oder *schwer neurotisch* eingestuft werden. Er ist davon überzeugt, daß die Formulierung einer *psychotherapeutischen Diagnose* selbst schon therapeutisch sein sollte und führt dazu aus:

„Kinder, deren Anpassung sich auf der *Grenze* zwischen neurotischem und psychotischem Verhalten befindet, gehören zu einer klinischen Gruppe, die je nachdem als Grenzfall, schizophrenoid oer schwer neurotisch beschrieben wird. Diese wie auch psychotische Kinder unterliegen deutlichen und häufigen Fluktuationen ihrer Ich-Stadien, die in der Behandlung sichtbar werden. Dieses auffallende Phä-

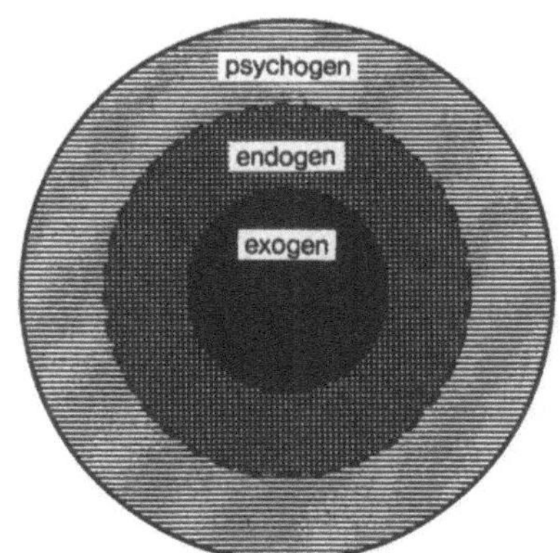

Abb. VIII-4. Die *exogenen* (auf eine nachweisbare körperliche Ursache zurückführbaren) *Psychosen* bilden ätiologisch den „harten Kern" gegenüber den *endogenen* (pathogenetisch ungeklärten), zweifellos multikausal fundierten Psychosen; *psychogene* psychoseähnliche Syndrome existieren z.B. als induzierte Wahnbildungen (Folie à deux) bei Kindern (Nissen 1980)

nomen einer stetigen Schwankung zwischen psychotischer und neurotischer Ich-Organisation ist eine charakteristische Unberechenbarkeit."

Bereits daraus wird deutlich, wie stark die *therapeutische Zielsetzung* gegenüber der *nosographischen Registrierung* dominiert.

Für die *Kerngruppe* der endogenen und exogenen Psychosen besteht in der Psychopathologie des Erwachsenenalters grundsätzliche Übereinstimmung darin, welche psychopathologischen Phänomene, Verläufe und Prognosen für eine Psychose, etwa des mittleren Lebensalters, typisch sind; die Ansichten über ihre *Ursachen* und ihre Behandlung stimmen dagegen *nicht* überein. Für die Psychopathologie des Kindesalters ergibt sich die zusätzliche Schwierigkeit, für die verschiedenen *Alters- und Entwicklungsstufen* typische Psychoseformen zu erkennen und aufzustellen: für das Säuglings-, das Kleinkind-, das Vorschul- und das Schulalter, für die Zeit der Vorpubertät, der Pubertät und Adoleszenz. Diese Aufgabe ist noch nicht *befriedigend* gelöst. Bei *Erwachsenen* läßt sich zum Beispiel eine chronische hirntraumatische Psychose schizoformer Prägung vor dem Hintergrund der prämorbiden Persönlichkeit im allgemeinen befriedigend diagnostisch einordnen. Im *Kindesalter* läßt sich ein „*Entwicklungsknick*" nur bei schweren psychotischen Einbrüchen konstatieren, während besonders *früh* einsetzende schleichende Psychosen oft unerkannt verlaufen und untrennbar mit der Persönlichkeitsentwicklung verbunden bleiben.

Aus *entwicklungspsychiatrischer Sicht* stellen die psychotischen Manifestationsformen des 1. Lebensabschnittes des Menschen ursprüngliche, „*primäre* Psychosen (Nissen 1973) dar. Die Inhalte der Psychosen des *Erwachsenenalters* sind, wie transkulturelle Forschungen zeigten, in viel höherem Maße *zivilisations- und kulturabhängig*, es handelt sich um sekundär-überformte Manifestationsformen, die lange Zeit das Verständnis und den Zugang zu den Psychosen des Kindesalters versperrt haben. Lutz (1964), der die praktisch sehr nützliche Grundregel aufstellte, daß ein *schizophrenieähnliches* Krankheitsbild im Kindesalter mit großer Wahrscheinlichkeit nicht *endogener*, sondern *exogener* Natur sei, führte aus, daß das Vorkommen der Schizophrenie im Kindesalter so lange *bestritten* wurde, weil man glaubte, die Krankheit müsse sich beim Kind in *gleichen* Symptomen ausdrücken wie beim Erwachse-

nen. Ausgehend von den Erkenntnissen der klassischen Entwicklungs- und Kinderpsychologie konnte nachgewiesen werden, daß beim Kind *altersspezifische* Erscheinungsformen des gleichen schizophrenen Grundprozesses vorkommen. Für den Kinderpsychiater ist dennoch die Kenntnis der Psychopathologie des Erwachsenenalters *unentbehrlich*. Nicht nur im Hinblick auf die klassifikatorische Einordnung psychisch auffälliger *Eltern*persönlichkeiten, sondern auch die Erkennung psychotischer Symptome bei Kindern und Jugendlichen, die sich mit zunehmendem Lebensalter immer stärker denen der Erwachsenen annähern. Die *Metamorphose* psychopathologischer Symptome psychischer Krankheiten im Laufe der Entwicklung eines Kindes und Jugendlichen hat verschiedene Ursachen. Sie liegt einmal darin begründet, daß bei der Geburt die *Hirnentwicklung* noch nicht abgeschlossen ist, sondern nach einem besonders stürmischen Ausdifferenzierungsprozeß während der ersten Lebensjahre zwar verlangsamt, aber doch bis in die Pubertät hinein fortgesetzt wird. Gleichzeitig damit werden *endogene* Programmierungen in engem Zusammenhang mit dem Lebens- und Entwicklungsalter realisiert, das heißt umweltlabile Merkmale werden erst in der Auseinandersetzung mit dem jeweiligen Milieu umweltstabil. Besonders die *Zwillingsforschung* hat über die Penetranz anlage- und umweltbedingter Faktoren wertvolle Aufschlüsse gegeben, die auch im Zusammenhang mit der Erforschung der *Psychosen* (Zerbin-Rudin 1967) bei Kindern von großer praktischer und wissenschaftlicher Bedeutung sind. Schließlich sind die Form und der Inhalt einer Psychose auch im hohen Grade von der *Persönlichkeit* des Kranken abhängig. Je undifferenzierter und *unreifer* die Persönlichkeitsstruktur ist, desto einfacher und *monotoner* stellt sich das psychotische Krankheitsgeschehen dar. Ein psychisch *hoch differenzierter*, überdurchschnittlich intelligenter Schizophrener verfügt über reproduktive und kreative Potenzen, die sich *qualitativ* auch in seiner Wahnarbeit und in seinem Wahnsystem ausdrücken, während psychisch *einfach* strukturierte Individuen entsprechend *ärmere* und gleichförmigere Wahninhalte produzieren. Analoge Beziehungen zwischen Intelligenz und Symptomatik konnten auch bei *manischdepressiven* Erwachsenen nachgewiesen werden. Diese Gesetzmäßigkeiten gelten aus entwicklungspsychologischer Sicht auch für die endogenen und exogenen Psychosen des Kindesalters.

Ob endogene Psychosen im *Säuglings-* und *frühen Kleinkindalter* vorkommen, läßt sich ebensowenig abstreiten wie beweisen. Bosch (1972) und Leonhard (1984) weisen mit Recht darauf hin, daß hier die Psychose so *früh* in die kindliche Entwicklung eingreift, daß meist keine Periode *normaler* Vorentwicklung abgrenzbar ist. Beide beziehen mit einigen anderen Autoren (Kanner 1943; Lempp 1973) den frühkindlichen Autismus in die Gruppe der frühkindlichen Psychosen mit ein, obgleich autistische Kinder nicht häufiger als gesunde später an einer typischen Schizophrenie erkranken. Aber schon die Erkennung psychotischer Zustandsbilder ist im frühen Kindesalter beeinträchtigt, weil alle Noxen in diesem Lebensalter zu *gleichförmigen* Syndromen mit Entwicklungsstagnation, Retardierung oder Regression führen können, die von Unruhe und Erregung, Apathie oder Indolenz begleitet sind. Ein psychotischer *Sprachzerfall* kann bei einem Säugling nicht eintreten, weil er noch nicht sprechen kann. Es imponiert allenfalls eine *fehlende* Sprachentwicklung oder Sprachverzögerung, die jedoch kausal vieldeutig ist. Das läßt sich mutatis mutandis auch in Hinblick auf die motorische, die emotionale und die kognitive Entwicklung feststellen. Die *Diagnose* einer Psychose im Kindesalter ist schließlich um so *schwieriger*, je *jünger* das Kind ist.

Die Bezeichnung „*endogen*" ist historisch, sie stand früher synonym für vererbt. Sie wird heute von eingen Autoren mit „*unbekannter Ursache*" interpretiert, während andere sie weiterhin als „*vorwiegend biologisch kodiert*" ansehen. Schließlich gibt es einige, meistens nichtpsychiatrische Autoren, die diese Bezeichnung völlig ablehnen, weil sie genetische Faktoren nicht kennen oder anerkennen wollen und Psychosen einseitig als umweltbedingte *Neurosen* oder *Soziosen* auffassen.

Die psychopathologische *Symptomatik* der *schizophrenen* Psychosen ist bei Kindern entwicklungs- und altersabhängig, deshalb hat sich eine Einteilung nach Entwicklungsstufen im Hinblick auf den ubiquitären Zeitfaktor (Tramer 1964) allgemein durchgesetzt (Anthony u. Scott 1960; Bosch 1872).

1. *Frühkindliche Psychosen* (1.–3. Lebensjahr). Neben dem frühkindlichen Autismus (Kanner) werden dazu der Autismus infantum (van Krevelen), das schizophrene Syndrom (Creak), die „psychose autistique" (Ajuriaguerra) und die „first age group" (L. Bender) gezählt.

2. Psychosen des *Kleinkind-* oder *Vorschulalters* (4.–6. Lebensjahr). Als Frühform der kindlichen Schizophrenie werden frühe Formen der Dementia praecoxissima (S. de Sanctis) und die symbiotische Psychose (M. Mahler) bezeichnet.

3. Psychosen des *Schulkind-* oder *späteren Kindesalters* (7.-10. Lebensjahr). In diesem Alter werden bereits *hebephrenie-* oder *katatonieforme* Schizophrenien beobachtet, die teilweise erwachsenenähnliche Symptome aufweisen.

Zum Vergleich mit der schizophrenen Symptomatik des Kindesalters seien die typischen Merkmale der *Schizophrenie bei Erwachsenen* vorangestellt. Sie geht mit spezifischen *Denkstörungen*, Störungen der *Affektivität*, *Autismus* und *Depersonalisations*erscheinungen einher. Der Beginn ist *akut* oder *schleichend*, der Verlauf wechselhaft, vorwiegend in *Schüben*, aber auch als *Prozeß*. Die Erkrankung kann *ausheilen*, geht jedoch oft mit einer Nivellierung oder einem *Defekt* der Persönlichkeit einher.

Für die *Diagnose* einer *Schizophrenie* beschrieb K. Schneider (1959) *Symptome 1. Ranges*: Gedankenlautwerden, Hören von Stimmen in der Form von Rede und Gegenrede, Hören von Stimmen, die das eigene Tun mit Bemerkungen begleiten, leibliche Beeinflussungserlebnisse, Gedankenentzug und andere Gedankenbeeinflussungen, Gedankenausbreitung, Wahnwahrnehmung sowie alles von anderen Gemachte und Beeinflußte auf dem Gebiet des Fühlens, Strebens (der Triebe) und des Willens. In allen Fällen, in denen derartige Erlebnisweisen einwandfrei vorliegen und keine körperlichen Grundkrankheiten zu finden sind, wird klinisch eine Schizophrenie angenommen. Von weit geringerer Bedeutung für die Diagnose sind alle anderen bei ihr vorkommenden Erlebnisweisen, die *Symptome 2. Ranges*: sonstige Sinnestäuschungen, der Wahneinfall, Ratlosigkeit, depressive und frohe Verstimmungen, erlebte Gefühlsverarmung und andere. Nicht *immer* aber läßt sich die Diagnose allein auf Symptome 1. Ranges gründen, oft genug muß sie sich auf Symptome des 2. Ranges allein stützen.

Für die Einteilung nach *Verlaufstypen* stehen mehrere Schemata zur Verfügung, man kann sie einteilen in *einfache*, *katatone* und *paranoide* Formen, ferner die *Hebephrenie*, die in ihrer typischen Manifestationsform jedoch an die Jugendzeit gebunden ist.

Benedetti et al. (1962) sind der Ansicht, daß genetische Programmierungen in der Wechselwirkung mit einer insuffizienten pathogenen Familie eine wichtige Teilursache für die Entstehung einer Schizophrenie bilden. Er beschrieb komplexe psychologische Prozesse, die einerseits auf physiologischen Hirnstrukturen basieren, andererseits aber durch höhere psychobiologische Prozesse, durch die seltenen Informationen dadurch fortgestaltet werden, daß sie dechiffriert, transformiert und umorganisiert werden.

Die *Familienforschung* konnte für die Entstehung schizophrener Erkrankungen eine Reihe von pathologischen Vorgängen erfassen, die unter anderen von Bateson, Jackson, Haley und Weakland (1969) beschrieben wurden. Diese interessanten, wenn auch spekulativen und inzwischen *widerlegten* Gedanken über die *Pseudogemeinschaft* (Wynne u. Singer 1965), das *„double bind"* (Bateson et al. 1969) oder die *Spaltung und Strukturverschiebung* in der Ehe (Bleuler 1911) finden sich nicht nur in Familien mit schizophrenen, sondern auch mit gesunden Kindern. Offenbar gibt es keine psychotraumatischen Situationen, denen allein für die Entstehung einer schizophrenen Krankheit eine Schlüsselposition zukommt. Lutz (1964) führte dazu aus, daß im Rückblick eine Kindheit als „präpsychotisch" imponiert, wenn das Kind *„von früh an, oft familiär bedingt, abartig und schwächlich strukturiert, nicht richtig stärkend ins Leben eingeführt wird und tief kränkende Erlebnisse erfährt".*

Neue Erkenntnisse brachten *Adoptionsstudien*, die in Dänemark durchgeführt wurden. Schulsinger u. Mednick (1981) legten prospektiv angelegte „High-risk"-Studien vor, wie sie nur das Dänische Zentralregister ermöglicht. Diese einfallsreichen Untersuchungen ergaben, daß Kinder schizophrener Mütter häufig abnorme psychophysische Variablen aufweisen und, daß das Schizophrenierisiko durch zerebrale Schädigungen vor und während der Geburt gesteigert wird. *Adoptionsstudien* ergaben, daß Kinder *schizophrener* Mütter, die gleich nach der Geburt von gesunden Eltern *adoptiert* wurden, nach 20 bis 30 Jahren mit der *gleichen* Häufigkeit schizophren erkrankten, als wenn sie bei der schizophrenen Mutter geblieben wären. Kinder *gesunder* Mütter, die aus Unkenntnis bald nach der Geburt zu schizophrenen faktischen Müttern kamen, erkrankten jedoch *nicht* häufiger als sonst. Zu ähnlichen, wenn auch nicht zu so differenzierten Ergebnissen war bereits Heston (1970) in den 6oiger Jahren bei Nachuntersuchungen in den USA gekommen.

Fallbeispiel

Ein 10jähriger Junge wurde hochfieberhaft (Mumps) stationär aufgenommen, weil er glaubte, die Welt würde untergehen. Versuche, ihm das auszureden, seien gescheitert. Er laufe ständig zum Fenster, um nachzusehen, wie hoch die Sintflut bereits sei. In einer Wahnstimmung klettert er zunächst auf einen Stuhl und dann auf den Tisch, um sich vor den aufsteigenden Wassermassen zu schützen. Er rief laut schreiend nach einem Boot und forderte Schwestern und Ärzte auf, sich in Sicherheit zu bringen. Die Annahme einer exogenen Psychose (Mumpserkrankung) mußte revidiert werden; nachdem bekannt wurde, daß beide Eltern sich wegen mehrerer schizophrener Episoden in klinischer Behandlung befunden hatten. Das Kind selbst wurde 2 Jahre später mit fast identischer Symptomatik erneut stationär aufgenommen. Diagnose: Schizophrene Episode im Schulalter.

Als endogene Psychose im *Kleinkind- oder Vorschulalter* (4.–6. Lebensjahr) imponiert manchmal die *Dementia infantilis* (Heller), ein klinisch relativ einheitliches, aber *polyätiologisches* Krankheitsbild (s. S. 255), das mit einer fortschreitenden, vor allem den intellektuellen Bereich betreffenden *Wesensveränderung* einhergeht. Sie ist von Angst- und Erregungszuständen, manchmal auch von Sinnestäuschungen, von Sprachstörungen und Sprachabbau bis zum völligen Sprachverlust begleitet und endet mit einer schweren irreversiblen Demenz.

Fallbeispiel

Ein 4jähriges Mädchen erkrankt plötzlich, sitzt stundenlang wimmernd und weinend oder starr und bewegungslos in einer Zimmerecke, hält sich die Ohren zu und schreit immer wieder laut und gellend auf. Sie klagt über „Sprechen" und „Toben im Kopf", kann auf Befragen aber keine näheren Angaben dazu geben. Keine Hinweise auf eine organische Erkrankung. Kam als Frühgeburt zur Welt; verzögerte psychische und statomotorische Entwicklung. Disharmonische, inkomplette Familie. Diagnose: Verdacht auf psychotische Episode im Vorschulalter.

Für die Psychosen des *Schulkind- oder späteren Schulalters* (7.–10. Lebensjahr) hat Eggers (1973) nachgewiesen, daß die *schleichenden* gegenüber den *akuten* Verlaufsformen überwiegen, sie hatten ausnahmslos eine *schlechte* Prognose. Als *Wahninhalte* dominieren transitorische Depersonalisations- und kosmische Bedrohtheitserlebnisse, nur vereinzelt kamen Vergiftungs-, Beziehungs-, Beeinflussungs- und Minderwertigkeitsideen vor. Bosch (1962) weist auf Veränderungen des Sprachablaufes, auf Echolalien, Phonographismus und Neologismen hin. Ferner kommen leichtere oder schwerere Zwangs- und Angstsyndrome im Vorfeld schizophrener Psychosen häufiger vor (Strunk 1980); das am schwersten wiegende Symptom ist die *Beziehungsstörung* (Lutz 1964).

Fallbeispiel

Ein 12jähriger Junge ist überzeugt, daß in der Schule ein Komplott gegen ihn geschmiedet werde und er sterben müsse. Ein Lehrer habe ihn im Vorübergehen mehrfach mit Gift besprüht; nur dadurch, daß er rechtzeitig ein Gegenmittel eingenommen habe, sei er noch nicht tot. Er ist vollständig von seinem Wahn okkupiert, fühlt sich ständig beobachtet und verfolgt. Man rede abfällig hinter seinem Rücken. Er atmet laut durch die Nase ein und gibt dazu an, daß er rechtzeitig das Gift riechen müsse, um seine Verdauung anzuregen, damit das Gift ausgeschieden werde. Panikartige Angstzustände, in denen er zittert und weint. Bereits als Kleinkind still, ernst und gewissenhaft, aber auch sehr sensibel, angepaßt, leicht zu verunsichern und kontaktarm; hohe Angstbereitschaft. In der Schule isoliert und kontaktarm, sehr strebsam, gute Noten. Diagnose: Schizophrene Episode im Kindesalter.

Die Zahl psychotischer *Knaben* überwiegt gegenüber der der *Mädchen* in einer Relation von 4:1 (Bosch 1972) bzw. 2:1 (Spiel 1961; Wieck 1965). In der *Vorpubertät* und *Pubertät* nimmt die Häufigkeit schizophrener Psychosen deutlich zu, dabei überwiegen akute paranoid-halluzinatorische Verlaufsformen. Inhaltlich und formal ähnelt das psychopathologische Bild dem *erwachsener Schizophrener. Intelligente Kinder haben eine bessere* Prognose als weniger intelligente Kinder. Günstigen oder ungünstigen *Milieu*faktoren kommt offenbar *kein* entscheidendere Einfluß auf die Prognose (Homburger 1924) zu.

Die Existenz *endogen-phasischer Psychosen* (manisch-depressive Erkrankung, Zyklothymie) im Kindesalter ist umstritten. Generell liegt das durchschnittliche Ersterkrankungsalter bei 30 Jahren, davon erkrankten *50 %* erstmalig vor dem 30. Lebensjahr und 1/3 davon bis zum 20. Lebensjahr (Angst 1966). Für das Kindesalter ermittelte Kraepelin (Kraepelin 1915) *0,4 %,* die sich auf Befragungen erwachsener Kranker stützen.

Rückblickende Berichte zyklothymer *Erwachsener* über eigene frühe manische und depressive Phasen unterliegen leicht Fehlinterpretationen; besonders dann, wenn entsprechende Angaben *während* einer endogenen Phase erhoben werden. Nachuntersuchungen an Kindern mit schweren depressiven Verstimmungszuständen (Nissen 1971), die sich im Zeitraum von 1942 bis 1968 in einer kinderpsychiatrischen Klinik befunden hatten, ergaben, daß die in 10 Fällen gestellte Verdachtsdiagnose einer endogenen-phasischen Psychose sich bei der Zweitsicht (mittlerer Katamneseabstand 9 Jahre) in *keinem Fall* bestätigen ließ. Dagegen hatte sich bei 9 Kindern später eine *schizophrene* Psychose entwickelt. Die von Winzenried (1969) auf der Suche nach phasischen kindereigentümlichen Äquivalenten rückblickend bei erwachsenen Zyklothymen ermittelten periodischen *Verhaltens- und Befindensstörungen* ließen sich in Vergleichsuntersuchungen *nicht* bestätigen. Dahl (1972) führte bei über 200 Probanden, die sich vor 20 Jahren wegen unterschiedlicher Verhaltensstörungen in einer kinderpsychiatrischen Klinik befunden hatten, Nachuntersuchungen durch. Sie erbrachten in *keinem Fall* eine affektive Psychose, obgleich deren Hauptmanifestationsalter bereits erreicht war, dagegen 7 *schizophrene* Psychosen. Diese und spätere Untersuchungen (Eggers 1973) bestätigen unsere Ergebnisse, daß episodische depressive und manische *Stimmungsschwankungen* in der Kindheit ein frühes Wetterleuchten oder erste Schübe einer Schizophrenie darstellen können.

Andere Autoren (Stutte 1963), wiesen dagegen darauf hin, daß auch im *Kleinkind- und Grundschulalter* sicher periodische, *endogene* Verstimmungen vorkommen; sie werden als „sehr *kurzphasisch,* eingekleidet in (phasengemäße!) Launenhaftigkeit, Verhaltensstörungen, Erziehungs- und Schulschwierigkeiten" geschildert, die meistens als reaktiv eingestuft oder auf körperliche Störungen zurückgeführt werden. Winzenried (1969) wies in diesem Zusammenhang auf *periodische* psychomotorische Unruhezustände, auf Schulversagen und Erziehungsschwierigkeiten hin, andererseits auf Migränen, Anginen und chronische Dermatosen. Er schloß daraus, daß der zyklothyme *Rhythmus* sich bereits in einem wesentlich *früheren* Lebensalter etabliere, bevor er sich mit den *typischen* phasischen Verstimmungszuständen im Erwachsenenalter präsentiere. Dazu ist im Hinblick auf die Vorpubertät und Pubertät zu sagen, daß depressive oder manische Schwankungen in der *Kindheit* und *Jugend* zweifellos häufiger als *reaktiv,* neurotisch oder reifungsabhängig eingestuft werden, eine *manische* Episode etwa als Vorwitzigkeit und Aufsässigkeit, eine *depressive* Agitiertheit oder Hemmung dagegen als Aggressivität oder Faulheit.

Fallbeispiel

Ein 13jähriger Junge nahm sich, als er mit 6 Jahren eine Urlaubsreise nach Asien unternahm, das Elend der „street people" so zu Herzen, daß er mehrere sehr giftige Früchte aus dem Hotelgarten aß, vor denen seine Eltern ihn ausdrücklich gewarnt hatten; er mußte auf eine Intensivstation eingewiesen werden. Er kam jetzt mit einer schweren endogenen Depression mit vitaler Verstimmung (zwei ernsthafte Suizidversuche) zur Aufnahme. Aus der Vorgeschichte ergab sich ferner, daß er immer ein sehr ernstes, sehr ordentliches und fleißiges, aber häufig mißgestimmtes, zu Trauerreaktionen und Pessimismus neigendes Kind gewesen sei, von seiten eines Elternteiles Belastung mit bipolaren Affekterkrankungen.

In der *Vorpubertät und Pubertät* zeigen endogendepressive Kinder *neben* Symptomen der Gehemmtheit und Gereiztheit, oft kombiniert mit Spiel- und Lernschwächen, Kontakt- und Konzentrationsstörungen, *vegetative* Symptome (Schlafstörungen, Appetitmangel, Kopfschmerzen), außerdem aber bereits *erwachsenenspezifische* Merkmale wie: Suizidgedanken und Suizidversuche, Selbstisolierungstendenzen mit Grübelsucht, Minderwertigkeitsgefühle und eine relative *Kurzphasigkeit* oder einen häufigen Wechsel von manischen und depressiven Phasen (Stutte 1963). Anthony u. Scott (1960) entwickelten *10 Kriterien*, die vorliegen müssen, um eine endogen-phasische Psychose zu diagnostizieren. Darunter unter anderem: Hinweise auf eine positive *Familienanamnese* mit allmählich sich verstärkenden und verlängernden Schwankungen, Hinweise auf *periodisches* Auftreten von mindestens *zwei* Episoden, Hinweise auf eine *biphasische* (manische und depressive) Erkrankung. Bei Anwendung dieser auch für die Diagnostik im Erwachsenenalter strengen Parameter wird sich nur in *seltenen* Fällen vor der Pubertät eine *eindeutige* endogen-phasische Psychose nachweisen lassen.

Exogene, körperlich begründbare bzw. *symptomatische Psychosen* (s. S. 244 ff) sind im Kindesalter relativ *häufig*; sie treten als akute (reversible) und als chronische (irreversible) Syndrome auf. Die *Ursachen* bilden Intoxikationen, Infektionen, Stoffwechselstörungen, degenerative Erkrankungen, intrakranielle Raumforderungen, Hirntraumen oder zerebrale Anfallsleiden.

Die *akute exogene* Psychose geht fast regelmäßig mit einer *Störung des Bewußtseins* einher, die von einer leichten Bewußtseinstrübung bis zur Bewußtlosigkeit reichen kann. Außerdem kommt es zu einem „*Gestaltwandel* des Erlebnisfeldes" (Conrad

(1958), zu Behinderungen des Denkablaufes und der Wahrnehmung, Halluzinationen, Verwirrtheit und Delir. Besonders die Bewußtseinsstörung, die sich in einer *Desorientiertheit* zur Person, zur Zeit und zum Ort äußern kann, ist ein wichtiges diagnostisches Kriterium zur Abgrenzung gegen die Schizophrenie. Diese für die organische Psychose charakteristischen psychopathologischen Merkmale sind jedoch keineswegs *obligat*, besonders im Kindesalter finden sich manchmal organische Psychosyndrome, die als schizophrene Psychosen imponieren.

Als *Prodromalerscheinungen* einer *exogenen* Psychose finden sich eine verstärkte Reizbarkeit und Schreckhaftigkeit, es kommt zu einem gesteigerten oder gehemmten Rede- und Tätigkeitsdrang, außerdem hysteriforme Reaktionen und hypomanische bzw. subdepressive Verstimmungen, in die sich nicht selten paranoide Züge mischen. Bei Kindern bilden *Intoxikationen* und *Infektionen* die Hauptursachen exogen-psychotischer Syndrome. Bei den *Vergiftungen* stehen Medikamente und Haushaltsmittel an erster Stelle. Für die klinische Symptomatik einiger Gifte ist eine Substanzabhängigkeit beschrieben worden. An *Allgemeinsymptomen* finden sich Leib- und Kopfschmerzen, Übelkeit, Erbrechen, Kollapsneigung und Schweißausbrüche. Grundsätzlich kann *jede* hochfieberhafte Erkrankung bei Kindern mit Bewußtseinsstörungen einhergehen, die schon bei leichteren Graden zu illusionären Verkennungen der Realität führen können. Dabei spielen Störungen der *Gestalterfassung* eine wichtige Rolle, etwa wenn in einem Tapetenmuster furchteinflößende Figuren hineingesehen werden *(Pareidolien)*. Aber auch *Pseudo*halluzinationen, das heißt bildhafte, unbewegte oder bewegte Personen oder Figuren, die für das Kind eine *subjektive* Gewißheit haben und denen sie sich ausgeliefert fühlen, kommen vor. Die *Inhalte* unterliegen entwicklungspsychologischen Gesetzmäßigkeiten; bei *Klein*kindern finden sich etwa Hexen, Riesen oder Gespenster, während bei *Schul*kindern in szenenhaften Visionen furchterregende Autoritäten, Polizisten und Lehrer oder Phantasiegestalten wie Dracula oder Superman eine Rolle spielen.

Die *Enzephalitis* (Gehirnentzündung) stellt eine weitere Grundkrankheit dar, die häufig, keineswegs obligat, mit exogen-psychotischen Begleiterscheinungen einhergeht. Neben den *primären* Enzephalitiden, die durch eine direkte bakterien- oder virusbedingte Erkrankung des Gehirns verursacht werden, sind *sekundäre* Enzephalitiden bekannt, etwa bei Mumps, Masern, Windpocken oder Grippe. Die *primären* Enzephalitiden, meistens durch neurotrope *Viren* bedingt, zeigen neben akuten neurologischen Ausfällen und Krampfanfällen wechselnde *psychopathologische* Zustandsbilder. Die Bedeutung der *sekundären* Enzephalitiden für die Entwicklung postenzephalitischer *Wesens*veränderungen wird oft nicht ausreichend berücksichtigt; gelegentlich gelingt es, durch genaue Befragung der nächsten Angehörigen nachzuweisen, daß nicht nur eine zeitliche, sondern auch eine *ursächliche* Koinzidenz seit dem Bestehen der „Verhaltensstörungen" vorliegt.

Schädel-Hirn-Traumen infolge von Verkehrsunfällen (s. S. 245) stellen eine der häufigsten Todesursachen bei Kindern dar. Bei der *Gehirnerschütterung* (Commotio cerebri) tritt regelmäßig eine kürzer- und längerdauernde Bewußtlosigkeit auf, die im Zusammenhang mit passageren colloid-chemischen Veränderungen des Gehirnes zu sehen ist. Wenn sie länger dauert und sich außerdem neurologische Ausfallserscheinungen nachweisen lassen, ist eine *Hirnrindenprellung* (Contusio cerebri) oder ein *Hirndruck* (Compressio cerebri) anzunehmen. Typisch ist, daß das Kind sich an die Zeit unmittelbar vor dem Unfall nicht erinnern kann *(retrograde Amnesie)*. Leichtere mechanische Hirntraumen heilen in der Regel ohne Dauerfolgen aus. Eine *Kontusionspsychose* liegt vor, wenn ein delirantes Syndrom mit starker psychischer und motorischer Unruhe, mit flukturierender Bewußtseinslage auftritt. Die Kinder verkennen ihre Umgebung, sind dann jedoch wieder orientiert, bis erneut illusionäre Verkennungen und halluzinatorische Erlebnisse auftreten. Die *Prognose* ist vom Grad und vom Sitz der Hirnschädigung abhängig; als Dauerfolge kann eine mehr oder weniger stark ausgeprägte *Wesens*änderung zurückbleiben. Es ist von großer Bedeutung, daß Kinder nach Wiedererlangung des Bewußtseins rasch Kontakte mit den nächsten Angehörigen aufnehmen können, damit eine *zusätzliche* psychische Schädigung vermieden wird (Robertson 1969), das gilt besonders für Kleinkinder.

Als Folge einer *Alkohol- oder Drogenintoxikation* werden schon bei Kindern akute exogene Reaktionen festgestellt. In einigen Großstädten (Berlin-West) ist das *Schnüffeln* ätherischer Substanzen (Lösungsmittel) endemisch. Die psychotischen Episoden dieser Schnüffler können nach eigenen Angaben der Kinder (Nissen 1974) bis zu einem gewissen Grade von ihnen *gelenkt* werden; sie starren zum Beispiel auf einen Terrazzofußboden, auf Risse oder Flecke an den Wänden, aus denen sich eigengesetzlich ablaufende bild- und szenenhafte Visionen entwickeln können.

Auch im Kindesalter kommen exogen-psychotische Syndrome als Begleit- oder Folgeerscheinung manifester oder larvierter *zerebraler Anfallsleiden* vor. Landolt (1955) hat in zahlreichen Publikationen darauf hingewiesen, daß es beim epileptischen Dämmerzustand und während einer produktiven epileptischen psychotischen Episode zu einer „*forcierten Normalisierung*" kommen kann, das heißt zu einem Erlöschen des Krampffocus im EEG während einer epileptischen Psychose. Diese Befunde wurden überwiegend bei psychomotorischen Epilepsien registriert, kommen jedoch auch bei zentrenzephalen Epilepsien vor. Bei Kindern ist über das Auftreten derartiger produktiv-psychotischer epileptischer Episoden bisher nur *wenig* (Asperger et al. 1974) berichtet worden. Sie verhielten sich während der „*Alternativpsychose*" unruhig und getrieben, verstimmt und reizbar und äußerten vereinzelt paranoide Gedankengänge. Penin (1971) wies darauf hin, daß produktivpsychotische Episoden *keineswegs* regelmäßig eine „forcierte Normalisierung" im Hirnstrombild zeigen. Manchmal verstärken sich sogar mit dem Auftreten der Psychose die EEG-Veränderungen (s. S. 255). Die überspitzte These, daß es keinen *Übergangsbereich* zwischen Psychose und Anfällen gibt, läßt sich in dieser Form nicht mehr aufrechterhalten (Dreyer 1973).

Fallbeispiel

Vor 4 Wochen trat bei einem 14jährigen Jungen eine bis jetzt anhaltende schwere seelische Veränderung auf. Bereits vorher deutlicher schulischer Leistungsabfall. Er wirkte schwer besinnlich, deprimiert und ratlos. „Keines meiner Erlebnisse gibt es mehr. Mein Denken ist wie verschluckt. Mein Zeitgefühl ist außer Takt. Ich bin der Schlechteste. Keiner mag mich". Mehrfach Berichte über akustische und optische Sinnestäuschungen und paranoide Gedanken: fürchtete, von einem Mann erstochen zu werden. Der Junge erlitt im Alter von 5 Jahren seinen ersten großen Anfall. Im EEG wurde damals ein linkstemporaler Fokus festgestellt. Jetzt: leichte Allgemeinveränderung ohne Seitendifferenzen, keine Anfallspotentiale. Diagnose: Epileptische Alternativpsychose (Landoldt) mit paranoider Einfärbung; nach der Entlassung aus stationärer Behandlung mehrere leichtere Rezidive.

Ein *Petit-mal-Status* liegt vor, wenn über Stunden, Tage oder Wochen andauernde gehäufte absenceartige Zustände auftreten. Die Kinder sind müde, manchmal verlangsamt oder verwirrt, und weisen gelegentlich motorische Stereotypien auf. In einer Umgebung, die nicht gewohnt ist, das Kind kritisch zu beobachten, kann das *krankhafte* eines solchen Zustandes durchaus einmal übersehen werden. Im *Hirnstrombild* finden sich regelmäßig typische 2–3/sec Spikes-and-Waves-Muster.

Als „*Grenzfälle*" oder „Grenzfall-Kinder" (Ekstein 1973) werden psychoseähnliche *psychogene* Syndrome („psychogene Psychosen") bezeichnet; sie sind nicht mit der Borderline-Persönlichkeits-Störung (s. S. 62) identisch. Die Erfahrung lehrte, daß zu diesen aber auch differentialdiagnostisch *ungeklärte* endogene und exogene Psychosen, etwa *blande* erste schizophrene Schübe, *mitigierte* frühe manische oder depressive Phasen, neurotische oder psychopathische Syndrome *hinzugerechnet* wurden. Für einige dieser atypischen Manifestationsformen trifft der Vorwurf der Schulpsychiatrie, daß diese *Zwischen-Fälle* nosologisch nicht *präzise* genug analysiert worden seien, sicher zu. Andererseits ist gerade im Kindesalter die psychopathologische Diagnostik so schwierig, daß häufiger als in der Erwachsenenpsychiatrie nicht die Querschnitt-, sondern die *Längsschnittanalyse* die einzige verläßliche Basis für die diagnostische Zuordnung abgibt. Es ist gar nicht selten, daß spätere Schizophrenien mit *depressiven* Episoden beginnen, und es kommt durchaus vor, daß eine *schizophreniforme* Symptomatik den Auftakt zu einer späteren manisch-depressiven Erkrankung bildet. Es ist deshalb im Kindes- und Jugendalter zweckmäßiger, zunächst von einer *Psychose* zu sprechen und den weiteren Krankheitsverlauf abzuwarten.

In jedem Lebensalter können Extremsituationen zu schweren *psychoseähnlichen Existenzkrisen* führen, manchmal mit passageren Wahnvorstellungen und Sinnestäuschungen. Die früher einseitig pragmatisch und psychodynamisch orientierte amerikanische Psychiatrie, mehr spontan-therapeutisch als ätiologisch und nosographisch ausgerichtet, sprach von einer „*schizophrenen Reaktion*" oder von „24-hours-schizophrenia". Soweit es sich um neurotische Endzustände (Weber 1968) handelt, kann bei Kindern eine Abgrenzung gegen schizophrene Prozesse manchmal sehr schwierig sein. Besonders dann, wenn eine endogene Affinität zu Psychosen vorliegt oder eine induktive Einwirkung psychotischer Beziehungspersonen auf das Kind. *Kleinkin-*

dern und *Säuglingen* stehen infolge ihrer emotionalen und intellektuellen Unreife nur *zwei* psychomotorische Verhaltensradikale zur Verfügung: *Unruhe und Erregungszustände* mit Weinen, Schreien und Nahrungsverweigerung und psychische und motorische *Erstarrung mit Antriebsverlust* und *Mutismus*. Wir finden beide Stereotype auch bei den endogenen Psychosen des *Erwachsenen*alters in der katatonen *Erregung* und dem katatonen *Stupor* bei der Schizophrenie und in der gehemmten und agitierten phasischen Depression.

Die Extremformen einer *anaklitischen Depression* (Spitz 1967), in denen das Kind von der Phase des *Protestes*, die Stunden bis Tage dauert, in die Phase der *Verzweiflung* gerät, in der es eine passiv-frühinfantile Haltung einnimmt, und schließlich in die Phase der *Resignation*, in der es in einer egozentrisch-autistischen Dauereinstellung verharrt, können einen *psychoseähnlichen*, manchmal tödlich endenden Verlauf nehmen. Derartige Verläufe werden in zivilisierten Ländern heute *kaum* noch angetroffen. Dafür finden sich mitigierte psychische und psychosomatische Erscheinungsbilder, die sich als Begleit- und Folgeerscheinungen einer lieblosen, feindseligen, gleichgültigen oder erzieherisch pendelnden Versorgung von Säuglingen und Kleinkindern manifestieren. Als Resultat anhaltender *Familienkrisen* werden bei Säuglingen zum Beispiel schwere und chronische Ein- und Durchschlafstörungen mit heftigen Angstparoxysmen beobachtet, oft kombiniert mit Spielunfähigkeit und schwerer Desintegration. Ähnliche Zustandsbilder finden sich bei Kindern *schizophrener* oder *depressiver Mütter* mit bewußten oder unbewußten feindseligen Impulsen gegenüber ihren Kindern oder bei triebhaften und dissozialen Müttern, die latente *Weglaufimpulse* zeigen oder nachts häufig abwesend sind. Bei Säuglingen und Kleinkindern kann sich durch eine Gefährdung oder Aufhebung extrem enger Mutter-Kind-Bindungen die Angst zu einem psychoseähnlichen Angstsyndrom steigern, das M. Mahler als *symbiotische Psychose* (1952) bezeichnete.

Als *Phantasiegefährten* („die Rote", Geisler 1963) werden bestimmte optische *Pseudohalluzinationen* erlebt, die vorwiegend bei Kleinkindern auftreten. Optische Pseudohalluzinationen sind nicht leibhafte, sondern bildhafte, im inneren subjektiven Raum erscheinende Vorstellungen, die von den Kindern als absolut existent empfunden werden; bei anderen Kindern handelt es sich eher um fixierte

Phantasien, sie verhalten sich kritischer und eine spielerische Note ist nicht zu verkennen. Dementsprechend erwarten einige Kinder das Auftreten dieser Figuren und Gestalten mit Angst und Abwehr, während sie bei anderen offenbar erwünschte Begleiter und Spielgefährten darstellen, zu denen ein einseitiger verbaler Rapport unterhalten wird. Die subjektiven optischen Erscheinungen können Wochen und Monate, ja Jahre anhalten, bilden sich jedoch *regelmäßig* vor der Einschulung zurück. Die *Ursachen* sind ungeklärt. Manchmal handelt es sich um Einzelkinder, bei denen sich die reaktiv einstellenden Besorgnisse der Mütter und Väter günstig, als „*Krankheitsgewinn*" auswirken. Theoretisch könnten die Phantasiegefährten von großer Bedeutung für die Schizophrenieforschung sein, weil hier der Beginn und die Entwicklung einer „*Psychose*" bei Kindern registriert werden könnte. Es hat sich jedoch gezeigt, daß bei diesen Kindern *kein* erhöhtes Schizophrenierisiko für das spätere Leben vorliegt. Konversionsneurotische („*Gansersche*") Dämmerzustände gehören ebenfalls zu den psychoseähnlichen Manifestationen, die manchmal zu einer „psychogenen Psychose" überleiten können.

Im Verlauf einer *Magersucht* (Anorexia nervosa), die manchmal bereits in der Vorpubertät auftritt und bei der rückblickend manchmal bereits in der Kleinkindzeit *anorektische Phasen* vorlagen, werden oft überwertige, manchmal *wahnhafte* Gedankengänge beobachtet. Sie stehen meistens im Zusammenhang mit dem Essen und dem Hungern, der Gewichtsabnahme und der Gewichtszunahme. Überzeugungen des Auserwähltseins und missionarische Ideen treten ebenfalls auf. Manchmal aber stehen auch Nahrungsverweigerung und Kachexie als Begleit- und Folgeerscheinung schizophrener Wahnbildung am Beginn einer Psychose.

Bei *Kindern psychotischer Eltern*, bei denen es zu einer Partizipation und Identifikation mit deren Wahninhalten gekommen ist, finden sich relativ häufig psychoseähnliche Manifestationen. Als besonders entwicklungsgefährdend erwiesen sich die *Erregung*, der *Wahn* und der *Autismus* (Biermann 1969) des schizophrenen Elternteiles. Das *Kleinkind* fühlt sich als Resultat seiner extremen Abhängigkeit selbst in einer „*Wahngemeinschaft*" mit dem kranken Vater oder der kranken Mutter noch geborgen, während *ältere* Kinder Abwehrmechanismen, Verhaltensstörungen und Neurosen entwickeln. Nach einer *Trennung* der Kinder von den psychotischen Eltern bilden sich die Wahninhalte in der Regel rasch und definitiv zurück. Für ihre weitere psychische *Entwicklung* spielt der nichtpsychotische Elternteil, der durch seine ausgleichenden Funktionen maßgeblich zu einer Stabilisierung und Harmonisierung des Familienmilieus beitragen kann, die entscheidende Rolle.

3. Affektive Psychosen bei Kindern und Jugendlichen

Immer wieder kehrst du Melancholie ...
G. TRAKL

Die *Faszination* affektiver Psychosen liegt weniger in ihren psychopathologischen Inhalten als in ihrem *abrupten* Auftreten, ihrer *unberechenbaren* Periodik, der *wechselnden* Phasendauer und *Monotonie* ihrer Symptomatik und dem *spontanen* Zurückschwingen in die *syntone* Ausgangslage. Es ist auch nicht erstaunlich, daß *schizophrene* Erkrankungen zu allen Zeiten mehr Interesse erregten als affektive Psychosen. Das ist *verständlich*, weil der *Überstieg* (Conrad 1958) in die Wahnwelt des schizophrenen Psychotikers nicht gelingt, während die Depression und auch die Manie noch ein *einfühlbares* Geschehen darzustellen scheinen.

Die *Gesamtmorbidität* affektiver Psychosen liegt bei 0,3–0,5 % bzw. bis 3 % (Angst 1987). Das durchschnittliche *Ersterkrankungsalter* liegt bei 30 Jahren, davon erkranken jedoch über die Hälfte erstmalig vor dem 30. Lebensjahr und *ein Drittel* davon *bis zum 20. Lebensjahr*. Mit diesen Zahlen liegt eine erstaunliche *Übereinstimmung* mit Zahlen vor, die vor 40 Jahren auswiesen, daß 20 % aller manisch-depressiven Phasen sich vor dem 20. und 50 % vor dem 30. Lebensjahr manifestieren. Aus den vorliegenden Zahlenangaben errechnet sich für die ersten 20 Lebensjahre eine Gesamtmorbiditätsrate von 0,05 bis 0,1 %.

Mehrere Autoren errechneten daraus einen *ersten* Erkrankungsgipfel zwischen dem 20. und 30. Lebensjahr, welcher bei Frauen besonders ausgeprägt erscheint und mit endokrinen Belastungen der Pubertät, erster Gravidität, Geburt oder Laktation in Zusammenhang gebracht wird.

Aus diesen Berechnungen ergibt sich ferner, daß das *Gros* der Fälle zwischen Adoleszenz und Klimakterium erkrankt und damit das Gefährdungsalter demjenigen der Schizophrenie entspricht. Aller-

dings nur dann, wenn man die Angaben der Patienten über ihr Ersterkrankungsalter als richtig unterstellt. Es ist bekannt, daß *bipolare* sich *früher* als monopolare Psychosen manifestieren, und daß sich bei Frauen ein *früherer* Erkrankungsgipfel als bei Männern findet.

Gleichsinnige Erwartungshäufigkeiten in der Verwandtschaft, unterschiedliche Geschlechts-, Phasen- und Intervallverteilungen und bestimmte Verlaufseigentümlichkeiten sprechen nach Angst (1966) und Perris (1966) *gegen* eine nosologische Einheit mono- und bipolarer Psychosen, während sich nach Ansicht anderer Autoren aus genetischer Sicht auch eine Reihe von Gründen *dafür* beibringen lassen.

Diese Prozentsätze über das *Ersterkrankungsalter* manisch-depressiver Erkrankungen gründen sich ausnahmslos auf Angaben *erwachsener* Patienten zu ihrer Vorgeschichte. Diese lassen sich aber weder beweisen noch widerlegen. Sie bleiben *fragwürdig*. Auch dann, wenn man wie Angst (1966) eine vom Patienten oder seiner Umgebung als krankhaft erlebte Phase von mindestens vier Wochen Dauer, verbunden mit Arbeitsunfähigkeit, voraussetzt.

Retrograde Berichte *erwachsener* zyklothymer Patienten über *frühe* manische oder depressive Phasen in der Kinder- und Jugendzeit lassen drei Ausdeutungen zu.

1. Es handelt sich tatsächlich um erste *echte Krankheitsphasen*, die von den Jugendlichen und von der Umwelt zunächst *nicht* als krankhaft erkannt werden; besonders dann nicht, wenn es sich um leichte und kurzdauernde Phasen handelt. Bekanntlich rechnete Kraepelin (1909) „gewisse leichte und leichteste, teils peri-

odische, teils krankhafte Stimmungsfärbungen, die ohne scharfe Grenze in das Gebiet der persönlichen Veranlagungen übergehen", dem Gebiet der periodischen und zirkulären Erkrankungen zu. Nach dieser Definition lassen sich aber auch psychogene Depressionen nur in ihren zweifelsfreien Manifestationen gegen affektive Psychosen abgrenzen, was durchaus einem modernen Trend in der Psychiatrie (Hippius u. Meyendorf 1974) entspricht.

2. Der depressive oder manische *Erwachsene* unterliegt einer *Täuschung*. Biographisch ableitbare Konflikte und Verstimmungen in der Kinder- und Jugendzeit werden *retrograd* als phasische Erkrankung fehlgedeutet; wenngleich auch manchmal ein Zusammenhang mit der prämorbiden Persönlichkeitsstruktur bestanden haben mag. Die Gefahr einer Fehlinterpretation ist besonders dann gegeben, wenn die Angaben unter dem Eindruck einer phasischen Verstimmung gemacht wurden.

3. Es handelt sich um atypische und deshalb *zunächst nicht erkannte endogene Phasen*. So wurden (Winzenried 1969) auf der Suche nach phasischen kinder- und jugendeigentümlichen Äquivalenten bei erwachsenen und manisch-depressiv Erkrankten *periodische* Verhaltens- und Befindensstörungen im Jugendalter ermittelt, die sich einerseits in psychosomatischer Unruhe, Schulversagen und Erziehungsschwierigkeiten ausdrückten, andererseits in Migränen, Anginen und chronischen Dermatosen. Daraus wurde geschlossen, daß der zyklothyme Rhythmus sich bereits etabliere, *bevor* er sich mit den typischen phasischen Verstimmungszuständen im Erwachsenenalter präsentiere.

Dazu ist bestätigend zu sagen, daß leichte depressive oder manische Schwankungen *in der Jugend* zweifellos häufiger als reaktiv, neurotisch oder reifungsabhängig eingestuft werden als bei Erwachsenen; schon deshalb, weil frühere phasische Verstimmungen nicht bekannt sind. Der manische Antriebsüberschuß wird als Vorwitzigkeit und Aufsässigkeit eingestuft, die depressive Agitation oder Hemmung als Aggressivität oder Faulheit. Diese *pädagogisierende* Verkennung psychopathologischer Symptome bei Kindern und Jugendlichen ist weit verbreitet, weil ihre alterstypische Symptomatik sich oft nur schwer von entwicklungsphysiologischen Verhaltensweisen abgrenzen läßt.

Die *alters- und entwicklungsspezifische* Metamorphose depressiver Symptome des Kindes- und Jugendalters (s. S. 135) ist weiterhin noch relativ wenig bekannt. Bei grober Vereinfachung kann gesagt werden, daß sich auch *endogen*-depressive Phasen im Schulalter in einer gemischten einfachen mentalen und psychosomatischen Symptomatik ausdrükken, die sich in der *Adoleszenz* der des *Erwachsenenalters* annähert, wenngleich im Jugendalter noch häufig entwicklungstypische Färbungen die Diagnose verschleiern. Es ist aber *nicht* berechtigt, in diesem Lebensabschnitt von *larvierten* Depressionen nur deshalb zu sprechen, weil sie sich *so* präsentieren, daß sie bei Erwachsenen als solche diagnostiziert werden würden. Es handelt sich vielmehr um

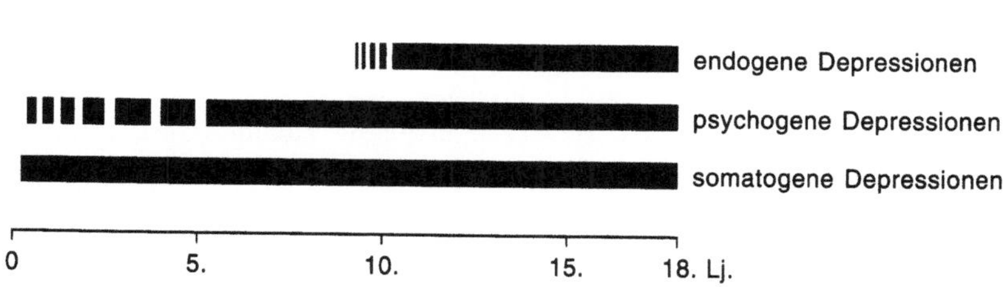

Abb. VIII-5. Erstmanifestation depressiver Zustände unterschiedlicher Ätiologie.
Im Kindes- und Jugendalter manifestieren sich *somatogene* (psychopathische bzw. durch prä-, peri- oder postnatale Hirnschäden verursachte oder mitverursachte) depressive Syndrome bereits im frühen Lebensalter, während *psychogene* (milieureaktive, neurotische) depressive Zustände überwiegend erstmalig bei jüngeren Kleinkindern auftreten. *Endogen-phasische* (mono- und bipolare) Depressionen manifestieren sich erstmalig im späten Kindesalter und bei Jugendlichen

alters- und entwicklungstypische, um *primäre* und echte depressive oder manische Syndrome.

Die *Häufigkeitszunahme* depressiver und manischer Syndrome in der *Pubertät* und *Adoleszenz* ist besonders eindrucksvoll. von Baeyer (1969) ermittelte unter 5500 Kindern und Jugendlichen 112 manische und depressive Zustandsbilder; davon waren 50 % über 15 Jahre alt. Spiel (1961) stellte bei über 2000 Kindern und Jugendlichen mit neurotischen und endogenen Depressionssyndromen einen eindeutigen Anstieg um das 14. und 15. Lebensjahr fest. Albrecht (1965) ermittelte bei Kindern und Jugendlichen mit depressiven und manischen Syndromen, daß sich 84 % erstmalig zwischen dem 14. und 18. und nur 13 % zwischen dem 10. und 14. bzw. 3 % vor dem 10. Lebensjahr manifestierten; für die letzte Altersgruppe fand Kraepelin (1909) bei Patientenbefragungen nur 0,4 %.

Daraus ist zu erkennen, daß depressive oder manische Zustandsbilder *häufiger* sind als oft angenommen wird. Die *Diagnose* ist jedoch schwierig, wenn pathoplastisch wirksame entwicklungs-, intelligenz- und geschlechtsspezifische Kriterien *nicht* berücksichtigt werden. Der zweifellos echte erste Altersgipfel depressiver Erkrankungen in der Pubertät und der Adoleszenz muß, das ist wichtig, teilweise aber auch im Zusammenhang mit dem erstmaligen Auftreten *erwachsenentypischer* Symptome gesehen werden, die den allgemeinen Zugang zu dieser Diagnose erleichtern und fördern.

Eine vergleichende *Gegenüberstellung* typischer depressiver und manischer Syndrome bei *Adoleszenten* und bei *Erwachsenen* ist deshalb so schwierig, weil (*anders* als bei der Schizophrenie) *keine* Symptomatik 1. oder 2. Ranges bekannt ist, wenn man vom vitalen Charakter der Verstimmung absieht.

Für die *Pathogenese* affektiver Psychosen in der Adoleszenz spielt die Penetranz der *Anlage* eine besondere Rolle, während bei Späterkrankungen, insbesondere bei den Involutionsmelancholien, Broken-Home-Situationen und Umwelterschütterungen in der frühen Kindheit eine besondere Bedeutung beigemessen werden muß. Bei den von uns beobachteten und den Krankheitsverlauf gesicherten affektiven Psychosen im Jugendalter ließen sich in zwei Dritteln der Fälle bei einem oder beiden Elternteilen zyklothyme und in einigen weiteren eine Schizophrenie in der entfernteren Verwandtschaft eruieren.

Fallbeispiel

Ein 13jähriges, in Heimen aufgewachsenes Kind, das seit seiner Kleinkindzeit unter erheblichen Ein- und Durchschlafstörungen („steht vor dem Bett und weigert sich, schlafenzugehen") leidet, wird mit einem schweren depressiven Syndrom aufgenommen. Sie spricht kaum, „liegt oder steht tagsüber stundenlang in unbeweglicher Haltung und ist nicht ansprechbar". Nägelknabbern, exzessive genitale Manipulationen, reibt sich die Handinnenflächen blutig. Verhält sich in der Schule kontaktschwach, verschlossen, depressiv, will in Ruhe gelassen werden, klagt sich wegen angeblicher Missetaten an. Sie habe keine Freundinnen, „sie liebt Tiere mehr als Menschen"; wird von Mitschülerinnen als distanzlos und zudringlich erlebt. Diagnose: Verdacht auf endogen-depressive Phase. 7 Jahre später erschien ihre Todesanzeige. Nachforschungen ergaben, daß sie wegen depressiver und manischer Phasen mehrfach langfristig klinisch behandelt worden war. Medikamenten- und Drogenabhängigkeit. Suizid durch Erhängen, nachdem ein Gymnasiast, den sie vor einigen Tagen kennengelernt hatte, eine Verlobung mit ihr ablehnte.

Typische endogen-depressive Phasen in der *Adoleszenz* sind von einer umweltstabilen, *freud-* und *hoffnungslosen* Verstimmtheit und Bedrücktheit gekennzeichnet, wobei *Tagesschwankungen* oft, aber keineswegs regelmäßig vorhanden sind. Neben *Denkhemmung* und motorischer *Antriebsschwäche* oder *Agitation* lassen sich immer *vegetative* Zeichen wie Ein- und Durch*schlafstörungen*, *Appetit*schwäche und *Müdigkeit* nachweisen. Kopfschmerzen bildeten bei unseren Patienten das am häufigsten genannte Symptom. Die *manische* Verstimmtheit bietet dem Jugendlichen keine speziellen Ausdrucksformen. Er ist *hoch*gestimmt, grundlos *heiter, distanzlos* und *unbeschwert*, von *maßloser* Aktivität und *ansteckender* Fröhlichkeit. Manchmal finden sich auch *gereizte* und *aggressive* Zustandsbilder, es dominierten Enthemmung und Ideenflucht, die sich bis zur *Verworrenheit* steigerten.

Fallbeispiel

Ein 15jähriges Mädchen fährt nach einer Auseinandersetzung im Elternhaus per Anhalter nach Rom. Sie spricht Männer auf der Straße an und wird von ihnen eingeladen und unterhalten. Nach ihrer Rückkehr wird sie in einen „Sittenskandal" verwickelt und kommt wegen „Sozialisationsstörung" in ein Heim, ist dort aber untragbar. Das intelligente Mädchen ist gehobener, heiterer Stimmungslage, hochgradig ideenflüchtig und enthemmt, redet ununterbrochen, entwickelt utopische Zukunftspläne; zeitweilig gereizt-aggressiv, springt aus dem ersten Stock, schmiert Schwestern Ölfarbe ins Gesicht; kritiklose Nahrungszufuhr und starke Schlaflosigkeit. Diagnose: Manische Phase. Die Familienanamnese ergibt, daß beide Eltern wegen mono- bzw. bipolarer Phasen behandelt worden waren. Unter einer antimanischen Therapie Rückkehr zu einer syntonen Stimmungslage. Nach einem mehrmonatigen beschwerdefreien Intervall trat eine depressive Phase mit Suizidideen, mit Schuld- und Versündigungsideen auf. Unter der Einstellung auf Lithium absolvierte das sehr intelligente Mädchen das Abitur und ein Hochschulstudium mit Staatsexamen, nur 2mal unterbrochen durch Klinikaufenthalte nach Weglassen der Lithiummedikation.

Unter den *atypischen Verläufen* sind einerseits die *„zyklothymen Äquivalente“* zu nennen, die sich teilweise mit der *„larvierten Depression“* und ihrer leibnahen Symptomatik überschneiden. Andererseits werden Drang- und Agitationszustände, Angst und Aggressivität gehäuft registriert. Wenn *paranoide* Züge hinzutreten, ist die Abgrenzung zur Schizophrenie schwierig. Das gilt auch für die Gruppe der *„malignen Zyklothymien“*, die im Alter von 14 bis 18 Jahren auftreten und durch dauernde Stimmungsschwankungen gekennzeichnet sind; diese nehmen teilweise einen *hebephrenen* Verlauf und gehen mit Persönlichkeitsveränderungen einher. Die *Prognose* zyklothymer Erkrankungen in der Adoleszenz ist nach Untersuchungen zahlreicher Autoren um so günstiger, je *typischer* die Symptome und je *syntoner* die Ausgangspersönlichkeit ist. Lundquist (1945) wies darauf hin, daß *Rezidive* von *Manien* bei Jugendlichen sehr häufig seien: Jeder Dritte erlebt innerhalb von 3 Jahren einen Rückfall. Dagegen sei das Rückfallrisiko bei *Depressionen* in dieser Altersgruppe *geringer*. Schizophreniforme Symptome gelten bei depressiven Jugendlichen als prognostisch besonders ungünstig.

Im Jugendalter ist die nosologische Abgrenzung von affektiven und schizophrenen Psychosen und von Reifungskrisen und Neurosen deshalb besonders problematisch, weil alle Jugendlichen formal und inhaltlich den *Dialekt der Reifezeit* sprechen. Sturm und Drang in der normalen Reifungsperiode tragen häufig schon alle Elemente eines hyperthymen oder subdepressiven Erlebens in sich, den Wechsel zwischen „Paradieseshelle und tiefer, schauervoller Nacht“ (Goethe), in dem sich *Liebes*- wie *Todessehnsucht* gleichermaßen manifestieren.

Bei manchen depressiven oder manischen Zustandsbildern bleibt die *nosologische Einordnung* fraglich, weil isolierte, nicht rezidivierende affektivpsychotische Phasen oder schizophrene Schübe ohne langfristige Längsschnittanalysen keine bündige Klassifizierung zulassen. Es ist wahrscheinlich, aber nur schwer nachweisbar, daß einige Pubertäts- und Reifungskrisen ein *monophasisches* psychotisches Geschehen darstellen, besonders dort, wo auch eine intensive biographische Analyse keine ausreichende lebensgeschichtliche Erklärung abgibt.

Das gleiche Problem besteht auch in der *Abgrenzung* von zyklothymen und schizophrenen Erstmanifestationen. So ermittelte Zeh (1956) im klinischen Krankengut 134 Schizophrenien, aber nur 3 Zyklothymien bei Adoleszenten. Aus der auffallenden Diskrepanz zwischen empirisch zu erwartender und tatsächlich gestellter Diagnose folgerte er, daß das Überwiegen der Schizophreniediagnose unter den jugendlichen Psychosen den echten Gegebenheiten nicht gerecht werde, und forderte, im Jugendalter nur von *„endogenen Psychosen“* zu sprechen.

Zu dem gleichen Ergebnis kamen aufgrund entgegengesetzter Beobachtungen auch andere Autoren (Eggers 1973; Nissen 1971; Spiel 1961; Stutte 1963), die zyklothyme Phasen bzw. Prodrome *vor* dem Einsetzen schizophrener Psychosen beobachteten. So stellte Landolt (1955) fest, daß von 60 manisch-depressiven Jugendlichen sich bei 9 später eine katatone Schizophrenie entwickelte. Eggers (1973) fand bei 26 von 71 Schizophrenien, daß zyklothyme Vorstadien nachweisbar waren. Von unseren 10 *„manisch-depressiven“* Kindern und Jugendlichen wurde bei 5 später eine *schizophrene* Psychose ermittelt (Nissen 1971), während eine eindeutige *affektive* Erkrankung sich katamnestisch bei über 100 ehemals depressiven oder manischen Kindern und Jugendlichen überhaupt *nicht* nachweisen ließ. Hierzu ist anzumerken, daß aus kleinen Zahlen Schlüsse nur mit äußerster Vorsicht gezogen werden dürfen; auch war das *Hauptmanifestationsalter* affektiver Psychosen bei dieser Katamneseerhebung noch *nicht* erreicht worden.

In einer methodisch anders angelegten Untersuchung kam Dahl (1972) jedoch zu Ergebnissen, die unsere Erhebungen (Nissen 1971) stützen. In einer „follow-up-study“ unterzog sie 200 Probanden, die vor 20 Jahren wegen *unterschiedlicher* Verhaltensstörungen stationär kinderpsychiatrisch beobachtet worden waren, einer Nachuntersuchung. Etwa 30 % waren später erneut in Krankenanstalten eingewiesen worden. Eine manisch-depressive Psychose wurde in *keinem* Fall, aber in *7 Fällen* eine *schizophrene* Psychose diagnostiziert. Es wurde errechnet, daß zum Zeitpunkt der Nachuntersuchungen 1/3 der Hauptmanifestationszeit affektiver Psychosen verstrichen war. Daraus läßt sich schließen, daß diese Gruppe sich *nicht* von der übrigen Bevölkerung unterschied und sich keine Hinweise dafür fanden, daß frühe Symptome dieser Krankheit bei der Behandlung in den jugendpsychiatrischen Institutionen übersehen worden waren.

Dauer und Häufigkeit der Phasen und Intervalle weisen bei einzelnen Kranken *individuelle* Variationsmöglichkeiten auf. Die traditionelle Anschauung, daß die Phasendauer mit zunehmendem Lebensalter ansteigt, ließ sich (Matussek 1969) *nicht* verifizieren.

Für das Kindes- und Jugendalter gilt nach Beobachtungen verschiedener Autoren (Eggers 1973; Spiel 1961; Stutte 1963) die relative *Kurzphasigkeit* als pathognomonisch. Wir konnten rasche Stimmungsumschwünge bei fast 20 % unserer Kinder und Jugendlichen (Nissen 1971) mit manischen und depressiven Syndromen feststellen. Nicht bestätigen konnten wir jedoch, daß es sich bei den Stimmungsschwankungen um ein *typisches* Kriterium für eine affektive Psychose in der Kindheit und Jugend handelt. In unserem (Nissen 1971) Gesamtkollektiv ließen sich häufige *Stimmungsschwankungen* bei der ersten Untersuchung in 19 Fällen feststellen. Bei 10 dieser Kinder und Jugendlichen bestand zeitweilig der Verdacht auf das Vorliegen einer *zyklothymen* Erkrankung, die sich bei der Zweitsicht jedoch *nicht* bestätigen ließ.

Dagagen waren die Merkmale Stimmungsschwankungen in Kindheit und Jugend und Schizophrenie im Jugend- und Erwachsenenalter *hoch signifikant* assoziiert. In 5 Fällen entwickelte sich eine klinisch gesicherte schizophrene Psychose, bei 5 weiteren war ein besonders ungünstiger Verlauf zu verzeichnen.

Die Abgrenzung zwischen *neurotischen* und *endogenen Depressionen* ist manchmal schwierig, weil ein allgemeingültiges, differentialdiagnostisches Kriterium für eine scharfe und definitive Trennung nicht bekannt ist.

Genetische Faktoren sind bei der Entstehung von affektiven Psychosen zweifellos von großer Bedeutung, ebenso aber auch, wenngleich in abgeschwächtem Maße, bei depressiven Neurosen (vgl. Tabelle VIII-1). Speziell Stenstedt (1952) wies darauf hin, daß genetische Faktoren auch für die Entstehung depressiver *Neurosen* von großer Bedeutung sind, und schließt die Möglichkeit nicht aus, daß das familiäre Vorkommen affektiver Psychosen auch milieubedingt bzw. erheblich mitbedingt sein kann. Für die Differentialdiagnose in der Adoleszenz ergibt sich die zusätzliche Erschwernis, daß nach Ermittlungen von Kornhuber (1955) die *erste* Phase häufig psychisch ausgelöst wird.

Bei den meisten psychischen Störungen und Erkrankungen des Kindes- und Jugendalters findet sich eine erdrückende Fülle chronischer und schwe-

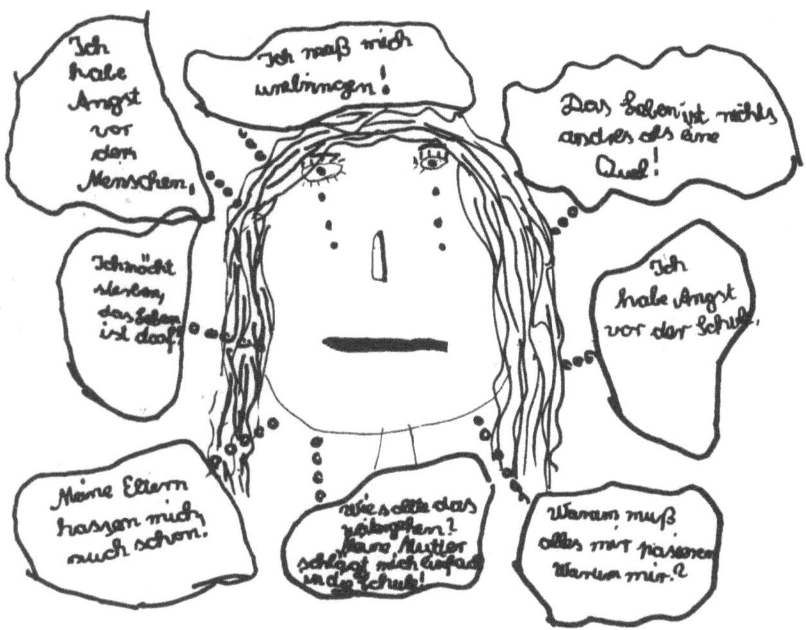

Abb. VIII-6. Zeichnung eines 11jährigen Mädchens in seiner 2. *endogenen-phasischen Depression* (Km und Kv leiden beide an bipolaren Affektpsychosen): „So geht es mir"

Tabelle VIII-1. Ungefähre Erkrankungsrisiken für die Verwandten Manisch-Depressiver einschließlich rein Depressiver nach Zerbin-Rüdin, 1974 (aus G. Huber: Psychiatrie. Systematischer Lehrtext für Studenten und Ärzte. Stuttgart 1974)

Durchschnitt	0,4– 2,5%
Eltern	10,0–15,0%
Kinder	10,0–15,0%
Geschwister	10,0–15,0%
Zweieiige Zwillinge	20,0%
Eineiige Zwillinge	70,0%

rer Konfliktsituationen. Diese werden auch bei zyklischen und schizophrenen Psychosen in der Kindheit und Jugend angetroffen, aber nicht in der Dichte und Massivität, wie man sie vielleicht erwarten könnte.

Bei einer Gegenüberstellung von Neurosen und Psychosen ergaben sich nach zahlreichen Untersuchungen *keine* signifikanten Differenzen in der Häufigkeit des „Broken Home". Auch bei den katamnestischen Untersuchungen unserer depressiven Kinder und Jugendlichen zeigte sich für die Merkmale Depression und „Broken Home" ein eindeutig *indifferentes* Verhältnis für den Verlauf. Zu dem gleichen Ergebnis gelangte Angst (1966) für die Gruppe der schizophrenen Psychosen.

Abschließend läßt sich sagen, daß die genaue *Morbiditätsrate* manisch-depressiver Erkrankungen im Jugendalter unbekannt ist, weil die Diskrepanz zwischen retrograd vermuteten und klinisch diagnostizierten ersten Phasen groß und die Kenntnis atypischer bzw. larvierter depressiver und manischer Verlaufsformen noch unzureichend ist. Die *Ätiologie* manischer und depressiver Syndrome ist im Einzelfall ungeklärt, weil genetische Faktoren zwar eine dominierende Rolle spielen, diese im abgeschwächten Maße aber auch bei psychogenen Depressionen von Bedeutung sind. Wenn auch ein kontinuierlicher *Übergang* zwischen neurotischen und psychotischen Manifestationsformen nicht anzunehmen ist, so doch Übergangs- und Grenzfälle, die sich primär nicht sicher einordnen lassen. Das *Erscheinungsbild* erstmalig auftretender depressiver oder manischer Syndrome im Jugendalter läßt oft schon deshalb keine verbindlichen nosologischen Rückschlüsse zu, weil alters- und entwicklungsabhängige pathoplastische Faktoren auf alle Manifestationsformen gleichermaßen prägend einwirken und ausreichende Erfahrungen über den weiteren Verlauf zeitlich befristeter phasischer Verstimmungen nicht vorliegen.

4. Schizophrene Psychosen bei Jugendlichen

Todeslandschaften der Seele.
BENEDETTI

Vor fast 100 Jahren führte Kraepelin (1896) den Begriff der *„Dementia praecox"* unter der Prämisse ein, daß die Krankheit fast *regelmäßig* im Jugendalter einsetze und einen *infausten* Verlauf bis zur *Verblödung* nehme. Er bezog die bereits beschriebenen Syndrome der *Katatonie* (Kahlbaum 1874), der *Hebephrenie* (Hecker 1871) und der *Paranoia* in die nosologische Entität ein und postulierte, daß dieser Krankheit eine einheitliche *Stoffwechselstörung* zugrundeliegen müsse.

Obgleich sein Lebenswerk, eine umfassende *psychiatrische Systematik*, in ihrem Kern bis heute unangetastet blieb, ergab sich bald, daß diese drei Kriterien *nicht* eindeutig waren. Die Krankheit bricht *keineswegs* regelmäßig in der Jugend, sondern manchmal erst nach dem *40*sten Lebensjahr (Spätschizophrenie) aus. Sie hat wohl meistens eine ernste, aber keineswegs *immer* infauste Prognose; schließlich gilt als gesichert, daß, wenn überhaupt, nicht eine Stoffwechselstörung allein, sondern *mehrere* ätiologische Faktoren dieses Krankheitsbild verursachen.

Es war deshalb konsequent, daß E. Bleuler (1911) versuchte, die psychopathologische Struktur der Erkrankung zu erfassen; dabei stellte er fest, daß die Krankheit meistens aus einer *„schizoiden"* Persönlichkeitsentwicklung hervorgehe. Mit dem heute allgemein anerkannten Begriff der *Schizophrenie* (Spaltungsirresein) verband er die Vorstellung, daß die Persönlichkeitsstruktur in der Krankheit verlorengehe. Das *Denken*, der *Affekt* und das *Erleben* seien in sich selbst und in ihrem Zusammenhang gestört und gespalten. Er stellte außerdem neben die biologische These von Kraepelin die *psychodynamische Denkweise* und unterschied zwischen *primären*, der Grundstörung angehörigen Symptomen und *sekundären*, reaktiven Symptomen. Bleuler steht damit in der Mitte zwischen den extrem *biologischen* und total-*psychogenetischen* Theorien. Die später sich entwickelnde *transkulturelle* Psychiatrie bestätigte, daß das Phänomen der schizophrenen Spaltung sich bei Schizophrenen in allen Ländern der Welt als Achsensymptom nachweisen läßt.

Die *Häufigkeit* der Erkrankung liegt in aller Welt etwa bei 1 % der Durchschnittsbevölkerung. Die Erscheinungsformen der Krankheit, die *Inhalte*, hängen vom Milieu und von der Kultur ab, während die *Form*, die Störungen des Denkens, der Sprache, der Wahrnehmung, der Affektivität u.a. einförmig und konstant sind. Die schizophrene Störung erfaßt den *ganzen* Menschen; der Kranke hat nicht schizophrene Symptome: Er *ist* schizophren, verfügt aber daneben über gesunde Anteile. Der schizophrene *„Einbruch"* stellt sich besonders bei *Jugendlichen* oft als „Knick in der Lebenslinie" dar, bei anderen setzt die Erkrankung allmählich und schleichend ein und wird von der Umgebung erst *rückblickend* erkannt. Das *Erstmanifestationsalter* liegt in ca. 25 % der Fälle zwischen dem 10. und 19. und in ca. 35 % zwischen dem 20. und 29. Lebensjahr (Huber et al. 1969). Darüber, ob Schizophrenien in den unteren *sozialen Schichten* und in *Großstädten* häufiger vorkommen oder nicht, gibt es *widersprüchliche* Ergebnisse. Als unentschieden gilt auch, ob ungünstige psychohygienische Verhältnisse die Erkrankungshäufigkeit begünstigen (soziale *Verursachung*) oder ein *niedriger* sozialer Status die Folge der Psychose (soziale *Selektion*, „Drifttheorie") ist. Schizophrenie ist *keine* Zivilisationskrankheit, da sie in den verschiedenen Ländern in etwa *gleicher* Häufigkeit auftritt. Eine psychische oder somatische Auslösung schizophrener Schübe ist möglich, manchmal eindeutig, besonders dann aber schwierig zu diagnostizieren, wenn sie in ein schizophrenes *Vorfeld* („*Trema*", Conrad 1958) fällt.

Die „*Gruppe der Schizophrenien*" (Bleuler) wird seit Kraepelin in 4 klinische Typen eingeteilt: in die

1. *einfache* Schizophrenie,
2. *hebephrene* Schizophrenie,
3. *paranoid-halluzinatorische* Schizophrenie und die
4. *katatone* (erregte und stuporöse) Schizophrenie.

Diese, teilweise von Hecker und Kahlbaum ursprünglich als eigenständige Krankheitsbilder angesehenen Syndrome zeigen mannigfaltige Übergänge und Verschränkungen, die nebeneinander oder nacheinander auftreten können. Seit Beginn der Psychopharmakaära haben die deskriptiven Symptome und Syndrome als „Leit"- oder *„Zielsymptome"* eine herausgehobene Bedeutung für die therapeutische Indikation erhalten.

1. Die *einfache Schizophrenie* (Schizophrenia simplex) setzt *schleichend* und undramatisch ein, sie verläuft langsam progredient und führt allmählich zu bleibenden, vorwiegend *affektiven* Veränderungen, manchmal zu eigenartigen Persönlichkeitsveränderungen. Alarmierende paranoide, halluzinatorische oder katatone Symptome fehlen. Erst allmählich wird deutlich, daß die Jugendlichen schwung- und *antriebslos*, aspontan, träge und gleichgültig, „wurstig" geworden sind. Sie sind an Schule und Beruf wenig interessiert, haben sich von der Familie und ihren Freunden zurückgezogen, sie sind *autistisch* geworden. Die *Prognose* ist unsicher; die Krankheit kann zum Stillstand kommen, sie nimmt aber häufig einen ungünstigen Verlauf. In der *Familie* solcher Jugendlichen findet man nicht selten schizoide, kontaktschwache Sonderlinge oder solche, die selbst in der Jugend einen „Nervenzusammenbruch" erlitten haben.

Fallbeispiel

Eine 16 Jahre alter Junge, der sich „sehnsüchtig" wünscht, tot zu sein, wird wegen multipler kognitiver (Konzentrations- und Gedächtnisschwäche), vegetativer (Schlafstörungen, ständig wechselnde Organschmerzen) emotionaler („der Schwung und die Lust ist weg") aufgenommen. Seit Monaten kein Schulbesuch, will abgehen. Er grübelt über Prophezeiungen des Nostradamus, über Umweltprobleme, Atomzwischenfälle nach; er wisse nicht, ob er vielleicht homosexuell sei. Er könne sich nicht entschließen, etwas zu tun, und fühle sich deshalb schuldig. Autistisches Verhalten, sondert sich ab, „züchtet" Zimmerpflanzen, vernachlässigt sie aber bald. Er nimmt aktuelle Ereignisse zwar wahr, ist aber affektiv daran nicht beteiligt; schließt sich unkritisch Meinungen anderer an. Keine Wahnvorstellungen, keine Halluzinationen. Depressiv-dysphorische Grundstimmung. Bis zum 14. Lebensjahr unauffällige Entwicklung. Zwangskranke, sehr mißtrauische, bakteriophobe Mutter. Während einer langfristigen Behandlung keine wesentliche Besserung. Die Diagnose einer *Schizophrenia simplex* mit coenästhetischer Komponente wird durch den weiteren Verlauf bestätigt.

2. Von der einfachen Schizophrenie gibt es fließende Übergänge zur *hebephrenen Schizophrenie*. Der Begriff *Hebephrenie* (gr. hebe = Jugend) bezieht sich auf das Lebensalter, da dieses Krankheitsbild vorwiegend in der 2. Hälfte des 2. Lebensjahrzehntes auftritt. Sie gilt seit Hecker (1845) als besonders *maligne* wegen ihres raschen Verlaufs und ihrer ungünstigen Prognose, was jedoch nicht immer zutrifft. Der Begriff „hebephren" wird vielfach als Synonym für eine *läppische*, alberne und verschrobene Stimmung, einer allgemeinen Willensschwäche *(Abulie)* oder expansivprovozierenden Enthemmung verwendet. Einige Autoren (Nissen 1962) weisen auf *fließende Übergänge* – von der Problempubertät über die Pubertätskrise und das Heboid zur Hebephrenie – hin. Der *Verlauf* wechselt häufig zwischen retraktiven (stillen, ängstlichen, antriebsschwachen, melancholischen, gedrückten) und expansiven (dysphorisch-reizbaren, aufdringlichen, logorrhoischen) Erscheinungen; es wird häufig über Kopfschmerzen und Schlaflosigkeit geklagt.

Fallbeispiel

14jähriges Mädchen, schon als Kleinkind kontaktschwach, ein „besonderes Kind", beginnt während des Unterrichts ohne ersichtlichen Grund laut aufzulachen, was sich zu Lachanfällen steigert; läuft ziellos umher, redet und schimpft zusammenhanglos, führt unsinnige stereotype Handlungen aus, trocknet z.B. Teller immer erneut ab. Apathisch-indifferente Grundstimmung. In der Schule und im Heim wegen abrupt-aggressiver Handlungen schließlich nicht mehr tragbar. In der Familie keine psychiatrischen Erkrankungen bekannt. Gedankengang inkohärent, von Verbigerationen bestimmt. Affektiv flach, streckenweise dysphorische Stimmungslage; überwiegend indolent und gleichgültig. Parathyme Verhaltensweisen. Echolalie und Echopraxie, malt Bilderserien, auf denen gleichförmige Winkel „Vögel" darstellen sollen. Keine Hinweise für Wahnvorstellungen oder Sinnestäuschungen. Psychopathologisch: fortschreitende Beeinträchtigung der Leistungsfähigkeit mit Zerfall des Stils, des Bewegungsmusters und des Schriftbildes. Unter intensiver ambulanter und stationärer Therapie progredienter Verlauf. Diagnose: Hebephrene Form der Schizophrenie.

3. Die paranoid-halluzinatorische Schizophrenie beginnt in ihren reinen Formen meistens erst im Erwachsenenalter, tritt aber *initial* durchaus bereits bei älteren Kindern und bei Jugendlichen auf. *Vor dem Auftreten der paranoiden und halluzinatorischen Symptome können, wie auch bei anderen Verlaufstypen, oft wochen- und monatelang dauernde dysphorisch-depressive Verstimmungszustände liegen, die erst rückblickend als prämonitorische Zeichen eingeordnet werden können.*

Fallbeispiel

Ein 18jähriger hochbegabter Student, der sich während der letzten beiden Jahre psychisch verändert hat, unter Phobien und Ängsten, Schlafstörungen, Appetitlosigkeit und vegetativen Beschwerden leidet und sich ohne realen Grund eine Klasse zurückversetzen läßt, erkrankt akut mit Wahnvorstellungen und Halluzinationen. Er glaubt, unter dem Einfluß tödlicher Strahlen zu stehen und von seiner Schwester vergiftet zu werden; durch das Fernsehen würden ihm Botschaften übermittelt, eine berühmte Schauspielerin habe sich in ihn verliebt. Er ist unruhig, wirkt getrieben und innerlich gespannt; er hört Stimmen, die ihn bedrohen und verspotten. Zeitweilig befindet er sich in einer Wahnstimmung, in der er alles auf sich bezieht, durch das Zimmer hüpft, gespannt horcht, Lichtschalter und Steckdosen berührt und dies mit unverständlichen Worten kommentiert; dann wieder versucht er, alle Probleme zu dissimulieren. Mimik und Gestik sind steif und maniriert, gelegentlich unterbrochen durch heftige Ausdrucksbewegungen. Gedankenablauf zerfahren, durch Ideenflüchtigkeit und Gedankenabriß bestimmt. Unter neuroleptischer und psychotherapeutischer Behandlung rasche Symptombesserung. Diagnose: Paranoid-halluzinatorische Schizophrenie. Nach einem Jahr Tod durch Suizid.

4. Die *katatone Schizophrenie* ist durch eine *Erregung* oder den *Stupor* gekennzeichnet, die gelegentlich einander abwechseln. Im *stuporösen* Zustand liegt eine muskuläre Starre vor; eine bestimmte Körperhaltung wird über Stunden und Tage beibehalten. Die Nahrungsaufnahme wird verweigert, Kot und Urin zurückgehalten. Im *erregten* Zustand sind die Kranken hyperkinetisch und logorrhoisch, manchmal gereizt und aggressiv. Neben den katatonen Symptomen bestehen meistens auch Wahnvorstellungen und Sinnestäuschungen. *Akute* Formen haben häufig eine *günstige* Prognose; katatone Zustände werden jedoch auch bei *chronisch* verlaufen-

den Schizophrenien beobachtet. Die früher häufiger auftretenden fieberhafte *„periniziöse Katatonie"* wird heute kaum noch beobachtet, wahrscheinlich wird ihre Entstehung durch frühzeitige Behandlung mit Psychopharmaka verhindert.

Fallbeispiel

Ein 16jähriger, blasser, abgemagerter Jugendlicher wird liegend, mit starr nach oben gerichtetem Blick aufgenommen, schwitzt, starker Körpergeruch; hochstehende Blase, muß katheterisiert werden. Er reagiert nicht auf Fragen, wirkt aber ängstlich und gespannt. In den letzten Tagen habe er nicht gesprochen und im Bett tagsüber seine Körperhaltung nicht verändert. Vor einigen Monaten ähnliches Zustandsbild, damals allerdings zusätzlich Wahnideen und Sinnestäuschungen angegeben: ständiges Hören kommentierender und ihn bedrohender Stimmen; wähnte, in der Wand seien Abhörgeräte eingebaut, nachts werde mit Scheinwerfern in sein Zimmer hineingeleuchtet. Er werde vergiftet und bald sterben. Nach eingetretener Besserung berichtet er über das qualvolle Erleben während des stuporösen Zustandsbildes, vermag sich davon aber erst nach längerer Zeit zu distanzieren. Diagnose: Katatonstuporöse schizophrene Episode.

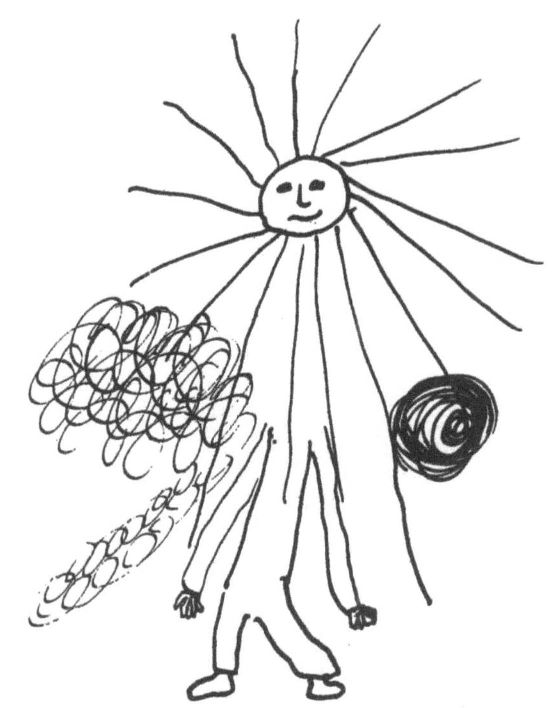

Abb. VIII-7. Zeichnung eines 16jährigen Mädchens während des 1. Schubes einer paranoidhalluzinatorischen *schizophrenen* Psychose, die ihre eigenen Befürchtungen (*„ein Mensch löst sich auf"*) ausdrückt

Zur Gruppe der Schizophrenien werden manchmal sowohl somatisch bedingte *symptomatische Schizophrenien* (z.B. bei hirnorganischen Prozessen) als auch *reaktive* Schizophrenien („psychogene" Schizophrenien) gezählt. Die „*genuine*" Schizophrenie ist ursächlich sowohl auf genetische als auch auf lebensgeschichtliche Faktoren zurückzuführen. Diese *Kern-* und *Randschizophrenien* weisen weder spezifische körperliche Symptome noch umschriebene psychische Auslöser auf.

Die Psychopathologie der Schizophrenie kann man in Grundsymptome und akzessorische Symptome einteilen. *Grundsymptome* sind Störungen des Denkens, des Affektes und des Erlebens. *Akzessorische Symptome* sind Wahn, Halluzination und katatone Störungen.

Das *Denken* ist assoziativ gestört; durch den Zerfall des normalen Spannungsbogens entstehen abnorme Verbindungen, die als „*Zerfahrenheit*" bis zum „*Wortsalat*" imponieren. Das *Gedankenziel* geht infolge einschießender Assoziationen, die manchmal spielerisch anmuten, verloren. *Neologismen* werden eingeflochten. Dem gestörten Denkablauf entspricht ein gestörter Sprachduktus, eine oft abstruse, eckig-zerfahrene Motorik und eine *inadäquate Affektivität*. Der schizophrene Jugendliche bietet *nicht* das Bild einer geschlossenen Persönlichkeit, er wirkt *unsicher* und *ratlos*. Das *Ich*, sein bewußter Persönlichkeitskern, ist verändert, es wirkt gespalten, zerfallen, in einzelne Teile aufgelöst, die wechselnden Schwerpunkte bilden, aber keiner Gesetzmäßigkeit unterworfen sind. Die *Ich-Identität* und das Selbstbewußtsein sind erheblich beeinträchtigt. Der Kranke erkennt sich selbst nicht mehr wieder. Er hat das Gefühl, daß entweder *er* oder die *Welt* oder *beide* sich verändert haben. Durch Störungen der Aufmerksamkeit und der Konzentration wird eine hierarchische *Selektion* anflutender Reize, von Denkinhalten, Wörtern und Bildern erheblich beeinträchtigt, so daß es zu zufälligen Verknüpfungen und verwirrenden Kombinationen kommt. Der Kranke wirkt *alogisch* und *sprunghaft*. Eine Verständigung ist streckenweise kaum möglich. Manchmal entsteht der Eindruck, daß die Gedankenkette sich schließt, dann kommt es wieder zu unverständlichen Abweichungen. Mit „*Overinclusion*" (Cameron 1954) wurde ein Phänomen bezeichnet, daß schizophrene Einzelgedanken oft Fragmente *anderer* Gedanken in sich einschließen beziehungsweise mit anderen Vorstellungen verschmolzen erscheinen.

Das schizophrene Ich scheint unfähig zu sein, Dinge durch Abstraktionen zu assimilieren und sich anzueignen. Dieser Vorgang stellt offenbar etwas ähnliches dar, wie die Depersonalisation auf der Stufe der Wahrnehmung.

Der *Affekt*, die Außenseite der Emotionalität, ist regelmäßig *gestört* und auf eigentümliche Weise verändert. Die geistige „*Verblödung*", die Demenz, die man früher als schizophrenen Endzustand ansah, ist eine überwiegend *hochgradig schizophrene Affektstörung*, eine „affektive Versandung", die den Zugriff zum intellektuellen Inventar behindert, das aber überwiegend erhalten bleibt. Der „Verlust des *energetischen Potentials*" (Conrad 1958), auch als „*Athymie*" bezeichnet, drückt sich in einer hochgradigen Antriebsschwäche, in „Wurstigkeit" und „Verblasenheit" aus, in einer befremdenden Gleichgültigkeit. Manchmal stehen konkurrierende Affekte, die ihre Gegensätzlichkeit erkennen lassen und sich in der Einstellung zu Objekten als *Ambivalenz* auswirken, nahe beieinander. Der Rückzug des Kranken auf sich selbst wird als „*Autismus*" bezeichnet.

Das gestörte *Erleben* läßt sich als Verlust der eigenen Identität und Kompetenz, als eine *Ich-Entkernung* bezeichnen. Das Ich-Bewußtsein ist zerstört und gespalten. Die Kranken erleben sich *nicht* mehr als *aktiv* Handelnde, sondern als *passive* Wesen ohne konstante Strebungen. Sie sind *nicht* mehr „Herr im eigenen Haus". Die Objekte, die Umwelt haben eine übermächtige, oft *bedrohliche* Bedeutung erhalten. Das Gefühl der grenzenlosen Verwundbarkeit, der *absoluten Offenheit* ohne Abwehrmöglichkeiten wird als außerordentlich *bedrohlich*, erschreckend und quälend erlebt. Der Kranke kann sich weder von sich selbst noch von seinen Erlebnissen *distanzieren*. Er hat das Gefühl, daß *alle* wissen, wie es um ihn steht; er hat *keine* Schutzhülle, alle Ereignisse in der Umgebung sind auf ihn gerichtet. Man kann seine *Gedanken* lesen und lenken. Er hat das Gefühl kein einheitliches Ich, sondern *mehrere Ichs* zu haben.

Wahnwahrnehmungen und *Halluzinationen* sind eindrucksvolle und lärmende Symptome einer Schizophrenie. Sie sind aber *nicht* obligatorisch und kommen auch bei anderen Psychosen vor. Der *Wahn* ist wesentlich durch seine *Unkorrigierbarkeit* definiert, er ist keines Beweises bedürftig; ein weiteres Merkmal ist seine *Unableitbarkeit* und *Unverstehbarkeit*. Wahn kommt außer bei schizophrenen auch bei affektiven und exogenen Psychosen vor, außerdem gibt es „*reine*" Wahnerkrankungen. Im *Beziehungswahn* meint der Kranke, alles geschehe nur *seinetwegen*, sei auf *ihn* gerichtet: Man spreche hinter seinem Rücken, durch das Radio werden verschlüsselte Botschaften gegeben, alles beziehe sich auf ihn. Im *Beeinträchtigungswahn* erlebt er alles, was geschieht, gegen sich gerichtet: Er soll gekränkt, geschädigt, vernichtet werden. Im *Verfolgungswahn* fühlt er sich durch neutrale und harmlose Vorkommnisse bedroht. Man spiele ein übles Spiel, er solle hereingelegt, in die Verzweiflung oder in den Tod getrieben werden. Die *Halluzinationen* (Sinnestäuschungen) können alle Sinnesgebiete betreffen. Am häufigsten sind *akustische, optische* und *haptische* Halluzinationen. Sie werden „*leibhaftig*" erlebt, nicht als innere Stimme (Pseudohalluzinationen) oder als langläufige „Stimme des Gewissens". Die Betroffenen erkennen manchmal die Stimmen, manchmal nicht. Es gibt *didaktorische* Stimmen, denen sie folgen müssen, oder *kommentierende* Stimmen, die das eigene Tun ständig begleiten. Auch *optische* Halluzinationen sind leibhaftig. Das halluzinierte Objekt wird wie eine *reale* Person (Gegenstand) im Raum gesehen. Bei *haptischen* (taktilen) Halluzinationen handelt es sich um Sinnestäuschungen in der Körperfühlsphäre. Bei Gesunden können bei Erschöpfungs- und Ermüdungszuständen *Illusionen* auftreten; es handelt sich dabei um verfälsch-

Tabelle VIII-2. *Erkrankungsrisiko an Schizophrenie* (nach Zerbin-Rüdin 1974), zusammengestellt aus den wichtigsten Untersuchungen verschiedener Autoren. (In Klammern stehen die aus allen verfügbaren Untersuchungen errechneten Mittelwerte)

Verwandtschaftsgrad zu einem Schizophrenen	Erkrankungswahrscheinlichkeit (korrigierte Prozentziffern)	
Eltern	5–10	(6,3 ± 0,3)
Kinder	9–16	(13,7 ± 1,0)
Geschwister	8–14	(10,4 ± 0,3)
ZZ	5–16	
EZ	20–75	
Kinder zweier erkrankter Eltern	40–68	
Halbgeschwister	1– 7	(3,5 ± 1,7)
Stiefgeschwister	1– 8	
Enkel	2– 8	(3,5 ± 0,7)
Vettern und Basen	2– 6	(3,5 ± 0,4)
Neffen und Nichten	1– 4	(2,5 ± 0,3)
Onkel und Tanten	2– 7	(3,6 ± 0,3)
Großeltern	1– 2	(1,6 ± 0,5)

te reale Wahrnehmungen; sie sind flüchtig und korrigierbar. Bei *Pareidolien* wird der Wahrnehmung etwas hinzugefügt, etwa beim Zusammenfließen von Tapetenmustern oder von Flecken zu Gestalten. Wahn- und Sinnestäuschungen stehen in der Psychose in einem engen *Sinneszusammenhang*, sie erscheinen als zwei Seiten ein und desselben Geschehens (Benedetti 1973).

Die *Ursache* der Schizophrenie ist, auch wenn ein riesiges, fast unübersehbares Wissen darüber vorliegt, weiterhin ein *Rätsel*. Die Hypothese, daß es sich um eine *Hirnkrankheit* handelt, konnte morphologisch nicht bestätigt werden. Neurobiologen vermuten, daß es sich um *Stoffwechseldefekte* handelt, die durch funktionell-biochemische Prozesse verursacht werden. Die gleichbleibende Morbidität wird durch eine angeborene *multifaktorielle Disposition* erklärt, die oft aber erst dann zur Katastrophe führt, wenn eine psychotraumatische Umweltkonstellation vorliegt. Allerdings gelang es nicht, gesetzmäßig auftretende oder spezifische Lebenssituationen, etwa eine „*schizophrenogene*" Mutter zu fixieren. Die kritische Sichtung aller vorliegenden Materialien ergab: „Jede seelische Belastung, die wir in Vorgeschichten Schizophrener finden, findet sich auch in der Vorgeschichte anderer Kranker und Gesunder, aber die Schizophrenen erleben sie in ihrer Weise" (Bleuler 1972).

Die Schizophrenie ist *keine* Erbkrankheit, aber sie tritt eindeutig *familiär stark gehäuft* auf (Tabelle VIII-2). Es spricht einiges dafür, daß bei Schizophrenen „*dispositionelle*", in irgendeiner Weise in der Hirnstruktur verankerte primäre Persönlichkeitszüge vorhanden sind, daß jedoch andererseits *lebensgeschichtliche* Radikale *nicht nur* eine manifestationsfördernde, sondern eine *kausale* Rolle spielen. Gegen die frühere Ansicht, daß die Schizophrenie eine reine Erbkrankheit sei, spricht unter anderem, daß die Krankheitsinzidenz konstant bei 1 % liegt, obgleich die Fertilität Schizophrener viel *geringer* als die der Durchschnittsbevölkerung ist. Die Schizophrenie müßte, falls sie ererbt würde, die Erbmasse immer *neu* erstellen. Bei vergleichenden Untersuchungen von erbgleichen eineiigen Zwillingen (EZ) mit erbungleichen zweieiigen Zwillingen (ZZ) zeigte sich eine eindeutig höhere Konkordanzrate bei den *EZ*. Bei einer Differenzierung der *prämorbiden* Persönlichkeitsstruktur diskordanter EZ zeigt sich, daß der *schizophren* gewordene EZ signifikant häufiger „*psychopathische*" Persönlichkeitszüge aufwies. Der *genetische* Aspekt der Schizophrenie wird auch durch die Tatsache untermauert, daß Kinder, die gleich nach der Geburt von ihren schizophrenen Eltern getrennt wurden und zu *gesunden* Adoptiveltern kamen, signifikant *häufiger* an Schizophrenie erkrankten als nicht erblich belastete Adoptivgeschwister.

Für den *psychogenetischen Anteil* als Ursache an der Entstehung der Schizophrenie spricht, daß Schizophrene häufiger in *disharmonischen*, teilweise chaotischen Familien aufwuchsen, und nach Benedetti (1973) die Tatsache, daß sich schizophrene Störungen psychotherapeutisch günstig beeinflussen lassen. Die *Familienforschung* wies auf chronische zwischenmenschliche Störungen hin, insbesondere auf Widersprüche zwischen dem emotionalen und verbalen Inhalt einer Mitteilung, Kontaktstörungen zwischen Eltern und Kindern und abnorme Bindungen einzelner Elternteile an ein Kind, das dadurch in seiner Selbstfindung beeinträchtigt werde. Die innerhalb unserer Kultur naheliegende These, daß labile und *gestörte Familien*, besonders aus sozialen *Unterschichten*, die Entwicklung einer Schizophrenie fördern, ist zwar immer wieder aufgestellt, aber durch mehrere wissenschaftliche Studien überzeugend *widerlegt* worden. Der *gegenwärtige* Stand der wissenschaftlichen Forschung ergibt somit einerseits eindeutige Hinweise für *genetische* Faktoren (Adoptions- und Zwillingsstudien; familiäre Häufung), andererseits für lebensgeschichtliche bzw. *psychogenetische* Determinanten (diskordante schizophrene EZ; schizophreniefreie Aszendenz; „reaktive" Schizophrenien). Die klinische Erfahrung und neuere Forschungen (Schulsinger 1992; Ciompi u. Müller 1976; Huber et al. 1979; Bleuler 1972) weisen auf eine Interaktion von psychischen *und* somatischen Faktoren hin.

Die *Verlaufsformen* schizophrener Erkrankungen sind außerordentlich unterschiedlich. Abgesehen von der Faustregel, daß *akute* und schwere Erkrankungen eher eine *günstige, schleichende* und progredient verlaufende Störungen dagegen eine *ungünstige* Prognose haben, lassen sich vom aktuellen psychopathologischen Zustandsbild her keine verbindlichen Voraussagen treffen. Es gibt zum Beispiel sowohl schleichend beginnende Erkrankungen, die zu leichten und zu schweren Zuständen hinführen, als auch schub- und wellenförmige Verläufe, die in schweren oder leichten Dauerzuständen einmünden; aber in einem erstaunlich hohen Prozentsatz (35–40 %) treten Heilungen auf (Abb. VIII-8).

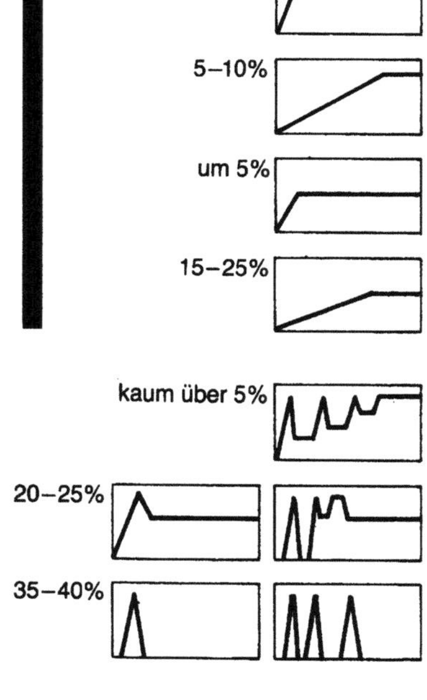

Abb. VIII-8. Verlaufsformen *schizophrener* Erkrankungen (Bleuler 1975)

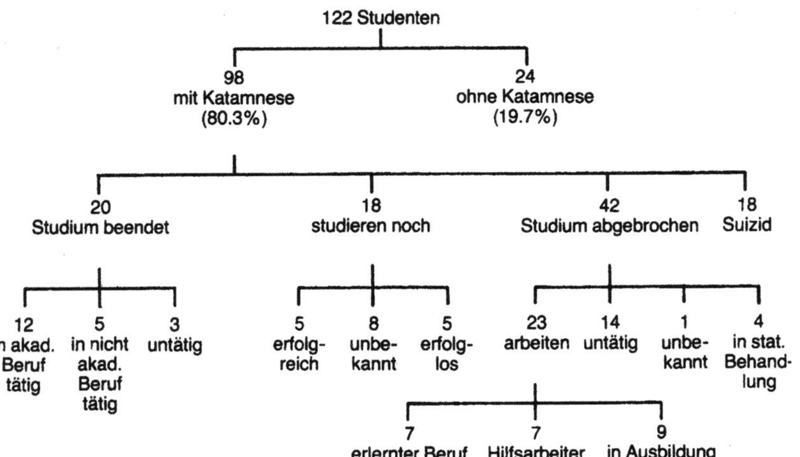

Abb. VIII-9. Ergebnisse katamnestischer Untersuchungen schizophrener Studenten (n = 98), die ergaben, daß fast die Hälfte (42) das Studium abgebrochen und 18 Suizid begangen hatten (Gestrich u. Stief 1981)

Im letzten Jahrzehnt wurden in *Deutschland* und in der *Schweiz* unabhängig voneinander langfristig angelegte katamnestische Untersuchungen durchgeführt, welche die früher vorherrschende *pessimistische Prognose* korrigieren und revidieren konnten. Es zeigte sich, daß etwa 1/5 der schizophrenen Kranken voll *remittierten* („Heilung"), während 2/5 *mittelgradige* Folgeerscheinungen („diskrete Residuen") hatten und weitere 2/5 *schwere* und *schwerste* Folgeerscheinungen, („typische, persistierende Defektsyndrome") davontrugen (Huber et al. 1979). Eine prämorbide *abnorme* Persönlichkeitsstruktur erwies sich als prognostisch *ungünstig*; bei diesen Kranken wurden *keine* Vollremissionen verzeichnet. Nach Bleuler (1972) haben in den letzten Jahrzehnten die *schweren* im Gegensatz zu den milden schizophrenen Verläufen *zugenommen*. Er konnte außerdem registrieren, daß noch nach mehreren Jahrzehnten bei ¹/₃ *scheinbar irreversibler* dementer Kranker eine *deutliche* Besserung und Resozialisierung eingetreten war.

Die Schizophrenie ist dennoch eine *sehr ernste*, prognostisch relativ ungünstige Erkrankung, die eine *rechtzeitige* und *langfristige* kombinierte psychotherapeutische und psychopharmakologische Behandlung erfordert. Für das *Jugendalter* liegt eine katamnestische Studie über schizophrene Studenten (Gestrich u. Stief 1981) vor, die 122 Studenten, die von 1972 bis 1978 stationär behandelt wurden, einschließt. Von diesen hatten 2/5 ihr Studium *abgeschlossen* oder studierten noch, 2/5 hatten ihr Studium *abgebrochen* und 1/5 (!) hatte *Selbstmord* begangen (Abb. VIII-9). Die Suizidrate bei schizophrenen Kranken *verschiedener* Lebensalter liegt zwischen 1,3 % (Ciompi u. Müller 1976) und 4,3 % (Bleuler 1972; Huber et al. 1979).

IX. Geschichte der Kinder- und Jugendpsychiatrie

*Das Studium der Geschichte einer Wissenschaft
läßt am besten ihre Tiefen und Untiefen,
ihre Wahrheiten und Irrtümer erkennen ...*

Die Historie der *wissenschaftlichen* Kinder- und Jugendpsychiatrie beginnt in Europa auf breiter Front erst um die Mitte des 19. Jahrhunderts. Bereits in der „prähistorischen" Zeit der Kinder- und Jugendpsychiatrie aber gab es auch in den deutschsprachigen Ländern heilpädagogische und ärztliche Pioniere, die zu bemerkenswerten, teilweise heute noch gültigen wissenschaftlichen Erkenntnissen und Einsichten gelangten. Psychische Fehlentwicklungen, zerebrale Dysfunktionen, Epilepsien, Neurosen und Psychosen im Kindes- und Jugendalter hat es zwar immer gegeben; aber die Möglichkeiten ihrer Erkennung und Behandlung haben sich erst in den letzten Jahrzehnten entscheidend gebessert.

Der Terminus „*Kinderpsychiatrie*" wurde 1899 von Mannheimer (1899) inauguriert, erlangte aber erst später allgemeine Anerkennung. Die Bezeichnung „*Jugendpsychiater*" findet sich in deutscher Fachliteratur erstmalig 1912 bei Scholz (Scholz 1912). Die ersten Monographien legten Emminghaus (1887), Moreau de Tours (1889), Ireland (1898) und Mannheimer (1899) vor. Anders als in den rein naturwissenschaftlichen Fächern stellt *Wissenschaftsgeschichte* in den psychiatrisch, psychologisch, soziologisch und philosophisch orientierten Disziplinen zugleich auch *Problemgeschichte* dar. Diese hat in der Kinder- und Jugendpsychiatrie ihre Aktualität deshalb nie verloren, weil die auslösenden Konstellationen und Noxen in der menschlichen Gesellschaft trotz aller ihrer Wandlungen im Kern unverändert bleiben. *Wissenschaftsgeschichte* dient aus dieser Sicht nicht allein einer chronologischen Information über bestimmte diagnostische, nosologische oder therapeutische Entwicklungen, sie hat vielmehr einen direkten Bezug zur aktuellen *Forschung*.

Eine konsequente *Trennung* deutschsprachiger, ja europäischer Wissenschaftstheorien läßt sich nur *schwer* vollziehen; sie wird um so schwieriger je *tiefer* in die Vergangenheit eingedrungen wird. Dies erklärt sich nicht aus den häufig wechselnden Herrschaftsverhältnissen und der sich oft rasch wandelnden politischen und teilweise der topographischen Situation, sondern daraus, daß übergeordnete *Ideologien* und Glaubensbekenntnisse das Denken und Handeln eines Kulturkreises bestimmen.

Der *Hexenwahn*, dessen Vorspiele Dämonomanie und Exorzismus im 8.–9. Jahrhundert einsetzten und im 14.–17. Jahrhundert ihren Höhepunkt erreichten, betraf auch geistig behinderte Kinder, die als „*Wechselbälger*" getötet werden konnten. Auch in den Zaubereiprozessen gingen *Minderjährige* nicht immer straflos aus. Tramer (1944/45) berichtet über die Tötung „besessener", tatsächlich jedoch geistig abartiger Kinder während der Hexenverfolgung. Unter 157 Personen, die von 1627–1629 in Würzburg wegen Hexerei verbrannt wurden, waren 27 Kinder, teilweise unter 10 Jahren (Weygandt 1939). Nach Merzbacher (1970) wurden allein 1628 30 Personen, unter ihnen auch Kinder, der Hexerei bezichtigt; sie wurden alle verbrannt. Tramer (1944/45), der in der Schweiz unter 169 namentlich aufgeführten Regesten 6 Kinder fand, konnte in einigen Fällen aus dem Protokoll nachweisen, daß es sich um oligophrene Kinder handelte.

Ein weiteres Phänomen, das sich nicht allein als psychische Massenepidemie erklären läßt, waren die *Kinderkreuzzüge*, die „Kinderfahrten" (Hecker 1845). Allein im Jahre 1212 sollen dabei 60 000 Kinder zugrunde gegangen sein; ganze Schiffsladungen wurden an die Sarazenen verkauft. Eine Vorstellung über die seelische Not der Kinder während des Dreißigjährigen Krieges (1618–1648) vermittelt der satirische Schelmenroman „Simplicissimus" von Grimmelshausen (1621–1676).

Zusammenhänge zwischen dem endemischen *Kropf* und *Schwachsinn* (Kretinismus) beschrieb als erster Paracelsus von Hohenheim (1493–1521). Sein Schüler Felix Plater (1536–1614) erkannte, daß es eine *„stultitia originalis"*, eine angeborene Geistesschwäche und einen *erblichen* Schwachsinn gibt. Diese Erkenntnisse fanden nur geringen Widerhall und wurden erst sehr viel später durch A. Zschokke (1771–1844), einem aus Magdeburg in die Schweiz eingewanderten Schriftsteller, der auch in der Pädagogik eine führende Rolle spielte, bestätigt.

Vom ausgehenden *Mittelalter* bis ins 19. Jahrhundert ist die Geschichte der Kinder- und Jugendpsychiatrie weitgehend mit der Entwicklung einer *Heilpädagogik* identisch. Der pädagogische und moralische Aspekt seelischer und geistiger Störungen fand noch bei Immanuel Kant (1724–1804) seinen Niederschlag, etwa in der programmatischen Schrift „Von der Macht des Gemütes, durch den bloßen Vorsatz seiner krankhaften Gefühle Meister zu sein". Kant vertrat die Auffassung, daß die Behandlung von Geisteskrankheiten *Philosophen* vorbehalten bleiben müsse, und entwickelte in seiner „Anthropologie in pragmatischer Hinsicht" (1880) ein eigenes *„nosologisches* Schema. Zu den „Gemütsschwächen im Erkenntnisvermögen" rechnete er „partielle Schwächen" (Stumpfsinn, Dummheit, Einfalt, Zerstreutheit, Torheit, Narrheit) und die „Totale Schwäche" (Blödsinnigkeit, Idiotie, Kretinismus). Die „Gemütskrankheiten" unterteilte er in „Grillenkrankheit" (Hypochondrie, Raptus, Melancholie) und „Verrücktheit" (Amentia, Dementia, Insania und Vesania).

Der Begriff *Heilpädagogik* wurde offiziell in der 2. Hälfte des 19. Jahrhunderts von den Leipziger Heilpädagogen Georgens und Deinhardt eingeführt, die 1861 eine „Heilpädagogik mit besonderer Berücksichtigung der Idioten und der Idiotenanstalten" veröffentlichten, im deutschen Sprachgebiet vertraten und damit aus kinder- und jugendpsychiatrischer Sicht erste Ansätze zu einer rationellen Prävention und zur Entwicklung einer generellen Therapie gaben. Die Bezeichnung „*Heilende Erziehung*" ist ein Begriff, der sich über mehrere Jahrhunderte verfolgen läßt („to cure" J. Locke, 1693; „remediér" J. J. Rousseau, 1762), und findet direkte Parallelen in den Ausführungen des deutschen Pädagogen

C. G. Salzmann (1744–1811) in dem heute noch lesenswerten „Krebsbüchlein".

Der aus der Pfalz stammende J. P. Frank (1745–1821), Professor in Wien, ein Promoter der *Sozialhygiene*, erhob in seinem Buch „System einer vollständigen medizinischen Polizey" (1779) die strenge Forderung nach Erziehung und Bildung *schwachsinniger* Kinder. J. H. Pestalozzi (1746–1827), der nach humanistischer Ausbildung in verschiedenen Waisen- und Armenanstalten arbeitete und schriftstellerisch „nachforschend" das Wesen des Menschen, besonders der „niederen Menschheit" zu ergründen trachtete, erkannte die Bedeutung des *Milieus* für die Entwicklung des Kindes bereits zu dieser Zeit. Er unterschied außerdem „Kinder mit guten Anlagen" und „leistungsschwache Kinder, die von Geburt an ohne therapeutische Aussichten" seien. J. D. Falk (1768–1826), „Der gütige Rat", ein Freund Goethes und Wielands, nahm vagabundierende Kinder auf, vermittelte sie in Familien- und Lehrstellen und eröffnete schließlich den „Lutherhof", in dem er über 500 Kinder betreute. Schriftstellerisch trat er durch sein „Geheimes Tagebuch" und mit „Erziehungsschriften" hervor.

Der wohl *bekannteste* Heilpädagoge Deutschlands F. Fröbel (1778–1852) entwarf ein philosophisches System, in dem er sich um eine geschlossene „Lebens- und Erziehungswissenschaft" bemühte. Er entwickelte eine gestaffelte Spiel-, Lern- und Ausbildungsplanung (*„Fröbelgaben"*), die vom Kindergarten bis zur Erwachsenenbildung reicht und konsequent den Weg vom „Leichten zum Schweren" und „vom Spiel zur Arbeit" methodologisch festlegte.

Der Schöpfer des „Rettungsbauwesens" J. H. Wiechern (1808–1881) gründete 1833 das erste *„Rauhe Haus"* zur Rettung verwahrloster Kinder; er wurde 1857 mit der Umgestaltung des Preußischen Gefängniswesens betraut. K. W. Saegert (1809–1870) war zunächst als Taubstummenlehrer in Königsberg, dann in Weißenfels und Magdeburg tätig. Er gründete 1837 die erste Anstalt für minderbegabte Kinder in Berlin, noch bevor J. Guggenbühls (1816–1863) im Jahre 1848 seine weltbekannte „Heilanstalt für Kretinen und blödsinnige Kinder auf dem Abendberge in der Schweiz" errichtete. Saegert war nach 1848 ein enger Vertrauter König Friedrich Wilhelm IV. und wurde später zum Generalinspekteur des Preußischen Taubstummenwesens ernannt. Er verfaßte zahlreiche Schriften, u.a. ein zweibändiges Werk mit dem programmatischen Titel „*Die*

Heilung des Blödsinns auf intellektuellem Wege" (1845–1846).

In *Österreich* wurde die Arbeit von Th. Heller (1869–1938), der 1895 bei Wundt promoviert hatte, durch die mit seinem Vater Simon Heller (1843–1922) durchgeführte Gründung einer heilpädagogischen Anstalt in Wien und die Erstbeschreibung der *„dementia infantilis"* (1908) gekrönt, die er als selbständige Krankheitseinsicht betrachtete. Er verfaßte u.a. einen *„Grundriß der Heilpädagogik"* (1905) und gilt als Altmeister der österreichischen Heilpädagogik.

Ein namhafter Historiker dieses Entwicklungsabschnittes und *früher Schilderer und Praktiker* im Bereich von psychischen Störungen des Kindes- und Jugendalters ist der Heilpädagoge M. B. Kirmsse (1877–1946). Er sammelte und ordnete in einer schließlich fast lückenlosen Bibliothek Berichte über heil- und sonderpädagogische ebenso wie über medizinische, kinder- und jugendpsychiatrische Ansätze zur Förderung und Behandlung geistig behinderter und psychisch gestörter Kinder.

Der amerikanische Kinder- und Jugendpsychiater L. Kanner (1894–1973) stellte global die Geschichte der Kinder- und Jugendpsychiatrie dar und stellte die These auf, daß seit 1900 die Entwicklung in *vier* Abschnitten verlaufen sei: 1. *Thinking* about children, 2. doing things *to* children, 3. doing things *for* children, 4. working *with* children.

Er vertrat nach gründlicher Sichtung der geschichtlichen Entwicklung die Ansicht, daß richtunggebende *medizinische* Impulse nur schwach vorhanden gewesen seien. Dem widersprachen McMillan (1960), der E. Bleuler als Begründer der Kinder- und Jugendpsychiatrie apostrophierte, und besonders leidenschaftlich Harms 1960, der die Bedeutung von H. Emminghaus nachdrücklich hervorhob.

Bei einer Darstellung der Geschichte der *europäischen* Kinderpsychiatrie ging M. Tramer (1960) von einer Einteilung in *vier Etappen* seit 1840 aus und unterschied im Hinblick auf den Gegenstand der Forschung eine Beschäftigung mit

1. schweren geistigen Defektzuständen,
2. mit Oligophrenien und anderen psychischen Störungen,
3. Ausweitung und Differenzierung aller bekannten psychischen Störungen und schließlich
4. Begründung und Verteidigung der Idee einer besonderen medizinischen Disziplin.

Während die Darstellung von Kanner die Art der Beziehung zum Kind in den Vordergrund stellte und als Einteilungsprinzip wählte, bildete für Tramer der Gegenstand der medizinischen Forschung (Krankheit – Defekt – Störung) das Leitmotiv. Die hier vorliegende Übersicht folgt der Intention, bei möglichst chronologischer Gliederung hervorragende *Praktiker* und *Theoretiker* (Heilpädagogen, Pädagogen, Psychiater, Psychologen) mit ihren Beschreibungen und die gleichzeitige Entwicklung kinderpsychiatrischer Institutionen darzustellen.

Der Arzt und Pädagoge K. F. Kern (1814–1864), Anstaltsleiter in Sachsen, begründete mit seinen Schriften „Pädagogisch-diätetische Behandlung der Schwach- und Blödsinnigen" (1847), den *Anspruch auf Behandlung"* gründete eine „Gesellschaft zur Förderung der Schwachsinnigenbildung", untersuchte „Das Verhältnis der Pädiatrie zur Psychiatrie" (1852) und stellte mit seinem Buchtitel die Forderung auf: „Die Staatsregierungen sind *verpflichtet,* für Erziehung und Unterricht der Blödsinnigen zu sorgen" (1860).

Im Hinblick auf die Abgrenzung der Kinder- von der Erwachsenenpsychiatrie zeigte H. Schüle (1878) in seinem Lehrbuchkapitel *„Die Seelenstörungen des Kindesalters"* (1848) einen erstaunlichen Weitblick. Er führte aus, daß diese *nicht* ein typischer Abklatsch der Erwachsenen seien, „weil die Patienten eben noch Kinder sind und ein kindliches Gehirn eigenartige Reaktionen hat", und forderte die Einführung eines *eigenen* Fachgebietes.

Mit W. Griesinger (1817–1868), seit 1864 Direktor der Psychiatrischen Abteilung der Charité in Berlin, begann in der deutschen Psychiatrie eine *neue* Epoche. In seiner *„Pathologie und Therapie der psychischen Erkrankungen"* (1845) erklärte er zwar alle psychischen Erkrankungen als eine Folge der Entartung und Veränderung des Gehirns, „weil nur dadurch Anomalien im Vorstellen und Handeln hervorgerufen werden". Im Hinblick auf das *Kindesalter* sprach er jedoch von „geweckten oder unterhaltenen Hirnreizungen" durch „zweckwidrige Behandlungen durch falsche Erziehung, Mißhandlungen, intellektuelle Überanstrengung oder Verzärtelung", welche zur „Hemmung der psychischen Weiter-Entwicklung" und damit zu einer „Störung der Ich-Entwicklung" führen können. Entwicklungsverzögerungen waren aus *seiner* Sicht die Hauptursache aller psychischen Störungen bei Kindern; eine Auffassung, die auch heute noch in der biologisch orientierten Kinder- und Jugendpsychiatrie eine *wichtige* Rolle spielt.

Den Grundstein der *wissenschaftlichen Kinder- und Jugendpsychiatrie* in Deutschland setzte H. Emminghaus (1845–1904) mit seinem Handbuchkapitel *„Die psychischen Störungen des Kindesalters"* (1887), das eine umfassende Darstellung der kindlichen Psychosen enthält. Er legte mit diesem Buch keine nur vom *Erwachsenen-* auf das *Kindes*alter deduzierte und *transponierte* Psychopathologie vor, sondern eine aus *Direktbeobachtungen* an Kindern und Jugendlichen gewonnene Psychopathologie dieses Lebensabschnittes. Es ist auch heute noch durch die eingestreute *Kasuistik* aktuell. Die Neurosen, die Verwahrlosung, die Intelligenzstörungen, die Epilepsie und die exogenen Psychosyndrome erfahren, wenn auch mit einer *anderen* Nomenklatur, eine ausführliche Darstellung. Emminghaus distanzierte sich von der damals weitverbreiteten Meinung über die pathogene Bedeutung der *Masturbation*, insbesondere im Hinblick auf die Entstehung des „Irreseins" bei Kindern und Jugendlichen. In dem Vorwort zu seinem Buch geht Emminghaus auf die *Kompetenzen* der Pädiatrie und Psychiatrie für psychisch kranke Kinder ein, die er so schildert: „... die *Kinderheilkunde* will *alle* Krankheiten des *unerwachsenen* Menschen erforschen, an welchem Organe oder Organsystem sie auch ablaufen" und „die *Psychiatrie* wiederum hat die krankhaften *psychischen* Lebenserscheinungen des Menschen im *ganzen* zum Gegenstand ihrer Forschung gemacht. Sie soll und sie will, wie sie das auch von jeher bewiesen hat, Rede und Antwort stehen über das Irresein des erwachsenen Alters, des greisen Alters, der Jugend und eben auch der Periode der Kindheit". Er räumt der *Psychiatrie* im Hinblick auf die *Psychopathologie*, die „diese Arbeit auf sich nehmen" müsse, einen gewissen Vorrang ein und äußert die Hoffnung, daß „diese Leistung der Psychiatrie ganz sicher mit Anerkennung von der *Kinderheilkunde* aufgenommen werden wird", da sie dadurch in die Lage versetzt werde, „die zahlreichen Fälle sehr leicht und schnell verlaufender Psychosen des Kindesalters, die ihre Vertreter allein zu sehen bekommen, viel genauer zu studieren und zu beschreiben, als es bisher möglich gewesen" sei. Sein Lehrer Rinecker, Psychiater und Pädiater in Würzburg, führte bereits 1875 in einem Beitrag über *„Irresein der Kinder"* aus: „Bekanntlich gewährt *keine* Altersperiode vollkommene *Immunität* gegen psychisches Erkranken,

aber *gewisse* Altersstufen sind *mehr*, andere *weniger* disponiert".

In den *folgenden* Jahrzehnten beschäftigten sich Psychiater *und* Pädiater in zunehmendem Maße mit Problemen der kindlichen Psyche: A. Czerny (1863–1941): „Der Arzt als Erzieher des Kindes" (1908), Th. Ziehen (1862–1950): „Die Geisteskrankheiten des Kindesalters" mit einer „schematischen Anweisung einer psychischen Untersuchung des Kindes", ferner G. Peritz (1932): „Die Nervenkrankheiten des Kindesalters", R. Gaupp (1918): „Psychologie des Kindes", K. Groos (1913): „Das Seelenleben des Kindes", W. Strohmayer (1910): „Vorlesungen über die Psychopathologie des Kindesalters".

Eine gewisse *Sonderstellung* nimmt L. Scholz (1868–1918), Direktor der Heil- und Pflegeanstalt in Kosten (Posen), ein, der in seinem Buch *„Anomale Kinder"* (1922) ausführlich zu psychopathologischen Problemen des Kindes- und Jugendalters Stellung nahm.

Einen vorläufigen Abschluß erreichte diese Periode der *Kliniker* und *Systematiker* mit A. Homburger (1873–1930), der als Leiter der Kinderpsychiatrischen Poliklinik und eines angeschlossenen Heimes in Heidelberg wirkte und mit seiner *„Psychopathologie des Kindesalters"* (1929, Lit. 1926) ein mit kasuistischen Darstellungen reich belegtes, inzwischen klassisches Lehrbuch schuf. Es bezieht heilpädagogische Intentionen ein, setzt sich kritisch mit der Psychoanalyse auseinander und entwickelt auf weiten Strecken Ansätze zu einer *deskriptiven* Kinder- und Jugendpsychiatrie, entstanden unter dem Einfluß von Husserl und Japsers. Dieses Werk ist auch heute noch eine *Fundgrube* für den kritischen Leser.

Die von Kinder- und Jugendpsychiatern der Gegenwart an früher führenden *Psychiatern* getadelte *Abstinenz* gegenüber kinder- und jugendpsychiatrischen Problemen hält, wenn es auch für viele zutrifft, generell einer kritischen Sichtung *nicht* stand. E. Harms (1960) hat das „Compendium der Psychiatrie" (1883) von Kraepelin einer Durchsicht unterzogen und eine kurze Abhandlung über psychische Störungen im Kindesalter gefunden, die „an Weitsicht und Klarheit alles übertrifft, was selbst in unserem Land jemals darüber gesagt worden ist."

Mit der Entwicklung der *Psychoanalyse* hat die Kinder- und Jugendpsychiatrie direkt oder indirekt starke Impulse, besonders im Hinblick auf die *Neurosentherapie* erhalten. S. Freud (1856–1939) selbst stand der Kinderpsychotherapie eher *zurückhaltend* gegenüber, *ermunterte* aber seine Mitarbeiter und Schüler, die sich damit beschäftigten. Seine *„Analyse des kleinen Hans"* (1909) ging in die Fachliteratur ein. Die Psychotherapie des Kindes- und Jugendalters läßt sich nach Biermann (1963) in *drei* Zeitabschnitte unterteilen. Der *erste* reicht bis zum Ende des 1. Weltkrieges und umschließt tastende theoretische Vorstellungen und vereinzelte praktische Versuche, Neurosen bei Kindern zu behandeln. Theorie und Technik sind in diesem Abschnitt weitgehend identisch mit denjenigen der einzelnen Autoren. Der *zweite* Zeitabschnitt umfaßt die 20er und 30er Jahre, die durch Auseinandersetzungen der beiden kinderpsychotherapeutischen Schulen von Anna Freud (1895–1982) und Melanie Klein (1882–1960) geprägt sind, die selbst in Wien und Berlin ihre ersten Erfahrungen sammelten. Als *dritter* Zeitabschnitt werden die Jahre seit dem 2. Weltkrieg bezeichnet, die von einer Zunahme der psychoanalytischen Forschung am Kind, einer Verbesserung der theoretischen Grundlagen und von der Entfaltung der Institution gekennzeichnet sind. Als erste *Kinderanalytikerin* veröffentliche H. v. Hug-Hellmuth (1913) Untersuchungen „Aus dem Seelenleben des Kindes" (1913) und „Zur Technik der Kinderanalyse", die mit Nachdruck neben dem analytischen auf den *pädagogischen* Auftrag der Kinderpsychotherapie hinweisen. Melanie Klein (1960/61) hat in Berlin die Methode der „Frühanalyse des Kindes" (1924) entwickelt, die sie nach ihrer Umsiedlung nach London (1926) weiter ausbaute. Anna Freud (1930) begann in Wien als Lehrerin und Sozialpädagogin mit kinderpsychotherapeutischen Behandlungen und legte mit ihrem Buch „Psychoanalyse für Pädagogen" (1931) die Grundlagen für ihre späteres weitgespanntes Werk. Der sozialpädagogisch interessierte Psychotherapeut A. Adler (1870–1937) und seine Schüler Künkel und Wexberg entwickelten mit der *Individualpsychologie* eine besonders in der Beratungssituation fruchtbare Theorie, deren Verbreitung durch Adlers Eintreten für die Laienanalyse noch gefördert wurde. In Österreich führte H. Aichhorn (1878–1949) bahnbrechende Untersuchungen in Erziehungsheimen (1918 Oberhellabrunn, 1920 St. Andrä) durch, die er in seinem Buch *„Verwahrloste Jugend"* (1925, Lit. 1957) niederlegte.

Bereits in der ersten Hälfte des 19. Jahrhunderts wurden *Heime* zur Fürsorge und Pflege von schwachsinnigen, sinnesbehinderten oder verwahrlosten Kindern und Jugendlichen geschaffen. Erst gegen die Jahrhundertwende gingen Stadt- und Landverwaltungen dazu über, aus öffentlichen Mitteln *Krankenanstalten* zu errichten, die ärztlich versorgt und geleitet wurden. Die Entwicklung und Funktion kinderpsychiatrischer Heime und Abteilungen waren in diesem Stadium noch besonders eng mit der Person der Gründer und Leiter verbunden. In Deutschland ebenso wie in der Schweiz und Österreich, aber auch in Frankreich haben *stationäre* kinder- und jugendpsychiatrische Einrichtungen *traditionsgemäß* eine größere Bedeutung gehabt als in anderen Ländern, etwa den USA. Allerdings ist mit Verspätung auch dort eine verstärkte Tendenz zur Aufgabenteilung zwischen den vorwiegend dynamisch orientierten „Child-Guidance-Clinics" und den „Kinder- und Jugendpsychiatrischen Hospitälern" eingetreten, die den traditionell-europäischen Aspekt *polyätiologischer* Diagnostik vertreten.

Aus den Schwachsinnigenanstalten und den Heimen für schwer Erziehbare entwickelten sich im Laufe der Jahrzehnte teilweise *Kliniken* mit ambulanten und diagnostischen Abteilungen. So wurde in der damaligen Reichshauptstadt Berlin 1881 eine „Heil- und Erziehungsanstalt" gegründet, die lange Zeit als „modellhaft" galt wegen ihrer Unterteilung in Poliklinik – Klinik – Therapieabteilung – Besondere Schule. In Deutschland hat sich die klinische Kinder- und Jugendpsychiatrie rückwirkend auf einen „Geburtstag" geeinigt: Im Jahre *1864* wurde in Frankfurt a.M. eine Kinderabteilung vom *„Struwwelpeter*-Hoffmann" eingerichtet. Die „Deutsche Gesellschaft für Kinder- und Jugendpsychiatrie" stiftete im Andenken daran eine *„Dr.-Heinrich-Hoffmann-Medaille"* für „Verdienste um das hilfsbedürftige Kind"; sie wird an besonders verdiente Wissenschaftler verliehen. Im Andenken an H. Emminghaus wurde 1983 ein *„Hermann-Emminghaus-Preis"* gestiftet, der in zweijährigen Abständen für herausragende Forschungen auf dem Gebiet der Kinder- und Jugendpsychiatrie vergeben wird.

Bahnbrechend für die weitere *Entwicklung* der stationären Kinder- und Jugendpsychiatrie wurde einerseits die Einführung spezieller neurologischer, psychologischer und psychiatrischer Untersuchungsmethoden und andererseits das *Reichsjugendwohlfahrtsgesetz* (1922), das *jedem* Kind „ein Recht auf Erziehung zur leiblichen, seelischen und gesellschaftlichen Tüchtigkeit" zusprach.

An der *Universitätskinderklinik* in Wien wurde im Jahre 1911 die *erste* heilpädagosiche Abteilung für psychisch abnorme Kinder eingerichtet. Nach dem 1. Weltkrieg gründete Villinger (1887–1961) unter Gaupp 1920 in Tübingen eine Beobachtungsabteilung für Kinder und Jugendliche. K. Bonhoeffer (1864–1948) richtete mit Kramer (1921) eine Kinderstation an der Berliner Universitäts-Nervenklinik ein, der eine „Psychopathenfürsorge für Kinder" angeschlossen war; im Jahre 1926 folgten Schröder (1873–1941) in Leipzig, Homburger in Heidelberg und Weygandt in Hamburg.

Nach dem 2. Weltkrieg wurden auch in Deutschland, zunächst zögernd, dann in verstärktem Umfang kinder- und jugendpsychiatrische Abteilungen und Kliniken gegründet und *Lehrstühle* eingerichtet, beginnend mit Marburg (1954) und Frankfurt a.M. (1964). Inzwischen wird das Fach Kinder- und Jugendpsychiatrie an *12* Universitäten der Bundesrepublik Deutschland durch eigene Lehrstühle und Kliniken vertreten.

Die Geschichte der *Erziehungsberatungsstellen* in Deutschland geht zeitlich und organisatorisch weitgehend mit der amerikanischen Child-Guidance-Bewegung einher. Cimbal richtete in Hamburg-Altona 1903 eine Beratungsstelle für *nervöse* und *psychisch kranke Kinder* ein, in der bis zu 2000 Kinder im Jahr untersucht und begutachtet wurden. In Berlin eröffnete Fürstenheim eine „Medico-Pädagogische Poliklinik für Kinderforschung, Erziehungsberatung und ärztlich-erzieherische Behandlung"; einige Jahre später gründete er in Frankfurt (1916) eine „Ärztlich-Heilpädagogische Jugendsichtungsstelle". Homburger errichtete in Heidelberg (1917) eine heilpädagogische Beratungsstelle. Nach C. Boenheim (1933) bestanden *1933* in *Berlin* bereits *68* Beratungsstellen. Nach dem 2. Weltkrieg wurden in der Bundesrepublik Deutschland insgesamt ca. *800* Erziehungsberatungsstellen für erziehungsschwierige Kinder und Jugendliche eingerichtet; sie werden meistens von Diplompsychologen geleitet, zusätzlich sind Sozialpädagogen, manchmal auch Ärzte (überwiegend halbtags) tätig. Das Fehlen der Kinder- und Jugendpsychiater in diesen Institutionen erklärt sich in *erster* Linie aus dem *Mangel* an ausgebildeten Ärzten, aber auch aus einer fehlenden Stellenausstattung.

Neben den vorwiegend psychotherapeutisch oder verhaltenstherapeutisch orientierten Erziehungsberatungsstellen befinden sich an den meisten Universitätskliniken auch *Polikliniken* und an größeren kommunalen bzw. konfessionellen Kliniken für Kinder- und Jugendpsychiatrie entsprechende *Ambulanzen.* Zur direkten Inanspruchnahme durch kranke Kinder und Jugendliche und ihre Eltern ist in den letzten Jahren verstärkt die *konsiliarische Beratung* von Erziehungsberatungsstellen, den schulpsychologischen Diensten, Jugendämtern u.a. hinzugetreten. Nachdem in den Jahren von 1940–1960 in den meisten westlichen Ländern die Ausbildung von *Spezialärzten* oder Fachärzten für Kinderpsychiatrie bzw. *Kinder- und Jugendpsychiatrie* eingeführt worden war, erfolgte dies in der Bundesrepublik Deutschland erst im Jahre *1969.* Die Weiterbildungszeit beträgt 5 Jahre, davon müssen 4 Jahre in einer Klinik für Kinder- und Jugendpsychiatrie und 1 Jahr in der Erwachsenenpsychiatrie oder in der Pädiatrie abgeleistet werden. In den meisten östlichen Ländern (und auch in Österreich) existiert ein *Zusatztitel* „Neuropsychiatrie des Kindes- und Jugendalters" (unterschiedliche Weiterbildungsordnungen).

Am *1. Internationalen Kongreß* für Kinderpsychiatrie in Paris im Jahre 1937 nahmen auch deutsche Kinderpsychiater teil. Dadurch angeregt, wurde am 5.9.*1940* unter dem Protektorat des Nobelpreisträgers Wagner von Jauregg unter der Leitung von P. Schröder die „Deutsche Gesellschaft für Kinderpsychiatrie und Heilpädagogik" in Wien gegründet. Ihre *Neugründung* erfolgte 1950. Die „*Deutsche Gesellschaft für Kinder- und Jugendpsychiatrie*" stellt sich nach ihrer Satzung die Aufgabe, die *Forschung* auf dem Gebiet der *Kinder-* und *Jugendpsychiatrie,* der *Neurologie,* der *Psychotherapie* und der *Psychologie* des Kindes- und Jugendalters sowie der *Heilpädagogik* zu fördern, Forschungsergebnisse zu verbreiten und für Wissenschaft, Recht und Praxis nutzbar zu machen. In jedem zweiten Jahr findet ein wissenschaftlicher Kongreß der Gesellschaft statt. Im Jahre 1954 wurde die „*Europäische Gesellschaft für Kinder- und Jugendpsychiatrie*" (vormals „Union Europäischer Pädopsychiater" UEP) gegründet, die in vierjährigen Abständen Kongresse veranstaltet. Die „*International Association for Child Psychiatry*" wurde im Jahre 1937 gegründet; auch sie veranstaltet in vierjährigen Abständen Kongresse.

Das *wissenschaftliche Schrifttum* findet sich im 19. Jahrhundert überwiegend in psychiatrischen Zeitschriften. Im Jahre 1896 wurde in Deutschland die Zeitschrift „*Die Kinderfehler*" gegründet, die später als „*Zeitschrift für Kinderforschung*" fortgeführt wurde; sie stellte ihr Erscheinen mit dem

50. Band im Jahre 1944 ein. Die Tradition wurde fortgesetzt zunächst durch das „Jahrbuch für Jugendpsychiatrie und ihre Grenzgebiete", dann seit 1973 mit der *„Zeitschrift für Kinder- und Jugendpsychiatrie"*. Das 1. deutschprachige Periodikum war die im Jahre 1934 von Tramer gegründete „Zeitschrift für Kinderpsychiatrie", die spätere übernationale *„Acta Paedopsychiatrica"*, die 1984 ihre Erscheinen einstellte. Seit 1951 wird außerdem die „Praxis der Kinderpsychologie und Kinderpsychiatrie", die sich überwiegend mit analytischer Psychotherapie und Psychagogik befaßt, herausgegeben.

Gegenwärtig befindet sich die Kinder- und Jugendpsychiatrie in einer Phase der *Konsolidierung*, die sich auch darin ausdrückt, daß in Deutschland jetzt neben 26 Universitätskliniken und -abteilungen etwa 70 außeruniversitäre Institutionen für die stationäre Versorgung zur Verfügung stehen. Fast alle Einrichtungen sind für eine körperliche, neurologische, psychiatrische, reifungsbiologische und psychologische *Diagnostik* eingerichtet, und ihr *therapeutisches Angebot* reicht von psychotherapeutischen und heilpädagogischen bis zu verhaltenstherapeutischen und pharmakologischen Maßnahmen. Im stärkeren Maße als in der Psychiatrie des Erwachsenenalters finden sich hier jedoch *unterschiedliche* diagnostische und therapeutische *Schwerpunkte*, die besonders im therapeutischen Bereich teilweise *gravierend* sind (dominierende Psychotherapie, Familientherapie). Die Nachbar- und Elterndisziplinen Psychiatrie und Pädiatrie haben das Fach Kinder- und Jugendpsychiatrie nach einer Phase des Zögerns und Abwartens *akzeptiert*; mit beiden wissenschaftlichen Fachgesellschaften wurden in der Vergangenheit mehrfach gemeinsame Kongresse abgehalten. 1994 erfuhr die seit jeher fest im Berufsbild verankerte psychotherapeutische Qualifikation eine sichtbare Aufwertung dadurch, daß die Facharztbezeichnung in „Kinder- und Jugendpsychiatrie und -psychotherapie" erweitert wurde.

Ein schwerwiegender Mißstand liegt im eklatanten Mangel an *niedergelassenen* Ärzten für Kinder- und Jugendpsychiatrie. Das ist einerseits auf eine zu geringe *Ausbildungskapazität* für Studenten an den Universitäten (Kinder- und Jugendpsychiatrie ist *kein* Prüfungsfach) zurückzuführen und andererseits auf *unzureichende Weiterbildungsmöglichkeiten* in den Fachkliniken (Stellenmangel). Außerdem wurde niedergelassenen Ärzten bislang der unverhältnismäßig hohe Zeitaufwand für diagnostische und therapeutische Maßnahmen *unzureichend* honoriert. Auch hier wirkt sich die relativ *späte* Verselbständigung der Kinder- und Jugendpsychiatrie in der Bundesrepublik Deutschland *nachteilig* aus.

Literaturverzeichnis

Aarts JHP, Binnie CD, Smit AM, Wilkins AJ (1984) Selective cognitive impairment during focal and generalized epileptiform EEG activity. Brain 107: 293–308

Abraham K (1925) Psychoanalytische Studien zur Charakterbildung. Internationale Psychoanalytische Bibliothek 16: 1–64

Abraham K (1971) Ansätze zur psychoanalytischen Erforschung und Behandlung des manisch-depressiven Irreseins und verwandter Zustände (1912). In: Psychoanalytische Studien zur Charakterbildung. Bd I. Conditio humana. Frankfurt

Adams PL (1973) Obsessive children. Brunner & Mazel, New York

Adler A (1907) Studien über Minderwertigkeiten von Organen. Berlin Wien

Adler A (1919) Praxis und Theorie der Individualpsychologie. München

Adler A (1922) Der Aggressionstrieb im Leben und in der Neurose. In: Adler A, Furtmüller C (Hrsg) Heilen und Bilden. München

Aichhorn A (1957) Verwahrloste Jugend. 4. Aufl., Bern Stuttgart

Adjuriaguerra J de, Diatkine R, Kalmanson P (1959) Les troubles du développement du language au cours des états psychotiques précoces. Psychiat Enf 2:1, 1–65

Akert K (1979) Probleme der Hirnreifung. In: Lempp R (Hrsg) Teilleistungstörungen im Kindesalter. Huber, Bern Stuttgart Wien

Åkesson HO (1961) Epidemiology and genetics of mental deficiency in a southern Swedish population. Uppsala

Albert E (1972) Biphasische Psychosen bei organisch hirngeschädigten Kindern. In: Annell AL (Hrsg), Depressionszustände bei Kindern und Jugendlichen. Stockholm

Albert N, Beck AT (1975) Incidence of depression in early childhood and adolescence. A preliminary study. J Youth Adolescence 4/4: 301–307

Albrecht H (1965) Vor-Reife, Spät-Reife, Nie-Reife, Unveröff. Manuskript

Alexander F (1950) Psychosomatic medicine. Norton, New York

Alonso-Fernández F (1979) Fundamentos de la psyquiatria actual. Tomo I + II. Madrid

Altenkirch H (1981) „Schnüffelsucht", Lösungsmittelmißbrauch und Lösungsmittelabhängigkeit bei Kindern und Jugendlichen. Dtsch Ärztebl 43:2, 2025–2030

Altenkirch H, Mager J (1976) Toxische Polyneuropathie durch Schnüffeln mit Pattex-Verdünnern. Dt med Wschr 101: 195–198

Ando Y, Hattori H (1970) Gewöhnung an Geräusche bereits im Mutterleib? J acoust soc Amer; abstr in: Dtsch Ärztebl 67: 3003

Angst J (1966) Zur Ätiologie und Nosologie endogener depressiver Psychosen. Berlin Heidelberg New York

Angst J (1987) Epidemiologie der affektiven Psychosen. In: Kisker KP, Lauter H, Meyer J-E, Müller C, Strömgren E (Hrsg) Psychiatrie der Gegenwart, Bd 5. Springer Berlin Heidelberg New York Tokyo S 51–66

Annell A (1962) Die Psychopathologie der entzündlichen Hirnschädigung im Kindesalter. Acta paedopsychiatr 29: 7

Annell AL (Hrsg) (1972) Depressionszustände bei Kindern und Jugendlichen. Stockholm

Anthony EJ, Scott P (1960) Manic-depressive psychosis in childhood. J. Child Psychol 1: 53

Aristoteles; zit Hohmann JS (1982) Gemeinsam oder garnicht. Jugend zwischen Protest und Anpassung. Düsseldorf Wien

Asam U, (1979), Katamanestische Untersuchung über jugendliche Patienten mit multiplen Tics unter spezifischer Berücksichtigung des Gilles de la Tourette-Syndroms. Acta paedopsychiatr 45: 51–63

Asam U, Karras W (1976) Beitrag zum Gilles de la Tourette Syndrom: Eine Analyse veröffentlichter Kasuistiken zur Frage des Krankheitsverlaufes und der Krankheitsprognose. Z Kinder Jugendpsychiatr 4/1: 45–54

Asher R (1951) Munchhausen's syndrome. Lancet I: 339–341

Asperger H (1944) Die „autistischen Psychopathen" im Kindesalter. Arch Psychiat 117: 1

Asperger H (1965) Heilpädagogik. Springer, Wien New York

Asperger H (1969) Konstitutionell bedingte psychische Störungen. In Opitz H, Schmid F (Hrsg) Handbuch der Kinderheilkunde VIII/1. Springer, Berlin Heidelberg New York, S 850–857

Asperger H, Groh Ch, Rosenmayr FW (1974) Psychotische Manifestationen bei Kindern. II Bei Epilepsie. Pädiatr Pädolog 9: 226–236

Ausubel DP (1954) Theory and problems of adolescent development. New York

Ausubel DP, Sullivan EV (1974) Das Kindesalter. Fakten, Probleme, Theorie. Juventa, München

Baer (1901) Der Selbstmord im kindlichen Lebensalter. Leipzig

Baeyer W v (1969) Depressionszustände in Kindheit und Jugend. In: Hippius H u Selbach H (Hrsg) Das depressive Syndrom. München Berlin Wien

Bain J (1987) Hormones and sexual aggression in the male. Integr Psychiatry 5: 82–93

Baird PA, Sarovnik AD, Yee IML (1991) Maternal age and birth defects: A population study. Lancet 337: 527–530

Bakwin H (1973) The Genetic of enuresis. Clin Dev Med 48: 73–77

Balthasar K, Clauss JL (1954) Zur Kenntnis der generalisierten Tic-Krankheit. Arch Psychiatr Nervenkr 191: 398–418

Baltzer J (1993) Schwangerschaft, Geburtsverlauf und fetal outcome bei Frauen über 40. Geburtshilfe Frauenheilkd 53: 411–415

Bamberger Ph, Matthes A (1959) Anfälle im Kindesalter. Basel New York

Bandura A (1973) Aggression. Prentice Hall, New York

Bandura A, Walthers RH (1959) Adolescent Aggression. New York

Barkley RA, Guerremont DD, Anastopoulos AD (1993) Driving related risks and outcomes of ADHD in adolescents and young adults. Pediatrics 92, 2: 212–218

Basisgruppe Medizin „Heidelberg": Der Tagesspiegel (29.01.69)

Bates E, Benigni L, Bretherton I, Camaioni L, Volterra V (1979) The emergence of symbols: Cognition and communication in infancy. Academic Press, New York

Bateson G, Jackson DD, Haley J, Weakland JW (1969) Auf dem Wege zu einer Schizophrenietherapie. In: Bateson G, Laing RD, Lidz T, Wynne LC ua: Schizophrenie und Familie. Frankfurt

Beard GM (1869) Neurasthenie or nervous exhaustion. Boston Med Surg J 79: 217–221

Beard GM (1883) Die Nervenschwäche. Leipzig

Belfer MI (1993) Substance abuse with psychiatric illness in children and adolescents. Definition and terminology. Am J Orthopsychiatry 63/1: 70–79

Bell RM (1986) Holy anorexia. University of Chicago Press, Chicago London

Bellman M (1966) Studies on encopresis. Acta Paediatr Scand [Suppl 170]: 1–137

Benda CE (1960) Die Oligophrenien. In: Gruhle HW, Jung R, Mayr-Gross W, Müller M (Hrsg) Klinische Psychiatrie. Psychiatrie der Gegenwart. Berlin Göttingen Heidelberg

Bender L (1973) The life cause of children with schizophrenia. Amer J Psychiat 130: 783–786

Benedetti G (1973) In: Müller Ch (Hrsg) Lexikon der Psychiatrie. Berlin Heidelberg New York

Benedetti G (1973) Psyche und Biologie. Stuttgart

Benedetti G, Kind H, Johansson AS (1962) Forschung zur Schizophrenielehre 1956–1961. Fortschr Neurol 30: 341–505

Bernhard T (1982) Ein Kind. Residenz, Salzburg Wien

Bertalanffy L von (1968) General System Theora. Braziller, New York

Betke K (1984) Erkrankungen von Speiseröhre, Magen und Darm. In: Keller-Wiskott K (Hrsg) Lehrbuch der Kinderheilkunde, 3. Aufl. Thieme, Stuttgart

Bickel H, Cleve H (1967) Metabolische Schwachsinnsformen. In: Becker PE (Hrsg) Humangenetik V/2, Stuttgart

Biener K, Bückert A (1973) Selbstmordprobleme im Urteil von Jugendlichen und Erziehern. Nervenarzt 44: 75–79

Bierich JR (1975) Z. Kinder- und Jugendpsychiat 3: 300

Biermann G (1966) Die seelische Entwicklung des Kindes im Familienmilieu Schizophrener. Schweiz Arch Neurol Neurochir und Psychiat 97: 87 u. 329

Biermann G (1969) Zur Geschichte der analytischen Kinderpsychotherapie. In: Biermann G (Hrsg) Handbuch der Kinderpsychotherapie. München Basel

Binet A, Simon T (1905) Méthodes nouvelles pour un diagnostic du niveau intellectuel des anormaux. Année Psychol 12

Binnie CD, Kasteleijn-NolstTrenité DGA, Smit AM, Wilkins AJ (1987) Interactions of epileptiform EEG discharges and cognition. Epilepsy Res 1: 239–245

Blanz B, Lehmkuhl G (1986) Konversionssymptomatik im Kindes- und Jugendalter. Fortschr Neurol Psychiatr 54: 356–363

Blanz B, Lehmkuhl G, Lehmkuhl U, Braun-Scharm H (1987) Hysterische Neurosen im Kindes- und Jugendalter. Z Kinder Jugendpsychiatr 15: 97–111

Bleuler E (1911) Dementia praecox oder Gruppe der Schizophrenien. Leipzig, Wien, Deuticke

Bleuler E (1975) Lehrbuch der Psychiatrie. 13. Aufl., Berlin Heidelberg New York

Bleuler M (1954) Endokrinologische Psychiatrie. Stuttgart

Bleuler M (1968) Altersabhängigkeit der psychischen Reaktionen auf endokrine Einflüsse. In: Stutte H, Harbauer H (Hrsg) Consilium paedopsychiatricum. Karger, Basel New York

Bleuler M (1972) Die schizophrene Geistesstörung im Lichte langjähriger Kranken- und Familiengeschichten. Stuttgart

Bleuler M (1979) Endokrinologische Psychiatrie. In: Kisker KP, Meyer JE, Müller C, Strömgren E (Hrsg) Psychiatrie der Gegenwart. Forschung und Praxis. Bd I, 2. Aufl., Berlin Heidelberg New York

Bock CE (1883) Das Buch vom gesunden und kranken Menschen. Leipzig

Boenheim C (1933) Die Fürsorge für geistig und seelisch abnorme Kinder. Leipzig

Bohman M (1991) Persönlichkeit in der Kindheit und die Vorhersage des Alkoholmißbrauchs bei jungen Erwachsenen – eine longitudinale prospektive Studie. In: Nissen G (Hrsg) Psychogene Psychosyndrome im Kindes- und Jugendalter. Huber, Bern Stuttgart Toronto

Bolton P, Rutter M (1990) Genetic influences in autism. Int Rev Psychiatry 2: 67–80

Bonhoeffer K (1917) Die exogenen Reaktionstypen. Arch Psychiat Nervenkr 58: 58

Bools CN, Neale BA, Meadow SR (1993) Follow-up of victims of fabricated illness (Munchhausen syndrome by proxy). Arch Dis Childh 69: 625–630

Bosch G (1962) Der frühkindliche Autismus. Berlin Göttingen Heidelberg

Bosch G (1972) Psychosen im Kindesalter. In: Kisker KP, Meyer JE, Müller M, Strömgren E (Hrsg) Psychiatrie der Gegenwart. Klinische Psychiatrie I. Berlin Heidelberg New York

Bosch G (1974) Störungen der Sprachentwicklung aus kinderpsychiatrischer Sicht. Ztschr Kinder- u. Jugendpsychiat 2: 42–58

Bowlby J (1951) Maternal Care and Mental Health. WHO. Genf, Monograph Series 2

Bradley Ch (1955) Organic Factors in the Psychopathology of Childhood. In: Hoche PH, Hubin J (Hrsg) Psychopathology in Childhood. New York

Brand-Jacobi J (1984) Bulimia nervosa: Ein Syndrom süchtigen Eßverhaltens. Psychother Med Psychol 34: 151–160

Braun-Scharm H (1991) Das Münchhausen-Syndrom im Jugendalter. psycho 17/12: 804–811

Bräutigam W (1969) Reaktionen. Neurosen. Psychopathien. Ein Grundriß der kleinen Psychiatrie. Stuttgart

Bräutigam W (1972) Die sexuellen Verirrungen. In: Kisker KP, Meyer JE, Müller M, Strömgren E (Hrsg) Klinische Psychiatrie I. Psychiatrie der Gegenwart. Berlin Heidelberg New York

Bräutigam W, Christian P (1973) Psychosomatische Medizin. Ein kurzgefaßtes Lehrbuch für Studenten und Ärzte. Stuttgart

Briquet P (1859) Traité clinique et thérapeutique de l'hysterie. Paris

Bruch H (1947) Psychological aspects of obesity. Psychiatry 10: 373

Bruch H (1952) Psychological aspects of reducing. Psychosom Med 14: 337–346

Bruch H (1966) Anorexia nervosa and its differential diagnosis. J nerv ment Dis 141: 555

Bruch H (1969) Psychotherapie der kindlichen Fettsucht: In: Biermann G (Hrsg) Handbuch der Kinderpsychotherapie II. München Basel

Bühler Ch (1967) Abriß der geistigen Entwicklung des Kleinkindes. Heidelberg

Bürgin D (1984) Über erste Aspekte der pränatalen Entwicklung. In: Nissen G (Hrsg) Psychiatrie des Säuglingsund frühen Kleinkindalters. Huber, Bern Stuttgart, Wien, S 23–55

Caffey J (1946) Multiple fractures in long bones of infants suffering from chronic subdural hematoma. Am J Roentgenol 56: 163–173

Cambor R, Millman RB (1991) Alcohol and drug abuse in adolescents. In: Lewis M (ed) Child and adolescent psychiatry. Williams & Wilkins, Baltimore Hongkong London

Cameron N (1954) Experimental analysis of schizophrenic thinking. In: Kasanin SS (Hrsg) Language and thought in schizophrenia. Univ of California Press. Berkeley

Campbell JD (1952) Manic-depressive psychoses in children. Report of 18 cases. J nerv ment Dis 116: 424–439

Campbell M, Cohan IL, Small AM (1982) Drugs in aggressive behaviour. J Am Acad Child Psychiatry 17: 640–655

Campbell M, Perry R, Green WH (1984) Use of lithium in children and adolescents. Psychosomatics 25: 95–105

Carlson G, Cantwell D (1980) Unmasking masked depression. Am J Psychiatry 137: 445–449

Cattell RB (1957) Personality and motivation. Structure and measurement. New York

Center for research on aggression (ed) (1983) Prevention and control aggression principles, practices and research. Pergamon Press, New York

Charcot JM-M (1886) Neue Vorlesungen über die Krankheiten des Nervensystems, insbesondere über Hysterie. Autorisierte deutsche Ausgabe von S. Freud, Leipzig Wien

Chomsky N (1965) Aspects of a theory of syntax. MIT Press, Cambridge

Christoffel H (1965) Skizzen zur menschlichen Entwicklungspsychologie. Bern Stuttgart

Cimbal W (1927) Die Neurosen des Kindesalters. Berlin Wien

Ciompi L (1982) Affektlogik. Stuttgart

Ciompi L, Müller C (1976) Lebensweg und Alter der Schizophrenen. Berlin Heidelberg New York

Cloninger CR (1986) Somatoform and dissoziative disorders. In: Winikur G, Clayton P (eds) The medical basis of Psychiatry. Saunders, Philadephia

Cocchi R, Tornati A (1975) Della diagnosi di depressione infantile. Contributo clinico-statistico sulla asistica personale. Rassegna di Studi Psichiatrici 64: 34–42

Cohen MM (1982) The child with multiple birth defect. Raven, New York

Connell HM (1972) Depression in childhood. Child psychiat hum develop 4(2): 7–85

Conners CK, Kramer GL, Rothschild GH (1971) Treatment of young delinquent boys with diphenylhydantoin sodium and methylphenidate. Arch Gen Psychiatr 24: 156–160

Conrad K (1947) Über den Begriff der Vorgestalt und seine Bedeutung für die Hirnpathologie. Nervenarzt 18: 289–293

Conrad K (1958) Die beginnende Schizophrenie. Stuttgart

Conrad K (1972) Symptomatische Psychosen. In: Kisker KP, Meyer JE, Müller M, Strömgren E (Hrsg) Klinische Psychiatrie II. Psychiatrie der Gegenwart. Berlin Heidelberg New York

Corbett JA, Trimble MR (1983) Epilepsy and anticonvulsant medication. In: Rutter M (ed) Behavioral syndromes of brain dysfunction in childhood. Guilford, New York

Corbett JA, Mathews AM, Connell PH, Shapiro DA (1969) Tics and Gille de la Touretts-Syndrome: A follow-study and critical review. Br J Psychiatry 115: 1229–1241

Correll W (1962) Lernstörungen beim Schulkind. 7. Aufl., Donauwörth

Cramer A (1912) Nervosität, Hysterie, Epilepsie, Chorea, Stottern, Tics im Kindesalter. In: Bruns L, Cramer A, Ziehen T (Hrsg) Handbuch der Nervenkrankheiten im Kindesalter. Karger, Berlin

Creak M (1964) Schizophrenic syndrome in childhood. Further progress report of a working party. Develop Med Child Neurol 4: 530

Cytryn L, McKnew DA jr (1972) Proposed classification of childhood depression. J Psychiat 129: 149–155

Czerny A (1946) Der Arzt als Erzieher des Kindes. 11. Aufl., Wien

Dahl V (1972) Follow-up study of a child psychiatric clientele with special regard to manic-depressive-psychosis. In: Annell AL (Hrsg) Depressionszustände bei Kindern und Jugendlichen. Stockholm

Dahrendorf R (1963) Soziologie. In: Flitner H (Hrsg) Wege zur pädagogischen Anthropologie. Heidelberg

David HP, Dytrych Z, Matejcek Z, Schüller V (1988) Born unwanted: Developmental effects of denied abortion. Springer, New York

Degkwitz R, Helmchen H, Kockott G, Mombour W (1980) (Hrsg) Diagnoseschlüssel und Glossar psychiatrischer Krankheiten. Deutsche Ausgabe der WHO: ICD 9. Revision, Kap. V. Berlin Heidelberg New York

DeMyer MK (1979) Parents and children in autism. Winston & Sons, a Division of Scripta technica Inc./Indiana (Deutsch: Enke, Stuttgart)

Dent RRM (1983) Endocrine correlates of aggression. Neuropsychopharm Biol Psychiatry 7: 525–528

Diagnoseschlüssel und Glossar psychiatrischer Krankheiten (übersetzt von Mombour W u. Kockott G) (1980) Berlin Heidelberg New York

Diedrich N, Karenberg A, Peters VH (1988) Psychopathologische Bilder bei der HIV-Infektion: AIDS-Lethargie und AIDS-Demenz. Fortschr Neurol Psychiatr 56: 173–179

Dielman TE, Butchart AT, Shope JT, Miller M (1991) Environmental correlation of adolescent substance use and misuse: Implications for prevention programs. Int J Addict 25: 855–880

Dietrich H (1973) Aggressivität. In: Müller Ch (Hrsg) Lexikon der Psychiatrie. Berlin Heidelberg New York

Dingman AF, Tarjan G (1960) Mental retardation and the normal distribution curve. Amer J ment defic 64: 991–994

Dollard J, Doob LW, Miller NE, Mowrer OH, Sears RS (1970) Frustration and Aggression. Weinheim Basel

Dörner H (1993) In: Rossmanith WG, Scherbaum WA (eds) Neuroendocrinology of sex steroids. de Gruyter, Berlin

Dreyer R (1973) Klinische und hirnelektrische Befunde und Beobachtungen bei epileptischen Psychosen. In: Penin H (Hrsg) Psychische Störungen bei Epilepsie. Psychosen, Verstimmungen, Persönlichkeitsveränderungen. Stuttgart New York

Drillien CM (1961) The incidence of mental and physical handicaps in school-age children of very low birthweight. Paediatrics, Springfield 27: 452

DSM (Diagnostic and statistical manual of mental disorders) (1980) 3. Aufl., Amer Psychiatric Ass, Washington

Dührssen A (1958) Heimkinder und Pflegekinder in ihrer Entwicklung. 2. Aufl., Göttingen

Dührssen A (1963) Psychotherapie bei Kindern und Jugendlichen. Göttingen

Durkheim E (1893) De la division du travail social. Paris

Earls F (1987) Sex differences in psychiatric disorders: Origins and developmental influences. Psychiatr Dev 1: 1–23

Eberhard und Kohlmetz; zit. bei Hartmann K (1973) Zur Ideologie der Jugendverwahrlosung. In: Nissen G, Schmitz H (Hrsg) Strafmündigkeit. Neuwied Berlin

Egger J, Carter CM, Graham PJ, Gumley D, Soothill JF (1985) Controlled trial of oligoantigenic treatment in the hyperkinetic syndrome. Lancet II: 540–545

Egger J, Stoller A, McEwen LM (1992) Controlled trial of hyposensitisation in children with food-induced hyperkinetic syndrome. Lancet 339: 1150–1153

Eggers Ch (1973) Verlaufsformen kindlicher und präpuberaler Schizophrenien. Berlin Heidelberg New York

Eibl-Eibesfeldt I (1983) Der vorprogrammierte Mensch. Das Ererbte als bestimmender Faktor im menschlichen Verhalten. Wien

Eidgenössische Kommission für Jugendfragen (1980/81) Thesen zu den Jugendunruhen 1980 und Stichworte zum Dialog mit der Jugend. Bundesamt für Kulturpflege, Bern

Eisenberg L (1957) Psychiatric implications of brain damage in children. Psychiatr Q 31: 72–92

Eisenberg L (1992) Autismus im Kindesalter: Spezifisches Syndrom oder gemeinsame pathologische Endstrecke. In: Nissen G (Hrsg) Endogene Psycho-Syndrome im Kindes- und Jugendalter. Bern Göttingen Toronto: Huber

Eisenberg L, Kanner L (1956) Infantile Autism 1943 bis 1955. Amer J Orthopsychiat 26: 556–566

Ekstein R (1973) Grenzfallkinder. Klinische Studien über die psychoanalytische Behandlung von schwergestörten Kindern. München Basel

Eldridge R, Sweet R, Lake CR (1977) Gilles de la Tourette's Syndrome. Clinical, genetic, psychologic and biochemical aspects in 21 selected families. Neurology 27/2: 115–124

Elliger TJ, Schötensack K (1991) Sexueller Mißbrauch von Kindern – eine kritische Bestandsaufnahme. In: Nissen G. (Hrsg) Psychogene Psychosyndrome und ihre Therapie. Huber, Bern Stuttgart Toronto

Elliger TJ, Trott G-E, Hoffmeyer O, Nissen G (1990) Das Landau-Kleffner-Syndrom. Fortschr Neurol Psychiatr 58/4: 125–136

Emminghaus H (1887) Die psychischen Störungen des Kindesalters. In: Gerhardt C (Hrsg) Handbuch der Kinderkrankheiten. Nachtrag II. Laupp, Tübingen

Engfer A (1986) Kindesmißhandlung. Ursachen, Auswirkungen, Hilfen. Enke, Stuttgart

Epstein LG, Shearer LR, Gondsmit L (1988) Neurological and neuropathological features of human immunodeficiency virus in children. Ann Neurol 23: 19–23

Erenberg G, Rothner AD (1978) Tourette syndrome. A childhood disorder. Cleve Clin Q 45/2: 207–212

Erikson EH (1970) Jugend und Krise. Frankfurt

Erlenmeyer-Kimling L, Jarvik KF (1963) Genetics and Intelligence: A Review. Science 142: 1477–1479

Ernst C, Luckner N von (1985) Stellt die Frühkindheit die Weichen? Enke, Stuttgart

Ernst C, Angst J, Földenyi M (1993) The Zurich study XVII. Sexual abuse in childhood. Eur Arch Psychiatry Clin Neurosci 242: 293–300

Esser G, Schmidt M (1987) Minimale Cerebrale Dysfunktion – Leerformel oder Syndrom? Enke, Stuttgart

Evans JL (1971) Sleep of enuretics. Br Med J 3: 110–114

Ey H (1970) Manuéles de psychiatrique. Paris

Eysenck HJ (1967) The biological basis of personality. Springfield

Eysenck HJ, Rachman S (1972) Neurosen – Ursachen und Heilmethoden. Berlin

Feer E (1922) Eine eigenartige Neurose des vegetativen Nervensystems beim Kleinkind. Ergeb Inn Med Kinderheilkd 24: 100–122

Feingold BF (1975) Why your child is hyperactive. Randam House, New York

Ferenczi S (1921) Psycho-analytical observations on tic. Int J Psychoana 12: 1–30

Fichte G; zit. bei Kleßmann E (1975) Das Leben der Caroline – Michaelis – Böhmer – Schlegel – Schelling 1763–1809. München

Foerster O (1926) Die Pathogenese des epileptischen Krampfanfalls. Zbl ges Neurol Psychiat 44: 746–764

Folstein S, Rutter M (1977) Infantile autism: a study of 21 twin pairs. J Child Psychol Psychiatry 18, 297–331

Frank JP (1780) System einer vollständigen medicinischen Polizey. Mannheim

Freedman AM, Kaplan HI, Sadock BJ (1975) Comprehensive textbook of psychiatrie I and II. Baltimore

Freeman D (1983) Liebe ohne Aggression. Margaret Meads Legende von der Friedfertigkeit der Naturvölker. München

Freeman BJ, Ritvo ER (1976) Cognitive assessmant. In: Ritvo ER (ed) Autism. Diagnosis, current research an managemant. Halsted Press, New York

French A, Berlin J (1979) Depression in children and adolescents. New York London

Freud A (1930) Einführung in die Technik der Kinderanalyse. 3. Aufl., Berlin Stuttgart

Freud A (1960/61) Probleme der Pubertät. Psyche 14: 1–24

Freud A (1968) Wege und Irrwege der Kindheitsentwicklung. Huber/Klett, Bern Stuttgart

Freud S (1895) Über die Berechtigung, von der Neurasthenie einen bestimmten Symptomenkomplex als „Angstneurose" abzutrennen. (Gesammelte Werke). Fischer, Frankfurt am Main, 1966 ff.

Freud S (1915) Triebe und Schicksale. (Gesammelte Werke, Bd 10). Fischer, Frankfurt am Main, 1977 ff.

Freud S (1917) Trauer und Melancholie. In: Mitscherlich A (Hrsg) Studienausg Bd I (Gesammelte Werke 10, S 428 ff.). Fischer, Frankfurt am Main

Freud S (1968) Gesammelte Werke. London

Freud S (1969) Analyse der Phobie eines fünfjährigen Jungen („Der kleine Hans") 1909. In: Studienausgabe S Freund VIII. Frankfurt

Freud S (1972) Drei Abhandlungen zur Sexualtheorie (1905). In: Studienausgabe S Freud. Frankfurt

Freund J (1959) Acceleration und Retardation. Ztschr Kinderpsychiat 26: 170–181

Freund J, Maier EH (1952) Zur Ätiologie der Entwicklungsbeschleunigung. Ztschr Kinderheilk 71: 1–33, 79–104

Friedrich MH (1983) Adolescentenpsychosen. Basel Paris München London New York Sydney

Friese HJ, Nissen G (1983) Die Klinik für Kinder- und Jugendpsychiatrie im Urteil von Kindern und Jugendlichen. Dt Ärztebl 13, 51–56

Fritze J (1989) Einführung in die biologische Psychiatrie. Fischer, Stuttgart New York

Fröbel F (1973) Die Menschenerziehung (1826). Bochum

Fröbel F (1975) Spiel als höchste Stufe der Kindesentwicklung. In: Scheuerl H (Hrsg) Theorien des Spiels. Weinheim Basel, 46–50

Frobenius E; zit. Hohmann JS (1982) Gemeinsam oder garnicht. Jugend zwischen Protest und Anpassung. Düsseldorf Wien

Fürniss T (1985) Sexuelle Kindesmißhandlung in der Familie. In: Nissen G (Hrsg) Psychiatrie des Pubertätsalters. Huber, Bern Stuttgart Wien, S 126–138

Fürniss T (1986) Sexuelle Kindesmißhandlung: Therapeutische Intervention. MMW 128/4: 40–43

Garfinkel BD (1990) The elimination disorders. In: Garfinkel BD, Carlson GA, Weller EB (eds) Psychiatric disorders in children. Saunders, Philadelphia

Gaupp R (1918) Psychologie des Kindes. 4. Aufl., Leipzig

Geisler E (1954) Die gerichtlich-psychiatrische Begutachtung sexuell mißbrauchter Kinder. Marhold, Halle

Geisler E (1959) Das sexuell mißbrauchte Kind. Verlag für medizinische Psychologie, Göttingen

Geisler E (1963) Phantasiegefährten. Prax Kinderpsychol Kinderpsychiat 12: 1–8

Gestrich J, Stief J (1981) Studienerfolg und Krankheitsverlauf schizophrener Studenten. Arch Psychiatr Nervenkr 230: 159–169

Giedd JN, Castellanos FX, Casey BJ et al. (1994) Quantitive morphology of the corpus callosum in attention deficit hyperactivity disorder. Am J Psychiatry 151: 665–669

Gillberg C, Steffenburg S (1987): Outcome and prognostic factors in infantile autism and similar conditions. J Autism Dev Dis 17,2: 272–287

Giordano GG, Vertucci P, Ferraro R, Militerni R (1984) Neuropsychiatria dell'età evolutiva Napoli: Idelson

Glueck S, Glueck E (1963) Jugendliche Rechtsbrecher. Stuttgart

Goddai U, Tatarelli R, Bonnani G (1976) Stuttering and tics in twins. Acta Genet med Gemello (Roma) 25: 369–375

Goethe JW v (1953) Gesammelte Werke. Zu Eckermann, 17.1.1827. Zürich Stuttgart

Goldfarb W (1945) Effects of Psychological Deprivation in Infancy and Subsequent Stimulation. Amer J Psychiat 102: 18

Göllnitz G (1973) Neuropsychiatrie des Kindes- und Jugendalters. Jena

Göllnitz G, Rösler HD: Störungen der intellektuellen Entwicklung und ihre Dynamik. Vortrag auf dem III. Symposion der Kinderpsychiater sozial. Länder 4.–6.10.1973 in Sofia

Gonce M, Barbeau A (1977) Seven cases of Gilles de la Tourette's syndrome. Can J Neurol Sci 4/4: 279–383

Goodman R, Stevenson J (1989) A twin study of hyperactivity. J Child Psychol Psychiatry 30/5: 671–709

Gortmaker SL, Must A, Perrin JM (1993) Social and economic consequences of overweight in adolescence and young adulthood. N Engl J Med 329: 1008–1021

Goyde R, Specht F (1976) Intelligenzstruktur bei Jugendlichen mit dissozialem Verhalten. Ztschr Kinder- und Jugendpsychiat 4: 3–24

Graham P (1986) Child psychiatry. A developmentel approach. Oxford Univ Press, Oxford

Graichen J (1979) Zum Begriff der Teilleistungsstörungen. In: Lempp R (Hrsg) Teilleistungsstörungen im Kindesalter. Bern Stuttgart Wien

Greenhill LL (1985) The hyperkinetic syndrome. In: Shaffer D, Ehrhardt AA, Greenhill LL (eds) The clinical guide to child psychiatry. The Free Press, New York

Gregor u Voigtländer (1918) Die Verwahrlosung, ihre klinisch-psychologische Bewertung und ihre Bekämpfung. Berlin

Grey-Walter W (1986) Appendix A. In: Surythier R (ed) The neurological foundation of psychiatry. Blackwell, Oxford

Griesinger W (1964) Die Pathologie und Therapie der psychischen Krankheiten. Stuttgart 1845. Neudruck der 3. Aufl. von 1867 bei EJ Bonset, Amsterdam

Grissemann H, Weber A (1982) Spezielle Rechenstörungen. Huber, Bern

Groh Ch, Rosenmayr F (1968) EEG-Untersuchungen an Kindern mit Verhaltensstörungen. Ztschr f Kinderheilkd 104: 46–60

Groos K (1899) Die Sprache des Menschen. Jena

Groos K (1913) Das Seelenleben des Kindes. Berlin

Groß-Selbeck G (1989) Zerebrales Anfallsleiden und psychische Entwicklung von Kindern und Jugendlichen. Z Allg Med 65: 679–682

Gruhle HW (1912) Die Ursachen der jugendlichen Verwahrlosung und Kriminalität. Berlin

Guggenbühl J (1904) Hülfsruf aus den Alpen (1840). In: Gerhardt JP (Hrsg) Zur Geschichte und Literatur des Idiotenwesens in Deutschland. Hamburg, 165–179

Haack FW (1989) Neue Religionen. Z Allg Med 65: 98–101

Hafer II (1978) Nahrungsphosphat als Ursache für Verhaltensstörungen und Jugendkriminalität. Kriminalistik Verlag, Heidelberg

Hamburger F (1939) Die Neurosen des Kindesalters. Stuttgart

Hamer DH, Hu S, Magnuson VL et al. (1993) A linkage between DNA markers on the X-chromosome and male sexual orientation. Science 261: 321–327

Hand I (1994) Pathologisches Spielen. In: Nissen G (Hrsg) Abhängigkeit und Sucht. Prävention und Therapie. Huber, Bern Göttingen Toronto Seattle

Harbauer H (1969) Zur Klinik der Zwangsphänomene bei Kindern und Jugendlichen. Jb Jugendpsychiatrie und ihre Grenzgebiete VII: 181

Harbauer H, Lempp R, Nissen G, Strunk P (1980) Lehrbuch der speziellen Kinder- und Jugendpsychiatrie. 4. Aufl., Berlin Heidelberg New York

Harlow HF (1962) The development of affectional patterns in infant monkeys. New York

Harlow HF, Suomi SJ (1970) Induced psychopathology in monkeys. Engineering science 33: 8–14

Harms E (1960) At the cradle of child psychiatry. Amer J. Orthopsychiat 30: 186–190

Harms E (1967) Origins of modern psychiatry. Springfield

Harnack GA v (1958) Nervöse Verhaltensstörungen bei Schulkindern. Stuttgart

Harnack GA v, Wallis H (1962) Behandlungserfolge mit Hypothyreosen. Jb Jugendpsychiatrie und ihre Grenzgebiete III: 51

Harper PA, Rider RV (1961) Study of prematures. Zit. nach Zilverman WA: Dunham's premature infants. New York

Hartmann H (1960/61) Ich-Psychologie und Anpassungsprobleme (1939). Nachdruck: Psyche XIV: 81

Hartmann H (1972) Ich-Psychologie. Stuttgart

Hartmann K (1971) Theoretische und empirische Beiträge zur Verwahrlosungsforschung. Berlin Heidelberg New York

Hartmann K, Henseler H, Tuschy G (1969) Tätigkeitsbericht der jugendpsychiatrischen Universitäts-Poliklinik Berlin (West) 1966–1968. Prax Kinderpsychol 18: 168–172

Hassenstein B (1973) Verhaltensbiologie des Kindes. München

Hauser P, Zametkin AJ, Martinez P et al. (1993) Attention deficit hyperactivity disorder in people with generalized resistance to thyroid hormone. N Engl J Med 328: 997–1001

Hecker E (1871) Die Hebephrenie. Arch Pathol Anat Physiol Klin Med 52: 394

Hecker JFC (1845) Kinderfahrten. Berlin

Hegel GWF (1928) Vorlesungen über die Geschichte der Philosophie. In: Sämtliche Werke. Jubiläumsausgabe in 20 Bänden, neu herausgegeben von Glockner H, Stuttgart

Heller Th (1909) Über Dementia infantilis. Verblödungsprozeß im Kindesalter. Ztschr Erforsch jugendl Schwachsinns. Jena 2: 17–28

Heller Th (1925) Grundriß der Heilpädagogik. 3. Aufl., Leipzig

Herpertz-Dahlmann B (1993) Eßstörung und Depression in der Adoleszenz. Hogrefe, Göttingen

Hersch J (1982) Antithesen zu den „Thesen zu den Jugendunruhen 1980" der Eidgenössischen Kommission für Jugendfragen. Der Feind heißt Nihilismus. Schaffhausen

Hertha J (1973) Erfahrungen mit Haschisch. Inaug Diss, Freie Universität Berlin

Herzberg JL, Fenwick PBC (1988) The etiology of aggression in temporal-lobe epilepsy. Br J Psychiatry 153: 50–55

Hesiod; zit. Hohmann JS (1982) Gemeinsam oder garnicht. Jugend zwischen Protest und Anpassung. Düsseldorf Wien

Heston LL (1970) The genetics of schizophrenic and schizoid disease. Science 167: 249

Heuyer G, Nekhorochef I, Lelord G (1957) Contribution à l'étude des corrélations EEG dans les troubles du charactère et du comportement chez l'enfant. Sem Hôp Paris 33: 211–220

Hippius H, Meyendorf R (1974) Münch med Wschr 15: 116

Hirsch J, Batchelor B (1976) Adipose tissue cellulosity. Clin Endocrinol 5: 299–305

Hoare P (1984) Does illness foster dependency? A study of epileptic and diabetic children. Dev Med Child Neurol 26: 20–24

Hoffmann H (1844) Der Struwwelpeter. Urmanuskript

Hoffmeyer O, Trott G-E (1985) Der aggressive Durchbruch. MMW 127/4: 56–58

Holdsworth L, Whitmore K (1974) A study of children attending ordinary schools. I. Their seizure patterns, progress and behaviour at school. Dev Med Child Neurol 16: 746–758

Holligshead AB, Redlich FC (1958) Social class and mental Illness. New York

Homburger A (1924) Die heilpädagogische Beratungsstelle in Heidelberg. Zschr f Kinderforsch 29: 261–274

Homburger A (1926) Vorlesungen über Psychopathologie des Kindesalters. Springer, Berlin

Homzie MJ, Lindsay JS (1984) Language and the young stutterer. Brain Lang 22: 232–252

Huber G, Gross G, Schüttler R (1979) Schizophrenie. Verlaufs- und sozialpsychiatrische Langzeituntersuchungen an den 1945–1959 in Bonn hospitalisierten schizophrenen Kranken. Springer, Berlin Heidelberg New York

Hufeland CW (1827) Von den Krankheiten des Neugeborenen und der Vorsorge für das Leben und die Gesundheit des Menschen vor der Geburt. Neues J der pract Arzneykd u der Wundarzneykunst. LVII: 7/45. Berlin

Hug-Hellmuth H v (1913) Zur Technik der Kinderanalyse. Int Zeitschr ärztl Psychoanal I: 470

Hutchings B, Mednick SA (1975) Registered criminality in the adoptive and biological parents of registered male criminal adoptees. Proc Am Psychopathol Assoc 63: 105–116

Hynd GW, Semrud-Clikeman M, Lorys AR et al. (1990) Brain morphology in developmentel dyslexia and attention deficit-hyperactivity disorder. Arch Neurol 47: 919–926

ICD-10 (1991) Internationale Klassifikation psychischer Störungen. Huber, Bern Göttingen

Innerhofer P, Warnke A (1983) Eltern als Co-Therapeuten. Analyse der Bereitschaft von Müttern zur Mitarbeit bei der Durchführung therapeutischer Programme ihrer Kinder. Springer, Berlin Heidelberg New York Tokyo

Innerhofer P, Warnke A (1983) Die Zusammenarbeit mit Eltern nach dem Münchener Trainingsmodel. In: Speck O, Warnke A (Hrsg) Elternarbeit in der Frühförderung. Reinhardt, München, Basel

Ireland WW (1898) The mental affections of children. Philadelphia

Jacobs R (1957) Zum Problem der Akzeleration bei oligophrenen anstaltsgebundenen Kindern und Jugendlichen. Prax Kinderpsychol Kinderpsychiat 6: 126–127

Janz D (1969) Die Epilepsien. Stuttgart

Järvelin MR (1989) Developmental history and neurological findings in enuretic children. Dev Med Child Neurol 31: 728–736

Jasper HH, Solomon Ph, Bradley G (1938) Electroencephalographic analysis of behavior problems in children. Amer J Psychiat 95: 641–668

Jaspers K (1953) Allgemeine Psychopathologie. 6. Aufl., Berlin Heidelberg New York

Jenkins RL (1969) Typen von Verhaltensstörungen bei Kindern. Nervenarzt 40: 197–202

Johnson DJ, Myklebust HR (1971) Lernschwächen. Stuttgart

Jolly F (1892) Über Hysterie bei Kindern. Berl Klin Wschr XXIV: 841–845

Jung R (1967) Neurophysiologie und Psychiatrie. In: Gruhle HW, Jung R, Mayer-Gross W, Müller M (Hrsg) Psychiatrie der Gegenwart. Grundlagenforschung zur Psychiatrie. Berlin Heidelberg New York

Kahlbaum K (1874) Die Katatonie oder das Spannungsirresein. Berlin

Kallmann FJ (1953) Heredity in health and mental disorder. New York

Kanig K (1973) Einführung in die allgemeine und klinische Neurochemie. Stuttgart

Kanner L (1943) Autistic disturbances of affective contact. Nerv Child 2: 217–250

Kanner L (1964) A history of the care and study of the mentally retarded. Springfield

Kant I (1880) Anthropologie in pragmatischer Hinsicht, 1798. Zitate aus der Ausgabe von Kirchmann JH, Leipzig

Kashani JH, Orvaschel H (1988) Anxiety disorders in mid-adolescence: A community sample. Am J Psychiatry 145: 960–964

Kashani JH, Husain A, Shekim WO, Hodges KK, Cytryn L, McKnew DA (1981) Current perspectives on childhood depression: An overview. Amer J Psychiat 138: 143–153

Keilson H (1979) Sequentielle Traumatisierung bei Kindern. Enke, Stuttgart

Kelman DH (1965) Gille de la Tourette's disease in children. A review of literature. J Child Psychol Psychiastr 6: 219–226

Kempe CH, Silverman FN, Steele BB, Drocgemueller N, Silver HK (1962) The battered child syndrome. J Am Med Assoc 181: 17–24

Kennard MA (1956) The EEF and disorders of behavior. J nerv ment Dis 124: 103–124

Kern F (1847) Pädagogisch-diätetische Behandlung Schwach- und Blödsinniger. Leipzig

Kernberg OF (1967) Borderline conditions and pathological narcism. Aronson, New York (dt. Übersetzung: Schultz H, 1978, Borderlinestörungen und pathologischer Narzißmus. Suhrkamp, Frankfurt am Main)

Kielholz P (1959) Klinik, Differentialdiagnostik und Therapie der depressiven Zustandsbilder. A Psychosom 2, Basel

Kielholz P (1965) Diagnose und Therapie der Depressionen für Praktiker. München

Kielholz P (1972) Ätiologische Faktoren bei Depressionen. In: Annell AL (Hrsg) Depressionszustände bei Kindern und Jugendlichen. Stockholm

Kielholz P (1973) In: Kielholz P (Hrsg) Die larvierte Depression. Berlin Stuttgart Wien

Kielholz P, Ladewig D (1971) Die Drogenabhängigkeit des modernen Menschen. München

Kierkegaard S (1922) Der Begriff der Angst. Gesammelte Werte. Bd V, Jena

Kinsey AC (1964) Das sexuelle Verhalten des Mannes. Frankfurt

Kirmsse M (1911) Zur Geschichte der erziehlichen Behandlung Schwachsinniger. In: Kirmsse M, Weises Betrachtung über geistesschwache Kinder. Langensalza, 66–97

Klackenburg G (1981) Nocturnal enuresis in a longitudinal perspective. Acta Paediatr Scand 70: 453–457

Klein M (1932) Die Psychoanalyse des Kindes. Wien

Klein M (1960/61) Zur Psychogenese der manisch-depressiven Zustände. Psyche 14: 156

Klinkenfuß GH, Lange PH, Weinberg WA, O'Leary JL (1965) Electroencephalographic abnormalities of children with hyperkinetic behavior. Neurology 15: 883–891

Klosinski G, Lempp R, Müller-Küppers M (1972) Die Bedeutung frühkindlicher Hirnschädigungen bei schulschwierigen Kindern. Prax Kinderpsychol Kinderpsychiat 21: 82–86

Knobloch H, Pasamanick B (1959) Syndrome of minimal damage in infancy. J Amer A 170: 1384–1387

Knölker U (1984) Zwangssyndrom im Kindes- und Jugendalter. Beiträge zur Phänomenologie und Pathogenese sowie zum Verlauf. Würzburg, Univ, Med Fak, Habil Schr

Knölker U (1987) Psychosomatik der Bauchschmerzen, MMW 31: 566–570

Knussmann R (1968) In: Becker RE (Hrsg) Humangenetik, Entwicklung, Konstitution, Geschlecht. Stuttgart

Koch G (1967) Erbliche Sondertypen des Schwachsinns. Jb Jugendpsychiatrie und ihre Grenzgebiete V: 186

Koch JLA (1891–1893) Die psychopathischen Minderwertigkeiten. Maier, Ravensburg

Kock HL (1960) The relation of certain formal attributes of siblings to attitudes held towards their parents. Monogr Soc Res Child Developm 25: 4

Kohlberg L, Levine C, Hewer A (1983) Moral stages: A current formulation and a response to critics. Basel München Paris London New York Tokyo Sydney

Koletzko S (1993) Enkopresis im Kindesalter. Kontinenz 2: 162–168

Kolle K (1955) Die endogenen Psychosen, das delphische Orakel der Psychiatrie. München

Kornhuber H (1955) Arch Psychiat Nervenkr 193: 391

Kovalov VV. Somatopsychische Erkrankungen im Kindesalter. Vortr a d III. Symposion der Kinderpsychiater sozial Länder v 4.–6.10.1973 in Sofia

Kraepelin E (1897) Zur Überbürdungsfrage. Fischer, Jena

Kraepelin E (1909) Das manisch-depressive Irresein. In: Psychiatrie. Ein Lehrbuch für Studierende und Ärzte. 7. Aufl., Vol II, Leipzig Basel

Kraepelin E (1915) Psychiatrie. 8. Aufl., Leipzig

Kramer F, Pollnow H (1932) Über eine hyperkinetische Erkrankung im Kindesalter. Mschr Psychiat Neurol 82: 1

Kraus F (1919/1926) Allgemeine und spezielle Pathologie der Person. Leipzig

Kretschmer E (1918) Der sensitive Beziehungswahn. Berlin

Kretschmer E (1949) Psychotherapeutische Studien. Stuttgart

Kretschmer E (1967) Körperbau und Charakter. 25. Aufl., Berlin Heidelberg New York

Kretschmer W (1972) Reifung als Grund von Krise und Psychose. Stuttgart

Krevelen A v (1958) Zur Problematik des Autismus. Prax Kinderpsychol Kinderpsychiat 7: 87

Krose HA (1906) Der Selbstmord im 19. Jahrhundert nach seiner Verteilung auf Staaten und Verwaltungsbezirke. Herder, Freiburg i. Br.

Kruse F (ohne Jahresangabe) Die Anfänge der individuellen Erfahrungsbildung. In: Graber GH, Kruse F (Hrsg) Vorgeburtliches Seelenleben. München

Kruse R (1973) In: Matthes A, Kruse R (Hrsg) Neuropädiatrie. Stuttgart

Kuhn R (1963) Über kindliche Depressionen und ihre Behandlung. Schweiz med Wschr 2: 86

Kuhn-Gebhart V (1976) Behavioural disorders in non-epileptic children and their treatment with carbamazepin. In: Birkmayer W (ed) Epileptic seizures – behaviour – pain. University Park Press, London

Ladewig D (1982) Zwischen Kindheit und Erwachsenensein. XXX. Internationaler Fortbildungskongreß der Deutschen Bundesärztekammer. Davos

Laehr BH (1875) Über den Einfluß der Schule auf Verhinderung von Geistesstörungen. Allg Z Psychiatrie 32: 216

Landau WM, Kleffner FR (1957) Syndrome of acquired aphasia with convulsive disorder in children. Neurology 7: 523–530

Landolt H (1955) Über Verstimmungen, Dämmerzustände und schizophrene Zustandsbilder bei Epilepsie. Arch Neurol Psychiat 76: 313

Lange-Cosack H (1939) Spätschicksale atrophischer Säuglinge. Leipzig

Lange-Cosack H (1967) Die Prognose der Schädel-Hirntraumen im Kindes- und Jugendalter. Jb für Jugendpsychiatrie und ihre Grenzgebiete, Bd V, Bern Stuttgart

Langen D, Jäger A (1964) Die Pubertätskrisen und ihre Weiterentwicklungen. Eine katamnestische Untersuchung. Arch Psychiat u Zeitschr Neurolog 205: 19–36

Langner Th S, Michael St T (1963) Life, stress and mental health. The Midtown-Manhattan Study. In: Rennie ThAC: Series in Social Psychiatry II. London

Lapouse R, Monk MA (1958) An epidemiologic study of behavior characteristics in children. Am J Public Health 48: 1134–1144

Largo RH, Graf S, Kundu S, Hunzikev V, Molinavi L (1989) Prognostische Aussagekraft von Entwicklungstests für die intellektuelle Leistungsfähigkeit im Schulalter. Schweiz Med Wochenschr 119 [Suppl 29] 7: 7–15

Laux W (1967) Katamnesen von Kindern mit Hirntraumen. Jb für Jugendpsychiatrie und ihre Grenzgebiete, Bd V, Bern Stuttgart

Lawall PC, Pietzker A (1973) Das Gilles de la Tourette Syndrom (GTS). Fortschr Neurol Psychiatry 41/5: 282–299

Le Couteur A, Bailey A, Rutter M, Gottesman I (1989) An epidemiologically based twin study of autism. Paper given at the First World Congress on Psychiatric Genetics, Churchill College, Cambridge, 3.–5. August

Lefkowitz MM (1969) Effects of dephenylhydantoin on disruptive behaviour: study of male delinqents. Arch Gen Psychiatry 20: 63–651

Leibniz G (1923ff.) Sämtliche Schriften und Briefe. Dt Akad der Wiss, Berlin

Leischner A (1967) Hirnpathologische Syndrome im Kindesalter. Jb Jugendpsychiatrie und ihre Grenzgebiete, Bd V, 140

Lemke R (1953) Das enthemmte Kind mit choreiformer Symptomatik. Psychiat Neurol Med Psychol 5: 290–294

Lempp R (1964) Frühkindliche Hirnschädigung und Neurose. Berlin Stuttgart

Lempp R (1973) Psychosen im Kindes- und Jugendalter – eine Realitätsbezugsstörung. Bern Stuttgart Wien

Lennox WG, Lennox MA (1960) Epilepsy and related disorders. Boston

Lenz W (1949) Ernährung und Konstitution. Berlin München

Leonhard K (1969) Aufteilung der endogenen Psychosen. Leipzig

Leonhard K (1984) Als geistige Behinderung verkannte Kindheitsschizophrenie. In: Nissen G (Hrsg) Psychiatrie des Schulalters. Huber, Bern Stuttgart Wien, S 28–46

Lersch Ph (1942) Der Aufbau des Charakters. Leipzig

Lesch KP (1991) Psychobiologie der Zwangskrankheit. Fortschr Neurol Psychiatr 59: 404–412

Lesny I (1965) Entwicklungsdiagnostik in der Kinderneurologie. Berlin

Lewin AC (1978) Forum on hyperkinesis. Mod Med 46: 87

Leyhausen P (1974) Antrieb und Motivation aus ethologischer Sicht. In: Reimer F (Hrsg) Verhaltensforschung und Verhaltenstherapie. Düsseldorf (reprint)

Lidz T, Wild C, Schafer B, Rosman B, Fleck S (1962) Thought disorders in the parents of schizophrenic patients: A study utilizing the object sorting test. J Psychiat Res 1: 193–200

Linna SL, Moilanen I, Keistinen H (1991) Prevalence of psychosomatic symptoms in children. Psychother Psychosom 56: 85–87

Lipman RS (1924) zit in: Learning: Verbal, perceptuel motor and classical conditioning. In: Ellis NR (ed) Handbook of mental deficiency. McGraw-Hill, New York

Ljungberg L (1957) Hysteria. A clinical, prognostic and genetic study. Acta Psychiatr Scand 32 [Suppl 112]

Loch W (Hrsg) (1971) Die Krankheitslehre der Psychoanalyse. Stuttgart

Locke J; zit. Friedeburg L v (Hrsg) (1965) Jugend in der modernen Gesellschaft. Köln–Berlin

Loeber R (1982) The stability of antisocial and child behaviour: a review. Child Dev 53: 1431

Loening-Baucke V, Cruikskank B, Savage C (1987) Defecation dynamics and behavior profiles in encopretic children. Pediatrics 80/5: 672–679

Looker A, Conners CK (1970) Diphenylhydantoin in children. Arch Gen Psychiatry 23: 80–90

Lopez R (1965) Hyperactivity in Twins. Canad Psychiat Ass J 10: 412–426

Lorenz K (1968) Das sogenannte Böse. Zur Naturgeschichte der Aggression. Wien

Lorenz K (1983) Der Abbau des Menschlichen. München Zürich

Lou HC, Henriksen L, Bruhn P (1990) Focal cerebral dysfunction in developmental learning disabilities. Lancet 335: 8–11

Loudon J (1984) The diseases called chlorosis. Psychol Med 14: 27–36

Löwnau HW (1960) Fortlaufen bei Kindern und Jugendlichen als psychopathologisches Syndrom. Arch Kinderheilkd 3: 215–230

Lucas AR (1981) Towards an understanding of anorexia nervosa as a disease entity. Mayo Clin Proc 56: 254–264

Lucas AR (1991) Eating disorders. In: Lewis M (ed) Child and adolescent psychiatry. Williams & Wilkins, Baltimore

Lundquist G (1945) Acta psychiat scand Suppl 35

Lunsing RJ, Hadders-Algra M, Touwen BCL, Huisjes HJ (1991) Nocturnal enuresis and minor neurological dysfunction at 12 years. Dev Med Child Neurol 33: 439–445

Luria AR (1970) Die höheren kortikalen Funktionen des Menschen und ihre Störungen bei örtlichen Hirnschädigungen. Berlin

Lutz J (1964) Kinderpsychiatrie. Zürich Stuttgart

Maccoby EE, Jacklin CN (1974) The psychology of sex differences. University Press, Stanford

MacFarlane IV, Allen L, Horzik P (1974) A developmental study of the behaviour problems of normal children between 21 months and 14 years. California Press, Berkeley

Mahler MS (1952) Über Psychose und Schizophrenie im Kindesalter. Autistische und symbiotische frühkindliche Psychosen. Psyche 21: 895

Mahler M (1972) Symbiose und Individuation. Stuttgart

Maletzky BM (1974) D-amphetamine and delinquency: Hypercinesis persisting? Dis Nerv Syst 35: 543–547

Malmquist CP (1975) Depression in Childhood. In: Flach FF, Draghe SC (Hrsg) The nature and treatment of depression. New York London Sidney Toronto

Manheimer-Gommes M (1899) Les troubles mentaux de l'enfance, précis de psychiatrie infantile avec les applications pédagogiques et médico-legales (Préface de M. de professeur Joffroy). Soc d'édit sci, Paris

Marcus A, Rothenberger A (1993) Hyperkinetisches Syndrom. TW Neurologie Psychiatrie 7: 705–716

Matika K (1973) The rarity of „depression" in childhood. Acta paedopsychiat 40: 37–44

Matthes A (1958) „Maskierte" und latente Epilepsie im Kindesalter. Dt Ztschr Nervenheilk 178: 506–526

Matthes A (1973) In: Matthes A, Kruse R (Hrsg) Neuropädiatrie. Stuttgart

Matussek P (1969) Phasendauer bei unbehandelten Fällen endogener Depression. In: Hippius H, Selbach H (Hrsg) Das depressive Syndrom. München Berlin Wien

McKenney BT (1977) Animal behavioural-biological models relevant to depressive and affective disorders in humans. In: Schulterbrand JG, Raskin A (Hrsg) Depression in childhood: Diagnoses, treatment and conceptual models. New York

McLean; zit. bei Valzelli (1970) The triune brain, emotion and scientific bias. The neurosciences second study programm. Schmitt, The Rockefeller University Press

McMillan MB (1960) Extra-scientific influence in the history of child psychopathology. In: Amer J Psychiat 116: 1091–1096

Mead M (1965) Leben in der Südsee. München

Meermann R, Vandereycken W (1987) Therapie der Magersucht und Bulimia nervosa. de Gruyter, Berlin New York

Melanchthon P; zit. Hohmann JS (1982) Gemeinsam oder garnicht. Jugend zwischen Protest und Anpassung. Düsseldorf Wien

Mellenthin K (1983) Haschisch ist heute neben Alkohol populärer denn je. Pais 5: 3

Merz F (1979) Geschlechtsunterschiede und ihre Entwicklung. Hogrefe, Göttingen Toronto Zürich

Merz J (1984) Aggressionen von ein- bis zweijährigen Kindern aus der Sicht der Mütter. Prax Kinderpsychol Kinderpsychiatr 33: 192–197

Merzbacher F (1970) Die Hexenprozesse in Franken. 2. Aufl., München

Metrakos JD, Metrakos K (1960/61) Genetics of convulsive disorders. Neurology 11: 474–483, 10: 228–240

Meyenberg R (1988) Drogen und Schule in den Niederlanden. Suchtgefahren 34: 285–296

Meyer JE (1962) Katamnestische Untersuchungen an jugendlichen Fortläufern. Ztschr Psychother, med Psychol 12: 49

Mierke, K (1966) Konzentrationsfähigkeit und Konzentrationsschwäche. Huber & Klett, Bern Stuttgart

Minde K, Lewin D, Weiss G (1971) The hyperactive child in elementary school. Except Child 38: 215–218

Minuchin S (1970) The use of an ecological framework in the treatment of a child. In: Anthony J, Kopernik C (eds) The child and its family. Raven Press, New York

Mitscherlich A (1953/54) Zur psychoanalytischen Auffassung psychosomatischer Krankheitsentstehung. Psyche 7: 561

Moreau de Tours (1889) Le folie chez les enfants. Ballière & fils, Paris, 1888. – Deutsche Übersetzung: Galatti D: Der Irrsinn im Kindesalter. Stuttgart

Moser T (1970) Jugendkriminalität und Gesellschaftsstruktur. Frankfurt

Mosse HL (1960) Der Mißbrauch der Schizophreniediagnose im Kindesalter. Jb Jugendpsychiatrie und ihre Grenzgebiete II, 68–76

Mowrer OH (1950) Learning, theory and personality. Ronald Press, New York

Müller-Küppers M (1969) Das leicht hirngeschädigte Kind. Stuttgart

Müller-Oerlinghausen B (1989) Pharmakotherapie pathologischen aggressiven und autoaggressiven Verhaltens. In: Pöldinger W, Wagner W (Hrsg) Aggression, Selbstaggression, Familie und Gesellschaft. Springer, Berlin Heidelberg New York Tokyo, S 121–134

Neill AS: Theorie und Praxis in der antiautoritären Erziehung

Nello NK, Griffith RR (1987) Alcoholism and drug abuse: An overview. In: Meltzer HK (ed) Psychopharmacology the third generation of progress. Raven Press, New York

Neuhaus C (1991) Depressive Syndrome im Kindes- und Jugendalter. Inaugural-Dissertation, Universität Würzburg

Neuhäuser G (1980) Das leicht hirngeschädigte Kind. Zur Problematik aus medizinischer Sicht. Motorik 3: 39–50

Neuhäuser G (1981) EEG-, Labor- und Zusatzuntersuchungen bei der Diagnostik psychischer Erkrankungen von Kindern und Jugendlichen. Der Kassenarzt 19: 2061

Neumärker KJ, Neumärker M (1977) Der Hirnstamm und seine Erkrankungen im Kindesalter. Leipzig

Nietzsche F (1954) Werke in drei Bänden. München

Nissen G (1955) Über Auswirkungen von Milieuschäden auf schwachsinnige Kinder. Ztschr Kinderpsychiat 22: 123–132

Nissen G (1957) Psychogener Tic und Altersdisposition bei Kindern. Ztschr Kinderpsychiat 23: 97–107

Nissen G (1962) Zur gegenwärtigen Situation der Kinderpsychiatrie. Brem Ärztebl 6: 3–11

Nissen G (1965) Klinische Jugendpsychiatrie in Vergangenheit und Gegenwart. Dt Ärztebl 41: 2202–2205

Nissen G (1969) Geschichte der Kinderpsychiatrie und Kinderpsychotherapie. In. Heese G, Wegener H (Hrsg) Enzyklopädisches Handbuch der Sonderpädagogik und ihrer Grenzgebiete. Berlin Charlottenburg

Nissen G (1969) Hermann Piper – Promotor einer kinderpsychiatrisch orientierten Heilpädagogik. Jb Jugendpsychiat VII: 11–19

Nissen G (1971) Passagere Zwangsphänomene im Kleinkindesalter. Jb Jugendpsychiatrie und ihre Grenzgebiete VIII: 46–54

Nissen G (1971) Depressive Syndrome im Kindes- und Jugendalter. Beitrag zur Symptomatologie, Genese und Prognose. Springer, Berlin Heidelberg New York

Nissen G (1971) Zur Situation der Kinder- und Jugendpsychiatrie in Berlin West. Berlin Ärztek 85–86

Nissen G (1971) Die Angstneurose. In: Harbauer H et al. (Hrsg) Lehrbuch der speziellen Kinder- und Jugendpsychiatrie. Springer, Berlin Heidelberg New York, S 58–81

Nissen G (1972) Der Psychagoge in der kinderpsychiatrischen Klinik. Prax Kinderpsychol 1: 10

Nissen G (1972) Schulverweigerung und Lernprotest im Kindesalter. Ztschr Psychotherap u med Psychol 5: 183

Nissen G (1972) Organisches Psychosyndrom und sekundäre Neurose bei Kindern mit einer leichten frühinfantilen Hirnschädigung. Pädiat und Pädolog 7: 353–364

Nissen G (1972) Kalender einer kombinierten Enuresis-Therapie. Ciba-Geigy, Basel

Nissen G (1973) Intelligenzschwäche als akzessorisches Symptom unerkannter psychischer oder somatischer Störungen. Ztschr Kinder- und Jugendpsychiat 2: 144–151

Nissen G (1973) Selbststeuerung – genetische und metapsychologische Aspekte. In: Förster E, Wewetzer KH (Hrsg) Selbststeuerung. Bern Stuttgart Wien

Nissen G (1973) Hospitalismus. Ztschr Kinder- und Jugendpsychiat 1: 5–17

Nissen G (1973) Über Auswirkungen von Reizüberflutungen auf psychisch behinderte Kinder. Prax Kinderpsychol Kinderpsychiatr 6: 195–199

Nissen G (1973) Die larvierte Depression bei Kindern und Jugendlichen. In: Kielholz P (Hrsg) Die larvierte Depression. Bern Stuttgart Wien

Nissen G (1973) Spielstörungen im Kleinkindalter als Vorläufer von Lernstörungen bei Kindern und Jugendlichen. Act Paedopsychiat 6: 214–220

Nissen G (1973) Depressionen und Suizidalität in der Pubertät. Zeitschr Allgemeinmed 10: 435–439

Nissen G (1974) Drogenabhängigkeit bei Kindern. Pädiat und Pädolog 9: 10–16

Nissen G (1974) Zur Klassifikation und Genese von Dissozialität und Verwahrlosung. Nervenarzt 45: 30–35

Nissen G (1974) Zur Geschichte der Kinderpsychiatrie in Deutschland. Ztschr Kinder- und Jugendpsychiat 2: 148–162

Nissen G (1974) Das behinderte Kind in der Gesellschaft. Nervenarzt 5: 259–262

Nissen G (1975) Zur Genese und Therapie der Autoaggressivität. Ztschr Kinder- und Jugendpsychiat 3: 29–40

Nissen G (1975) Biologische Aspekte der Kinderpsychiatrie. In: Helmchen H, Hippius H (Hrsg) Entwicklungstendenzen biologischer Psychiatrie. Stuttgart

Nissen G (1975) Affektive Psychosen in der Adoleszenz. Nervenarzt 46: 302

Nissen G (1977) Intelligenz, Lernen und Lernstörungen. Theorie, Praxis und Therapie. Berlin Heidelberg New York

Nissen G (1978) Das depressive Kind. Monatschr f Kinderheilkd 126: 463–471

Nissen G (1978) Wechselwirkungen bio- und informationsgenetischer Faktoren in der Familie autistischer Kinder. In: Kehrer HE (Hrsg) Kindlicher Autismus. Basel

Nissen G (1978) Psychopathologie des Kindesalters. Darmstadt

Nissen G (1980) Biologische und soziale Aspekte der Entwicklung und Erziehung des Kindes. Würzburg

Nissen G (1980) Konflikte und Krisen in der Pubertät und Adoleszenz. In: Harbauer H, Lempp R, Nissen G, Strunk

P (Hrsg) Lehrbuch der speziellen Kinder- und Jugendpsychiatrie. Berlin Heidelberg New York

Nissen G (1980) Kinderpsychiatrische Aspekte der Depressionsforschung. In: Heimann H, Giedke H (Hrsg) Neue Perspektiven in der Depressionsforschung. Bern Stuttgart Wien

Nissen G (1980) Psychosen im Kindesalter. In: Spiel W (Hrsg) Die Psychologie des 20. Jahrhunderts, Bd XII, Zürich

Nissen G (Hrsg) (1985) Psychiatrie des Pubertätsalters. Bern Stuttgart Wien Tokyo

Nissen G (1980) Tics bei Kindern. In: Mertens HG, Przuntek H (Hrsg) Pathologische Erregbarkeit des Nervensystems und ihre Behandlung. Springer, Berlin Heidelberg New York (Verhandlungen der Deutschen Gesellschaft für Neurologie, Bd 1, S 156–164)

Nissen G (1982) Frühe Beiträge aus Würzburg zur Entwicklung einer Kinder- und Jugendpsychiatrie. In: Baumgart H (Hrsg) 400 Jahre Universität Würzburg. Neustadt

Nissen G (1982) Die Pubertät als biologische und soziale Entwicklungskrise. In: Aspekte des Verhaltens und der Verhaltensauffälligkeiten bei Kindern und Jugendlichen. Berlin

Nissen G (Hrsg) (1982) Therapeutische Probleme bei psychomotorisch unruhigen Kindern. Stuttgart New York

Nissen G (Hrsg) (1982) Psychiatrie des Säuglings- und frühen Kleinkindalters. Stuttgart Bern

Nissen G (Hrsg) (1983) Psychiatrie des Kleinkind- und frühen Vorschulalters. Berlin Stuttgart Wien

Nissen G (1983) Kinder- und Jugendpsychiatrie – Entwicklungstendenzen. In: „Wie weit es die Medizin gebracht hat". München

Nissen G (1983) Depression in Adolescence: Clinical features and developmental aspects. In: Golombek H, Garfinkel BD (Hrsg) The adolescent and mood disturbance. New York

Nissen G (Hrsg) (1984) Psychiatrie des Schulalters. Bern Stuttgart Wien Tokyo

Nissen G (1984) Selbstmordgefährdung und Selbstmordprophylaxe im Kindes- und Jugendalter, Pais, 2: 14–17

Nissen G (1984) Alternatives to treatment with minor tranquilizers in adolescent patients. In: (Pichot P, Ed) Alternatives to treatment with minor tranquilisers. Berne Stuttgart Vienna

Nissen G (1984) Angst und Aggression als Auslöser im Generationenkonflikt. In: Kielholz P (Hrsg) Angst und Aggression. Helbing & Lichtenhahn, Basel Frankfurt am Main, S 61–84

Nissen G (1987) Kopf- und Bauchschmerzen. MMW 31: 565

Nissen G (1988) Frühe Deprivationssyndrome. In: Kisker KP et al. (Hrsg) Psychiatrie der Gegenwart 7. Springer, Berlin Heidelberg New York Tokyo, S 29–56

Nissen G (1990) Aggressivität. In: Bachmann KD, Ewerbeck H, Kleihauer E, Rossi E, Stalder G (eds) Pädiatrie in Klinik und Praxis, Bd IV. Thieme, Stuttgart New York, S 36–39

Nissen G (1991) Neurasthenia in children and adolescents. In: Gastpar M, Kielholz P (eds) Problems of psychiatry in general practice. Neurasthenia obsessive-compulsive disorder. Advances in treatment of depression. Teaching

and training of the G.P. Hogrefe & Huber, Lewiston New York Toronto Bern Göttingen

Nissen G (Hrsg) (1986) Psychiatrie des Jugendalters. Bern Stuttgart Wien Tokyo

Nissen G (1993) Leichte Hirnfunktionsstörungen bei Kindern und Jugendlichen. In: Schüttler R (Hrsg) Organische Psychosyndrome. Springer, Berlin Heidelberg New York Tokyo (Tropon-Symposium VIII, S 109–116)

Nissen G, Spilimbergo A (1970) Zur Symptomatik und Therapie depressiver Verstimmungen bei Kleinkindern. Monatsschr Kinderheilkd 4: 136–137

Nissen G, Eggers Ch, Martinius J (Hrsg) (1984) Kinder- und jugendpsychiatrische Pharmakotherapie in Klinik und Praxis. Berlin Heidelberg New York Tokyo

Nissen G, Menzel M, Friese H-J, Trott G-E (1991) Enkopresis bei Kindern. Z Kinder Jugendpsychiatr 19: 170–174

Noelle-Neumann E (1982) Selbstbeherrschung – kein Thema. Frankfurter Allgem Zeitung 119: 8

Nowka M (1968) Möglichkeiten der Hilfe für hörgeschädigte Kinder. Bundesgesundheitsbl 12: 165–170

Oehme J (1988) Das Kind im 18. Jahrhundert. Wunschkinder im 18. Jh. Lübeck, Hansisches Verlagskontor Schettler, S 109–117

Olbing H (1989) Idiopathische Dranginkontinenz. pädiatr prax 38: 413–438

Olbing H (1990) Formen der Enuresis beim Kind. pädiatr prax 40: 249–259

Olds J, Milner P (1954) Positive reinforcement produced by electrical stimulation of septal area and other regions of rat brain. J Comp Physiol Psychol 47: 419–427

Olweus D, Mattsson A, Schalling D, Löw H (1988) Circulating testosterone levels and aggression in adolescent males: A causal analysis. Psychosom Med 50: 261–271

Otto U (1972) Social attemps in childhood and adolescence – today and after ten years. In: Annell AL (Hrsg) Depressive states in childhood and adolescence. Stockholm

Paar GH, Eckhardt A (1987) Chronisch vorgetäuschte Störungen mit körperlichen Symptomen. Psychother Med Psychol 37: 197–204

Palmer AJ, Yoshimura GJ (1984) Münchhausen syndrome by proxy. J Am Acad Child Psychiatry 234: 503–508

Papousek H, Papousek M (1984) Die Rolle der sozialen Interaktionen in der psychischen Entwicklung und Pathogenese von Entwicklungsstörungen im Säuglingsalter. In: Nissen G (Hrsg) Psychiatrie des Säuglings- und des frühen Kleinkindalters, 2. Aufl. Huber, Bern Stuttgart Wien

Pasamanick B, Kawi A (1956) The study of the association of prenatal and perinatal factors with the development of tics in children. J Paediatr Child Health 48: 596–600

Paul J (1967) Grundlagen zur Erforschung von Raum- und Zeitbewußtseinsstörungen bei Kindern und Jugendlichen. Dt med Wschr 38: 1727–1734

Pearce J (1971) Depressive Disorder in Childhood. J Child psychol psychiat 18: 79–82

Pechstein J (1974) Umweltabhängigkeit der frühkindlichen zentralnervösen Entwicklung. Stuttgart

Peiper A (1956) Die Eigenart der kindlichen Hirntätigkeit. Leipzig

Penin H (1971) Die Bedeutung der Elektroencephalographie für die Schizophrenieforschung. In: Huber G

(Hrsg) Ätiologie der Schizophrenien. Bestandsaufnahme und Zukunftsperspektiven. Stuttgart

Peritz G (1932) Die Nervenkrankheiten des Kindesalters. Leipzig

Perris C (1966) A study of bipolar manic-depressive and unipolar recurrent depressive psychoses. Acta psychiat scand Suppl 194: 1

Pestalozzi JH (1977) Werke Bd I u II (1774–1805). München

Petrilowitz N (1966) Abnorme Persönlichkeiten. 3. Aufl., Basel New York

Pfaundler M (1904) Demonstration eines Apparates zur selbständigen Signalisierung stattgehabter Bettnässung. Verh Ges Kinderheilkd 21: 219–220

Pfaundler M v (1924) Über Anstaltsschäden an Kindern. Mschr Kinderheilk 29: 661

Piaget J (1972) Die Entwicklung des Lernens. Stuttgart

Pichot P (1983) Ein Jahrhundert Psychiatrie. Paris

Pick A (1904) Über einige bedeutsame Psycho-Neurosen des Kindesalters. Sammlung zwangloser Abhandlungen aus dem Gebiete der Nerven- und Geisteskrankheiten V: 1–28

Pieper R (1940) Die sogenannten konstitutionellen Depressionen bei Kindern. Zeitschr Kinderforsch 48: 116

Piso Carolus (= Lepois Charles) (1714) Selectivorum observationum et consiliorum liber singularis. Leyden

Plat K (1989) Proc Natl Acad Sci USA 86: 7490–7494

Plato; zit. Hohmann JS (1982) Gemeinsam oder gar nicht. Jugend zwischen Protest und Anpassung. Düsseldorf Wien

Ploog D (1964) In: Gruhle HW, Jung R, Mayer-Gross W, Müller M (Hrsg) Psychiatrie der Gegenwart I, 1. Berlin Heidelberg New York

Ploog D (1975) Verhaltensbiologische Aspekte in der psychiatrischen Forschung. In: Helmchen H, Hippius H (Hrsg) Entwicklungstendenzen biologischer Psychiatrie. Stuttgart

Ploog D (1975) Biologische Grundlagen aggressiven Verhaltens: In: Kranz H, Heinrich K (Hrsg) Psychiatrische und ethologische Aspekte abnormen Verhaltens. Stuttgart

Popper C (1987) Psychiatric pharmacoscienses of children and adolescents. American Psychiatric Press, Washington

Portmann A (1951) Biologische Fragmente zu einer Lehre vom Menschen. 2. Aufl., Basel

Portmann A (1968) Biologie und Geist. Frankfurt

Prader A (1985) Die Pubertät und ihre Störungen aus endokrinologischer Sicht. In: Nissen G (Hrsg) Psychiatrie des Pubertätsalters. Huber, Bern Stuttgart Wien

Prechtl HFR (1960) Die neurologische Untersuchung des Neugeborenen. Wien med Wschr 110: 1035

Propping P (1989) Psychiatrische Genetik. Befunde und Konzepte. Springer, Berlin Heidelberg New York Tokyo

Puig-Antich J (1982) Major depression and conduct disorders in prepuberty. J Am Acad Child Adolesc Psychiatry 21: 118–128

Puller I, Nissen G (1976) Zur Symptomatik und Prognose des Weglaufens. Ergebnisse einer katamnestischen Untersuchung. Z Kinder- und Jugendpsychiatr 3: 259–271

Rambach H (1968) Zur Entwicklung der Jactatio capitis et corporis in der Kindheit, Jugend und im Erwachsenenalter. Nervenarzt 39: 536–541

Rapaport J (1959) Maladie des tics in children. Am J Psychiatry 116: 117–178

Rapport MD, Sonis WA, Fialkov MJ, Matson JL, Kazden AE (1983) Carbamazepin in behaviour therapy for aggressive behaviour. Behav Modif 7: 255–265

Redlich und Lazar (1914) Kindliche Selbstmörder. Berlin

Rees L (1956) Physical and emotional factors in bronchial asthma. J Psychosomat Res 1: 98

Reich W, Earls F, Frankel O, Shayka J (1993) Psychopathology in children of alcoholics. J Am Acad Child Adolesc Psychiatry 32: 995–1001

Reiner R (1969) Zum Problem des Hospitalismus. Heilpäd Diplomarbeit Berlin

Remschmidt H (1993) Anfallskrankheiten und psychische Störungen im Kindes- und Jugendalter. In: Nissen G (Hrsg) Anfallskrankheiten aus interdisziplinärer Sicht. Huber, Bern Göttingen Toronto Seattle

Remschmidt H, Dauner J (1976) Klinische und soziologische Aspekte der Drogenabhängigkeit bei Jugendlichen. Med Klin 45–47, 1993–1997, 2041–2047, 2078–2081

Remschmidt H, Schmidt M (Hrsg) (1977) Multiaxiales Klassifikationsschema für psychiatrische Erkrankungen im Kindes- und Jugendalter nach Rutter, Shaffer und Sturge. Stuttgart Wien, Huber

Remschmidt H, Schmidt M (1983) Multiaxiale Diagnostik in der Kinder- und Jugendpsychiatrie. Ergebnisse empirischer Untersuchungen. Bern Stuttgart Wien

Remschmidt H, Strunk P, Mithner Ch, Tegeler E (1972) Kinder endogen-depressiver Eltern. In: Annell AL (Hrsg) Depressionszustände bei Kindern und Jugendlichen. Stockholm

Remschmidt H, Hausmann E, Lemberti G, Niebergall G, Merschmann W (1979) Neuropsychologische Störungsmuster bei Kindern und Jugendlichen mit Zustand nach Schädel-Hirntraumen. In: Lempp R (Hrsg) Teilleistungsstörungen im Kindesalter. Bern Stuttgart Wien 1979

Rett A (1966) Über ein cerebral-atrophisches Syndrom bei Hyperammonämie. Hollinek, Wien

Rett A, Kohlmann Th, Strauch G (1973) Linkshänder. München

Rifkin A, Wortman R, Reardon G (1986) Psychotropic medication in adolescents: A review. J Clin Psychiatry 47: 400–408

Rinecker F v (1875) Über Irresein der Kinder. Allgemeine Zeitschrift für Psychiatrie 32: 560–565

Ritvo ER, Freeman BJ, Mason-Brothers A et al. (1985) Concordance for the syndrome of autism in 40 pairs of efflicted toins. Am J Psychiatry 142: 74–77

Roberts KE, Schoellkopf JA (1951) Am J Dis Child 82: 121

Robertson J (1969) Das Trennungstrauma des hospitalisierten Kleinkindes. In: Biermann G (Hrsg) Handbuch der Kinderpsychotherapie II. München Basel

Robins LN (1972) Follow-up studies of behavior disorders in children. In: Quay HC, Werry JS Ed.: Psychopathogical disorders of children. New York London Sydney Toronto

Robins LN (1981) Epidemiological approaches to natural history research. Antisocial disorders in children. J Am Acad Child Psychiatry 20: 566–580

Robins E, O'Neil P (1953) Clinical features hysteria in children. Nerv Child 10: 246–271

Robins L, O'Neil P (1959) The adult prognosis for runaway children. Am J Orthopsychiat 29: 752–761

Rosenberg DA (1987) Web of deceit: A literature review of Munchhausen syndrome by proxy. Chil Abuse Negl 2: 547–563

Roth H (1972) Lehrerverhalten. In: Roth H (Hrsg) Begabung und Lernen. Ergebnisse und Folgerungen neuer Forschungen. Stuttgart

Rothenberger A (1991) Wenn Kinder Tics entwickeln. Stuttgart New York: G. Fischer

Rousseau JJ (1960) Selbstbildnis. Zürich

Rousseau JJ (1975) Spiel als zwanglose Natürlichkeit (1762) In: Scheuerl H (Hrsg) Theorien des Spiels. Weinheim Basel, 21–23

Rousseau JJ (1980) Emile oder Über die Erziehung (1762). Stuttgart

Rutter M (1972) Maternal deprivation reassessed. Penguin Books, Harmondsworth

Rutter M (1982) Syndromes attributed to „minimal brain dysfunction" in childhood. Am. J Pschiatry 133: 21–33

Rutter M, Hersov L (1977) Child Psychiatry. Modern Approaches. Oxford

Rutter M, Tizard J, Whitmore K (1970) Education, health and behavior: Psychological and medical study of child development. Wiley, New York

Rutter M, Cox A, Tupling C, Berger M, Yule W (1975) Attainment and adjustment in two geographical areas. Br J Psychiatry 126: 493–509

Rutter M, Graham Ph, Chadwick OFD, Youle W (1976) Adolescent turmoile: Fact or fiction? J Child Psychol Psychiat 17: 35–56

Saegert CW (1904) Über die Heilung des Blödsinns auf intellektuellem Wege (1845). In: Gerhardt JP (Hrsg) Zur Geschichte und Literatur des Idiotenwesens in Deutschland. Hamburg, 192–220

Salzmann CG (1921) Krebsbüchlein. 3. Aufl. 1792. Bielefeld Leipzig

Sanctis S de (1925) Neuropsychiatria infantile. Rom

Sarason SB (1959) Psychological problems in mental deficiency. New York

Sauceda JM, Vega E de la (1990) Attention deficit disorder in Mexico. In: Conners K, Kinsbourne M (eds) Attention deficit disorder. MMV-Verlag, München

Scheffner D (1973) Gelegenheitskrämpfe. In: Matthes A, Kruse R (Hrsg) Neuropädiatrie. Stuttgart.

Schelsky H (1961) Anpassung und Widerstand. Quelle & Meyer, Heidelberg

Schepank H (1974) Erb- und Umweltfaktoren bei Neurosen. Berlin Heidelberg New York

Schmidt MH (1973) Das hyperkinetische Syndrom im Kindesalter. Zeitschr Kinder- u Jugendpsychiatr 3: 250–269

Schmidt MH (1984) Schlafstörungen bei Kindern und Jugendlichen. Dt Ärztebl 61: 1373

Schmidt MH, Blanz B (1991) Spezifische Angstsyndrome im Kindes- und Jugendalter. Dtsch Ärztebl 88: 2150–2154

Schmidt LG, Rommelspacher H (1990) Biologische Marker des Alkoholismus. Nervenarzt 61: 140–147

Schmidt MH, Esser G, Allehoff W (1987) Evaluating the significance of minimal brain dysfunction. J Child Psychol Psychiatry 28: 803–821

Schmidtke A, Häfner H (1986) Die Vermittlung von Selbstmordmotivation und Selbstmordhandlung durch fiktive Modelle. Nervenarzt 57: 502–510

Schneider K (1959) Klinische Psychopathologie. Stuttgart

Scholz L (1912) Anomale Kinder. Berlin

Schönfelder Th (1968) Die Rolle des Mädchens bei Sexualdelikten. Enke, Stuttgart

Schröder P (1943) Kinderpsychiatrie und Heilpädagogik. Zeitschr Kinderforsch 49

Schüle H (1878) Handbuch der Geisteskrankheiten. Leipzig

Schulsinger F, Sarnoff A, Mednick J, Pavnas J (1992) Ein interaktioneller Zugang zur Schizophrenieforschung. In: Nissen G (Hrsg) Endogene Psychosyndrome im Kindes- und Jugendalter. Huber, Bern Göttingen Toronto

Schulsinger F, Mednick SA (1981) Implications from the first 8 years of a prospective study on children at highrisk for schizophrenia. In: Huber E (Hrsg) Schizophrenie, Stand und Entwicklungstendenzen der Forschung. Stuttgart New York

Schulterbrandt JG, Raskin A (Hrsg) (1977) Depression in childhood. Diagnosis, treatment und conceptual models. New York

Schultz JH (1951) Lehrbuch der analytischen Psychotherapie. Stuttgart

Schultz-Hencke H (1947) Der gehemmte Mensch. Stuttgart

Schütze G (1980) Anorexia nervosa. Bern Stuttgart Wien

Schwab JJ, Schwab ME (1978) Sociocultural roots of mental illness. New York London

Schwarzer R (1981) Streß, Angst und Hilflosigkeit. Stuttgart

Schwarzmann J (1971) Die Verwahrlosung der weiblichen Jugendlichen. Reinhardt, München Basel

Schwidder W (1951) Zur Ätiologie und Therapie des Pavor nocturnus. Dt med J 2: 422

Schwidder W (1965) Psychosomatik und Psychotherapie bei Störungen und Erkrankungen des Verdauungstraktes. Basel

Schwidder W (1972) Klinik der Neurosen. In: Kisker KP, Meyer JE, Müller M, Strömgren E (Hrsg) Klinische Psychiatrie I. Psychiatrie der Gegenwart Band II, Teil I. Berlin Heidelberg New York

Seel O (1953) Cicero. Wort - Staat - Welt. Stuttgart

Seeligmüller O (1881) Ueber Chorea magna und ihre Behandlung. Dt Med Wschr 7: 584

Seignot JJN (1961) A case of the syndrome of tics de la Tourette's. Controlled by R 1625. Ann Med Psychiatry 119: 578–579

Selye H (1957) Stress beherrscht unser Leben. Econ, Düsseldorf

Shaffer D (1985) Enuresis. In: Rutter M, Hersov I (eds): Child and adolescent psychiatry. Blackwell, Oxford London

Shaffer D (1994) Attention deficit hyperactivity disorder in adults. Am J Psychiatry 151/5: 633–638

Shapiro AK, Shapiro E, Wayne HL (1973) Tourette's syndrome. Summery on data on 34 patients. Psychosom Med 35/5: 419–435

Sheehan HL (1954) Incidence of postpartum hypopituitarism. Amer J of Obstet gynec 68: 202

Sheldon WH, Stevens SS (1942) The varietes of temperament. New York

Siebelink BM, Bakkev DJ, Binnie CD, Kasteleijn-Nolst Trenité DGA (1988) Psychological effects of subclinical epileptiform EEG discharges in children: General intelligence tests

Sieber M (1978) Das leicht hirngeschädigte und das psychoreaktiv gestörte Kind. Bern Stuttgart Wien

Simmonds M (1914) Über Hypophysisschwund mit tödlichem Ausgang. Dt Med Wschr 7: 323

Simon FP, Stierlin H (1984) Die Sprache der Familientherapie – Ein Vokabular. Klett-Cotta, Stuttgart

Skinner BF (1953) Science and human behaviour. New York

Smith MS, Mitchell J, Corey L et al. (1991) Chronic fatigue in adolescents. Pediatrics 88/2: 195–202

Sörensen T, Price RA, Stunkard AJ, Schulsinger F (1989) Genetics of obesity in adult adoptees and their biological siblings. Br Med J 298: 87–92

Specht F (1957) Fehldeutungen bei hirnorganischen Anfällen im Kindesalter. Med Klin 2233–2238

Spiel W (1961) Die endogenen Psychosen des Kindes- und Jugendalters. Basel New York

Spiel W (1976) Therapie in der Kinder- und Jugendpsychiatrie. Stuttgart

Spilimbergo A, Nissen G (1971) Verhaltensstörungen und EEG-Veränderungen bei Kindern. A. Paedopsychiat 38: 59–65

Spitz RA (1946) Hospitalism. Psychoanal Stud Child 1: 53–74

Spitz RA (1946) Anaclitic depression. Psychoanal Stud Child 2: 313

Spitz RA (1967) Vom Säugling zum Kleinkind. Stuttgart

Spreen O (1978) Geistige Behinderung. Berlin Heidelberg New York

Städeli H (1978) Die chronische Depression beim Kind und beim Jugendlichen. Huber, Bern Stuttgart Wien

Steffenburg S, Gillberg C, Hellgren L, Anderson L, Gillberg C, Jocobson G, Bohman M (1989) A twin study of autism in England, Finland, Iceland, Norway and Sweden. J Child Psychol Psychiatry 30: 405–416

Steinhausen HC (1977) Zur Psychoendokrinologie des Minderwuchses im Kindes- und Jugendalter. Zeitschr Kinder- und Jugendpsychiatr 5: 346–359

Steinhausen HC (1981) Psychosomatische Störungen und Krankheiten bei Kindern und Jugendlichen. Kohlhammer, Stuttgart

Steinhausen HC (1981) Das Ulcus pepticum im Kindes- und Jugendalter. In: Steinhausen HC (Hrsg) Psychosomatische Störungen und Krankheiten bei Kindern und Jugendlichen. Kohlhammer, Stuttgart

Steinhausen HC (1988) Psychische Störungen bei Kindern und Jugendlichen. Urban & Schwarzenberg, München

Stengel E (1969) Selbstmord und Selbstmordversuch. Frankfurt a.M.

Stenstedt A (1952) Acta psychiat scand Suppl 79

Stenstedt A (1969) Die genetischen Grundlagen der Depression. In: Schulte W, Mende W (Hrsg) Melancholie in Forschung, Klinik und Behandlung. Stuttgart

Stern E (1953) Über Verhaltens- und Charakterstörungen bei Kindern und Jugendlichen. Zürich

Stewart MA, Copland LE, de Blois CS (1988) Age of onset of aggressive conduct disorder: A pilot study. Child Psychiatry Hum Dev 19/2: 126–131

Stewart JE, Meyers WC, Burket RC, Lyles WB (1989) A review of the pharmacotherapy of aggression in children and adolescents. J Am Acad Child Adolesc Psychiatry 29: 269–277

Stockert FG v (1967) Einführung in die Psychopathologie des Kindesalters. München Berlin Wien

Stores G, Piran N (1978) Dependency of different types in school children with epilepsy. Psychol Med 8: 441–445

Stores G, Hart J, Piran N (1978) Inattentiveness in school children with epilepsy. Epilepsia 19: 169–175

Straus E (1927) Untersuchungen über die postchoreatischen Motilitätsstörungen, insbesondere die Beziehungen der Chorea minor zum Tic. Monatschr Psychiatrie 66: 261–299

Strauß AA, Lethinen LE (1950) Psychopathology and education of the brain-injured children. New York

Strohmeyer W (1910) Vorlesungen über die Psychopathologie des Kindesalters. Tübingen

Strunk P (1980) Formenkreis der endogenen Psychosen. In: Harbauer H, Lempp R, Nissen G, Strunk P (Hrsg) Lehrbuch der speziellen Kinder- und Jugendpsychiatrie. 4. Aufl. Berlin Heidelberg New York

Strunk P, Faust VB (1967) Die Bewertung hirnorganischer Befunde bei Verhaltensstörungen im Kindesalter. Arch Psychiat Nervenkr 219: 152

Stunkard AI. Sörensen T, Hauner C (1986) An adoption study of human obesity. N Engl J Med 314: 193–198

Stutte H (1957) Zur Geschichte und Gegenwartssituation der deutschen Kinder- und Jugendpsychiatrie. Fortschr. Med. 23: 611–622

Stutte H (1960) Kinderpsychiatrie und Jugendpsychiatrie. In: Gruhle HW, Jung R, Mayer-Gross W, Müller M (Hrsg) Klinische Psychiatrie II. Psychiatrie der Gegenwart. Berlin Heidelberg New York

Stutte H (1963) Endogen-phasische Psychosen des Kindesalters. A. Paedopsychiat 30: 34

Stutte H (1970) In: Stutte H, Koch H (Hrsg) Charakteropathien und frühkindliche Hirnschädigungen. Berlin Heidelberg New York

Stutte H (1972) Kinder- und Jugendpsychiatrie. In: Kisker KP, Meyer JE, Müller M, Strömgren E. Psychiatrie der Gegenwart. Klinische Psychiatrie I. Berlin Heidelberg New York

Stutte H (1972) Epochale Wandlungen in Diagnostik und Verlauf endogen-depressiver Psychosen des Kindesalters. In: Annell AL (Hrsg) Depressionszustände bei Kindern und Jugendlichen. Stockholm

Stutte H (1974) Der Sprachabbau beim Heller-Syndrom. Ztschr Kinder- und Jugendpsychiat 2: 34

Stutte H (1974) Zur Geschichte des Terminus „Kinderpsychiatrie". A. Paedopsychiat 41: 209–215

Stutte H, Harbauer H (1965) Die Nosologie der Dementia infantilis. Jb Jugendpsychiatrie und ihre Grenzgebiete IV: 206

Stutte H, Harbauer H (1966) Zur Geschichte jugendpsychiatrischer Institutionen. In: Förster E, Wewetzer KH (Hrsg) Jugendpsychiatrische und psychologische Diagnostik. Bern Stuttgart

Stutte H, Harbauer H (1970) 30 Jahre Deutsche Vereinigung für Jugendpsychiatrie. Nervenarzt 41: 313–317

Sucharewa GF (1956) Episodic psychosis in a remote period after cerebral infections and traumata. Cs Psychol 52: 135

Swedo SE, Rapoport JL (1989) Phenomenology and differential diagnosis of obsessive-compulsive disorder in children and adolescents. American Psychiatric Press, Washington/DC

Szatmari P, Offord DR, Boyle MH (1987) Ontario child health study: Prevalence of ADHD. J Child Psychol Psychiatry 30, 2: 219–230

Tanner JM (1962) Wachstum und Reifung des Menschen. Stuttgart

Tarnopol L (Hrsg) (1981) Neurogene Lernstörungen. München Basel

Taylor S (1988) Some comments on Prior and Sansons „Attention deficit disorder with hyperactivity: A critque". J Child Psychol Psychiatry 29: 217–221

Tellenbach H (1983) Melancholie. 4. Aufl. Berlin Heidelberg New York Tokyo

Tempel; zit. bei Göllnitz G, Rösler HD

Teschner KL (1989) Praktische Psychiatrie. Kohlhammer, Stuttgart Berlin Köln

Thalmann H-C (1971) Verhaltensstörungen bei Kindern und im Jugendalter. Klett, Stuttgart

Thomas K (1985) Abriß der Entwicklungspsychologie. Herder, Freiburg Basel Wien

Thomas A, Chess S (1984) Genesis and evolution of behavioural disorders: from infancy to early adult life. Am J Psychiatry 141: 1–9

Tiling E (1975) Trichotillomanie unter dem Bild des unklaren Haarausfalles im Kindesalter. Mschr Kinderheilk 123: 58–64

Todd RO (1985) Autoantibodies to serotonin receptors in infantile autism. J. Franklin Robinson Award of the American Academy of Child Psychiatry

Tölle R (1991) Psychiatrie, 9. Aufl., Springer, Berlin Heidelberg New York Tokyo

Tolstrup K (1962/63) Psychosomatische Aspekte der Fettsucht im Kindesalter. Psyche 16, 592–599

Toolan JM (1978) Depression in children and adolescents. Amer J Orthopsychiat 32: 404–414

Törne J v (1974) Zur Ätiologie der Automutilationen im Kindes- und Jugendalter. Zschr Kinder- und Jugendpsychiat 2: 261

Tramer M (1944/45) Kinder im Hexenglauben und Hexenprozeß des Mittelalters. Kind und Aberglaube. In: Zschr Kinder- und Jugendpsychiatrie 11, 12: 140–149, 180–187

Tramer M (1960) Zur Entwicklung der Kinderpsychiatrie. Acta Paedopsychiat. 22: 238–249

Tramer M (1964) Lehrbuch der allgemeinen Kinderpsychiatrie. Basel Stuttgart

Troschke J v (1974) Das Kind als Patient im Krankenhaus. München Basel

Trott G-E (1990) Epileptische Psychosen bei Kindern und Jugendlichen und ihre Therapie. In: Nissen G (Hrsg) Somatogene Psychosyndrome. Huber, Bern Stuttgart Toronto

Trott G-E (1993) Das hyperkinetische Syndrom und seine medikamentöse Behandlung. Barth, Leipzig Berlin Heidelberg

Trott G-E, Friese H-J (1990) Elektiver Mutismus. MMW 132/4: 26–28

Trott G-E, Elliger T, Friese H-J, Schötensack K (1988) Anorexia nervosa. MMW 130/20: 392–395

Trott G-E, Elliger T, Kerscher P, Nissen G (1990) Akutes Abdomen bei Anorexia nervosa. Fortschr Med 108/27: 525–527

Trott G-E, Nissen G, Menzel M (1991) Serotonin: Therapie mit spezifischen Substanzen in der Kinder- und Jugendpsychiatrie. In: Heinrich K, Hippius H, Pöldinger W (Hrsg) Serotonin – ein funktioneller Ansatz für die psychiatrische Diagnose und Therapie? Springer, Berlin Heidelberg New York Tokyo, S 254–268

Trott G-E, Hemminger U, Friese H-J (1992) Zwangssyndrome im Kindes- und Jugendalter aus psychobiologischer Sicht. In: Freisleder FJ, Linder M (Hrsg) Aktuelle Entwicklungen in der Kinder- und Jugendpsychiatrie. MMV, München

Trott G-E, Friese H-J, Wirth S, Menzel M (1992) Verhaltenstherapeutische Verfahren. MMW 134/42: 671–675

Trott G-E, Menzel M, Friese H-J, Nissen G (1993) Erfahrungen mit Moclobemid in Kombination mit Verhaltenstherapie beim hyperkinetischen Syndrom. In: Nissen G (Hrsg) Psychotherapie und Pharmakotherapie. Huber, Bern Göttingen Toronto Seattle

Trott G-E, Friese H-J, Reitzle K, Wirth S, Nissen G (1993) Seelische und körperliche Elternmißhandlung. MMW 135/42: 567–570

Tuddenham RD (1959) The constancy of personality ratings over two decades. Clin Psychol Monographs 60: 3–29

Tulzer W (1988) Rauchen im Kindes- und Jugendalter. Wien Med Wochenschr 6/7: 140–142

Uexküll T (1986) Geschichte der deutschen Psychosomatik. Psychother Med Psychol 36: 18–24

Ulrich G (1994) Psychiatrische Elektroenzephalographie. G. Fischer, Jena Stuttgart New York

Undeutsch U (1957) Aussagepsychologie. In: Ponsold A (Hrsg) Lehrbuch der gerichtlichen Medizin. Thieme, Stuttgart

Undeutsch V (1982) Statement reality analysis. In: Trankell A (Hrsg) Reconstructing the past: The role of psychologists in criminal trials. Nastedt & Screvs, Stockholm

Valzelli L (1980) An approach to neuroanatomical and neurochemical psychophysiology. Massachusetts

Velez CN, Johnson J, Cohen P (1989) A longitudinal analysis of selected risk factors for childhood psychopathology. J Am Acad Child Adolesc Psychiatry 28: 861–864

Vetro A, Szentistvanyi LI, Pallagh P, Vargha M, Szilard J (1985) Therapeutic experiences with lithium in childhood aggressivity. J Neuropsychobiol 14: 279

Villinger W (1923) Die Kinder-Abteilung der Universitäts-nervenklinik Tübingen. Zschr Kinderforsch 28: 128–160

Villinger W (1951) Abnorme seelische Reaktionen im Kindesalter. Mt Kinderheilkde 99: 93

Vitiello B, Stoff D, Atkins M, Mahoney A (1990) Soft neurological signs and impulsivity in children. Dev Behav Pediatrics 11: 112–115

Vogel; zit. bei Schepank

Wanke K (1971) Neue Aspekte zum Suchtproblem. Multifaktorielle Analysen klinischer Erfahrungen mit jungen Menschen. Hab.-Schr Frankfurt

Ware NC, Kleinman A (1992) Culture and somatic experience: The social course of illness in neurasthenia and chronic fatigue syndrome. Psychosom Med 54: 546–560

Warnke A (1990) Legasthenie und Hirnfunktion. Neuropsychologische Befunde zur visuellen Informationsverarbeitung. Huber, Bern

Warnke A (1991) Legasthenie. Pädiatr Prax 42: 11–22

Warzecha-Knoll E (1980) Depressive Verstimmungen im Kindes- und Jugendalter. Inaugural-Dissertation, Universität Tübingen

Wassmann ER, Eldridge R, Abuzzahab ES, Nee L (1978) Gilles de la Tourette syndrome. Clinical and genetic studies in a midwestern city. Neurology 28/3: 304–307

Weber A (1952) Psychiatrische Durchuntersuchungen der Schulkinder eines kantonal-bernischen Schulkreises. Mschr Psychiat Neurol 124: 22

Weber A (1968) Depressive Zustandsbilder im Kindesalter und ihre Behandlung. Ther Umschau 25: 685–690

Weber D (1967) Zur Differentialdiagnose und Polygenese der Schulphobie. Prax Kinderpsychol Kinderpsychiat 5: 167–171

Weber D (1968) Zur Symptomatologie neurotischer Endzustände und ihrer Abgrenzung von schizophrenen Prozessen. In: Förster E, Wewetzer KH (Hrsg) Systematik der psychogenen Störungen. Bern Stuttgart

Weber D (1970) Der frühkindliche Autismus unter dem Aspekt der Entwicklung. Bern Stuttgart Wien

Wechsler D (1939) The measurement of adult intelligence. Baltimore

Wechsler H, Thurn D. (1973) Alcohol and drug use among teenagers: A questionnaire study. In: Cheftz M (ed) Proceedings of the second annual alcoholism conference. US Government Printing, Washington/DC

Wegener H (1963) Die Rehabilitation der Schwachbegabten. München Basel

Weiermann G (1980) Depressive Syndrome im Kindes- und Jugendalter. Inaugural-Dissertation, Universität Würzburg

Weinberg W, Rutmann J, Sullivan L, Pernick E, Dietz L (1973) Depression in children referred to an educational diagnostic center. Diagnoses and treatment. J Paediat 83: 1065–1072

Weinschenk C (1964) Erbliche Lese- und Rechtschreibschwäche und Schwachsinn. A. Paedopsychiat 31: 295–301

Weinschenk C (1965) Die erbliche Lese-Rechtschreibschwäche und ihre sozialpsychiatrischen Auswirkungen. Bern Stuttgart

Weitbrecht HJ (1954) Endogene Depression und Lebenskrise. Nervenarzt 25: 465–466

Weizsäcker V von (1940) Der Gestaltkreis. Thieme, Stuttgart

Wender PH (1972) The minimal brain dysfunction syndrome in children. J Nerv Ment Dis 155: 55–71

Wender EH, Solanto MV (1990) Effects of sugar on aggressive and inattentive behaviour in children with attention deficit disorder with hyperactivity and normal children. Pediatrics 88/5: 960–966

Werner A (1983) Zur Geschichte der Kinderpsychotherapie im 19. Jahrhundert. Würzburg

Werry JS (1978) Beyond the hyperactive child and minimal brain damage. In: Setyonegoro RK (ed) Asean workshop on child and adolescent psychiatry. J Eigenverlag, Jakarta

Wewetzer KH (1959) Das hirngeschädigte Kind. Psychologie und Diagnostik. Stuttgart

Wexberg E (1974) Individualpsychologie (1928). Darmstadt

Weygandt W (1936) Der jugendliche Schwachsinn. Stuttgart

WHO (1968) Organization of services for the mentally retarded. Fifteenth Report of the WHO expert commitee of mental health. WHO Techn Rep., Ser. 392. WHO, Genf

Wichern JH (1956) Die Ursachen der so vielfach erfolglosen Bemühungen in der Kindererziehung (1863). In: Wichern JH, Janssen K (Hrsg) Ausgewählte Schriften, Bd 2, Gütersloh, 123–151

Wichern JH (1969) Die hilflosen Kinder. In: Wichern JH, Meinhold P (Hrsg), Sämtliche Werke, Bd 2, Teil 2, Berlin Hamburg, 77–87

Wichern JH (1969, 1958, 1959, 1971) Sämtliche Werke. Meinhold F (Hrsg) Bd 2, 4, 5, 6, Berlin Hamburg

Wieck HH (1967) Lehrbuch für Psychiatrie. Stuttgart

Wieck Th (1965) Schizophrenie im Kindesalter. Leipzig

Wiener JM (1977) Psychopharmacology in Childhood and Adolescence. New York

Willi J (1970) Zur Psychopathologie der hysterischen Ehe. Nervenarzt 41: 157–165

Willis Th (1668) Pathologiae cerebri et nervosi generis specimen. In quo agitur de morbis convulsiviis et de scorbuto. Amsterdam

Wing JK (Hrsg) (1968) Early childhood autism. London

Winzenried FJM (1969) Beziehungen periodischer Verhaltens- und Befindungsstörungen im Kindes- und Jugendalter zu den endogenen Psychosen. In: Hippius H, Selbach H (Hrsg) Das depressive Syndrom. München Berlin Wien

Wise S, Rapoport JL (1989) Obsessive-compulsive disorder: Is it a basal ganglia dysfunction? In: Rapoport IL (ed) Obsessive compulsive disorder in children and adolescents. American Psychiatric Press, Washington/DC

Wolfensberger-Haessig CH (1983) Aggressivität und Autoaggressivität bei Kleinkindern. In: Nissen G (Hrsg) Psychiatrie des Kleinkind- und Vorschulalters. Bern

Wuketis FM (1982) Grundriß der Evolutionstheorie. Darmstadt

Wundt W (1924) Grundriß der Psychologie. 12. Aufl., Leipzig 270ff.

Wurst F (1982) In: (Asperger H, Wurst F, Hrsg) Psychotherapie und Heilpädagogik bei Kindern. München Wien Baltimore

Wynne LC, Singer MT (1965) Thought disorders and family relations of schizophrenics. III–IV. Arch gen Psychiat 12: 187

Wyss D (1973) Beziehung und Gestalt. Göttingen

Yannet H (1957) Classification und etiological factors in mental retardation. J Pediat 50: 226

Zametkin AJ, Nordahl TE, Gross M (1990) Cerebral glucose metabolism in adults with hyperactivity of childhood onset. N Engl J Med 323: 1361–1366

Zappert J (1905) Über nächtliche Kopfbewegungen bei Kindern (Jactatio capitis nocturna). Jb Kinderheilk 62: 70–83

Zausmer RCM (1954) Treatment of tics in childhood. Arch Dis Child 29: 537–542

Zeh W (1956) Über das alterseigene Erscheinungsbild der zyklothymen Manie. Fortschr Neurol Psychiat 24: 149

Zeitlin H (1986) The natural history of psychiatric disorder in children. Oxford University Press, Oxford New York Toronto

Zeitlin H (1986) The natural history of psychiatric disorders in children. Oxford University Press, Oxford New York Toronto

Zeller W (1963) Konstitution und Entwicklung. Anthropologie und Psychologie der Kindheit und Jugend. Göttingen

Zerbin-Rüdin E (1967) Endogene Psychosen. In: Becker PE (Hrsg) Humangenetik V/2, Stuttgart

Zerbin-Rüdin E (1967) Idiopathischer Schwachsinn. In: Becker PE (Hrsg) Humangenetik V/2, Stuttgart

Zerbin-Rüdin E (1971) Genetische Faktoren bei Schizophrenieentstehung. In: Huber G (Hrsg) Ätiologie der Schizophrenien. Stuttgart New York

Zerbin-Rüdin E (1974) Vererbung und Umwelt bei der Entstehung psychischer Störungen. Erträge der Forschung. Darmstadt

Zerbin-Rüdin E (1978) Genetische Aspekte psychischer Störungen. In: Baumann U, Berbalk H, Seidenstücker G (Hrsg) Klinische Psychologie, Trends in Forschung und Praxis I. Bern Stuttgart Wien, 74–106

Zerssen D v (1973) In: Müller Ch (Hrsg) Lexikon der Psychiatrie. Konstitution. Konstitutionstypen. Berlin Heidelberg New York

Zerssen D v (1980) Konstitution. In: Kisker KP, Meyer JE, Müller C, Strömgren E (Hrsg) Psychiatrie der Gegenwart. Teil II, Berlin Heidelberg New York

Ziehen Th (1917) Die Geisteskrankheiten des Kindesalters. Berlin

Ziehen T (1926) Die Geisteskrankheiten einschließlich des Schwachsinns und die psychopathischen Konstitutionen im Kindesalter. Reuther & Reichard, Berlin

Zigler E (1966) Research and personality structure in the retardates. In: Ellis MR (ed) International review of research in mental retardation, Vol 1. Mc Graw-Hill, New York

Zimbardo PG (1983) Psychologie. Angermeier WF, Brenselmann JC, Thiekötter Th (Hrsg) 4. Aufl., Berlin Heidelberg New York Tokyo

Züblin W (1962) Zur Psychopathologie der endokrinen Störungen des Kindes- und Jugendalters. Jb Jugendpsychiatrie und ihre Grenzgebiete III: 13

Zulliger H (1956) Zwangsneurotische Erscheinungen bei gesunden Kindern. Jb Jugendpsychiatrie und ihre Grenzgebiete I. Bern Stuttgart

Sachverzeichnis

Abhängigkeit *siehe* Drogenabhängigkeit
abnorme Reaktion *siehe* Reaktion, abnorme
Absence 252
Adipositas 183, 184
- Ätiopathogenese 183
- Behandlungsansätze 183
- Prävalenz 183
- Prognose 184
Adoleszenz 120
- Krisen 93–101
Adversivkrämpfe 253
affektive
- Psychosen *siehe* Psychosen, affektive
- Zufuhr, Entzug 76
Affektkrämpfe, respiratorische 39, 170
Aggravation 153
Aggressivität 118–124
- Adoleszenz 120
- Autoaggressivität 121
- epidemiologische Studien 119
- Heteroaggressivität 118
- Hypothalamus 123
- Kleinkinder 120
- Prävention 124
- Pubertät 120
- Schulkinder 120
- Sexualität 123
- Testosteron 124
AIDS 229, 247
akutes organisches Psychosyndrom 244
Akzeleration 45–53, 191, 213
Alexithymie 166
Alkohol 108, 109
Alkoholembryopathie 229
Alpträume 129, 173
Altklugheit 46
Amniozentese 228
Amphetamin 106
anaklitische Depression *siehe* Depression, anaklitische
anale Phase 6, 8
Anfallsleiden *siehe* Epilepsie
Angst 125–134
- Existenzängste 129
- Metamorphose 128
- pathologische 126
- Reifungsangst 127
- Schulangst 127
- Separationsängste 127
- Therapie 134
- Umweltangst 129
- Verlustängste 127
Angstanfälle (Angstattacken) 127
Angstinhalte 127
Angstreaktionen 126
Angststimmung 126
Anlage 4
Anorexia nervosa 152, 177–181, 275
- Ätiologie 178
- Behandlung 181
- biopsychosoziales Modell 180
- Diagnose 177
- Häufigkeit 177
- Laborbefunde 178
- metabolische Veränderungen 179
- Osteoporose 181
- Prognose 181
Anpassungsstörung 55
Anthropologie, synoptische 10
antiautoritäre Erziehungspraktiken 27
Antipsychotika 35
Appetitstörungen 175–184
Archetypen 15
Artikulationsstörung, Hauptmerkmale 50
asketische Jugendliche 97
Asthma bronchiale 170
Audimutitas 51
Aura 250
Ausscheidungsstörungen 185–190
Autismus 262–266
- Ätiologie 261
- atypischer 264
- autistische Psychopathie 261
- Diagnose 264
- frühkindlicher 261
- Häufigkeit 261
- Intelligenz 263
- Kardinalsymptome 262
- Pathogenese 265

Autoaggressivität 121
autoritäre Erziehung 25, 27
Autoritätsprotest
- aggressiv-gehemmter 95
- aktiv-aggressiver 95
Aversion 30
aversives Verhalten 29

Bakterienphobie 148
Balbuties 50
Barbiturate 108
Beeinträchtigungswahn 286
Behandlung
- ambulante 35
- stationäre, Indikation 35, 36
Behandlungserfolg 26
Behandlungsmethoden, wichtige 25
Behaviorismus 11
Benzodiazepine 35, 108
Beratung, genetische 25
Bewegungsstörung, zerebrale 232
Bilsenkraut 109
biologische
- Daten 21
- Grundlagen 1
Blastemzeit 3
BNS-Krämpfe 252
Bocksdorn 109
Borderline-Persönlichkeitsstörungen 68-70
- Hauptmerkmale 69
- Therapie 70
- Ursachen 69
Bourneville-Syndrom 225
Brandstiftung 59
broken home 79
Bruxismus 173
Bulimie 181-183
- Behandlung 182
- funktionales Modell 182
- Langzeitverlauf 183
- somatische Komplikationen 182
- Symptomatik 182

Cannabinoide 109
Carbamazepin 124
Chancengleichheit 11, 20
Charakterneurose 62
Chromosomenanomalien 224
chronisches organisches Psychosyndrom siehe Psycho-
  syndrom,
chronisch organische
Colitis ulcerosa 169
Commotio 245
Compressio cerebri 245
Computer 112
Computertomographie, Schädel 18
Contusio cerebri 245

Dämmerattacken 130
Daten, biologische 21
Daumenlutschen 40

Debilität 220
Delinquenz 79
Dementia infantilis 227, 270
Dementia praecox 282
Dementia praecoxissima 227
Demenz 220, 247, 251
demokratische Erziehungspraktiken 25
dependente Störung 67
Depersonalisation 98
Depression 135-144, 161, 207
- anaklitische 76, 140, 274
- Entwicklungspsychopathologie 138
- Geschlechtsverteilung 136
- Hauptmanifestationsalter 136
- Häufigkeit 136
- Klassifikation 139
- „maskierte" 137
- neurotische 141
- Persönlichkeit, depressive 142
- reaktive 140
- Schuldepression 141
- somatogene 143
- Symptomatik 137-139
- Untersuchungen, katamnesitische 144
- Ursachen 143
Depressionsforschung 136
Deprivation 52, 73-78
- Erforschung 73
- Folgen, direkte 77
- Katamnese älterer Kinder 76
- Spätschäden 77
Deprivationssyndrom
- Direktbeobachtungen 75
- Entwicklung im Zeitlupentempo 78
- Entwicklungsrückstände, schwere 78
- mildes 78
Determiniertheit, psychophysische 4
Deutsche Gesellschaft für Kinder- und Jugendpsychiatrie
  294
Diagnoseschemata, nosologische 24
Diagnostik, multiaxiale 17
didaskalogene Störungen 27
Differenzen, primäre 15
Dissozialität 79-83, 206
- terminologische Zuordnung 79
Disstreß bei Schulkindern 43
„Doktorspiele" 193
Dokumentation, Grundlagen 17
Dranginkontinenz 187
Dreamy state 253
Drehlade 74
Drei-Monats-Koliken 76
Dreiecksbeziehung des Kindes 8
Drogen, Quantität der sichergestellten 103
Drogenabhängigkeit (Sucht) 102-113
- Abhängigkeit
- - körperliche 102
- - psychische 102
- - im Tiermodell 103
- Begriff 102
- biologische Marker 106

- Einstiegsalter 102
- endemisches Problem 102
- Häufigkeit 102
- Koabhängige 110
- körperliche 102
- Neugierkonsum 105
- soziale Faktoren 105
- spezifischer Risikoindex 102
- Substanzen 106
- - Alkohol 108, 109
- - Amphetamin 106
- - Barbiturate 108
- - Benzodiazepine 108
- - Bilsenkraut 109
- - Bocksdorn 109
- - Cannabinoide 109
- - Entzugssymptome 106
- - Giftbeere 109
- - Halluzinogene 107, 108
- - Heroin 106
- - Hydromorphon 106
- - Kokain 106, 107
- - Lösungsmittel 107
- - Meskalin 107
- - Nachtschatten 109
- - Nikotin 110
- - Opiate 106
- - Oxycodon 106
- - Phencyclidin 109
- - Psilocybin 107
- - Schnüffelstoffe 107
- - Stechapfel 109
- - Stimulanzien 106
- - Tollkirsche 109
- Symptome 110
- Ursachen 105
Drogenintoxikation 273
Drogenkonsum
- psychiatrische Erkrankung 104
- psychologische Faktoren 104
- „Selbstheilungsversuch" 104
- sozialmedizinische Bedeutung 104
Drogenszene 99
Drogentote, Anzahl 103
Dualunion 7
Durchschnittsnormen 71
Dysmorphobie 170

Einzeltherapie 31
Elektroenzephalogramm 18, 251
elektroenzephalographische Befunde bei psychischen
  Störungen 18
Eltern
- Exploration der 21
- psychotische 275
Elternberatung 26
„Elternführerschein" 28
Elternmißhandlung 90-92
- direkte Gewaltanwendung von Schulkindern 90
- Dunkelziffer 91
- Familienstruktur, disharmonische 91

- Häufigkeit 90
- durch Jugendliche 91
- indirekte Handlungen 90
- Kind
- - egozentrisches 91
- - tyrannisches 91
- Prävention 92
- Tabuzone 90
Emanzipationskrisen 96, 97
Embryonalzeit 3
Emissionstomographie 18
emotionale Störungen (siehe auch Neurose) 115-117
Enkopresis 188
- Behandlung 190
- Prävalenz 188
- Symptomatik 188, 189
Entfremdungserlebnisse 99
Entwicklung
- Geschlechtszugehörigkeit 13
- körperliche 3
- moralische, Stadien 82
- psychische 6
- - normale 8
Entwicklungsdyslalie 50
Entwicklungshypothesen, monokausale 1
Entwicklungspsychologie 14
Entwicklungsstörung, emotionale 87
Entwicklungstheorien 6
- aktuelle 10
Entzug affektiver Zufuhr
- partieller 76
- völliger 76
Enuresis 167, 185-188
- Behandlung 187
- Häufigkeit 185
- Prävalenz 186
Enzephalitis 245, 272
Epilepsie (Anfallsleiden) 232, 250-255, 273
- Absence 252
- Adversivkrämpfe 253
- Aufmerksamkeitsverhalten 255
- Aura 250
- BNS-Krämpfe 252
- Demenz 251
- Diagnose 250
- Dreamy state 253
- Fieberkrämpfe 254
- Gelegenheitskrämpfe 251
- Grand mal 251
- Jackson-Anfälle 253
- myoklonisch-astatische Anfälle 252
- Prognose 253
- psychiatrische Auffälligkeiten 254
- psychomotorische Anfälle 150, 253
- Psychosyndrome, medikamentös bedingte 256
- Status epilepticus 252
- Temporallappenepilepsie 253
- Verhaltensauffälligkeiten 257
- Verhaltensebene 255
- Wesensveränderung 251
epileptische Psychosen 255

Erbanlagen, Vermischung elterlicher 13
erbgenetische Faktoren 4
Erbkoordinationen 12
Erblichkeit, Überbewertung 11
Erkrankungen, hoch-fieberhafte 245
Erzieher, Lehrer als 28
Erziehung (Erziehungspraktiken)
– antiautoritäre 27
– autoritäte 25, 27
– Bedeutung 27
– demokratische 25
– inkonstante 29
– moralisierende 148
– superliberale 25
– „vorgeburtliche" 6
Erziehungsberatungsstellen 294
Erziehungsformen, verantwortungsvolle 27
Erziehungsmethoden 25
Erziehungsstile, asketische 27
Erziehungstheorien, neuzeitliche 27
Eßverweigerungen 176
Ethologie 11
evozierte Potentiale 18
Exhibitionismus 194
Expansivreaktionen 54
Exploration der Eltern 21
Extinktion 30
extrauterines Frühjahr 12

familiäre Vorgeschichte 19
Familie, soziales System 32
Familientherapie 26, 29
– Konzept der 33
– soziale Dysfunktionen 32
– Systemgeflecht 32
Fehlbildungen 229
Fehlentwicklung, „literagene" 28
Fehlhaltungen, pädagogische 26
Fernseh- und Videosendungen, Teilnahme 88
Fetalzeit 3
fetischistische Handlungen 196
Fieberkrämpfe 254
„forcierte Normalisierung" 273
Fortlaufen (Weglaufen) 57, 58
„Friedrich", sadistischer Quäler 23
Frühgeburt, „physiologische" 3
Frühjahr, extrauterines 12
Frustration, chronische 79
funktionelle Störungen 166–174
– Symptome 168
– Ursachen 168
Furcht 125
Fütterstörungen 176

Ganser-Dämmerzustand 154
Geburtsüberwachung 25
Gegenkonditionierung 30
Gehirn, Plastizität 201
geistige Behinderung 220–228
– Ätiologie 223
Gelegenheitskrämpfe 251

genetische Beratung 25
genitale
– Manipulationen 8, 40, 192
– Phase 6
– Sexualität 9
„Genitalneurose" 152
Geschichte 289–295
Geschlechtsrolle, fehlende Übereinstimmung 100
Geschlechtszugehörigkeit, Entwicklung 13
Gewalt innerhalb der Familie 84
Gewissensbildung 8
Giftbeere 109
Gilles-de-la-Tourette-Syndrom 150, 248
– Ätiologie 248
– Prognose 249
– Therapie 249
Grand-mal Anfall 251
Grundlagen, biologische 1
Grundregel, therapeutische 24
Gruppentherapie 31

Haarausreißen 40
Halluzinogene 107, 108
„Hans-Guck-in-die-Luft" 23
Headstart-Projekt 11
Hebephrenie 283
hedonistische Jugendliche 97
Heilpädagogik 26, 33, 290
Heime 293
Heroin 106
Heteroaggressivität 118
Hexenwahn 151, 289
Hirndruck 245
Hirndruckerscheinungen 226
Hirnentwicklung 229
Hirnfunktionsstörungen 229, 232–235
– Diagnose 233
– Häufigkeit 232
– Intelligenz 235
– klinisches Bild 234
– Kompensationsmechanismen 233
– schwere 244–249
– – Dämmerzustand 244
– – Durchgangssyndrom 244
– – Korsakoff-Syndrom 244
– – Symptomatik 244
– Symptomskalen 234
– Ursachen 237
– Verhaltensstörungen, sekundäre 236
hirnorganisches Psychosyndrom 232
Homosexualität 195
– biologisches Schuldgefühl 100
– Entstehung 195
Hörschädigung 212
Hörstummheit 51
Hospitalismus
– Begriff 74
– infektiöser 74
– psychischer 73
– qualitativer Bedeutungswandel 73
Humangenetik 18

Hydrocephalus 227
Hydromorphon 106
hyperkinetisches Syndrom 239–243
- Altersabhängigkeit 240
- Differentialdiagnose 242
- Häufigkeit 241
- klinisches Bild 239
- Pharmakotherapie 243
- Symptomatik 241
- Therapie 242
- Ursachen 242
- verhaltenstherapeutische Ansätze 243
hypersensitive Störung 66
Hypersomnie 174
hypnagoge Zustände 173
Hypochondrie 172
Hypothalamus 123
Hypothyreose 225, 247
Hysterie (*siehe auch* Konversion) 151–156, 208
- Differentialdiagnose 155
- Geschichte 151
- Organstörungen 151
- Prävalenzzahlen 152
- Ursache 156

Identitätskrisen 96
Idiotie 220
Imbezillität 220
imitatives Verhalten 30
Inappetenz 176
Individuationskrisen 98
infantile Libidoentwicklung 14
Initiationsriten 9
inkonstante Erziehung 29
Inkontinenz
- Dranginkontinenz 187
- Streßinkontinenz 187
Intelligenz 202
- „Vorbedingungen" 202
Intelligenzstörungen 199–201
Intelligenztests 199
Interaktionstheorie der Sprache 49
Inzest (*siehe auch* Mißbrauch) 193

Jackson-Anfälle 253
Jaktationen 58
Jugendalter, Psychopathologie 19
Jugendkrisen 93
Jugendkultur 96
Jugendliche
- asketische 97
- hedonistische 97
- männliche, krimminelle Merkmale 80
- Zukunftsangst 101
Jugendsekten 152

Kardinaltugenden 63
- Anerkennung stabiler 28
Kaspar Hauser 75
katatone Schizophrenie 284
Kernneurose 62

Kernspintomographie 18
Kinderfehler 40, 205
Kinderkreuzzüge 289
Kindertypen 64
Kindesalter, Psychopathologie 19
Kindesmißhandlungen (*siehe auch* Mißbrauch) 84–88
- emotionale 87
- - Angstsyndrome 87
- - Definition 87
- - Depressionssyndrome 87
- - Therapie 88
- Häufigkeit 85
- Kinder, mißhandelte 86
- - angebliche Verletzungen 86
- - Persönlichkeit der Eltern 86
- körperliche 84
- - Behandlung 87
- - Folgen 86
- sadistische Folter 86
- Sterbeziffer 86
- Untergliederungen 84
Kindesvernachlässigung 77
Kleine-Levin-Syndrom 174
Kleinkindalter 3, 7
Kleinkinder 120
Klinefelter-Syndrom 213, 224
kognitive Prozesse, Sprachentwicklung 7
Kokain 106, 107
Kokeln 59
konditionierte Reaktionen 29
Konstitution, Definition 37
Kontaktaufnahme, Stadium 7
Konversion (*siehe auch* Hysterie) 151, 153, 171
- Altersabhängigkeit der Symptome 151
Koprolalie 248
körperliche Züchtigung 28
Körperschema 100
- Störungen 100, 219
- „Thersites"-Komplex 100
Körperstereotypien 121
Kretinismus 290
Kriminalitätsmanifestationen, erbliche Faktoren 81
Kriminalitätsquote, adoptierter Söhne 81
kriminelle Merkmale männlicher Jugendlicher 80
Krisen 93–101
- Emanzipationskrisen 96, 97
- Identitätskrisen 96
- Individuationskrisen 98
- Jugendkrisen 93
- Pubertätskrisen 93–101
- normative 94
- pathologische 94
- Reifungskrisen, Stilwandel 94
- Sexualkrisen 96, 100
kritische Realitätsprüfung, Stadium 8
kulturvergleichende Untersuchungen 13

Landau-Kleffner-Syndrom 51, 227
Langdon-Down-Syndrom 224
Latenzphase 6, 9

Lebenserfahrung, frühe 15
Legasthenie 81, 216
- Ätiologie 217
- Behandlung 218
- Diagnostik 217
Lehrer
- als Erzieher 28
- Rolle der 25
Lernbehinderungen 210–215
- Differenzierung 211
- Erbfaktoren 212
- Geschlechtsverteilung 212
- Häufigkeit 210
Lernen 200
Lernfähigkeit 200
Lernprotest 132
Lernstörung
- depressive Störung 207
- Häufigkeitszunahme 204
- hysterische Störung 208
- psychogene 203
- zwanghafte Störung 207
Lerntheorie 29
Lesch-Nyhan-Syndrom 122
Libidoentwicklung, infantile 14
„literagene" Fehlentwicklung 28
Lithium 124
Lösungsmittel 107
Lustprinzip 14

Macht- und Besitzstreben 7
Makrozephalie 227
Manipulationen, genitale 8, 40, 192
manisch-depressive Erkrankung (Zyklothymie) 271
„Marker-X-Syndrom" (fragiles X-Syndrom) 224
Masochismus 194
Massenexperimente, schulreformerische 25
Masturbation 192, 194
Megalozephalie 227
Meskalin 107
Migration 229
Migrationsstörungen 229
Mikrozephalie 226
Milieu, Bedeutung 1
Milieutherapie 26, 28
minimale zerebrale Dysfunktion (MCD) 231
Mißbildungen 229
Mißbrauch, sexueller 88–92, 193
- Befragungen, anonymisierte 88
- Diagnose 89
- Dunkelziffer 88
- Folgen 90
- Grundregeln im Umgang 89
- kindliche Angaben 89
- Kriminalstatistik, polizeiliche 88
- Prävalenz 88
- Schweigepflicht, ärztliche 89
- Täter 88
- Würzburger Prävalenzstudie 88
- Züricher Studie 88
Mißhandlungen *siehe* Kindesmißhandlungen

Mongolismus 224
moralische Entwicklung, Stadien 82
motorische Integration, Stadium 7
Mucopolysaccharidspeicherkrankheiten 225
multiaxiale Diagnostik 17
Münchhausen-Stellvertretersyndrom 57, 88, 155
Münchhausen-Syndrom 56, 155
Mutismus 52
Mutter 74
Myelinisierung 231
Myokloni 173
myoklonisch-astatische Anfälle 252

Nachtschatten 109
Nägelkauen 40
Narkolepsie 174
Narzißmuß 98
negative Verstärkung 29
Nervenzelle, Entwicklung 4
„Neue Religionen" 99
- „Festungskomplex" 99
- Identität, neue 99
- vollkommene Unterordnung 99
Neugeborenenzeit 3
Neugeborenes
- Fähigkeit zum Lernen 75
- Zirkadianperiodik 7
Neurasthenie 40–44, 205
- bei Kindern 41
- Streßanfälligkeit 43
- Symptomatik 41
neurologische Untersuchung 18
Neuropathie 38–40
- Erscheinungsbild 39
Neurose(n)
- Begriff 115
- Disposition 116
- Entstehung 14
- Genese 5
- Häufigkeit 116
- Zwillingsuntersuchungen 116
neurotische Depression 141
Nikotin 110
Nosologie 21, 22
nosologische Diagnoseschemata 24

Obstipation 170
Ödipuskomplex 8, 192
Ohnmachtsanfälle 153
Oligophrenie 220
- Abgrenzung 222
- Definition 220
- Diagnostik 220
- Häufigkeit 221
- Prognose 221
- Ursachen 222
- Zwillingsforschung 222
Ontogenese des Menschen 10
ontogenetische Faktoren 13
Opiate 106
orale Phase 6

Osteoporose 181
Oxycodon 106

pädagogische Ratlosigkeit 28
Panikanfälle 127
paranoid-halluzinatorische Schizophrenie 284
Pareidolien 286
Partialtriebe, prägenitale 8
passiv-aggressive Störung 67
pathogenetische Trinität 15
„Paulinchen", Pyromanikerin 23
Pavor nocturnus 129
Persönlichkeit
- depressive 142
- psychopathische 62
Persönlichkeitsstörungen 62–70
- Definition 63
- dependente Störung 67
- Diagnose 64
- hypersensitive Störung 66
- passiv-aggressive Störung 67
- schizoide Störung 65
- spezielle 64
Persönlichkeitsveränderungen, posttraumatische 246
Perversion 191
Petit-Mal-Status 273
Pfaundler-Hurler-Syndrom 225
phallische Phase 6
Phantasiegefährten 274
Pharmakotherapie psychischer Störungen 33
- Angst 35
- Denkstörungen 35
- Depression 35
- Hyperkinese 35
- Sinnestäuschungen 35
- Zwang 35
Phencyclidin 109
Phenylketonurie 221, 226
- Guthrie-Test 226
- Therapie 226
Phobien (siehe auch Angst) 125–135
- phobische Reaktionen 133
Phylogenese 10, 229
phylogenetische Faktoren 11
Pica 176
Poltern 51
positive Verstärkung 29
Potentiale, evozierte 18
prägenitale Partialtriebe 8
Prägung 78
Prävention 124
- effektive frühkindliche 22
präventive Maßnahmen, vorgeburtliche 24
primäre Differenzen 15
Primitivreaktionen 54
Pseudohalluzinationen 286
Pseudologia phantastica 56
Pseudoneurasthenie 42
Psilocybin 107
psychische
- Abweichungen, Geschlechtsabhängigkeit 14

- Entwicklung siehe Entwicklung, psychische
- Störungen siehe auch psychische Abweichungen
- - elektroenzephalographische Befunde 18
- - Entwicklung 15
- - Metamorphose 19
- - Prävention 24
- - schematische Darstellung 5
Psychoanalyse 30, 292
psychogenes Schmerzsyndrom 171
„Psychokulte" 99
psychomotorische
- Anfälle 253
- Epilepsie 150
Psychomutation 99
Psychopathie 62
psychopathische Persönlichkeit 62
Psychopathologie
- Jugendalter 19
- Kindesalter 19
psychopathologische Untersuchung 20
Psychopharmaka
- Antipsychotika 35
- Benzodiazepine 35
- Stimulanzien 35
- Thymoleptika 35
- - serotonerge 35
Psychopharmakotherapie (siehe auch Pharmakotherapie) 26
- Leitsymptome 34
- Nebenwirkungen, unerwünschte 34
psychophysische Determiniertheit 4
Psychose(n) 52, 268
- affektive 143, 276–281
- - Diagnose 278
- - Entwicklungspsychopathologie 277
- - Erkrankungsrisiko Verwandter 281
- - „follow-up-study" 279
- - genetische Faktoren 280
- - Gesamtmorbidität 276
- - Häufigkeitszunahme 278
- - Pathogenese 278
- - Tagesschwankungen 278
- endogene 259–288
- - Adoptionsstudien 259
- - „High-Risk"-Studien 260
- - Manifestationsformen 259
- epileptische 255
- exogene 272
- frühkindliche 269
- schizophrene (siehe auch Schizophrenie) 215, 282–288
- - Affekt 285
- - Denken 285
- - Erleben 285
- - Familienforschung 287
- - Genetik 286
- - Halluzinationen 285
- - Häufigkeit 282
- - Hebephrenie 283
- - katatone Schizophrenie 284
- - paranoid-halluzinatorische Schizophrenie 284
- - Prognose 288

– – Schizophrenia simplex 283
– – symptomatische Schizophrenien 285
– – Ursache 286
– – Verlaufsformen 287
– – Wahnwahrnehmungen 285
– des Kleinkind- und Vorschulalters 269
– des Schulkindalters 269
– symbiotische 129
– Verlaufsformen 269
psychosexuelle Störungen 191–197
Psychosomatik 165–197
– Kausalfaktoren 165
Psychosyndrom(e)
– aktues organisches 244
– chronisch organisches 246
– – Behandlung 247
– – Prognose 247
– endokrines 247
– hirnorganisches 232
– medikamentös bedingte 256
Psychotherapie 26, 30
– Einzeltherapie 31
– Grundsätze 31
– Gruppentherapie 31
– pädagogikfreier Raum 31
– Spieltherapie 31
psychotische Eltern 275
psychotoxische Störungen 76
Pubertas praecox 47
Pubertät 3, 208
– biologische 94
– endokrine 94
– Jugendliche, endokrin gestörte 94
– normale 47
Pubertätsalter 9
Pubertätsentwicklung
– Jungen 48
– Mädchen 48
Pubertätskrisen 93–101
– in Lehrbüchern 93
„Pubertätsschuß" 94

Reaktion(en)
– abnorme 54–61
– konditionierte 29
reaktive Depression 140
Realitätsprinzip 14
Reifungsangst 127
Reifungskrisen, Stilwandel 94
Reifungszeit, Krisen in der 93
– normative Krise 93
– Pubertätskrise 93, 94
Reizüberflutung 30, 47
respiratorische Affektkrämpfe 39, 170
respondentes Verhalten 29
Retardierung 45–53
– partielle 45
– universelle 45
Rett-Syndrom 226
Röteln 229
Rumination 177

Sadismus 194
Sauerstoffmangelzustände 229
Säuglinge, Imitationsverhalten 75
Säuglingsalter 3, 7
Säuglingspsychologie, Entwicklung 19
Säuglingssterblichkeit 73
Schädel-Hirn-Trauma 229, 245, 273
schizoide Störung 65
Schizophrenia simplex 283
Schizophrenie *siehe auch* Psychose, schizophrene
– Adoptionsstudien 270
– Diagnose 269
– Familienforschung 270
– frühkindliche 227
– katatone 284
– paranoid-halluzinatorische 284
– symptomatische 285
Schlafstörungen 172
Schlafwandeln 130
Schmerzsyndrom, psychogenes 171
Schnüffeln 273
Schnüffelstoffe 107
Schul- und Erziehungsschwierigkeiten 54
Schulalter 8
Schulangst 127, 131, 206
Schuldepression 141
Schülerselbstmord (*siehe auch* Suizid) 160
Schulkinder 120
– Gewalt 90
Schulphobie 131, 206
Schulreformen, überhastete 98
Schulschwänzen 130, 132
„Schulstreß" 98
Schulverweigerung 130, 152
Schwangerschaftsüberwachung 25
Sekten, religiöse 98
Selbstadoption 98
Selbstmord, Jugendlicher (*siehe auch* Suizid) 98
Selbststeuerung 82
Separationsängste 127
Sexualhormone 192
Sexualität 123, 191
– „Freigabe" 94
– genitale 9
– Unterdrückung 100
Sexualkrisen 96, 100
sexueller Mißbrauch *siehe* Mißbrauch, sexueller
Simulation 153
Situationsreaktion 54
Skinnerismus 11
Somatisierung 116
Somatisierungssyndrom 171
somatogene Depression 143
Somnabulismus 173
Sonderpädagogik 33
soziale Einordnung, Stadium 8
„Sozialer Mutterschoß" 7
Sozialhygiene 290
Sozialisation 71
Sozialisationsstörungen 71, 72
Spielstörungen 203

Spielsucht 110
Spieltherapie 31
Sprache, Interaktionstheorie 49
Sprachentwicklung 7
– Störungen 49
Sprachstörung(en) 48
– bei Deprivation 52
– Diagnostik 50
– expressive 51
– infolge traumatischer Erkrankungen 52
– bei Psychosen 52
– rezeptive 51
Stadium
– der Kontaktaufnahme 7
– der kritischen Realitätsprüfung 8
– der motorischen Integration 7
– der sozialen Einordnung 8
Stammeln 50
stationäre Behandlung, Indikation 35, 36
Status epilepticus 251
Stechapfel 109
Sterblichkeit in Findel- und Waisenhäusern 73
Stimulanzien 35, 106
Störungen, didaskalogene 27
Stottern 50
Streßinkontinenz 187
„Struwwelpeter" 23, 24
Suizid, Schülerselbstmord 160
Suizidalität 157–163
– Abschätzung 162
– depressive Erkrankung 161
– genetische Disposition 161
– Prognose 163
Suizidanlässe 160
Suizidauslöser 160
Suizidhäufigkeit 157
Suizidmittel 160
Suizidprophylaxe 162
Suizidrate 157
Suizidrisiko 158
Suizidspiele 159
superliberale Erziehungspraktiken 25
„Suppenkasper" 23
symbiotische Psychose 129
symptomatische Schizophrenien 285
Symptome, Metamorphose 22
synoptische Anthropologie 10
Syphilis 229

Tachyphemie 51
Taubstummheit 53
Teilleistungsstörung(en) 216–219, 235
– Behandlung 218
– Diagnostik 219
– nichtverbale 219
– Prognose 218
– soziale 219
Temporallappenepilepsie 253
Testosteron 124
Therapeut, speziell ausgebildeter 23
„Thersites-Komplex" 100, 141

Thymoleptika 35
Tics 59, 60, 248
Tiefenpsychologie 18
time-out 30
Todesvorstellungen 161
Tollkirsche 109
Toxoplasmose 229
Transvestitismus 196
Trauer 135
traumatische Erkrankungen 52
Trinität, pathogenetische 15
Trotzphase 7
tuberöse Sklerose 225
Turner-Syndrom 213, 224

Über-Ich 82
– Aufbau 82
Überforderung 141
Ulkuskrankheit 169
Ullrich-Turner-Syndrom 213, 224
Untersuchung, psychopathologische 20
Unterwerfung, Wunsch nach 98
Unwahrhaftigkeit 56

Vater-Sohn-Konflikt, klassischer 96
Vateridol 28
Verfolgungswahn 286
Verhalten
– aversives 29
– imitatives 30
– respondentes 29
Verhaltensdispositionen, angeborene 12
Verhaltensstörung 54
verhaltenstherapeutische Maßnahmen 30
– Aversion 30
– Extinktion 30
– Gegenkonditionierung 30
– kontingenter Entzug positiver Verstärker (time-out) 30
– Reizüberflutung 30
– Verstärkung 30
Verhaltenstherapie 26, 29, 30
Verlustängste 127
Vernachlässigung 73–78
Verstärkung 30
– negative 29
– positive 29
Verwahrloste, phänomenologisches Bild 80
Verwahrlosung 79–83
– sexuelle 196
„vorgeburtliche", Erziehung 6
Vorgeschichte, familiäre 19
Vorpubertät 3
Vorschulalter 3, 8

Wahn
– Beeinträchtigungswahn 286
– Hexenwahn 151, 289
– Verfolgungswahn 286
– Wahnwahrnehmungen 285
Wahnerkrankungen 286

Wahninhalte 270
Wegnehmen (Stehlen) 57
Weiterbildung 295
„Werkzeugstörung" 212, 214
Werther-Effekt 98
Wertnormen, epochale 63
Wilson-Syndrom 226
Wolfskinder 75
Wunderkinder 46

XXY-Syndrom 213

„Zappelphilipp" 23
Zeigefingercharakter, pädagogischer 22
zerebrale(s)
– Anfallsleiden (*siehe auch* Epilepsie) 273
– Bewegungsstörung 232
– Störungen 229–257
Zigarettenkonsum 110
Zirkadianperiodik, Neugeborenes 7
ZNS-Depressiva 108
Züchtigung, körperliche 28
Zündeln 59

Zwang 145-150, 207
– Altersverteilung 147
– „analer" Charakter 149
– biologische Erklärungsansätze 149
– Differenzialdiagnose 150
– Entwicklungspsychopathologie 147
– Fragesucht 146
– Kontrollzwänge 146
– Krankheitsgewinn 150
– Ordnungszwänge 146
– Prävalenz 145
– Rituale 146
– Sammeln 146
– Ursache 148
– Wiederholungszwänge 146
– Zeremonien 145
– Zwangsphänomene, passagere 146
Zwangsgedanken 145
Zwangshandlungen 145
Zwillinge, eineiige 13
Zyklothymie 271
Zytomegalie 229

Springer-Verlag und Umwelt

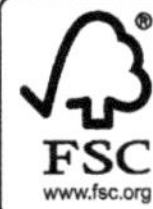

If you have any concerns about our products,
you can contact us on
ProductSafety@springernature.com

In case Publisher is established outside the EU,
the EU authorized representative is:
**Springer Nature Customer Service Center GmbH
Europaplatz 3, 69115 Heidelberg, Germany**

Printed by Libri Plureos GmbH
in Hamburg, Germany